国家卫生健康委员会"十四五"规划教材配套教材

全国高等学校药学类专业第九轮规划教材配套教材

供药学类专业用

U0292545

天然药物化学实验指导

第5版

主　编　华会明

副主编　王立波

编　者　(以姓氏笔画为序)

王立波(哈尔滨医科大学)

华会明(沈阳药科大学)

杨官娥(山西医科大学)

邱　峰(天津中医药大学)

何祥久(广东药科大学)

张小坡(海南医学院)

张卫东(中国人民解放军海军军医大学)

张勇慧(华中科技大学同济医学院)

罗建光(中国药科大学)

姜　勇(北京大学药学院)

娄红祥(山东大学药学院)

高慧媛(沈阳药科大学)

穆　青(复旦大学药学院)

秘　书　李　宁(沈阳药科大学)

人民卫生出版社

·北 京·

图书在版编目（CIP）数据

天然药物化学实验指导 / 华会明主编 . —5 版 . —
北京：人民卫生出版社，2023.7（2024.12 重印）
ISBN 978-7-117-34791-4

Ⅰ. ①天… Ⅱ. ①华… Ⅲ. ①药物化学 — 化学实验 —
高等学校 — 教学参考资料 Ⅳ. ①R914-33

中国国家版本馆 CIP 数据核字（2023）第 083968 号

人卫智网	**www.ipmph.com**	医学教育、学术、考试、健康，
		购书智慧智能综合服务平台
人卫官网	**www.pmph.com**	人卫官方资讯发布平台

天然药物化学实验指导
Tianran Yaowu Huaxue Shiyan Zhidao
第 5 版

主　　编：华会明
出版发行：人民卫生出版社（中继线 010-59780011）
地　　址：北京市朝阳区潘家园南里 19 号
邮　　编：100021
E - mail：pmph @ pmph.com
购书热线：010-59787592　010-59787584　010-65264830
印　　刷：河北新华第一印刷有限责任公司
经　　销：新华书店
开　　本：787×1092　1/16　印张：22
字　　数：549 千字
版　　次：2005 年 1 月第 1 版　2023 年 7 月第 5 版
印　　次：2024 年 12 月第 3 次印刷
标准书号：ISBN 978-7-117-34791-4
定　　价：69.00 元

打击盗版举报电话：010-59787491　E-mail：WQ @ pmph.com
质量问题联系电话：010-59787234　E-mail：zhiliang @ pmph.com
数字融合服务电话：4001118166　E-mail：zengzhi @ pmph.com

前　言

《天然药物化学实验指导》(第 5 版)是《天然药物化学》(第 8 版)的配套教材之一,与《天然药物化学学习指导与习题集》(第 5 版)组成配套系列教材。本系列教材是根据全国高等学校药学类专业第九轮规划教材(国家卫生健康委员会"十四五"规划教材)主编人会议精神,并在近 5 年来全国百余所高等院校的药学及相关专业使用《天然药物化学》(第 7 版)及配套系列教材教学实践的基础上进行修订编写而成。

天然药物化学是一门实践性很强的学科。实验教学在天然药物化学教学中占据着重要的地位。为了配合天然药物化学的教学,提高和增强学生的创新能力、动手能力和自学能力,既能适应较多院校的实验条件和药学各专业的需要,又能保持本书的系统性、相对独立性和使用的方便性,在收集、整理、参考、吸纳了目前全国十余所高等院校正在开设的天然药物化学实验的基础上修订编写了本书。全书共分为十一章,其中前四章较系统地介绍了天然药物化学成分的经典提取分离方法、色谱分离方法、纯度判断与结构鉴定、预试验等内容,后七章则按天然药物化学成分的结构类型分别编写,全书共选编实验 28 个。本版教材相比上一版,在前两章增加了目前通用的实验技术,如高效液相色谱、反相色谱等,在后七章删除了 1 个实验,增加了 2 个实验,增强了教材的实用性。

本书由华会明(第一章)、王立波(第二章)、罗建光(第三章)、娄红祥(第四章)、穆青(第五章)、邱峰(第六章)、高慧媛(第七章)、张勇慧和杨官娥(第八章)、姜勇(第九章)、张卫东(第十章)、何祥久和张小坡(第十一章)、李宁(附录)等教授编写而成,华会明教授任主编,王立波教授任副主编。

本书编写过程中,始终得到人民卫生出版社和兄弟院校有关同行的热情鼓励和支持,提出了很多宝贵的意见和建议,在此一并表示衷心的感谢!

尽管我们做了许多努力,但因编者水平和编写能力有限,不当之处在所难免,敬请广大师生和读者予以指正。

编　者
2023 年 2 月

目　录

第一章　常用的提取分离方法

天然药物化学是运用现代科学理论与方法研究天然药物中化学成分的一门学科。其研究内容包括天然产物中化学成分的提取、分离、结构鉴定、理化性质分析、生物合成途径和生物活性研究等多个方面。药物来源包括植物、动物、矿物和微生物，以植物为主。天然药物所含的药效成分是其防病治病的物质基础，天然药物化学的研究就是从其药效成分或生物活性成分的提取、分离工作开始的。

第一节　常用的提取方法

天然药物尤其是植物中所含成分非常复杂，其化学成分根据理化性质和结构特征大致分类如下。

1. 生物碱　生物碱是指含负氧化态氮原子、存在于生物有机体中的环状化合物。有的生物碱具有碱性，能和酸生成盐。

2. 苷类　苷类是糖或糖的衍生物（如氨基酸、糖醛酸等）与另一非糖物质通过糖的半缩醛或半缩酮羟基脱水形成的一类化合物，多见于黄酮、苯丙素、蒽醌、萜类、甾体等类。

3. 有机酸　有机酸是来源于植物、分子结构中含有羧基的一类天然有机物。具有酸味的天然药物大多含有有机酸，常见的有枸橼酸、琥珀酸、草酸等。少数以游离状态存在，大部分与钾、钙、镁等金属离子或生物碱结合成盐。

4. 树脂　树脂多存在于植物组织的树脂道中，是植物受伤后或被毒菌类侵袭后的分泌物，干后成半透明块状物。主要包括树脂酸、树脂醇、树脂烃等成分。

5. 挥发油　挥发油又称精油，是一类具有芳香气味的油状液体的总称。挥发油可以随水蒸气蒸馏、不溶于水混合物。多为无色或淡黄色的透明油状液体，具有香味，常温下能挥发，具有较强的旋光性和折光率。

6. 其他成分　植物体中还含有多糖（纤维素、淀粉等）、多肽、蛋白质、酶、色素、鞣质、油脂、蜡和无机成分等。

生物碱、黄酮、甾体、萜、蒽醌、木脂素、香豆素及其苷类等，在植物体内虽含量很少，但它们往往具有较强的生物活性，有些已应用于临床，因而被认为是有效成分。多糖在植物类药材中含量较高，作为有效成分也得到越来越多的关注。然而糖类、油脂、有机酸、鞣质、叶绿素、蛋白质等多被认为是杂质，因此在进行提取分离时，应尽量设法使杂质不被提取出来，或在处理过程中尽可能地除去杂质，从而获得有效成分。

如何从植物或中药材中提取分离有效成分呢？一般存在下面两种情况：一是有效成分已知或待提取成分的结构已知，一般可先查阅相关文献，获知该成分的各种提取方法，比较优劣,然后再根据研究目的及实验具体情况进行选择。如从槐米中提取芦丁,可以用沸水、碱水或碱性稀醇作为提取溶剂,提取方式可用热煮、回流、超声波、冷浸等多种手段,根据具体实验条件进行选择。二是对结构和性质未知的成分的提取分离,可结合化学成分的预试验、生物活性筛选试验,经不同溶剂提取,以确定有效部位。然后再逐步分离,追踪有效成分最集中的部位,最后分得有效单体。通常可采用不同溶剂,由低极性到高极性分步提取。如可先选用石油醚(或苯,但注意其毒性)提取油脂和蜡、叶绿素、精油等脂溶性物质;其次采用乙醚提取树脂及一些极性基团少的化合物,如甾体、萜、某些生物碱、有机酸、黄酮及香豆素苷元等;再次选用三氯甲烷或乙酸乙酯提取生物碱、黄酮苷及许多中性成分;以丙酮、乙醇或甲醇提取极性化合物,如生物碱的盐、大极性的苷类、鞣质等;以水可提取水溶性化合物,如氨基酸、糖类、无机盐等,进一步还可分为冷水、热水、酸水、碱水提取等步骤。除不溶性的纤维素等成分外,植物中各类成分几乎都能被提取出来,并通过进一步分离,获得目的组分或化合物。

为了使提取分离工作更为方便,通常进行一些预处理。如种子类常含有大量油脂,可采用压榨法先将大部分油脂除去,再用石油醚等低极性的有机溶剂进行脱脂;同样,花、树皮、叶中的蜡、树脂和叶绿素也可用石油醚处理除去。

常用的经典提取方法有溶剂提取法、水蒸气蒸馏法、升华法等。

一、溶剂提取法

天然药物成分的提取,多采用溶剂法,溶剂不同提取出的成分也不同。提取可在室温下进行,也可以加热。在不了解有效成分性质的情况下,一般采用温和的条件,不宜用酸碱,以免破坏化学成分。

(一) 基本原理

根据"相似者相溶"的原理,通过选择适当溶剂将化学成分从药材中提取出来。化合物亲水性和亲脂性的大小与其分子结构直接相关,一般来说,两种基本母核相同的成分,其分子中官能团的极性越大或极性官能团数目越多,则整个分子的极性就越大,亲水性越强,而亲脂性越弱。其分子非极性部分越大或碳链越长,则极性越小,亲脂性越强,而亲水性越弱。植物成分中,萜类、甾体等脂环类及芳香类化合物因极性较小,易溶于三氯甲烷、乙醚等亲脂性溶剂中;而糖苷、氨基酸等类成分极性较大,易溶于水及含水醇中;至于酸性、碱性及两性化合物,因存在状态(游离或离子形式)随溶液 pH 而异,故溶解度将随 pH 而改变。

常见溶剂(表 1-1)的极性强弱顺序可表示如下:石油醚(低沸点→高沸点)<二硫化碳<四氯化碳<三氯乙烯<苯<二氯甲烷<乙醚<三氯甲烷<乙酸乙酯<丙酮<乙醇<甲醇<乙腈<水<吡啶<乙酸。

(二) 选择提取溶剂的原则

1. 溶剂不能与待提取成分发生不可逆性反应。

2. 溶剂对待提取成分的溶解度要大,而对杂质溶解度要尽可能小,或反之。

3. 溶剂要经济易得,并具有一定的安全性,此外也要便于回收及重复利用。

常用的提取溶剂可分为以下两大类。

(1)惰性溶剂:即与化合物不起任何化学反应的溶剂,最常用的是水和各种浓度的乙醇,有时亦用甲醇、苯、三氯甲烷、乙酸乙酯和丙酮等。

(2)反应溶剂:系指稀酸、稀碱的水溶液或醇溶液,如盐酸、硫酸、氢氧化钠、碳酸钠、碳酸氢钠、磷酸、乙酸、酒石酸和枸橼酸等,可增加植物中酸性、碱性物质在极性溶剂中的溶解度。

表 1-1　常见溶剂的主要物理性质

溶剂名称	相对密度	沸点 /℃	溶解性	
			在水中*	在有机溶剂中
甲醇	0.792	64.6	混溶	能溶于醇类、乙醚等
乙醇	0.789	78.4	混溶	能溶于醇类、乙醚、苯、三氯甲烷、石油醚等
正丙醇	0.804	97.8	混溶	能溶于乙醇、乙醚等
异丙醇	0.786	82.4	混溶	能溶于醇类、乙醚等
正丁醇	0.810	117.7	9g	能溶于乙醇、乙醚等
正戊醇	0.814	137.8	2.19g	微溶于水；能溶于乙醇、苯、乙醚等
异戊醇	0.811	131.4	2.6g	微溶于乙醇、乙醚、苯、三氯甲烷、石油醚等
丙酮	0.792	56.3	混溶	能溶于醇类、乙醚、三氯甲烷等
乙酸乙酯	0.902	77.1	8.6g	能溶于乙醇、乙醚、三氯甲烷等
乙醚	0.713	34.6	7.5g	能溶于乙醇、苯、三氯甲烷、石油醚等
石油醚		30~60	不溶	能溶于无水乙醇、乙醚、苯、三氯甲烷等
		60~90		
		90~120		
三氯甲烷	1.484	61.2	1g	能溶于醇类、乙醚、苯、石油醚等
四氯化碳	1.592	76.7	0.08g	能溶于醇类、乙醚、苯、三氯甲烷、石油醚等
苯	0.879	80.1	0.08g	能溶于乙醇、乙醚、四氯化碳、丙酮、乙醚等
甲苯	0.867	110.6	0.04g	能溶于乙醇、乙醚、三氯甲烷、丙酮、乙酸等

注：*在水中的溶解性指 15~20℃时 100g 水中所能溶解的克数。

天然药物成分及其较适用的提取溶剂见表 1-2。

表 1-2　天然药物成分及其较适用的提取溶剂

天然药物成分的极性		天然药物成分的类型	适用的提取溶剂
强亲脂性（极性小）		挥发油、脂肪油、腊、脂溶性色素、甾醇类、某些苷元	石油醚、己烷
亲脂性		苷元、生物碱、树脂、醛、酮、醇、醌、有机酸、某些苷类	乙醚、三氯甲烷
中等极性	小	某些苷类（如强心苷等）	三氯甲烷 - 乙醇（2：1）
	中	某些苷类（如黄酮苷等）	乙酸乙酯
	大	某些苷类（如皂苷、蒽醌苷等）	正丁醇
亲水性		极性很大的苷、糖类、氨基酸、某些生物碱盐	丙酮、乙醇、甲醇
强亲水性		蛋白质、黏液质、果胶、糖类、氨基酸、无机盐类	水

（三）常用的提取方法

提取方法可按是否加热，分为冷提法和热提法两种。一般来说，冷提法杂质较少，而热提法效率较高。冷提法主要包括浸渍法、渗漉法，而热提法包括煎煮法、回流法、连续回流法等。

1. 浸渍法　是在常温或低热（<80℃）条件下用适当的溶剂浸渍药材以溶出其中成分的方法。本法适用于有效成分遇热不稳定或含大量淀粉、树胶、果胶、黏液质的药材的提取，但本法出膏率低。需要特别注意的是，当水为溶剂时，其提取液易于发霉变质，须注意加入

适量的防腐剂,如三氯甲烷或正丁醇、甲苯等。同时要注意苷类化合物在提取过程中可能发生水解。

2. 渗漉法   是不断向药材粗粉中添加新鲜溶剂,使其渗过药材,从渗漉筒下端出口流出浸出液的一种方法(图 1-1)。由于每次进入渗漉筒的都是新鲜溶剂,造成材料内外有良好的浓度差,使有效成分扩散较好,提取效率一般较高。但本法溶剂消耗量较大,费时长,溶剂不易回收,操作较为烦琐。

3. 煎煮法   是在中药材中加入水后加热煮沸,将有效成分提取出来的方法。煎煮法是传统中医常采用的提取方法,方法简便,药材中的成分可被不同程度地提出,但提取挥发性成分或遇热易分解的成分不宜用此法。对含有大量淀粉的药材,煎煮后提取液较黏稠,过滤比较困难,须加以注意。

4. 回流提取法   是用易挥发的有机溶剂加热回流提取药材中成分的方法,但对热不稳定的成分不宜用此法。

5. 连续回流提取法   实验室里常采用脂肪提取器(或称索氏提取器、沙氏提取器,图 1-2)。该法提取效率高,但样品受热时间长,因此对受热易分解的成分不宜采用。

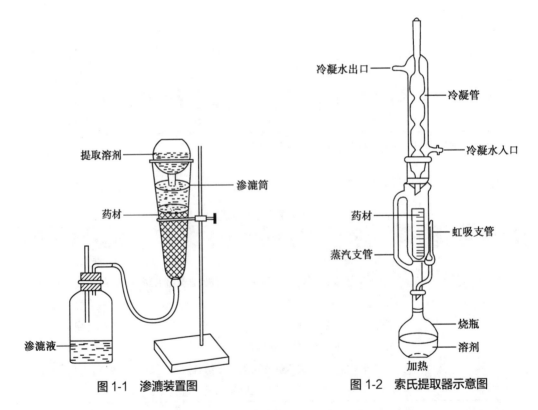

图 1-1   渗漉装置图   图 1-2   索氏提取器示意图

6. 超临界流体萃取法   物质处于其临界温度(T_c)和临界压力(P_c)以上状态时称为超临界流体。在超临界状态下,将超临界流体与待分离的物质接触,通过控制不同的温度、压力以及不同种类及含量的夹带剂,使超临界流体有选择性地把极性大小、沸点高低和分子量大小不同的成分依次萃取出来。该提取方法多适合小极性组分,但设施造价较为昂贵。

7. 超声提取法   是采用超声波辅助提取溶剂进行提取的方法。超声波作用于液体介质,引起介质的振动。当振动处于稀疏状态时,在介质中形成许多小空穴,这些小空穴的瞬间闭合,可引起高达几千个大气压的压力,同时局部温度可上升到千度高温。这一现象称为空化现象,它可造成植物细胞壁及整个生物体的瞬间破裂,使溶液能渗透到药材的细胞中,从而加速药材中有效成分溶解于溶剂。因超声波提取不会改变有效成分的结构,同时缩短了提取时间,提高了提取率,是一种快速、高效的提取方法。

8. 微波辅助萃取法　微波提取是把微波作为一种与物质相互作用的能源来使用,是在传统的有机溶剂萃取基础上发展起来的。用作能源的微波,其频率在几千兆赫兹。微波具有吸收性、穿透性、反射性,它可为极性物(如水等)选择性吸收,从而使其被加热,而不为非极性物吸收,表现出穿透性。微波所产生的电磁场可使部分成分向萃取溶剂界面扩散,加速其热运动,缩短提取时间,既提高了提取速率,又降低了提取温度,对不耐热物质实用性较好。与传统方法相比,该方法具有提取成分不易分解、耗时短、耗能低、溶剂用量少、提取率高、产品质量好、环境污染小、成本低等优点。

(四) 提取处理方式

采用溶剂提取法时,常采用以下几种处理方式。

1. 多溶剂分步提取　选择三种或四种不同极性的溶剂,由低极性到高极性分步进行提取,使各成分据其在不同极性溶剂中溶解度的差异而得到分离。一般先采用极性低、与水不相混溶的有机溶剂,如石油醚、乙醚、三氯甲烷及乙酸乙酯等提取,然后用能与水相溶的有机溶剂,如丙酮、乙醇、甲醇等提取,最后用水提取。目前实验室中常用的两种系统为:①石油醚→乙醚→甲醇→水;②石油醚→二氯甲烷(或三氯甲烷)→甲醇→水,在室温条件下依次提取。这样可使药材中非极性与极性化合物得到初步分离。

2. 单一溶剂提取　植物中的大多数成分都可用有机溶剂来提取,有些化合物虽能溶于水,但为了减少水溶性杂质,也常采用单一有机溶剂提取。其中,乙醇或甲醇是最常用的有机溶剂,其具有溶解性能好、对植物细胞的穿透能力强的特点,且沸点适中、便于回收利用,除了蛋白质、黏液质、果胶、淀粉和部分多糖等外,大多数有机化合物都能溶解在醇液中。此外,还可以根据被提取物质的性质,采用石油醚、三氯甲烷(或二氯甲烷)、乙醚或丙酮等有机溶剂。用水作提取溶剂,除了可获得各类成分外,常用于多糖的提取,但提取液中的水溶性杂质较多,如无机盐、蛋白质和淀粉等,给进一步分离带来困难。

如将橘络粗粉置于索氏提取器中,用甲醇或乙醇加热回流提取,浓缩提取液即可析出橙皮苷结晶;将白花前胡的根茎用石油醚提取,回收石油醚,放置,即可析出白花前胡丙素。树脂类中药如乳香、没药可采用二氯甲烷回流提取,提取率可达 50% 以上。

3. 混合溶剂提取　利用植物中所含成分在某种溶剂中溶解度的差异而达到分离的目的。常采用乙醇 - 水、丙酮 - 水、三氯甲烷 - 甲醇等混合溶剂提取。如川楝皮中驱蛔有效成分川楝素的提取可采用 60% 乙醇代替苯提取,醇液减压浓缩,用三氯甲烷萃取,三氯甲烷液浓缩即可析出川楝素结晶。另外将银杏叶用 60% 丙酮回流提取后,适当浓缩后加四氯化碳萃取除去脂溶性杂质,丙酮液浓缩减压干燥,即可得到银杏总黄酮。

4. 酸性或碱性有机溶剂提取　如果有效成分是酸性或碱性化合物,常可加入适当的酸或碱使之转化为游离状态再用有机溶剂回流提取。例如生物碱在植物体中一般与酸结合成盐,在提取前加入适量的碱液于药材中拌匀,使生物碱游离出来,再用有机溶剂如三氯甲烷等提取则可获得游离生物碱。同样,加酸可使有机酸类、蒽醌类成分游离,然后用有机溶剂提取。

5. 利用内酯环特性的溶剂提取　对于结构中存在内酯结构的化合物,可根据其遇碱水解成为羧酸盐而溶于水,再加酸酸化可重新形成内酯环不溶于水的性质与其他杂质分开,如香豆素类化合物。但应注意条件不可过于剧烈,否则化合物结构受到破坏将不可恢复。

6. 抑制酶解或利用酶解   在提取某些苷类时,要注意植物中酶的分解作用。可先将植物粉末在甲醇中回流片刻,以抑制所含酶带来的分解作用,如提取氰苷和蒽醌苷时,尤其要注意这一点。相反,有时可利用酶解作用以获得活性相同或活性更强的次生苷,如皂苷、强心苷等。

二、水蒸气蒸馏法

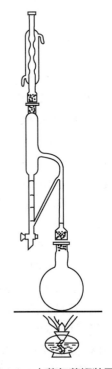

水蒸气蒸馏法适用于具有挥发性、能随水蒸气蒸馏出而不被破坏,且难溶或不溶于水的成分的提取(图1-3)。此类成分的沸点多在100℃以上,并在100℃左右有一定的蒸气压。

此种提取方法是提取植物挥发油的一种主要方法,而某些小极性的生物碱(如麻黄碱、烟碱、槟榔碱等)和小极性的香豆素类化合物也可使用本法提取,获得的成分经低极性溶剂做进一步处理,可直接获得某些单体化合物,简述如下。

1. 莪术醇   将莪术饮片水蒸气蒸馏,得挥发油,将挥发油置于冰箱中即可析出莪术醇结晶,过滤并用石油醚洗涤,以乙醇重结晶即可得到针状的莪术醇结晶。

2. 大蒜素   大蒜用乙醇浸泡,乙醇提取液减压蒸去大部分乙醇后,剩余液加水稀释,继续减压蒸馏,这时大蒜素随水一起蒸馏出,馏出液用乙醚萃取,乙醚液浓缩干燥即得油状的大蒜素。

3. 麻黄碱和伪麻黄碱   麻黄用水提取,水提液中加入氢氧化钙碱化,然后水蒸气蒸馏,蒸馏液加草酸,析出麻黄碱草酸盐结晶,用氯化钙处理可得麻黄碱盐酸盐,而伪麻黄碱草酸盐仍留在水中,采用进一步处理可得其纯品。

图1-3   水蒸气蒸馏装置图

三、升华法

固体物质在受热时不经过熔融直接转化为蒸气,这个过程为升华过程,而蒸气遇冷后又凝结成固体称为凝华现象。中药中有一些成分,如小分子的游离香豆素、木脂素、醌类等,具有升华的性质,可用此法进行纯化。先将药材加热使其升华,再将其蒸气冷凝,富集产物,即可直接从中药中提取某些成分,如樟木中的樟脑、茶叶中的咖啡因等。此方法简单易行,但往往提取不完全,常伴有成分的分解现象,产率低,很少用于大规模制备。

第二节   常用的分离精制方法

用上述提取方法所得的多为混合物,尚须进一步分离及精制。常用分离方法的原理有:根据物质溶解性的差别进行分离,如重结晶及分步沉淀法;根据物质在两相溶剂中分配比的不同进行分离,如液 - 液萃取法和液滴逆流分配法等;根据物质吸附性能的不同进行分离,如常用的活性炭脱色或固相萃取法;此外,还可根据物质分子的大小及解离程度的不同进行分离,这些将在色谱法中讨论。

一、结晶及重结晶法

分离原理:利用温度不同引起溶解度的改变分离物质。

一般情况下,待分离的成分都有一定的结晶形态,通过寻找合适的溶剂进行成分的提取,待放冷或稍浓缩便可得到结晶,此过程本身就可用于物质进一步分离精制。但初析出的结晶多少会带有一些杂质,因此需要通过反复结晶,才能得到纯粹的单一晶体,此步骤称为重结晶或复结晶。这种方法在实验室最为常用。

1. 结晶的条件　需要结晶的溶液往往呈过饱和状态,通常是在加温的情况下,使化合物溶解过滤除去不溶性杂质,再浓缩放冷后析出。最合适的温度为 5~10℃。如果在室温条件下可以析出的结晶,就不一定要放入冰箱中。通常,放置对形成结晶来说是一个重要条件,它可使溶剂自然挥发到适当的浓度,即可析出结晶。而有时溶液太浓,黏度大就不易结晶,如果浓度适中,逐渐降温,有可能析出纯度较高的结晶。

2. 结晶溶剂的选择　合适的溶剂是形成结晶的关键。溶剂应是惰性的,即不与成分发生化学反应,同时溶解度随温度的不同应有显著的差别,即热时具有较好的溶解性,放冷则析出。对杂质来说,在该溶剂中应不溶或难溶,亦可采用对杂质溶解度大的溶剂,而对欲分离物质不溶或难溶,则可用洗涤法除去杂质后再用合适溶剂结晶。要找到合适的溶剂,可参考"相似相溶"原理,如含羟基的极性化合物易溶于甲醇、乙醇或水中。

常用的结晶溶剂有甲醇、乙醇、丙酮、乙酸乙酯、四氢呋喃、乙醚等,但所选溶剂的沸点应低于化合物的熔点,以免受热分解变质。溶剂的凝固点应低于结晶时的温度,以免混入溶剂结晶。此外,若单一溶剂不适合可选用两种或两种以上的混合溶剂,要求低沸点溶剂对物质的溶解度大、高沸点溶剂对物质的溶解度小,这样在放置时,沸点低的溶剂较易挥发,其比例逐渐减少易达到过饱和状态,有利于结晶的形成。选择溶剂的沸点不宜太高,否则不易浓缩,同时不易除去,如很少采用正丁醇作为溶剂进行重结晶。

3. 制备结晶的方法　结晶形成过程包括晶核的形成与结晶的增长两个步骤,因此选择适当的溶剂是形成晶核的关键。通常将化合物溶于适当溶剂中,过滤、浓缩至适当体积后,置锥形瓶中塞紧瓶塞,静置。如果放置一段时间后没有结晶析出,可松动瓶塞,使溶剂缓慢挥发,有望得到结晶;或可加入少量晶种,加晶种是诱导晶核形成的有效手段。如没有晶种时,可用玻璃棒摩擦玻璃容器内壁,产生微小颗粒代替晶核,以诱导方式使形成结晶,有时用玻璃棒蘸取过饱和液在空气中挥发除去部分溶剂后形成固体或结晶,再摩擦玻璃器壁产生晶核。

4. 实验操作　选择合适的溶剂将化合物加热溶解,溶液趁热抽滤或过滤,以除去其中的不溶性杂质,有时在过滤之前加入少量活性炭进行脱色处理,然后将溶液适当浓缩,使所需的化合物达到饱和,将其静置放冷,使其中的有效成分大部分析出结晶后,抽滤,并用少量不溶性溶剂洗涤,抽干后即得所需化合物。

5. 不易结晶或非晶体化合物的处理　化合物不易结晶,一方面是化合物本身的性质所决定的,另一方面很大程度上是由于纯度不够而夹带杂质引起的。若是纯度不够则需要进一步分离纯化;若是化合物本身的性质,往往需要制备结晶性的衍生物或盐,然后用化学方法处理恢复到原来的化合物,达到分离纯化的目的。

二、改变溶液极性法

在溶液中加入另一种溶剂以改变混合溶剂的极性,使一部分物质沉淀析出,从而实现分离。常见的有以下几种。

1. 水/醇法   在浓缩的药材水提取液中加入数倍量高浓度乙醇来降低溶液的极性,如使醇浓度达到 70%,经过静置后,则多糖、蛋白质等水溶性杂质以沉淀形式析出,进而过滤除去这些杂质,即水提醇沉法。

2. 醇/水法   在药材乙醇提取液的浓缩液中加入数倍量水稀释来增大溶液极性,放置后,以沉淀除去树脂、叶绿素等水不溶性杂质。

3. 醇/醚法或醇/丙酮法   这种方法常用于皂苷的精制。在粗总皂苷的乙醇浓缩液中加入数倍量乙醚或丙酮,这种极性的改变可使提取液中极性大的皂苷沉淀析出,而脂溶性树脂等类杂质则留存在母液中。经过反复处理可得到精制总皂苷。

三、改变分子存在状态

对酸性、碱性或两性有机化合物来说,常可通过加入酸或碱来调节溶液的 pH,改变分子的存在状态(游离型或离解型),从而改变溶解度而实现分离。例如,一些生物碱类在用酸性水从药材中提出后,加碱调至碱性即可从水中沉淀析出(酸/碱法)。至于提取黄酮、蒽醌类等酚酸性成分时采用的碱/酸法,以及调节 pH 至等电点使蛋白质沉淀的方法等也均属于这一类型。这种方法因简便易行,在工业生产中应用得很广。

四、液 - 液萃取法

萃取法是利用混合物中各成分在两种互不相溶的溶剂中的分配系数不同而达到分离的目的。将两种不相混溶的溶剂振摇后放置,即可分成上下两层。溶质在两相中的浓度比,即分配系数 K,在一定温度和压力下为一常数,即:

$$K = C_U / C_L \qquad\qquad 式(1\text{-}1)$$

式中,K 为分配系数,C_U 表示溶质在上相溶剂中的浓度,C_L 表示溶质在下相溶剂中的浓度。萃取时各成分在两相溶剂中分配系数相差越大,则分离效率越高。分离的难易用分离因子 β 来表示,β 为两种溶质在同一溶剂系统中分配系数的比值,即:

$$\beta = K_A / K_B \, (K_A > K_B) \qquad\qquad 式(1\text{-}2)$$

一般情况下,$\beta \geq 100$ 时,仅需一次萃取即可实现基本分离;$100 > \beta \geq 10$ 时,则需萃取多次(10 次以上);$\beta < 2$ 时,则需做 100 次以上萃取才能实现基本分离;$\beta \approx 1$ 时,表明两种物质分配系数差别很小,采用该溶剂系统难以实现分离,则应考虑选择其他溶剂系统。

(一) 简单萃取法

物质在两种互不相溶的混合溶剂重新分配的过程,可通过简单的分液漏斗实现操作(图 1-4)。

(二) pH 梯度萃取法

pH 梯度萃取法(又称 pH 梯度液 - 液萃取法)是通过依次改变溶液的 pH,从而改变待分离物质的溶解度,并结合液 - 液萃取技术,实现有效分离的一种方法。

基本原理:主要是利用有机酸和有机碱在游离态和成盐态时溶解度的差别实现的。有机酸与碱成盐的反应方程式可

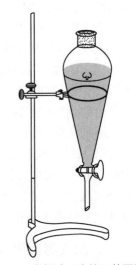

图 1-4   常规液 - 液萃取装置图

表示如下。

$$R\text{—}COOH \ or \ Ar\text{—}OH + OH^- \longrightarrow R\text{—}COO^- \ or \ Ar\text{—}O^- + H_2O$$

其中以游离形式存在的有机羧酸 R—COOH 或酚酸 Ar—OH 通常情况下极性中等或偏小,其水溶性较小,脂溶性较好(当然个别极性大的羧酸能与水混溶,如甲酸、乙酸等)。当该酸性物质处于碱性环境下,酸性基团与碱形成水,同时该酸性物质转变成酸根负离子的形式(称之为成盐态)。此时,酸根负离子由于电负性强,易与水分子形成水合离子,从而使其在水中的溶解度显著增大。因此,通过调节溶液的 pH,可实现该类物质脂溶—水溶—脂溶的转变,再配合脂溶性有机溶剂和水进行的液 - 液萃取,即可实现该类物质与其他脂溶性和水溶性杂质的分离。

有机碱与酸成盐的反应方程式可表示如下。

$$Alk + H^+ \longrightarrow AlkH^+$$

Alk 表示有机碱分子。其分离原理与有机酸相对应。

通过逐级改变溶液的 pH,从而使酸性不同的混合有机酸或碱性不同的有机碱得以分离,具有酸性的黄酮类、蒽醌类以及具有碱性的生物碱类化合物可以采用此方法分离,如采用 pH 梯度萃取实现对中药大黄中主要蒽醌类化合物的分离。

大黄中的主要成分为羟基蒽醌及其苷类化合物,含量为 3%~5%,已知的羟基蒽醌主要有下列五种,见表 1-3。其中,大黄酸具有羧基,酸性最强;大黄素具有 β- 酚羟基,酸性次之;芦荟大黄素连有羟甲基,酸性第三;大黄素甲醚和大黄酚的酸性最弱。根据以上化合物的酸性差异,可采用强弱不同的碱性溶液进行梯度萃取分离(图 1-5)。

表 1-3　大黄中的主要蒽醌类衍生物

名称	R_1	R_2	颜色和晶型	mp./℃
大黄酸 rhein	—H	—COOH	黄色针晶	318~320
大黄素 emodin	—OH	—CH$_3$	橙色针晶	256~257
芦荟大黄素 aloe-emodin	—H	—CH$_2$OH	橙色针晶	206~208
大黄素甲醚 physcion	—OCH$_3$	—CH$_3$	砖红色针晶	207
大黄酚 chyrsophanol	—H	—CH$_3$	金色片晶	196

(三) 连续萃取法

为对分离因子很小的混合组分实现分离,可采用连续萃取器或装置,如液滴逆流色谱(droplet countercurrent chromatography, DCCC)、高速逆流色谱(high speed countercurrent chromatography, HSCCC)等。目前液滴逆流色谱应用的范围很小,而高速逆流色谱则较为广泛和普遍。

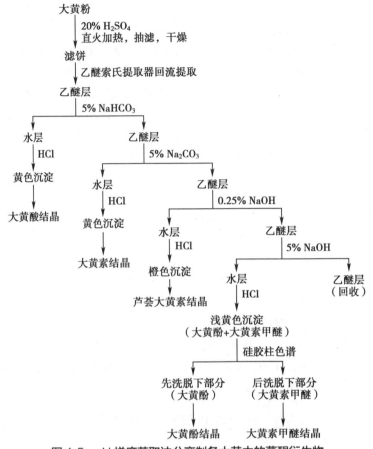

图 1-5   pH 梯度萃取法分离制备大黄中的蒽醌衍生物

高速逆流色谱法是指互不相溶的两相溶剂在绕成螺旋形的小孔径管子里分段割据,并能实现两相溶剂之间逆向对流的一种色谱分离方法。

1. 基本原理   装置依靠聚四氟乙烯蛇形管的高速旋转所产生的离心力作用,使无载体支持的固定相稳定地保留在蛇形管内,并使流动相载着样品单向、低速通过固定相,在螺旋管中实现对样品的无限次的分配。仪器转速越快,固定相保留越多,分离效果越好,此装备可极大提高逆流色谱的分离速度,故将此种分离方法称为"高速逆流色谱"。本法适合皂苷、生物碱、蛋白质、多肽、氨基酸及糖类等的分离。

2. 高速逆流色谱常用溶剂系统和分离条件   溶剂系统的选择对于 HSCCC 分离十分关键,但大都根据实际积累的丰富经验来选择。通常来说,溶剂系统应该满足以下要求。

(1)溶剂系统不会造成样品的分解或变性。

(2)样品中各组分在溶剂系统中有合适的分配系数,一般认为分配系数在 0.2~5 的范围内是较为合适的。

(3)各组分的分配系数值要有足够的差异,分离因子最好大于或等于 1.5。

(4)为了保证固定相的保留率不低于 50%,溶剂系统的分层时间不超过 30 秒。

(5)上下两相的体积比合适,以免造成溶剂的浪费。

(6)尽量采用挥发性溶剂及避免使用毒性大的溶剂,以方便后续处理。

根据溶剂系统的极性,可以分为弱极性、中等极性和强极性三类。经典的溶剂系统有正

己烷 - 甲醇 - 水、正己烷 - 乙酸乙酯 - 甲醇 - 水、三氯甲烷 - 甲醇 - 水和正丁醇 - 甲醇 - 水等。在实验中,应根据实际情况,总结分析并参照相关的专著及文献,从所需分离物质的类别出发去寻找相似的分离实例,选择极性适合的溶剂系统,调节各种溶剂的相对比例,测定目标组分的分配系数,最终选择合适的溶剂系统(表 1-4)。

表 1-4 高速逆流色谱常用溶剂体系

被分离物质种类	基本两相溶剂体系	辅助溶剂
非极性或弱极性物质	正庚(己)烷 - 甲醇	氯烷烃
	正庚(己)烷 - 乙腈	氯烷烃
	正庚(己)烷 - 甲醇(或乙腈)- 水	氯烷烃
中等极性物质	三氯甲烷 - 水	甲醇、正丙醇、异丙醇
	乙酸乙酯 - 水	正己烷、甲醇、正丁醇
极性物质	正丁醇 - 水	甲醇、乙酸

HSCCC 可采用不同物化特性的溶剂体系和多样性的操作条件,具有较强的适应性,为从复杂的天然产物粗品中分离不同特性(如不同极性)的有效成分提供了有利条件。因此在 20 世纪 80 年代后期,HSCCC 已被大量用于天然药物化学成分的分析和制备分离。如用正己烷 - 乙酸乙酯 - 甲醇 - 水(3:7:5:5)分离粉防己根粗提物;正己烷 - 乙酸乙酯 - 乙醇 - 水(6:3:2:5)或正己烷 - 乙酸乙酯 - 甲醇 - 水(1:1:1:1)体系分离红豆杉粗提物;采用石油醚(40~60℃)- 乙酸乙酯 - 甲醇 - 水(50:70:80:65)体系分离含紫杉醇混合物;采用正己烷 - 乙酸乙酯 - 甲醇 - 水(3:7:5:5)可有效分离肉桂酸、阿魏酸、咖啡酸混合物;以三氯甲烷 -0.07mol/L 磷酸钠 -0.04mol/L 枸橼酸缓冲液体系(pH 5.08,1:1)分离制备马钱子碱和士的宁;用三氯甲烷 - 甲醇 - 丙酮 - 水(5:6:1:4)分离挪威云杉针叶粗提物;用正庚烷 - 乙酸乙酯 - 甲醇 - 水(3:10:10:7)分离番荔枝种子粗提物等。

五、固相萃取法

固相萃取法(solid phase extraction,SPE)是根据被萃取的组分与样品中其他成分在固定填料上作用力强弱不同使它们彼此分开的方法。固相萃取柱通常为聚丙烯柱,也有玻璃或不锈钢柱,填料多为硅胶、十八烷基硅烷键合硅胶、苯基硅烷键合硅胶、氰基、氨基或其他特殊基团的填料,上下两端装玻璃砂芯或其他多孔滤片覆盖。将样品溶液加到柱中,使其流过固相萃取剂,被萃取样品保留在萃取剂上,溶剂和其他不易保留的物质从柱中流出,然后采用适当的洗涤剂进一步洗脱这些不需要的组分,最后采用洗脱剂把萃取柱上的样品洗脱下来,得到所需的化合物。如可用固相萃取法测定咖啡中咖啡因的含量:将咖啡水溶液通过填充 C_{18} 键合硅胶的萃取柱,待样品流过柱床之后,先用一定体积的水洗脱,然后减压干燥,再用三氯甲烷将吸附的咖啡因洗脱下来,用于含量测定。该方法设备简单、操作方便、速度快,可以避免简单萃取引起的乳化现象,且得到的萃取液无须进行干燥,适用于微量成分的分离。固相萃取针对不同的分离目的选择的固相吸附剂和洗脱溶剂也不相同。也可采用拌样的方法进行上样。

六、沉淀法

除了通过调节溶液 pH 改变酸性或碱性化合物存在的状态,或改变溶液极性从而改变化合物溶解度而实现分离、精制外,还可通过加入某种沉淀试剂使之生成水不溶性的盐类等沉淀析出。例如,酸性化合物可制成钙盐、钡盐、铅盐等;碱性化合物如生物碱等,则可制成苦味酸盐、苦酮酸盐等有机酸盐或磷钼酸盐、磷钨酸盐、雷氏铵盐等无机酸盐。得到的有机酸金属盐类(如铅盐)沉淀悬浮于水或含水乙醇中,通入硫化氢气体进行复分解反应,使金属硫化物沉淀后,即可回收得到游离的有机酸类化合物,但鉴于 H_2S 及重金属带来的毒性,目前该方法已经不被采用。至于生物碱等碱性有机化合物的有机酸盐类则可悬浮于水中,加入无机酸,使有机酸游离后先用乙醚萃取除去,然后再进行碱化、有机溶剂萃取,回收有机溶剂,即可得到纯化了的碱性有机化合物。

几种实验室用的沉淀剂及能与其形成沉淀的化学成分类型列于表 1-5。

表 1-5   实验室常用的沉淀剂

沉淀剂	化合物
中性醋酸铅	酸性化合物,邻位酚羟基化合物,有机酸、蛋白质、黏液质、鞣质、树脂、酸性皂苷、部分黄酮苷和花色苷
碱式醋酸铅	除上述中性醋酸铅能沉淀的化合物外,还可沉淀某些中性皂苷类、异黄酮苷、糖类和生物碱等碱性物质
明矾	黄芩苷
雷氏铵盐	季铵生物碱
碘化铋钾	生物碱
咖啡因、明胶、蛋白	鞣质
胆固醇	皂苷
苦味酸、苦酮酸	生物碱
氯化钙、石灰乳	有机酸

七、透析法

利用小分子物质在溶液中可通过半透膜,而大分子物质不能通过半透膜的性质而达到分离的目的,常用于纯化皂苷、蛋白质、多肽和多糖等化合物,用透析法可以除去其中的无机盐、单糖、双糖等。反之也可将大分子的杂质留在半透膜内,而小分子物质通过半透膜进入膜外溶液,而加以分离精制。透析是否成功与膜孔的大小密切相关,应根据欲分离成分分子的大小选择适当规格的透析膜。

八、膜分离技术

膜分离技术是指在分子水平上不同粒径分子的混合物在通过半透膜时实现选择性分离的技术。膜分离技术由于兼有分离、浓缩、纯化和精制的功能,又有高效、节能、环保、分子级过滤及过滤过程简单、易于控制等特点,因此,已广泛应用于食品、医药、生物、环保、化工等领域。膜分离技术在中药生产中主要用于制备中药注射液、中药口服液、中药提取液以及注射用水,也可用于分离相对分子量差别较大的中药活性成分和非活性成分。

1. 膜分离原理   膜分离过程的工作原理分为两个方面:一是根据待分离混合物各组成成分在质量、体积大小和几何形态等方面的差异,借助孔径不同的膜达到分离的目的,即用筛分的方法将其分离。以压力差为推动力的膜分离过程(主要指微滤、超滤)可用此原理来解释。二是利用待分离混合物各组分对膜亲和性的差异,物质通过分离膜的速度(溶解速度)取决于进入膜内的速度和进入膜的表面扩散到膜的另一表面的速度(扩散速度),那些与膜的亲和性大的成分,能溶解于膜中并从膜的一侧扩散到另一侧,而实现与其他成分的分离。利用温度场、化学势梯度场及电位梯度场(电压)的膜分离技术,如膜蒸馏、气体膜分离、电渗析等即属于这种膜扩散原理。

2. 膜材料　一般来说,膜的化学性质和结构对膜分离的性质有着决定性影响,故要求膜材料应具有良好的成膜性能,如化学稳定性,耐酸、碱、氧化剂和微生物侵蚀等。

分离膜按其凝聚状态可分为固膜、液膜、气膜三类,目前大规模应用的多为固膜。固膜分为有机和无机两大类:有机材料主要包括纤维素类、聚酰胺类、芳香杂环类、聚砜类、聚烯烃类、硅橡胶类、含氟高分子类等;无机材料主要由金属、金属氧化物、陶瓷、多孔玻璃、沸石和无机高分子材料等制成。近年来,无机膜的发展也十分迅速,氧化铝、氧化钛、氧化锆陶瓷膜等已实现商品化。

3. 膜分离过程的分类　由于膜的种类和功能繁多,无法用单一的方法来明确分类。膜分离技术按分离物料的相态划分:气体分离、液体分离;按分离功能划分:微滤、超滤、纳滤、反渗透、透析、液膜、膜蒸馏等;按膜的结构划分:多孔膜、致密膜、对称膜或非对称性膜、复合膜等;按膜组件的类型划分:板框膜、管式膜、螺旋卷式膜和中空纤维膜等。

下面以常用的分离功能分类方法为依据,对目前已广泛应用的膜分离技术做一简单介绍(表 1-6)。

表 1-6　几种主要膜分离过程的分类及基本特征

过程	膜类型	驱动力	传递机制	透过物	截留物
微滤	多孔膜	压力差(0.01~0.2MPa)	筛分	溶剂、溶解物	悬浮物、细菌、微粒
超滤	非对称膜	压力差(0.2~1.0MPa)	筛分	溶剂、离子、小分子	生物制品、胶体和大分子(分子量 1 000~300 000Da)
纳滤	非对称膜、复合膜	压力差(0.5~2.0MPa)	溶解扩散	溶剂、低价小分子溶质(分子量<200Da)	二价盐、小分子溶质(分子量 200~1 000Da)
反渗透	非对称膜、复合膜	压力差(2~10MPa)	溶解扩散	水	全部溶质

(1)微滤(microfiltration,MF):微滤是以多孔细小的薄膜作为过滤介质,在膜两侧压力差的作用下,微细颗粒和超大分子等颗粒直径大于膜孔径的物质被截留下来,而溶剂、水、盐类及大分子物质均能透过薄膜,从而达到分离目的的膜分离技术。通常,微孔膜孔径在 0.05~10μm,所施加于过程的压差范围为 0.01~0.2MPa。以四氟乙烯和聚偏氟乙烯制成的微滤膜已商品化,具有耐高温、耐溶剂、化学稳定性好等优点,使用温度在 −100~260℃。目前,微滤已成为应用最广、经济价值最大的膜分离技术,主要用于从气相和液相物质中截留微米及亚微米的细小悬浮物、微生物、微粒、细菌、酵母、红细胞、污染物等,以达到净化、分离和浓缩的目的,亦可作为超滤、反渗透过程的前处理。应用最多的是制药行业的过滤除菌。

(2)超滤(ultrafiltration,UF):超滤和微滤相同,是根据筛分原理以压力差作为推动力的膜分离过程。同微滤过程相比,超滤过程受膜表面孔的化学性质影响较大,在一定的压力差下溶剂或小分子量的物质可以透过膜孔,而大分子物质或微细颗粒被截留,以达到分离目的。超滤膜孔径一般在 10~100nm,施加于过程的压差范围为 0.2~1.0MPa。实际应用中一般不以孔径表征超滤膜,而是以截留分子量(molecular weight cutoff,MWCO;又称切割分子量)来表征。MWCO 就是指 90% 能被膜截留的物质的分子量。超滤膜能够截留相对分子质量 500 以上的各种蛋白质分子或相当粒径的胶体颗粒,故超滤主要用于分离液相物质中诸如蛋白质、核酸聚合物、淀粉等大分子化合物,以及胶体分散液和乳液等,特别是能够除去微滤膜不能除去的病毒和热原。也可以用于气相分离,例如空气中细菌和微粒的去除。

(3)纳滤(nanofiltration,NF):纳滤又称低压反渗透,其分离性能介于超滤与反渗透之间,允许一些低价小分子和溶剂透过膜,从而达到分离的目的。纳滤膜的截留分子量介于反渗透膜和超滤膜之间,为 200~2 000Da,由此推测纳滤膜可能拥有 1nm 左右的微孔结构,故称之为"纳滤"。纳滤恰好填补了超滤与反渗透之间的空白,它能截留易透过超滤膜的那部分溶质,同时又可使被反渗透膜所截留的无机盐透过,通常纳滤分离需要的跨膜压力差一般为 0.5~2.0MPa,比用反渗透达到同样的渗透通量所必须施加的压差低 0.5~3.0MPa,因而也被称为"低压反渗透"。

纳滤膜技术的独特性能使得它在许多领域具有其他膜技术无法替代的地位,正在逐渐替代某些传统的分离方法,越来越广泛地被应用于食品、医药工业中的各种分离、精制和浓缩过程。

(4)反渗透(reverse osmosis,RO):反渗透是与自然渗透过程相反的膜分离过程。渗透与反渗透是通过半透膜来完成的。当半透膜隔开溶液与纯溶剂时,加在原溶液上恰好能阻止纯溶剂进入溶液的额外压力称之为渗透压,通常溶液愈浓,溶液的渗透压愈大。如果加在溶液上的压力超过了渗透压,反而使溶液中的溶剂向纯溶剂方向流动,这个过程叫做反渗透。在浓溶液一侧施加比自然渗透压更高的压力,迫使浓溶液中的溶剂反向透过膜,流向稀溶液一侧,从而达到分离提纯的目的。

九、制备衍生物

衍生物的制备在化合物的分离纯化中也常被应用。当分离某些化合物有一定困难时,则可制成衍生物后进行分离,后再将其还原,但要注意制成的衍生物应能恢复成原来的化合物。如对于一些酸碱化合物,可转化为水溶性的盐;分离挥发油中各组成成分时可根据其结构含有的官能团,利用官能团进行衍生,得到衍生物从而实现分离,挥发油中的醇性成分可转化为二酸单酸酯、醛酮类成分可转化为亚硫酸氢钠或吉拉德(Girard)试剂的衍生物。对于水溶性化合物,如糖、苷、多羟基化合物等,可以利用乙酰化方法制备其乙酰化衍生物,乙酰化衍生物往往极性较低,易于分离、纯化。纯化所得的衍生物可以利用弱碱如氨水脱去乙酰基,制得原来的化合物。

十、其他方法

其他精制分离方法还包括分馏法、盐析法、吸附法等。

1. 分馏法   对于能够互溶的液体体系的分离,可利用沸点不同进行分馏,然后精制和纯化,在挥发油和液体生物碱的纯化中经常采用此方法。如将薄荷油冷冻析出薄荷醇结晶后,剩余的油状物常压分馏,小于 150℃ 的馏分以乙醛、丙酮、异戊酸和异戊醇为主,

150~200℃馏分以单萜化合物为主,200~220℃馏分为薄荷醇,大于250℃馏分为倍半萜类化合物。为防止挥发油中某些成分在沸点时被破坏,常采用减压分馏。一般来说,液体混合物沸点相差100℃以上,可将溶液重复蒸馏多次而达到分离的目的。如沸点相差在25℃以下,则需采用分馏柱,沸点相差越小,需要的分馏装置越精细。分馏所得的各馏分经常有重叠交叉现象,因此仍须进一步重结晶或采用其他方法纯化。

2. 盐析法　通常是向植物水提取液中加入易溶性无机盐至一定浓度,或达到饱和状态,使某些成分在水中的溶解度降低,沉淀析出或被有机溶剂萃取,从而与水溶性的杂质分离。常用的无机盐有氯化钠、氯化铵、硫酸铵、硫酸钠、硫酸镁等。例如,三颗针根粉用稀酸浸泡,稀酸液加氯化钠近饱和即可析出小檗碱盐酸盐。

3. 吸附法　一种目的是吸附除去杂质,这通常指鞣质或色素,如利用聚酰胺除鞣质。另一种是吸附所需物质,所用的吸附剂有氧化铝、氧化镁、酸性白土和活性炭等,如用活性炭作吸附剂从一种毛茛科植物中分离毛茛苷的方法:将新鲜植物材料用4%盐酸磨匀,榨出汁液,过滤,滤液加活性炭吸附,不断搅拌约20分钟,滤去活性炭,所得的滤液再次加新鲜的活性炭吸附,继续搅拌约20分钟,此时所有的毛茛苷都被活性炭吸附,然后加入适当的硅藻土,使之与活性炭混合均匀,过滤,水洗,除去没有吸附的杂质,然后用稀乙醇洗脱,洗脱液蒸干再加甲醇分离结晶,即可获得纯的毛茛苷。

第三节　几种杂质的预处理

有些杂质常给分离工作带来很大麻烦,而要除去它们有时是很困难的。为此在提取时就应考虑选择适当的方法避免将杂质提出。由于杂质性质不同,除去的方法也不相同,下面作一简要介绍。在利用这些方法除去杂质时,应注意有些有效成分也可能伴随杂质而被除去。

(一) 鞣质

鞣质是一类多酚化合物,一般情况下常被作为杂质除去,从其结构上可分为缩合鞣质和可水解鞣质两大类,在植物中存在较为普遍。鞣质有涩味,能与生物碱或蛋白质生成水不溶性沉淀,能溶于水和乙醇,不溶于苯、三氯甲烷等低极性有机溶剂,因此植物药材的水或乙醇提取液中常含有大量的鞣质,对提取亲水性成分往往影响很大。除去鞣质的方法大致有以下几种。

1. 明胶沉淀法　样品水溶液加4%明胶水溶液,至沉淀完全,过滤,滤液减压浓缩至小体积,加3~5倍量乙醇,使过量明胶沉淀,然后滤去沉淀。如果过量明胶尚未除尽,可将滤液浓缩后,再用乙醇沉淀1次。也可以将加明胶沉淀后的混悬液,于水浴上加热,不断搅拌,沉淀逐步凝结,将上清液倾出,减压浓缩,再按前述方法除去过量明胶。

2. 生物碱沉淀法　常用的是咖啡因,其他生物碱及吡啶也可用。样品水溶液加入1.5%咖啡因水溶液至沉淀完全,过滤,滤液用三氯甲烷振摇,除去过量的咖啡因(要注意水溶液中其他成分能否被三氯甲烷提出),即得除去鞣质的水溶液。

从该沉淀中可回收咖啡因和鞣质。将沉淀置空气中自然干燥或低温烘干,磨细,热溶于50%~55%甲醇中。如果仅仅为了回收咖啡因,不要鞣质,可将沉淀粉末置于索氏提取器中用无水三氯甲烷连续抽提,咖啡因即被三氯甲烷提出。

3. 聚酰胺法　聚酰胺能与鞣质形成较强的氢键,故对鞣质有较强的吸附性能,可以利用聚酰胺吸附法除去鞣质。该法的缺点是成本较高。

4. 氨水沉淀法   将含有鞣质的乙醇液加氨水调节到合适的 pH,至沉淀完全,过滤即可。

(二) 叶绿素

叶绿素是植物中普遍存在的绿色色素,主要存在于植物的叶和茎皮中,叶类药材中含量很高。叶绿素脂溶性强,能溶于一般有机溶剂,较难溶于水。植物用水提取时,水提取液中叶绿素提取率较低,可用石油醚或乙醚抽提除去。如用乙醇提取,乙醇浓缩液加 3 倍量水,放置冰箱中,叶绿素常可沉淀出来。用 70% 左右乙醇提取时,回收乙醇至浓缩液中含 15%~20% 乙醇时止,放置冰箱中,绝大部分叶绿素可沉淀出来。如果叶绿素不能析出,可用石油醚或乙醚抽提除去叶绿素。

叶绿素能溶于碱水,有时可用碱水处理除去叶绿素,但这只是有效成分不溶于碱或对碱稳定时才能采用。如果生物碱与叶绿素共存,多用酸水处理,生物碱进入酸水,叶绿素不溶。在分离紫花洋地黄中的地高辛时,曾发现当年采集的生药中除去叶绿素较为困难,而改用隔年的生药较好。用铅盐沉淀法也可除去叶绿素。有时采用柱色谱法,既可分离化学成分又能除去叶绿素。将含有较多叶绿素的提取物用非极性大孔树脂、ODS 或 MCI 树脂拌样,采用相同固定相进行分离,以甲醇 - 水梯度洗脱。由于非极性大孔树脂、ODS 和 MCI 对叶绿素吸附较强,不易被洗脱下来,最后须采用丙酮等低极性溶剂洗脱除去固定相上的叶绿素。在少量样品纯化时,Sephadex LH-20 除叶绿素的效果也非常好。

(三) 油脂、蜡和树脂

一般在提取之前,先用石油醚或低极性有机溶剂提取,把这些物质除去。如果不预先处理,直接用乙醇提取,提取液蒸去大部分乙醇后用石油醚或苯抽提可除去油脂和蜡等。

(四) 蛋白质

蛋白质一般难溶于有机溶剂,因此用有机溶剂如乙醇提取时,蛋白质不会被提出。用水提取时,蛋白质可以用乙醇或甲醇沉淀除去,即常用的"水提醇沉"法,也可用铅盐沉淀法除去。用冷水提取时,可将水提取液加热煮沸,使蛋白质变性沉淀出来,这也是一种简便的方法。

(五) 无机盐

用有机溶剂提取时,无机盐一般不会被提出来,但有些无机盐(如硝酸钾)能溶于甲醇或乙醇。少量无机盐一般不影响分离。有时水提取液中有大量无机盐,一般可将水提取液蒸干,加无水乙醇或甲醇提取有机成分。如果有效成分溶于水,不溶于乙醇就不能用这种方法。如果有效成分溶于乙酸乙酯、三氯甲烷或正丁醇等则可用它们来萃取水液,无机盐则留在水液中。

有效成分是蛋白质、多肽、多糖时,可用透析法除去无机盐和单糖、双糖等。有时可用离子交换树脂、聚酰胺、活性炭除去无机盐,也可采用凝胶色谱法。

(六) 糖和淀粉

用有机溶剂提取时,淀粉不会被提出,用丙酮、甲醇、乙醇等极性溶剂提取时,有时会提出少量糖。许多植物的根含有大量的糖和淀粉,若用水提取时,提取液中含有大量的糖和淀粉,在这种情况下一般避免用水来提取。如用水提取则可将水液蒸干,用无水乙醇处理,糖和淀粉不溶,可被除去。若有效成分溶于乙酸乙酯、三氯甲烷等,则可用它们萃取水提液,将有效成分提出。分离皂苷时可用氧化镁吸附法除去糖。有时可用柱色谱法(如大孔吸附树脂法)分离有效成分,除去糖和淀粉。

(李 宁 华会明)

参 考 文 献

［1］徐任生.天然产物化学.北京:科学出版社,1993.
［2］徐任生,赵维民,叶阳.天然产物活性成分分离.北京:科学出版社,2012.
［3］裴月湖.天然药物化学实验指导.4 版.北京:人民卫生出版社,2016.

第二章　色谱分离方法

当一个混合物被导入固定相中,并用另一个流体(流动相)洗脱时,由于混合物中各组分与固定相和流动相的相互之间作用不同,致使各组分通过固定相的速率不同,从而使混合物中各组分得到分离,这种使混合物得到分离的方法称为色谱法。根据其进行的具体方式可分为柱色谱、薄层色谱、纸色谱等。通常在柱上进行分离的称为柱色谱,在薄层上进行分离的称为薄层色谱,在纸上进行分离的称为纸色谱。柱色谱分离量较大,主要用于分离制备;薄层色谱和纸色谱分离量小,主要用于分离鉴定,也可用于半微量制备。

根据分离原理还可将色谱法分为吸附色谱、分配色谱、离子交换色谱、凝胶色谱、亲和色谱、电泳色谱、气相色谱等。利用物质吸附能力不同进行分离的称为吸附色谱,常用的吸附剂有硅胶、氧化铝、聚酰胺、活性炭、大孔吸附树脂等;利用物质在两相不互溶的溶剂中的分配比不同进行分离的称为分配色谱,常用的支持剂有硅胶、硅藻土、纤维粉等,液滴逆流色谱和高速逆流色谱是在分配色谱与逆流分溶相结合的基础上发展而成的新技术;利用物质解离程度不同进行分离的称为离子交换色谱,常用的离子交换树脂有强酸型(磺酸型)、强碱型(季铵型)、弱酸型(羧酸型)、弱碱型(叔胺型)等;利用物质分子大小不同进行分离的称为凝胶色谱(亦称分子筛色谱或排阻色谱),常用的支持剂有葡聚糖凝胶、羟丙基葡聚糖凝胶等;利用电流通过时离子趋电性不同进行分离的称为电泳色谱,常用的有纸电泳、琼脂电泳、凝胶电泳等。本书将根据其在天然药物分离工作中的重要性择要介绍。

数十年来色谱理论逐渐完善,在现代色谱理论的指导下,其实验技术也已逐渐达到自动化、高速化和仪表化。目前高效液相色谱的使用已相当普遍,并从作为分析手段逐渐发展到分析分离并用,使用高效液相色谱和中低压液相色谱分离天然药物化学成分已成为一种常规手段,使色谱技术不断趋于完善而成为整个化学领域内的一个重要分离分析工具。

色谱法的特点是分离效果好,对于经典方法难以分离的化合物采用色谱法往往可以得到满意的分离,但对于所用的吸附剂或支持剂、试剂、仪器设备等要求较高,技术操作较细致,操作周期也较长,故在工业生产中使用较少,目前主要是作为一种实验室常规分离方法用于天然药物中生物活性成分及化学成分的研究。在实际工作中,往往是将经典方法和多种色谱方法结合使用,相互取长补短,采用经典方法分离有效部位,然后再用色谱方法分离有效成分或化学成分。在明确天然药物中有效成分或天然药物有效部位中主要有效成分的化学结构、理化性质的基础上,可以根据这些成分的化学结构、理化性质等特点,采用经典法和色谱法相结合,设计一些适合于工业化生产的方法,再通过实验室的优化,研制出可用于工业化生产的提取分离方法。

由于天然药物中有效成分的结构类型不同,理化性质也不同,所选择的色谱方法也不同,要根据具体情况选定。

通常生物碱的分离可选用硅胶或氧化铝色谱,对于极性较强的生物碱可选用分配色谱或反相色谱,对于碱性较强的生物碱可选用离子交换色谱,对于水溶性生物碱,如季铵型生物碱、氮氧化物生物碱等也可选用分配色谱或离子交换色谱。

苷类化合物的色谱分离与苷元的性质有关,对于水溶性较大的苷如皂苷、强心苷等通常采用分配色谱或反相色谱分离,对于水溶性较小的苷则可采用吸附色谱分离。

挥发油、甾体、萜类、萜类内酯(成苷者除外)等往往首选硅胶及氧化铝色谱,若在氧化铝色谱上有次级反应,则宜用硅胶吸附色谱分离。

黄酮类、醌类等含有酚羟基的化合物可采用聚酰胺色谱进行分离。

有机酸、氨基酸等含有羧基或氨基类的化合物通常可选用离子交换色谱进行分离,有时也可用分配色谱进行分离。氨基酸类化合物还可采用活性炭色谱进行分离。

对于大分子化合物如多肽、多糖、蛋白质以及极性较大的化合则通常采用凝胶色谱进行分离。

总的来说,对于非极性成分往往采用硅胶、氧化铝吸附色谱进行分离,对于可与氧化铝发生化学反应或产生死吸附的成分如弱酸性成分、内酯类等则不宜采用氧化铝吸附色谱;对于极性较大的成分往往采用弱极性吸附剂吸附色谱、分配色谱、反相色谱或凝胶色谱等进行分离;对于酚酸类化合物如黄酮类、醌类等常常采用聚酰胺色谱进行分离和精制,聚酰胺色谱对于除去鞣质类杂质是一个很有效的方法;对于酸性、碱性或酸碱两性化合物往往采用离子交换树脂色谱的方法进行精制或纯化,对于酸性或碱性差别较大的成分还可通过离子交换树脂色谱的方法或 pH 梯度萃取法进行分离;对于分子量相差较大的成分可采用凝胶色谱的方法进行分离。本章介绍几种在天然药物成分的分离和分析工作中常用的色谱方法以供参考,读者可在了解分离原理和具体操作的基础上,根据具体工作条件,因地制宜,就地取材,从所研究的天然药物中含有成分的复杂情况、有效成分及化学成分的化学结构类型及含量多寡、杂质的种类等方面综合考虑,灵活应用,以达到最佳分离目的。实践证明,天然药物中生物活性成分及化学成分分离工作的难易常取决于天然药物本身矛盾的特殊性,有些工作需要较为严格的实验条件,有些工作的实验条件则可以大大简化,望读者根据具体情况灵活应用。

第一节 硅胶柱色谱

硅胶柱色谱是最常用的色谱方法,适用于亲脂性成分的分离,广泛用于萜类、甾体、强心苷、苯丙素、黄酮、醌类、生物碱等类化合物的分离。它具有价廉,分离效果好,再生容易,适用范围广,不易与有机酸、酚类以及色素等类化合物形成不可逆吸附,样品损失较少,回收率较高,副反应较少等优点。在天然药物生物活性成分及化学成分的研究中,往往是先通过各种方法获得其中的生物活性成分,然后再根据需要大量制备的化合物的具体理化性质设计简化的分离方法,通过大量的试验改进、比较,制订出适合于工业化生产的提取分离方法。例如,我国在从长春花中工业化生产抗肿瘤药物长春碱时,根据长春碱的理化性质和大量的试验研究,简化了其工业化生产的步骤,革除了国外文献所报道的采用氧化铝色谱法。

一、色谱用硅胶

色谱用硅胶可用通式 $SiO_2 \cdot xH_2O$ 表示。为多孔性物质,具有四面体硅氧烷(siloxane)交

链结构—$\overset{|}{Si}$—O—$\overset{|}{Si}$—,由于其骨架表面具有许多硅醇基(silanol)—$\overset{|}{Si}$—OH,可与化合物形成氢键而具有吸附性能。露置空气中极易吸收水分,此种水分几乎呈游离状态存在,当加热至100℃左右能逐渐失去水分子,这种吸附和解吸附是可逆的。硅胶的活度与水分的含量有关(表2-1),含水量越高,吸附力越弱,反之亦然。当游离水含量在17%以上时,其吸附能力极低,因而可作为分配色谱的支持剂。

表 2-1　硅胶和氧化铝含水量与活度的比较

硅胶加入水量 /%	氧化铝加入水量 /%	活度
0	0	I
5	3	II
15	6	III
25	10	IV
38	15	V

当硅胶于500℃加热时,硅胶能不可逆的失去结合水(通常在170℃以上加热时,即有少量结合水失去),并发生硅醇基相互缩合,形成硅氧烷结构。如继续加热至1 100℃,则完全变成 SiO_2,此种热分解反应是不可逆的,因此也就失去了硅胶的吸附性能。由于硅胶的吸附能力主要与硅醇羟基的数目有关,因此加热温度过高其吸附能力不但不会增加,反而还会下降。

根据其洗脱剂的不同,有时硅胶色谱具有吸附色谱和分配色谱的双重性质,甚至还有极弱的离子交换作用。

色谱用硅胶应是中性无色的颗粒,但由于在制作过程中常带有酸性和金属离子,如果 $pH \geqslant 5$,一般可以使用。

商品色谱用硅胶在使用前,通常需要先检查其是否为中性。取硅胶一份混悬于100份水中放置,过滤,应得澄清的中性滤液溶液。如滤液为酸性,应用蒸馏水洗至中性,再进行活化处理。其次应检查其是否含有铁离子,一般将硅胶混悬于盐酸中,搅拌,如含有铁离子则与盐酸结合成复合物而显黄色。有铁离子存在则预示有其他金属离子存在的可能性,因此最好以盐酸洗涤处理为好。对某些特殊用途的硅胶,需用有机溶剂如乙醚、三氯甲烷等洗涤,以除去有机性杂质,至洗液蒸干不留有残渣为止。

由于硅胶容易吸水,因此在用前最好进行脱水活化。硅胶在100℃加热就能逐渐失去所含的水分,加热到100℃以上就可除去挥发性杂质。通常经120℃活化24小时,可得活度为I级的无水硅胶,但由于活度为I级的无水硅胶其吸附力太强,在实际应用中其分离效果并不好,而且还会引起某些化合物发生化学变化,所以在柱色谱法中最常用的是活度为II、III级的硅胶。低活度的硅胶可以通过往无水硅胶中添加适量的水,置于密闭容器中,振摇数小时,混合均匀后获得。如此获得的硅胶,可以不做活度测定。硅胶活度与含水量的关系见表2-1。

硅胶的活度测定,通常可参照氧化铝活度测定方法进行,也可进一步将其活度细分为10个等级,具体请参见氧化铝柱色谱一节。

由于硅胶对杂质和色素的吸附力较氧化铝差,所以硅胶的再生较氧化铝简单。通常用于色谱分离后的硅胶,可用乙醇或甲醇充分洗涤或置于连续提取器中连续提取除去杂质,洗净的硅胶待溶剂挥发除去后,烘干活化处理即可使用。如在蟾酥分离工作中,回收使用过五次的硅胶,其分离效果仍然不降低。对于污染比较严重的硅胶可用 5~10 倍体积的 1% 氢氧化钠水溶液煮沸半小时,如仍不显强碱性(以酚酞为指示剂),可再追加适量的 1% 氢氧化钠水溶液。趁热过滤,用蒸馏水洗涤三次,再用 3~6 倍量的 5% 盐酸水溶液煮沸半小时,过滤,以蒸馏水洗至中性,于 100℃ 干燥 24 小时,过筛即可再用。

二、硅胶吸附色谱

(一) 色谱柱的选择

有多种多样的色谱柱可供选择,下端带有玻璃塞的或不带有玻璃塞的以及带有垂熔筛板的均可选用。吸附色谱所用的洗脱剂均为有机溶剂,因有机溶剂可溶解在玻璃塞上起润滑和密封作用的凡士林,故对玻璃塞的密封和润滑需要用淀粉甘油糊,而不能用凡士林。在用不带有玻璃塞的色谱柱时,含氯的溶剂如三氯甲烷、二氯甲烷等对胶管的腐蚀很大,常会导致胶管的膨胀和变形,在使用时要经常检查下端连接的胶管,以防洗脱剂发生泄漏,造成柱中的洗脱剂流干,导致分离失败。柱内径与柱长之比通常为 1:10~1:20,若柱粗而短,则分离效果较差。若柱过长而细,分离效果虽好,但流速慢,消耗时间太长。样品长时间吸附在硅胶上和长时间被光照射会使样品中的某些成分发生变化,过长的柱子装填均匀难度也较大,故分离复杂样品常先使用短而粗的柱子进行粗分,然后对于已经过粗分且成分相对简单的样品再用细而长的柱子进行分离。所用的色谱柱应比装入吸附剂的柱长再长一段,以备存有一定量的洗脱剂。为了防止溶剂的挥发及减少溶剂的加入次数,色谱柱上可覆一个玻璃瓶或装一个分液漏斗,内存色谱用溶剂。

(二) 吸附剂的用量

吸附剂的用量要根据被分离样品的组成及其是否容易被分开而决定。一般来说,吸附剂用量为样品量的 20~50 倍。若样品中所含成分的性质很相似,则吸附剂的用量要加大,可增至 100 倍或更大。硅胶对极性较小的化合物如萜烯、倍半萜烯等的吸附力较弱,其用量应加大,可为样品量的 100~200 倍。

(三) 装柱方法

色谱柱要求填装均匀,且不带有气泡。若松紧不一致,则被分离物质的移动速度不规则,影响分离效果。装柱时首先将色谱柱垂直固定在支架上,对于不带有筛板的柱子,在柱管的下端塞少许棉花,使棉花成为一个表面平整的薄层,然后用下述方法装柱。

1. 干法装柱　将硅胶均匀倒入柱内,中间不应间断。通常在柱的上端放一个玻璃漏斗,使硅胶经漏斗成一细流状慢慢地加入柱内。必要时轻轻地敲打色谱柱,使填装均匀,尤其是在填装较粗的色谱柱时,更应小心。色谱柱装好后打开下端活塞,然后沿管壁轻轻倒入洗脱剂(注意洗脱剂倒入时,严防硅胶被冲起),待硅胶湿润后,在柱内不能带有气泡。如有气泡需通过敲打色谱柱等方法设法除去,也可以在柱的上端再加入洗脱剂,然后通入压缩空气使气泡随洗脱剂从下端流出。

2. 湿法装柱　因湿法装柱容易赶走硅胶内的气泡,故一般以湿法装柱较好。量取一定量体积的准备用作首次洗脱的洗脱剂(V_0)倒入色谱柱中,并将活塞打开,使洗脱剂滴入接收瓶内,同时将硅胶慢慢地加入;或将硅胶放置于烧杯中,加入一定量的洗脱剂,经充分搅拌,待硅胶内的气泡被除去后再加入柱内(因后一种方法对硅胶内的气泡除去得较完全,故最常用)。一边沉降一边添加,直到加完为止。硅胶的加入速度不宜太快,以免带入气泡。必要时可在色谱柱的管外轻轻敲打,使硅胶均匀下降,有助于硅胶带入的气泡外溢。硅胶加完后,使洗脱剂流滴一段时间,然后使色谱柱中高于硅胶面上的洗脱剂几乎全部流入接收瓶内,正确计量接收器中的溶剂量(V_1),"V_0-V_1"即为色谱柱内包含的洗脱剂的体积,即色谱柱的保留体积。了解保留体积的大小,就能主动掌握收集洗脱液的大致时间,当变换洗脱剂时,也能估计新洗脱剂的流分从什么时间开始流出。

为了使色谱柱装得更加均匀,提高分离效果,同时也为了除去硅胶中含有的杂质,通常是色谱柱装好后,先不急于上样品,而是先用洗脱剂洗脱一天,待回收洗脱剂后回收瓶中没有残渣时再上样品。

(四) 样品的加入

样品的加入有两种方法,即湿法加样和干法加样。湿法加样虽然具有吸附剂对样品的死吸附较少和样品回收率较高等优点,但因所用溶剂较难选择、样品谱带较宽以及获得均匀的样品谱带较难等缺点,故较少使用。

1. 湿法加样　先将样品溶解于用作初始洗脱剂的溶剂中,如果样品不溶于初始洗脱剂,可改用极性较小的其他溶剂,但溶剂的极性要尽可能小,否则会大大降低分离效果,并有可能导致分离的失败(须完全溶解,不得有颗粒或固体)。溶解样品的溶液体积不能过大,体积太大往往会使色带分散不集中,影响分离效果,通常样品溶液的体积不要超过色谱柱保留体积的15%。先将色谱柱中硅胶面上的多余洗脱剂放出,再用滴管将样品溶液慢慢加入,在加入样品时勿使柱面受到扰动,以免影响分离效果。

2. 干法加样　先将样品溶解在易溶的有机溶剂中。样品溶液体积不要太大,通常不要超过色谱柱保留体积的30%,否则会造成死吸附过多和大量样品进入多孔性硅胶的内部,影响分离效果和降低样品的回收率。但样品溶液体积也不宜太小,溶液过浓,也会影响分离效果。称取一定量硅胶(通常为色谱柱中硅胶量的10%~15%),置于蒸发皿中,用滴管慢慢加入样品溶液,边加边搅拌,直到加完全部样品,挥干拌样硅胶中的溶剂后,按湿法装柱的方法将载样硅胶装入柱内,但要注意加入时不要使柱面受到扰动。

(五) 展开与洗脱

样品全部加完后,打开活塞将液体徐徐放出,当液面与柱面相平时,再用少量溶剂洗涤盛样品的容器数次,洗液全部加到色谱柱内,开始收集流出的洗脱液,当液面与柱面相同时,缓缓加入洗脱溶剂,使洗脱剂的液面高出柱面约10cm。再加入约2cm厚的硅胶(慢慢加入,并缓缓搅拌,尽量除去硅胶中的气泡),最后在硅胶上方加入一团脱脂棉花,以防止每次加入洗脱溶剂时破坏色谱柱面,影响分离效果。有色物质在日光下即可观察到明显的色谱带,有些无色物质虽然在日光下观察不到色谱带,但在紫外光的照射下可以观察到明显的荧光色谱带。流分的收集既可按色谱带收集,也可按等流分收集法收集。

由于一个色带中往往含有多个成分,故常采用等流分收集法收集,即分取一定洗脱液为一份,连续收集。理论上每份收集的体积越小,则将已分离开的成分又重新人为地合并到一起的机会就越少,但每份收集的体积太小,必然要加大工作量。每份洗脱液的收集体积,应根据所用硅胶的量和样品的分离难易程度的具体情况而定,通常每份洗脱液的量约与柱的保留体积或硅胶的用量大体相当。如所用硅胶的量为200g,则每份洗脱液收集的量约为200ml。但若所用洗脱剂的极性较大或被分离成分的结构很相近,则每份的收集量要小一些。

为了及时了解洗脱液中各洗脱部分的情况,以便调节收集体积的多少和选择或改变洗脱剂的极性,现在多采用薄层色谱法来检查。根据色谱的结果,可将成分相同的洗脱液合并或更换洗脱剂。采用薄层色谱法来检查洗脱液的分离情况,既可在回收溶剂之前,也可在回收溶剂之后,应根据具体情况而定。通常当上样量较大时,在回收溶剂后进行;当上样量较少时,在回收溶剂之前进行。回收溶剂后,用易溶的溶剂溶解,在放置过程中有时可得到单一成分。如果仍是几种成分的混合物,则还须进行进一步的分离。

在整个操作过程中,必须注意不要使吸附剂表面的液体流干,否则会使色谱柱中进入气泡或形成裂缝。同时,洗脱液流出的速度也不应太快,流速过快,柱中交换达不到平衡,影响分离效果。

(六)洗脱剂(展开剂)的选择

硅胶、氧化铝等对天然药物中化学成分的吸附均属于物理吸附,亦称表面吸附,是由于吸附剂表面分子与溶质及溶剂分子的分子间力相互作用而引起的。物理吸附的特点是无选择性、吸附与解吸附过程可逆、可快速进行,吸附强弱及洗脱先后顺序大体遵循"相似者易于吸附"的经验规律。在分离过程中溶质分子与溶剂分子、溶质分子相互间对吸附剂表面发生不断争夺。由于化学结构不同,其性质就不同,对吸附剂表面的争夺能力也不会相同,故可以通过色谱方法将不同化学结构的成分分开。同样,溶剂不同,其对吸附剂表面的争夺能力就不同,故溶剂不同,其洗脱能力也就不同。

硅胶、氧化铝等均为极性吸附剂,故有以下特点:化合物的极性越强,吸附剂对其吸附力就越强,流出柱的速度就愈慢或 R_f 就越小;洗脱剂的极性越大,其洗脱能力就愈强;吸附剂的含水量愈大,其对化合物的吸附力就愈弱。值得注意的是,洗脱剂的洗脱能力与其极性虽有关系,但并不呈线性关系,如极性大体相同的三氯甲烷-丙酮混合液和三氯甲烷-甲醇混合液,其对化合物的洗脱能力可能会相差很大,有时用前者可以将几个化合物分开,用后者就不一定能分开,但也有可能相反。在分离过程中不仅要考虑化合物与吸附剂表面的相互作用,还要考虑化合物与洗脱剂间的相互作用,如形成分子间氢键、洗脱剂对化合物的溶解度等。

在选用洗脱剂时,应从低极性溶剂开始,然后逐步增加洗脱剂的极性,使吸附在吸附剂上的成分逐个被洗脱下来,从而达到分离的目的。如果样品极性小,可选用石油醚或(环)己烷作为起始溶剂,如果样品极性较大则可选用三氯甲烷、苯或乙酸乙酯等作为起始溶剂,待起始溶剂中不再有成分被洗脱下来时,再加大洗脱剂的极性,而且极性要逐渐加大。

通常在进行柱色谱之前,需要通过薄层色谱摸索柱色谱的洗脱剂和用于流分检查时的薄层色谱条件。需要注意的是,薄层色谱的条件不能直接照搬到柱色谱上,薄层色谱只能提供最初的起始洗脱剂和更换的洗脱剂。通常的做法是先用石油醚、环己烷、苯、三氯甲烷、乙酸乙酯等单纯的溶剂进行展开,如果最前沿斑点的 R_f 在 0.2~0.3,则该溶剂可以作为最初的起始溶剂;选用好最初的起始溶剂后,然后用所选用的溶剂与其他溶剂进行配对(包括溶剂的种类和比例均可多选一些),通过观察比较薄层色谱结果,根据分离效果选取最佳配对溶剂,从而决定加大洗脱剂极性的最佳溶剂;如果还需要选用第三种更换溶剂,可通过双向薄层的方法进行。

(七)硅胶吸附色谱的操作实例

蟾蜍毒具有强心作用,因其甾体骨架中含有不饱和内酯环和叔醇羟基,故在氧化铝作用下很易发生变化。如将酯蟾毒配基(resibufogenin)、华蟾蜍精(cinobufagin)、蟾蜍灵(bufalin)溶于三氯甲烷-苯或环己烷-丙酮溶液中,加入中性氧化铝吸附,经 1~3 天即可发生化学变化(图 2-1)。但如使用硅胶作吸附剂分离就可获得良好的结果。

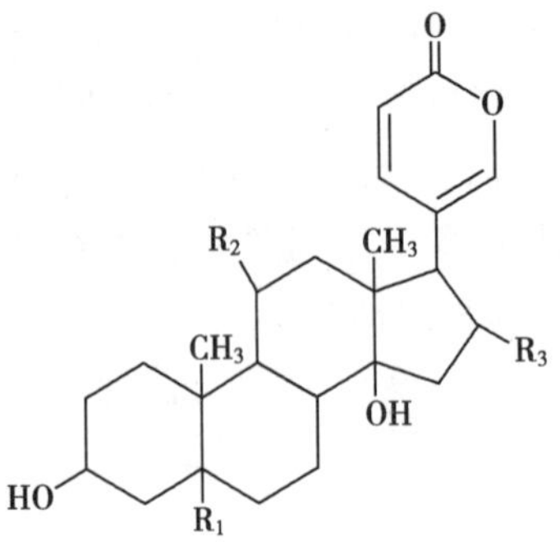

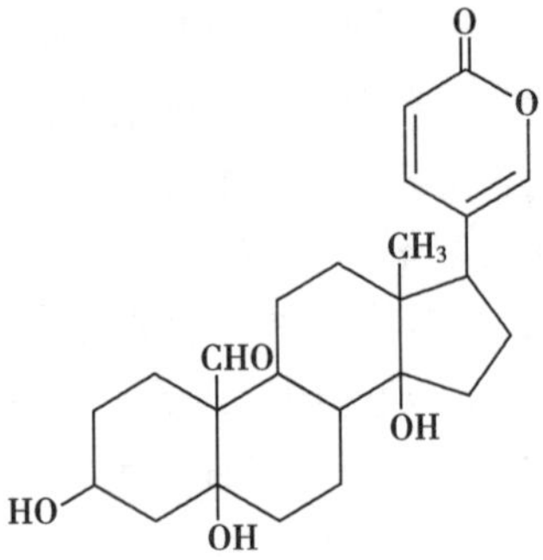

嚏根草苷元(hellebrigenin)

	R₁	R₂	R₃
蟾蜍它灵(bufotlin)	H	H	OCOCH₃
去乙酰蟾蜍它灵	H	H	OH
蟾蜍灵(bufalin)	H	H	H
远华蟾蜍精(telocinobufagin)	OH	H	H
日本蟾蜍它灵(gamabufotalin)	H	OH	H

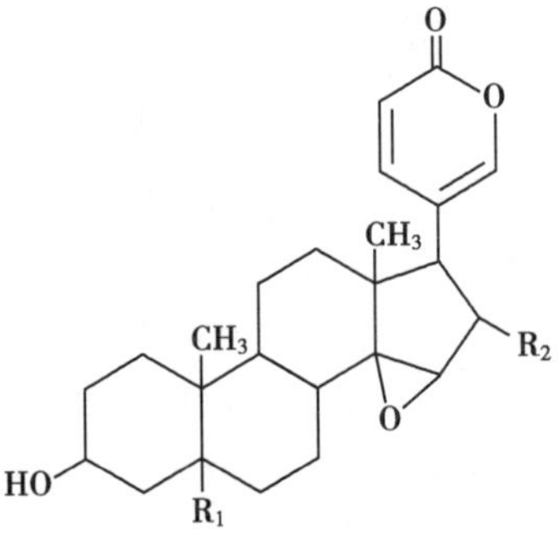

	R₁	R₂
华蟾蜍它灵(cinobufotalin)	OH	OCOCH₃
去乙酰华蟾蜍它灵	OH	OH
(desacetyl cinobufotalin)		
华蟾蜍精(cinobufagin)	H	OCOCH₃
去乙酰华蟾蜍精	H	OH
酯蟾毒配基(resibufogenin)	H	H

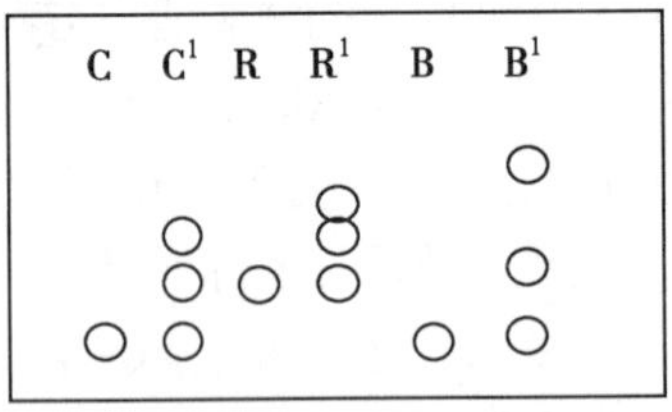

注:C. 华蟾蜍精;R. 酯蟾毒配基;B. 蟾蜍灵;C¹、R¹、B¹ 为与氧化铝反应后。

图 2-1　蟾蜍甾体的氧化铝副反应

蟾酥用三氯甲烷提取,取三氯甲烷提取物 10g,溶于少量三氯甲烷 - 丙酮混合液中,加入硅胶 30g,拌匀,除去溶剂,干燥后用硅胶柱色谱分离。硅胶的 pH 为 5.3,粒度为 100~200目,色谱柱的内径为 4.5cm,柱长为 60cm,洗脱剂为不同浓度的环己烷 - 丙酮混合液以及甲醇溶液,每个流分的体积为 350ml,回收溶剂后,洗脱物用薄层色谱检查,相同者合并,分离结果见表 2-2。

表 2-2　蟾酥三氯甲烷提取物硅胶柱色谱分离结果

流分	洗脱剂	得量 /g	薄层色谱结果
1	环己烷 - 丙酮(5:1)	0.373	普通甾体
2~4	环己烷 - 丙酮(5:1)	0.100	未鉴定成分1
5~10	环己烷 - 丙酮(5:1)	2.735	酯蟾毒配基
11~13	环己烷 - 丙酮(5:1)	0.453	华蟾蜍精
14~15	环己烷 - 丙酮(5:1)	2.636	华蟾蜍精、蟾蜍灵

续表

流分	洗脱剂	得量 /g	薄层色谱结果
16~20	环己烷 - 丙酮(5∶1)	0.793	蟾蜍灵
21~25	环己烷 - 丙酮(5∶1)	0.005	未鉴定成分 4
26~30	环己烷 - 丙酮(5∶1)	0.334	华蟾蜍它灵
31~32	环己烷 - 丙酮(5∶1)	0.307	华蟾蜍它灵、蟾蜍它灵、未鉴定成分 6
33~35	环己烷 - 丙酮(5∶1)	0.296	蟾蜍它灵
36~42	环己烷 - 丙酮(5∶1)	0.268	远华蟾蜍精
43~46	环己烷 - 丙酮(5∶1)	0.162	远华蟾蜍精、日本蟾蜍它灵、去乙酰蟾蜍它灵
47~48	环己烷 - 丙酮(5∶1)	0.084	去乙酰华蟾蜍精、日蟾蜍它灵
49~54	环己烷 - 丙酮(3∶1)	0.477	日蟾蜍它灵
55~57	丙酮	0.388	日蟾蜍它灵、嚏根草苷元
58~63	甲醇	0.899	去乙酰华蟾蜍它灵、未鉴定成分 12
总量		9.707	
回收率		97.07%	

三、硅胶分配色谱

(一) 分配色谱原理

一种物质在两种互不相溶的溶剂中振摇,当达到平衡时,在同一温度下,该物质在两相溶剂中浓度的比值是恒定的,这个比值就称为该物质在这两种溶剂中的分配系数。在天然药物提取分离工作中常用的溶剂萃取,就是利用天然药物中化学成分在互不相溶的两相溶剂中的分配系数不同而使其分离的。如果需要分离的物质在两相溶剂中的分配系数相差很小,则一般用液 - 液萃取的方法是无法使其分离的,必须使其在两相溶剂中不断地反复分配,才能达到分离的目的,而分配色谱就能起到使其在两相溶剂中不断进行反复分配萃取的效用。

分配色谱法是用一种多孔性物质作为支持剂,极性溶剂在色谱过程中始终固定在支持剂上,因它在色谱过程中始终是不移动的,故称之为固定相。用另一种极性较小的溶剂来洗脱,因它在色谱过程中始终是移动的,故称为移动相。由于移动相连续的加入,混合物中各成分在固定相与移动相之间按其分配系数进行无数次的分配,实际上就是移动相把成分从固定相中连续不断的萃取出来并向前移动。结果是在移动相中分配量大的成分移动速度快,在移动相中分配量小的成分移动速度慢,从而使混合物中各成分达到彼此分离的目的。将支持剂装在柱中的称为分配柱色谱,以滤纸作为支持剂的称为分配纸色谱。

柱分配色谱所用的支持剂有硅胶、硅藻土、纤维素等。硅胶由于规格不同,往往使分离结果不易重现。硅藻土由于所含的氧化硅质地较致密,几乎不发生吸附作用。用纤维素作为支持剂进行分配色谱,实际上相当于纸色谱的扩大。

使用分配色谱的分离工作难易主要取决于混合物中各成分的分配系数的差异,如果分配系数相差较大,只要用较小的柱和较少的硅胶(支持剂)就能获得满意的分离。如果分配系数相差较小,则分离同样重量的样品往往需要用较大的柱和较多的硅胶才能分开。通常在溶剂萃取中,所用的两相溶剂比大致为 1:1,而在分配色谱中移动相的体积常常大于固定相 5~10 倍,在某些情况下甚至更大,即相当于以 5~10 倍甚至更大体积的有机溶剂向水溶液萃取,而分配系数的含义为溶质在两相溶剂中的浓度比,若体积增大,实际抽提出的量也大。因此在分配色谱中选择固定相和移动相时,要考虑样品在两相溶剂中的分配比(样品在移动相中的浓度 / 样品在固定相中的浓度),通常其分配系数选择在 0.1~0.2 为宜。分配系数较大时,则很快会从柱上被洗脱下来,分离效果较差。如果分配系数过大则可采用反相分配色谱的方法进行分离,即以极性较小的溶剂作固定相,极性较大的溶剂作移动相。

原则上各类化合物均可用分配色谱的方法进行分离,但在实际工作中由于反相分配色谱使用得较少,主要是用于一些水溶性较大的化合物的分离,如皂苷类、糖类、氨基酸类、极性较大的强心苷类、有机酸类、酚性化合物等。

(二) 分配色谱的一般操作

分配色谱的基本操作与吸附色谱大体相同,但也有它的特殊性,在使用时要特别注意,否则将会直接影响它的分离效果。

1. 装柱　装柱前要先将支持剂与一定量的固定相搅拌混合均匀,然后将混有固定相的支持剂倒入盛有移动相溶剂的柱中,按一般湿法装柱操作方法进行操作。通常支持剂和固定相溶剂的用量比为 1:0.5~1:1.0,即 1g 支持剂加 0.5~1g 固定相溶剂。因分配色谱是使用不相互溶的两种溶剂,所以必须预先使两相溶剂相互饱和,即将两相溶剂放在一起振摇,待分层后再分别取出使用,至少移动相应先用固定相饱和后再使用。否则,在色谱进行过程中当通过大量移动相溶剂时,就会把支持剂中的固定相溶剂溶解出来,最后只剩下支持剂,也就不能成为分配色谱了,并有可能导致整个分离的失败。

色谱柱固定相支持剂段直径与长度比通常为 1:10~1:20,对分配系数比较接近的成分的分离,往往可加大到 1:40 以上。一般 1m 长的色谱柱的分离效果相当于数百支逆流分溶管或数百个分液漏斗的萃取效果。

支持剂的用量通常较吸附色谱大,一般样品与支持剂的用量比为 1:100~1:1 000。其具体用量主要取决于分离工作的难易,对分配系数比较接近的成分的分离甚至可采用 1:10 000。

物质的分配系数往往会因温度的变化而改变,因此对要求较高的实验,色谱管最好有隔层套管,以便通水保持恒定的温度。

2. 样品的加入　样品上柱有三种方法:如样品能溶于移动相溶剂中,可用少量移动相溶剂溶解,加于柱顶再行展开;如样品难溶于移动相而易溶于固定相时,可用少量固定相溶剂溶解,再用支持剂(硅胶)吸着,装于柱顶再行展开;如果样品在两相溶剂中的溶解度均不大,可另选其他有机溶剂溶解后,加干燥支持剂拌匀,待溶剂挥发除尽后,加 0.5~1.0 倍量固定相溶剂拌匀,再装于柱顶。

3. 洗脱　加样完毕后,用移动相溶剂进行洗脱,分别收集各流分,回收溶剂,用薄层色谱等方法检查,相同者合并。所用的移动相溶剂常为固定相溶剂的 5~10 倍,即相当于用 5~10 倍体积的有机溶剂向水溶液反复提取(如果以水为固定相)。

在分配色谱进行过程中,要尽量使溶质在两相溶剂之间达到平衡,故移动相溶剂的流速应慢些。通常要根据色谱柱的横断面和成分的分离难易程度来调整流速,柱直径及高度与流速的关系大体为:2.6cm×50cm,0.07ml/min;4.5cm×65cm,0.3ml/min;5.5cm×90cm,0.6ml/min;6.5cm×115cm,1.2ml/min。

4. 溶剂系统的选择 主要根据有效成分和杂质的溶解度来选择适当的溶剂系统,也可借助硅胶分配薄层色谱或纸色谱的结果来摸索分离条件,或者查阅前人分离同类型化合物时的资料作为参考。一般来讲,生物碱类或酸性物质可用缓冲溶液作固定相。下列溶剂系统可供作硅胶分配色谱时参考(表 2-3)。

表 2-3 硅胶分配色谱常用的固定相和移动相

分离的物质	固定相	移动相
水溶性生物碱	水或缓冲溶液	丁醇、乙酸乙酯
苷类	水	三氯甲烷、乙酸乙酯、含 0.5% 甲醇的乙酸乙酯
酚性化合物	水	环己烷
有机酸	0.05mol/L 或 0.5mol/L 硫酸	环己烷 - 三氯甲烷(或石油醚、苯、乙醚)=3:1
	磷酸缓冲溶液	三氯甲烷 - 乙醚 =1:1

近年来,在使用硅胶柱色谱分离皂苷等极性较大的化合物时,常以含水的溶剂如三氯甲烷 - 甲醇 - 水、二氯甲烷 - 甲醇 - 水等作为洗脱剂,由于在洗脱过程中硅胶会逐渐吸附洗脱剂中的水,使硅胶中的水分逐渐增大,故可以认为该类色谱开始时是脱活硅胶的吸附色谱,但随着硅胶中水的增多即固定相的增加,就逐渐变为硅胶分配色谱了。

(三) 分配色谱的操作实例

1. 地高辛(digoxin)的分离 取适量 80~100 目的硅胶(为分离样品量的 100 倍),加相当于硅胶 2/3 量的预先用乙酸乙酯饱和过的水,拌匀,再以水饱和的乙酸乙酯浸泡,调成稀糊状,湿法装柱,柱直径与长度之比为 1:20。

取毛地黄次生苷总苷和相当于总苷量的 1~2 倍量的硅胶,研匀后装于柱顶,用与水饱和的含有 0.5% 甲醇的乙酸乙酯洗脱,分部收集,减压回收溶剂,用薄层色谱检查[硅胶 G 薄层色谱条件,展开剂:二氯乙烷 - 甲醇 - 甲酰胺(80:19:1);显色剂:三氯乙酸],相同者合并,用甲醇结晶,分别得到洋地黄毒苷、羟基洋地黄毒苷和地高辛(亦称异羟基洋地黄毒苷)等三个化合物。

	R₁	R₂
	R_1	R_2
洋地黄毒苷 (digitoxin)	H	H
羟基洋地黄毒苷 (gitoxin)	H	OH
地高辛 (digoxin)	OH	H

2. 羊角拗苷(divaricoside)的分离   取硅藻土 250g,加入 125ml 预先用苯饱和过的水,拌匀,再以预先用水饱和过的苯浸泡,调成稀糊状,湿法装柱,柱直径与长度之比为 1:20。

取羊角拗种子经酶解后的提取物 4g,溶于少量乙醇中,加硅藻土 10g 拌匀,挥发除尽乙醇后,加 5ml 预先用苯饱和过的水,研匀后装于柱顶,依次用与水饱和的不同比例的苯 - 三氯甲烷混合溶液洗脱,分部收集,每份 30ml,减压回收溶剂,用薄层色谱检查,各流分的主要成分见表 2-4。

表 2-4   羊角拗种子提取物硅藻土分配柱色谱分离结果

流分	移动相溶剂	主要成分
14~19	苯	混合物
20~49	苯	混合物(内含羊角拗苷)
50~70	苯	不纯的羊角拗苷
72~101	苯	羊角拗苷
102~113	苯	羊角拗苷和沙门苷元
114~153	苯 - 三氯甲烷(99:1)	不纯的沙门苷元
154~230	苯 - 三氯甲烷(95:5)	沙门苷元

羊角拗苷(divaricoside)   R = L-黄花夹竹桃糖
沙门苷元(sarmentogenin)   R = H

四、特殊硅胶色谱

在硅胶中加入一些试剂,以改良硅胶的性能,提高分离效果,这种硅胶称为改良硅胶。如果加入的试剂能与天然药物成分形成络合物,则该种色谱称为传荷色谱或络合色谱。天然药物成分与试剂的络合力越强,则硅胶对其吸附力就越强,从柱中洗脱的就越慢或 R_f 就越小。在硅胶中常常加入的试剂有硼酸、硼砂、硝酸银等。

硼砂或硼酸能与 1,2- 或 1,3- 二羟基类化合物形成络合物,其形成络合物的能力与羟基的酸性、空间位置、立体结构、邻近的取代基团等有关。化合物的结构不同,其羟基的化学环境就不同,与硼砂或硼酸络合的能力也就不同,故可以利用这一性质提高硅胶对该类化合物的分离效果。通常在开链化合物中,由于邻二醇羟基相互排斥往往呈对位交叉式构象,不利于硼酸络合物的形成,故碳链上醇羟基愈多,愈容易造成有利位置,愈有利于与硼酸络合;—COOH 能水化成—C(OH)₃,故 α- 羟酸易与硼酸络合;芳环上的邻羟酸、五元酯环上的顺邻二羟酸或顺邻二羟基均可与硼酸形成稳定络合物,反式则不易形成;芳环上的二酚羟基,邻位的较间位和对位的易于形成;在六元环上,1,3 二竖键羟基络合物的稳定性大于顺邻二羟基,反式顺邻二羟基的络合物则不能形成;对于糖及其苷类化合物,呋喃糖苷络合能力最强,单糖次之,吡喃糖苷最弱,五碳醛糖大于六碳醛糖。

由于双键和三键的 π 电子具有一定的离域性,故可与银离子形成络合物,其形成络合物的能力与双键的数目以及位置、顺反式等有关,故可利用这一性质将含有不同双键的结构很相近的化合物分开。通常双键的数目越多,形成络合物的能力就越强;顺式双键形成络合物的能力大于反式双键;末端双键大于其他双键;双键大于三键(因三键的键长比双键短)。例如苦橙叶醇、牻牛儿醇、香橙醇、愈创木醇、龙脑和雪松醇在用 2.5% 硝酸银水溶液制成的硅胶薄层色谱上,以二氯甲烷 - 三氯甲烷 - 乙酸乙酯 - 正丙醇(45:45:4.5:4.5)展开,可获得很好的分离(图 2-2)。再如采用硝酸银硅胶柱色谱的方法使差别仅在于双键顺反式和末端的细辛醚、β- 细辛醚、欧细辛醚三个异构体得到了很好的分离(见下文硝酸银硅胶柱色谱操作实例)。

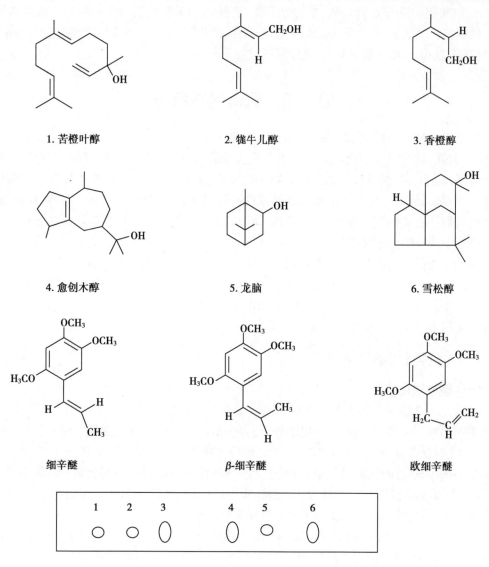

展开剂:二氯甲烷 - 三氯甲烷 - 乙酸乙酯 - 正丙醇(45:45:4.5:4.5);展开方向:从左至右。

1. 苦橙叶醇;2. 牻牛儿醇;3. 香橙醇;4. 愈创木醇;5. 龙脑;6. 雪松醇。

图 2-2　一些萜醇在 2.5% AgNO$_3$ 硅胶板上的色谱结果

硝酸银硅胶柱色谱操作实例

取石菖蒲(*Acorus tatarinowii* Schott)3kg,进行水蒸气蒸馏,收集挥发油。取上述所得挥发油50g,在压力为530Pa条件下进行减压分馏,分别收集80~118℃、118~128℃、128~136℃、136~138℃、138~142℃和142℃的分馏物。138~142℃分馏物用120g硅胶进行柱色谱分离,依次用石油醚、石油醚-乙醚(100:2)、石油醚-乙醚(100:5)、石油醚-乙醚(100:20)、乙醚洗脱,各部分洗脱体积分别为200ml、400ml、1 300ml、330ml、100ml。

取柱色谱用硅胶100g,用浓盐酸处理,除去硅胶中的金属离子(浓盐酸溶液不显黄色为止),用蒸馏水洗至中性,加入由20g硝酸银配成的水溶液,混匀,在避光条件下于110℃活化4小时,备用。将上述石油醚-乙醚(100:5)洗脱部分(约1g)用含有20%硝酸银的硅胶进行柱色谱分离,用苯-无水乙醚(5:1)洗脱,分部收集,每份5ml,用薄层色谱检查[含有20%硝酸银的硅胶G薄层板,展开剂:苯-乙醚(5:1);显色剂:1%香草醛浓硫酸溶液和10%磷钼酸乙醇溶液,或在紫外光灯下直接观察],相同者合并。在37~42流分获得细辛醚,48~56流分获得*β*-细辛醚,61~80流分获得欧细辛醚。

第二节   氧化铝柱色谱

氧化铝与硅胶一样同属于极性吸附剂,主要用于亲脂性化合物的分离。氧化铝具有价廉、吸附力强、载样量大等优点。但对于含有羧基的化合物、酸性较强的酚类化合物等能形成死吸附,对于一些对碱性敏感的化合物如内酯类、强心苷类、某些萜类等易发生内酯环开裂、酯的水解、异构化、聚合及脱氯化氢形成双键等副反应。同时由于氧化铝的颗粒较粗,影响分离效果。故氧化铝主要用于一些对弱碱稳定的亲脂性成分特别是生物碱的分离和天然药物成分中杂质的脱除及精制。

通常使用的氧化铝有三种,即碱性氧化铝、中性氧化铝和酸性氧化铝。碱性氧化铝主要用于对弱碱稳定的生物碱类、甾体类、醇类等化合物的分离,因对醛、酮类化合物有时可使其发生聚合等副反应,故一般不用。中性氧化铝可用于醛、酮、醌、某些苷类、内酯类等的分离。酸性氧化铝主要用于一些酚酸类化合物的分离。

一、各种氧化铝的制备

(一) 碱性氧化铝

pH为9~10的氧化铝称为碱性氧化铝。工业用的氧化铝系将氢氧化铝以不超过700℃加热锻制而成。主要成分除γ-氧化铝外,还含少量的$Al_2O_3 \cdot H_2O$和少量的碱性物质如碳酸钠等,因其碱性太强,影响分离效果,须经处理后才能使用。取工业用氧化铝,筛取适当细度的颗粒(100~150目的颗粒可供柱色谱用,150~200目的颗粒可供薄层色谱用),加水煮沸数次,至水煮沸液的pH为9~10时为止,过滤,吸干,常温干燥后,在180℃加热活化3小时,即可得Ⅱ~Ⅲ级活度的氧化铝,能适于大多数物质的分离。

氧化铝水提取液pH的测定方法:取1g氧化铝,加30ml蒸馏水,煮沸10分钟,冷却,滤除氧化铝后,用酸度计测定滤液的pH。也可用pH试纸粗略估计滤液的pH。

（二）中性氧化铝

pH 为 6.5~7.5 的氧化铝称为中性氧化铝。中性氧化铝的制备方法有很多,取色谱用碱性氧化铝,加入蒸馏水,在不断搅拌下煮沸 10 分钟,倾去上清液,反复处理至水提取液 pH 为 7.5 时为止,经活化后即可使用。此种方法水洗效率很低,须反复处理 20~30 次才能达到目的。通常使用的方法是酸处理法,取碱性氧化铝,加两倍量的 5% 乙酸酸溶液,煮沸 10~20 分钟,不时加以搅拌,放置后倾去上清液,再用水洗涤 5~6 次,尽量把多余的乙酸洗去,最后在布氏漏斗上用水洗涤数次,抽干,干燥,在高温活化炉中活化,残留的乙酸在活化过程中挥发。也可用 5% 盐酸处理,其操作方法与乙酸处理方法相同,但最后在布氏漏斗上用水洗至中性后,用 1% 氨水洗一次,再用水洗至中性,干燥后活化,即可使用。

（三）酸性氧化铝

pH 为 4.0~4.5 的氧化铝称为酸性氧化铝。取工业氧化铝加水调成糊状,加入 7% 盐酸酸化,使混合物呈刚果红酸性反应(刚果红试纸变为蓝色),倾去上清液,用热水洗至洗液刚果红试纸变成弱紫色(pH 为 4 左右),滤取氧化铝,常温干燥后,在 180℃加热活化 3 小时后即可使用。也可用乙酸直接处理中性氧化铝而得。

氧化铝的活性与含水量具有很大的关系,在一定温度下加热即可除去氧化铝中的水分使其活化,在氧化铝中加入一定量水即可使其活性降低。氧化铝及硅胶的活性与含水量的关系见表 2-1。

通过控制活化温度和活化时间虽然可以获得具有一定活性的氧化铝,但因每次所用氧化铝原料的活性并不完全一致,要使每次所得氧化铝的活性基本相同,在实际工作中有一定难度。通常是采用一次活化获得较高活性的氧化铝,然后根据实际需要,加入一定量水分,获得所需活性的氧化铝,供实际应用。

一般有简单恒温装置的高温电炉都可供活化氧化铝用。将需要活化的氧化铝(碱性、中性、酸性氧化铝)放入金属盘中,厚度在 3cm 以下,置于电炉内,在 400℃左右加热 6 小时,即可获得活度为Ⅰ~Ⅱ级的氧化铝。如果实际应用中需要较高活度的氧化铝,为防止在冷却过程中吸收水分,应将活化后的氧化铝趁热倒入能密塞的储器中。先趁热将少量氧化铝倒入储器中,不时振摇,使储器壁均匀受热,达到预热的目的。然后再将其余氧化铝倒入储器中,冷后备用,即可获得Ⅰ~Ⅱ级活度的氧化铝。需注意的是活化时如果温度过高,会引起氧化铝内部结构发生改变,造成氧化铝吸附力不可逆的下降,在色谱中无法使用。

在实际工作中,常常会遇到这样的情况,已准备的氧化铝活性不符合实验要求,必须改变氧化铝的活性才能使用。可通过在活性较高的氧化铝中加入蒸馏水来降低氧化铝的活性,或在活性较低的氧化铝中加入活性较高的氧化铝来提高氧化铝的活性。

从表 2-1 中即可计算出在氧化铝中需要增减多少水分就可获得所需活性的氧化铝。如从Ⅰ级氧化铝制备Ⅲ级氧化铝,由表 2-1 可知从Ⅰ级氧化铝制备Ⅲ级氧化铝需要增加 6% 的水。称取活性为Ⅰ级的氧化铝 1 000g,置于 2L 带有橡皮塞的烧瓶中,用移液管准确吸取蒸馏水 55ml(略少于 6% 的加入水量),加入杯中,然后逐渐少量的加入上述氧化铝,不断搅拌,一直拌到氧化铝颗粒均匀,不再有粘结现象为止,最后将烧杯中的氧化铝倒入 2L 的烧瓶中,不时振摇,3~4 小时后,测定氧化铝活性。如果氧化铝活性在Ⅱ~Ⅲ级之间,可参考表 2-1,加入适量水分,使氧化铝活性接近Ⅲ级,保存在密闭容器中备用。

二、氧化铝及硅胶活性的测定

在实际工作中,分离不同类型的成分往往需要不同活性的吸附剂。如分离极性小的成分需要用活性较高的吸附剂,分离极性较大的成分需要用活性较低的吸附剂。在工业生产中,为了保证实验的重现性,总是希望每次所用的吸附剂活性是一样的。因此,为了保证实验的重现性和获得较好的分离效果,在分离工作进行前最好先进行吸附剂的活性测定,以便获得较适合的吸附剂。吸附剂的活性测定方法常用的有两种,即柱色谱法和薄层色谱法,读者可在实际工作中结合具体工作条件灵活应用。

(一) 柱色谱法

分别取偶氮苯(azobenzene)、对甲氧基偶氮苯(*p*-methoxyazobenzene)、苏丹黄、苏丹红Ⅲ、对氨基偶氮苯(*p*-aminoazobenzene)、对羟基偶氮苯(*p*-hydroxyazobenzene)等各20mg,溶解于10ml苯中,用40ml干燥的石油醚(沸程60~90℃)稀释(各染料的浓度为0.04%)。取内径为1.5cm,长为10~15cm的色谱柱,按干法装柱加入5cm高的待测活性的吸附剂,分别取各染料溶液10ml,加入柱顶,待染料溶液全部通过后,立即以干燥的石油醚-苯(4:1)混合溶液20ml洗脱,流速为20~30滴/min,然后根据柱上各种染料的位置与活性的关系(见表2-5)找出吸附剂活性等级。氧化铝和硅胶的活性共分五级,其中Ⅰ级活性最高,吸附力最强,Ⅴ级活性最低,吸附力最弱。也有将硅胶的活性等级进一步细分为10级的,其各种染料的位置与活性的关系见表2-6。

表2-5　各种染料的位置与吸附剂活性的关系

染料位置	Ⅰ级	Ⅱ级	Ⅲ级	Ⅳ级	Ⅴ级
柱顶吸附	(2)	(3)	(4)	(5)	(6)
柱底吸附	(1)	(2)	(3)	(4)	(5)
柱中流出	—	(1)	(2)	(3)	(4)

注:(1)偶氮苯;(2)对甲氧基偶氮苯;(3)苏丹黄;(4)苏丹红Ⅲ;(5)对氨基偶氮苯;(6)对羟基偶氮苯。

表2-6　各种染料的位置与硅胶活性的关系

染料位置	Ⅰ级	Ⅱ$_a$级	Ⅱ$_b$级	Ⅲ$_a$级	Ⅲ$_b$级	Ⅳ$_a$级	Ⅳ$_b$级	Ⅳ$_c$级	Ⅴ级	Ⅵ级
柱顶吸附	(2)		(3)		(4)		(5)		(6)	
柱中吸附		(2)		(3)		(4)		(5)		(6)
柱底吸附	(1)		(2)		(3)		(4)		(5)	
柱中流出		(1)		(2)		(3)		(4)		(5)

注:括号中数字为染料代号,与表2-5相同。

(二) 薄层色谱法

各种染料的重结晶条件及物理常数：偶氮苯，用甲醇重结晶，熔点 68℃；对甲氧基偶氮苯，用甲醇 - 水重结晶，熔点 55℃；苏丹黄，用甲醇重结晶，熔点 134℃；苏丹红Ⅲ，用乙酸乙酯重结晶，熔点 184℃；对氨基偶氮苯，用石油醚重结晶，熔点 127℃；对羟基偶氮苯，用苯 - 石油醚重结晶，熔点 153℃。

染料溶液的配制：分别称取对甲氧基偶氮苯、苏丹黄、苏丹红Ⅲ各 20mg 和偶氮苯 30mg，溶于经氢氧化钠干燥后重蒸的四氯化碳中。

将待测活性的氧化铝按氧化铝薄层色谱软板制备方法制板，将染料溶液按薄层色谱点样方法点在薄层板点样线上。以氢氧化钠干燥过的四氯化碳为展开剂展开。待溶剂前沿到达离点样线 10cm 处，立即将板取出，测量各染料斑点的位置，计算各染料斑点的 R_f。参考各种染料的 R_f 与活性的关系(表 2-7)，确定氧化铝的活性等级。值得注意的是，高活性的氧化铝(如Ⅰ~Ⅱ级)使用本法测定活性时，其结果往往偏低。

表 2-7　各种染料的 R_f 与氧化铝活性的关系

染料	Ⅱ级	Ⅲ级	Ⅳ级	Ⅴ级
苏丹红Ⅲ	0.00~0.11	0.12~0.36	0.37~0.58	0.58 以上
苏丹黄	0.10~0.26	0.27~0.58	0.59~0.78	0.78 以上
对甲氧基偶氮苯	0.18~0.45	0.46~0.71	0.72~0.90	0.90 以上
偶氮苯	0.61~0.68	0.69~0.85	0.86~0.94	0.94 以上

三、氧化铝柱色谱的一般操作及氧化铝的再生

氧化铝柱色谱的一般操作以及洗脱剂的选择、吸附力与结构的关系、样品用量、上样方法等与硅胶柱色谱相同，可参考硅胶柱色谱的方法进行。值得注意的是，氧化铝的吸附力较强、载样量较大，分离同样量的样品可适当少用一些吸附剂。但对一些成分易产生死吸附，样品回收率较低，并还会使一些成分发生副反应等。

(一) 氧化铝的再生

用于色谱后的氧化铝，先除去柱上端含有的聚合物和带有深颜色的氧化铝，用水洗涤除去无机盐及水溶性杂质，必要时可先用甲醇、稀乙酸、氢氧化钠水溶液等洗涤，然后再用水洗。将洗涤过的氧化铝铺成薄层，室温晾干，于 550℃以下灼烧 2~4 小时，使氧化铝变成白色(为了使吸附在氧化铝表面上的有机物得到充分分解，高温活化时间可适当延长)，冷却，经检查合格后，即可供使用。一般来说，氧化铝可重复使用多次，是否还可再反复使用，随色谱过程中有机物污染的程度而定。

(二) 氧化铝柱色谱的操作实例

萝芙木根中生物碱的分离

取内径为 9.5cm、长为 95cm 的玻璃柱一根和活性为Ⅲ级的氧化铝 6 000g，以三氯甲烷为溶剂，按湿法装柱进行装柱。取萝芙木根总生物碱 45g，溶于三氯甲烷中，上柱。以三氯甲烷和不同比例的三氯甲烷 - 乙醇混合液作为洗脱剂进行洗脱，分部收集，每份 6 000ml，回收溶剂，薄层色谱检查，相同者合并。从该提取物中共获得 7 个化合物(表 2-8)。

表 2-8   萝芙木根中总生物碱的分离结果

洗脱剂	生物碱
三氯甲烷	阿马林(ajmaline)
三氯甲烷 - 乙醇(99.5∶0.5)	利血平(reserpine)、坎尼生(canescine)、育亨宾(yohimbine)、伪育亨宾(pseuoyohimbine)、柯喃因(β-corynanthine)
三氯甲烷 - 乙醇(99∶1)	β- 育亨宾(β-yohimbine)

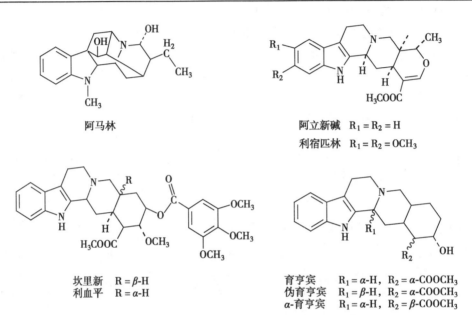

阿马林

阿立新碱   R₁ = R₂ = H
利宿匹林   R₁ = R₂ = OCH₃

坎里新   R = β-H
利血平   R = α-H

育亨宾   R₁ = α-H，R₂ = α-COOCH₃
伪育亨宾   R₁ = β-H，R₂ = α-COOCH₃
α-育亨宾   R₁ = α-H，R₂ = β-COOCH₃

第三节   聚酰胺柱色谱

聚酰胺(polyamide)系由酰胺聚合而成的一类大分子化合物。聚酰胺既有半化学吸附(即氢键吸附色谱)的性质，又有分配色谱的性质，属于双重色谱吸附剂。聚酰胺广泛应用于黄酮类、醌类、酚酸类、木脂素类、生物碱类、萜类、甾体类、糖类以及氨基酸类等各种极性、非极性化合物的分离。特别是在黄酮类、醌类、酚酸类等多元酚类化合物、含有羧酸的化合物以及含有羰基的化合物的分离中具有独特的优势。同时聚酰胺色谱的应用也为其他类天然药物成分的分离提供了一种新的手段。

一、色谱用聚酰胺

聚酰胺具有许多种类，如锦纶 6、锦纶 66、锦纶 11 以及锦纶 1010 等(锦纶后的数字为取代基或酰胺单元中的碳原子数目)，其中锦纶 6(聚己内酰胺)和锦纶 66(聚己二酰己二胺)在色谱中最常用。锦纶 6 和锦纶 66 既有亲水的性质，又有亲脂的性质，故它们既可用于分离水溶性成分，又可用于分离脂溶性成分。因锦纶 11 和锦纶 1010 的亲水性较差，不能使用含水量较高的溶剂系统洗脱，也不能喷洒水溶液显色剂，故在色谱中用得较少。

含水量的大小对聚酰胺的理化性质及色谱性能有很大的影响。分子量太小的聚酰胺在常用的有机溶剂特别是含氯的有机溶剂中(如三氯甲烷、二氯甲烷等)的溶解度较大，而且也不太稳定,在处理过程中易被酸、碱等所破坏,在色谱分离过程中还易溶于洗脱剂中,从而污染分离的样品或造成误导。分子量太大的聚酰胺,其亲水性和可塑性均较差,也不太适合色谱使用。锦纶 6 和锦纶 66 的分子量在 16 000~20 000Da,熔点在 200℃以上,大小适中,故在色谱分离中最常用。

锦纶 6 和锦纶 66 可溶于浓盐酸、甲酸、热冰醋酸,微溶于乙酸、苯酚等溶剂,不溶于水、甲醇、乙醇、丙酮、乙醚、三氯甲烷、苯等常用的有机溶剂。因锦纶分子中具有酰胺的结构,酸与碱对它都有一定的影响,尤其是对酸(特别是对无机酸)的稳定性更差,在加热时对酸就更敏感。

色谱用的聚酰胺及供薄层色谱用的聚酰胺薄膜已有商品出售,故色谱用聚酰胺既可以从市场上购买,也可以自己制备。由于锦纶可溶于浓盐酸、热甲酸以及热冰醋酸中,不溶于水、甲醇、乙醇、冷乙酸以及其他常用的有机溶剂中,可以利用此性质进行色谱用聚酰胺颗粒的制备。常用的制备方法有冰醋酸法和盐酸法两种,具体操作步骤如下。

1. 冰醋酸法　取废锦纶丝或工业锦纶聚合体(锦纶 6 或锦纶 66)置于锥形瓶中,加入 10 倍量的工业用冰醋酸,加热至 90℃ (当心燃烧),不断搅拌,使锦纶全部溶解后,停止加热。逐渐冷至室温,必要时可用纱布滤除不溶固体。室温放置过夜,析出聚酰胺粉末,减压吸滤至干,母液回收乙酸。滤出的聚酰胺以自来水洗至 pH=4 左右,滤干。置于烘箱中或水浴上在 100℃干燥至适当程度,通过制作纱窗用的塑料网,制成颗粒。该颗粒再置入烘箱中,在 80℃烘干成型,过筛(筛子同上),即可供色谱用。

2. 盐酸法　取废锦纶丝或工业锦纶聚合体,加入 3 倍量浓盐酸,在室温下使之溶解。加入 17 倍量的 50% 乙醇稀释,放置,析出沉淀。再加入 4 倍量的水稀释,减压过滤,吸干。沉淀物用 5% 的氢氧化钠水溶液或碳酸钠的水溶液洗至 pH=10 左右,再用水洗至 pH 7~8,滤干,如同上法制成聚酰胺颗粒。

因聚酰胺对酸特别是对无机酸不稳定,受热时更不稳定,故在聚酰胺制备过程中与酸接触的时间应尽量缩短。当聚酰胺从酸中析出完全后,要立即滤出,并用水将大部分酸洗去,以防聚酰胺被破坏。

无论是从市场上购买的聚酰胺,还是自己制备的聚酰胺,它们中通常含有两类杂质。一种是锦纶的聚合原料单体(己内酰胺)以及小分子聚合物,另一种是由锦纶带来的蜡质(锦纶丝在制成后,表面涂过一层蜡)。这些杂质在聚酰胺使用前均应设法除去,否则聚合原料单体及小分子聚合物能与酚类化合物形成复合物;蜡质能被有机溶剂洗脱下来,可与已分离的成分混合在一起,污染被分离的化合物。

除去聚合原料单体及小分子聚合物可用二甲基甲酰胺(dimethylformamide,DMF)或二甲基甲酰胺 - 乙酸 - 水 - 乙醇(5∶10∶30∶20)的混合溶液进行洗涤。除去蜡状物质可用甲醇 - 二氯乙烷(1∶1)的混合溶液进行洗涤。也可采用依次用 90%~95% 乙醇、5% NaOH 的水溶液、10% 乙酸的水溶液洗涤的方法除去聚合原料单体、小分子聚合物和蜡质等杂质。其具体操作方法如下:取聚酰胺颗粒,加入 90%~95% 乙醇溶液浸泡,不断搅拌,除去气泡后湿法装入色谱柱中。用 3~4 倍量的 90%~95% 乙醇溶液洗涤,洗至洗液澄明并蒸干后不留残渣,或只留极少残渣为止。再一次用 2~3 倍量的 5% NaOH 水溶液、1 倍量的蒸馏水、2~3 倍量的 10% 乙酸水溶液洗涤,最后用水洗至中性即可使用。

用于色谱分离后的聚酰胺再生处理一般用 5% NaOH 的水溶液洗涤,即可把被吸附的物质洗脱除去,通常洗至洗液的颜色极淡为止。有时因鞣质等多元酚类与聚酰胺有不可逆吸附,用氢氧化钠水溶液很难洗脱。此时可用 5% NaOH 的水溶液将它浸泡在色谱柱中,每天将柱中的氢氧化钠水溶液放出一次,并加入新的氢氧化钠水溶液浸泡,这样浸泡洗涤一周后,鞣质即可基本被除去,然后用蒸馏水洗至 pH 8~9,再用 2 倍量的 10% 乙酸洗涤,最后用蒸馏水洗至中性,即可供色谱使用。

二、聚酰胺吸附原理及吸附力与结构的关系

(一) 氢键吸附

1. 吸附原理　聚酰胺是由许多 6- 氨基己酸分子聚合而成的链状大分子化合物。在聚酰胺分子中存在着许多酰胺基—CONH—,酰胺基中的羰基可与羧基、酚羟基等形成分子间氢键,胺基可与醌类化合物中的羰基、芳香硝基类化合物中的硝基等形成分子间氢键,因而对这些物质具有吸附作用(图 2-3)。化合物不同,能形成分子内氢键的官能团的化学环境不同,与聚酰胺中的酰胺基形成分子间氢键的能力就不同,聚酰胺对它的吸附力也就不同,故可以利用该类化合物的这一性质用聚酰胺色谱的方法将它们分离,这就是氢键吸附原理。

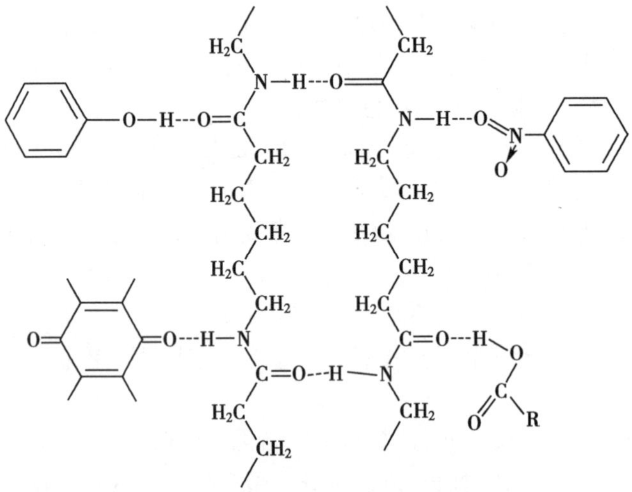

图 2-3　聚酰胺吸附色谱原理

2. 被吸附物质结构与吸附力的关系　被吸附物质与聚酰胺形成分子间氢键的能力与被吸附物质中含有能形成分子间氢键官能团的数目及位置、官能团形成分子间氢键的能力的大小、是否可形成分子内氢键、被吸附物质的芳香性大小及共轭系统的长短、被吸附物质的水溶性大小等有关。被吸附物质结构与吸附力的关系大致有以下规律。

(1)能形成氢键官能团的数目:能形成分子间氢键的官能团(如酚羟基、羧基、芳香硝基、醌基等)数目越多,聚酰胺对其吸附力就越强。如对丁二酸的吸附力大于丁酸;对间苯三酚的吸附力大于间苯二酚,间苯二酚的吸附力大于苯酚。

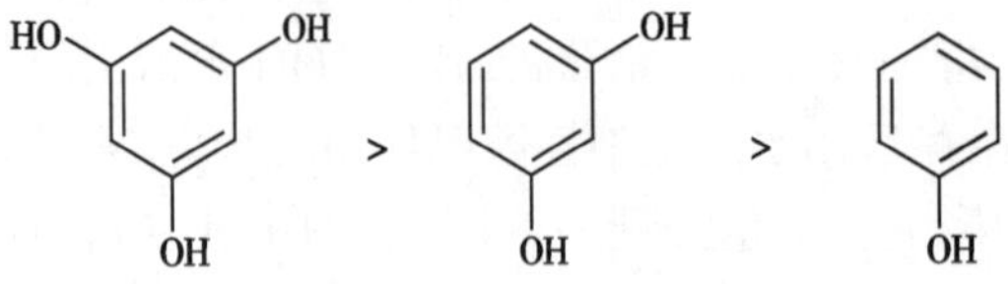

(2)能形成氢键的官能团的化学环境：能形成氢键的官能团位置对吸附力影响很大。能形成分子内氢键者，吸附力下降。如间苯二酚和对苯酚的吸附力大于邻苯二酚。邻苯二酚虽有两个酚羟基，但因能形成分子内氢键，聚酰胺对它的吸附力反而比只有一个酚羟基的苯酚小。聚酰胺对对羟基苯甲酸的吸附力大于邻羟基苯甲酸，对 7- 羟基黄酮的吸附力大于 5- 羟基黄酮也是这个原因。

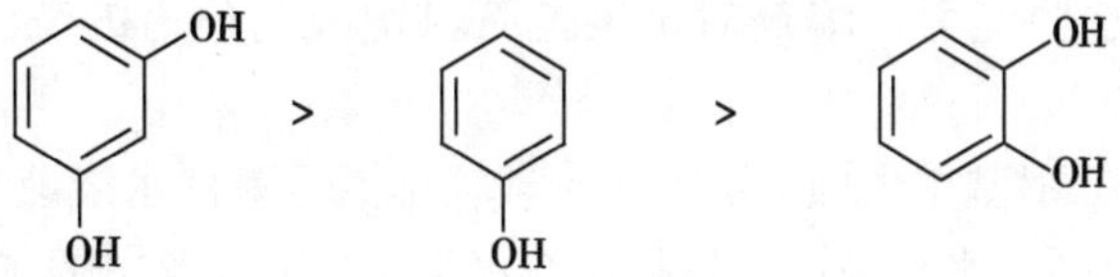

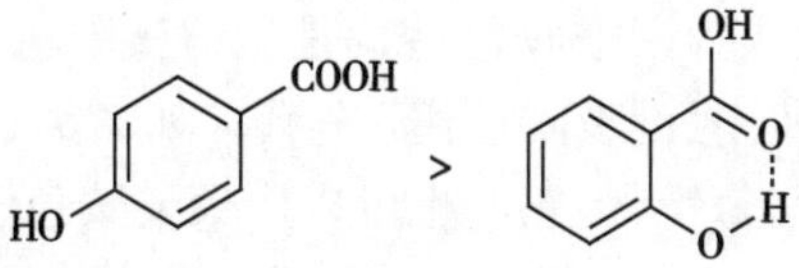

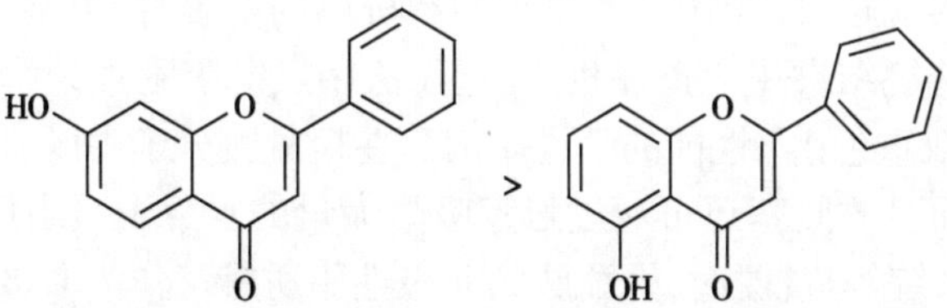

(3)分子的共轭程度：芳香性越强或共轭链越长，聚酰胺对它的吸附力就越强，反之亦然。如聚酰胺对 4- 羟基联苯的吸附力大于 α- 萘酚，对 α- 萘酚的吸附力大于苯酚，对查耳酮的吸附力大于二氢黄酮等。

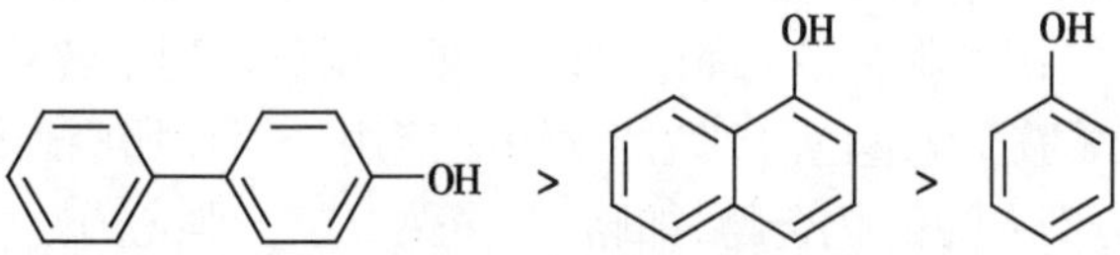

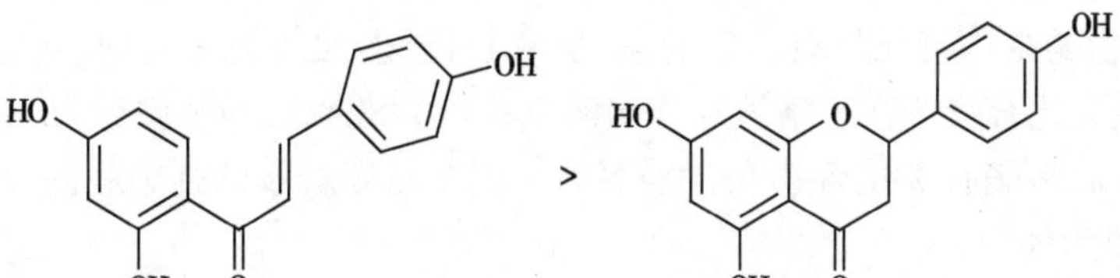

3. 洗脱溶剂与洗脱力的关系　被吸附物质是否易被洗脱下来，不仅与其是否易被吸附剂吸附有关，还与洗脱剂对被吸附物质的溶解度以及吸附剂与洗脱剂共同争夺被吸附物质的能力等有关。通常洗脱剂对被吸附物质的溶解度越大，其洗脱能力就越强。如苷元结构相同时，含有的糖基越多，其水溶性就越大，就越易被水和含水醇洗脱下来，即对三糖苷的洗脱能力大于双糖苷，对双糖苷的洗脱能力大于单糖苷，对单糖苷的洗脱能力大于苷元。再如氢氧化钠、氨水等碱性物质可以与酚羟基或羧基形成盐，不仅破坏酚类和羧酸类化合物与吸

附剂形成的氢键,而且也增加酚类化合物和羧酸类化合物在水中的溶解度,故氢氧化钠水溶液对酚类和羧酸类化合物的洗脱能力很强;乙酸等有机酸与酚类和羧酸类化合物形成分子间氢键的能力比聚酰胺中的酰胺基要强得多,故有机酸对酚类和羧酸类化合物的洗脱能力也很强;甲酰胺、二甲基甲酰胺、尿素等分子中具有酰胺键,同样可以与酚类、羧酸类、芳香硝基类、醌类等化合物形成分子间氢键,作为洗脱剂,它们的酰胺基团的浓度不仅比聚酰胺要多得多,而且它们对于大多数天然药物中的成分都具有较好的溶解度,故它们对于这些成分同样具有很好的洗脱能力。溶剂对于聚酰胺氢键吸附色谱的洗脱能力大小大致有以下规律:

尿素水溶液>二甲基甲酰胺>甲酰胺>氢氧化钠等碱性水溶液>乙酸等酸性水溶液>
丙酮及丙酮水溶液>乙醇及乙醇水溶液>甲醇及甲醇水溶液>水

(二) 分配色谱

20 世纪 70 年代之前,一般认为聚酰胺色谱就是氢键吸附色谱。但是随着聚酰胺色谱的广泛使用,有很多现象无法用"氢键吸附色谱"解释。如萜类、甾体、生物碱、强心苷等类化合物很难与聚酰胺形成分子间氢键,但它们也可以用聚酰胺色谱分离。再如,黄酮苷与黄酮苷元的分离,当用水和含水乙醇作洗脱剂时,黄酮苷比黄酮苷元先洗脱下来,而且含有糖的数目越多,被洗脱的就越快;当用极性较小的有机溶剂洗脱时,黄酮苷元比黄酮苷先洗脱下来,与用含水溶剂洗脱结果相比正好相反,这无法用氢键吸附理论解释。因此,一些学者提出了聚酰胺具有"双重色谱"性能的学说。因为在聚酰胺分子中既有非极性的脂肪链,又有极性的酰胺基团,而且酰胺基还可通过氢键吸附大量的水分子。当用极性洗脱剂(如水、含水甲醇、含水乙醇系统等)洗脱时,聚酰胺的非极性脂肪链可作为非极性固定相,其色谱行为类似于反相分配色谱。因黄酮苷类的极性较黄酮苷元的极性大,故黄酮苷类较黄酮苷元容易洗脱。当用极性较小的溶剂(如乙酸乙酯、乙酸乙酯 - 甲醇、三氯甲烷、三氯甲烷 - 甲醇、三氯甲烷 - 丙酮等)进行洗脱时,聚酰胺则作为极性固定相,其色谱行为类似于正相分配色谱。因黄酮苷元的极性比黄酮苷类的极性小,故黄酮苷元比黄酮苷类容易洗脱。这样,就使聚酰胺色谱中一些用"氢键吸附色谱"理论难以解释的现象得到了解释。

需要注意的是,聚酰胺"双重色谱"性能学说只能用于解释那些难以与聚酰胺形成分子间氢键或形成氢键能力不太强的化合物,如萜类、甾体、皂苷、强心苷、生物碱、糖类以及某些酚酸类等。"双重色谱"性能学说对于指导寻找这些化合物的聚酰胺色谱分离溶剂系统及推测这些化合物的结构特征具有一定的意义。但对于多元酚类化合物、芳香多元硝基类化合物、多元羧酸类化合物等在水溶液和含水溶剂系统为洗脱剂的色谱行为,以及鞣质和一些多元酚类化合物、多硝基类化合物在含水溶剂系统中对聚酰胺的强力吸附,还是以"氢键吸附"色谱解释较为妥当。

三、聚酰胺柱色谱的一般操作

(一) 装柱

用聚酰胺柱色谱分离天然药物成分时存在两个缺点,一是洗脱速度太慢,二是聚酰胺中的小分子聚合物易被洗脱剂洗脱下来,造成样品的二次污染。解决这些问题的方法是聚酰胺在上柱以前预先用筛筛去细粉(<0.002cm),筛去细粉可以大大加快聚酰胺柱的洗脱速度,对于已经去掉细粉的聚酰胺再用乙醇浸泡脱除聚酰胺中的小分子聚合物和蜡状物质(具体操作方法见前)。如果要分离的是多元酚类、多硝基类、羧酸类化合物(如黄酮类、醌类以及

酚酸类等)等,所用的洗脱剂多为水和含水乙醇或含水甲醇,通常以水为溶剂装柱,将聚酰胺用蒸馏水浸泡 1 小时,不断搅拌,除去气泡,在色谱管中先加入少量蒸馏水,再以玻璃纤维塞住色谱管的底部,并除去玻璃纤维中的气泡,然后将聚酰胺与水的混悬液倒入色谱管中,让其自然沉降,备用。在聚酰胺预处理过程中,杂质的脱除实际上是在色谱柱中进行的,故在上样以前不必重新装柱。如果所要分离的是萜类、皂苷类、甾体类、生物碱类、苯丙素类以及含有酚羟基较少的酚酸类化合物时,通常所用的洗脱剂是极性较小的有机溶剂,装柱所用的溶剂要用柱色谱的起始洗脱剂。值得注意的是,聚酰胺预处理时所用的溶剂是乙醇、酸、碱以及水等溶剂。虽然在预处理过程中色谱柱已装好,但因预处理过程中最后的溶剂是水,此时不能用极性较小的有机溶剂直接更替水溶液,否则会导致分离的失败。正确的做法是先用乙醇替换色谱柱中的水,然后再用中等极性的溶剂如乙酸乙酯等替换乙醇,最后再用装柱所用溶剂替换乙酸乙酯(因为在聚酰胺处理过程中,聚酰胺颗粒内部已充满水或其他溶剂,故再用各类溶剂洗脱更替水或乙酸乙酯等溶剂时,要经过充分的浸泡时间,让聚酰胺颗粒内部的溶剂能充分地被更替掉)。如果所用的装柱溶剂是三氯甲烷或二氯甲烷,因含卤素的溶剂比重较大,会使聚酰胺颗粒漂浮在溶剂上,加入溶剂和聚酰胺颗粒后,应将柱床上端多余的溶剂缓慢放出,并在柱上端放一个直径和色谱柱内径相同的扎有许多小孔的滤纸,再在滤纸片上加一些玻璃小球,以防聚酰胺颗粒漂浮。

(二) 加样

聚酰胺的载样量较大,通常每 100ml 聚酰胺可上 1.5~2.5g 样品。可根据具体情况适当增加或减少,即如果样品较易分离或样品中的成分不太复杂则可以适当增加样品的用量,如果样品较难分离或样品中的成分较复杂则须适当减少样品的用量。具体上样方法,与硅胶、氧化铝等大体相同。如果起始的洗脱剂是含卤素的溶剂如三氯甲烷、二氯甲烷等,即上柱用的溶剂是含卤素的溶剂,则须先将色谱柱上端的溶剂放出,然后才能加样。加样后须在色谱柱的上端加适量的空白聚酰胺、滤纸以及玻璃球等。在关闭色谱柱时,最好将色谱柱顶端多余的含卤素溶剂放出,以免聚酰胺漂浮起来而搅乱色带。

如果是利用聚酰胺柱色谱除去天然药物中的鞣质,加样量则可大大增加。通常可通过观察鞣质在色谱柱上形成橙红色色带的移动情况来确定是否还可继续加入样品,当样品加至橙红色色带移至柱的近底端时,则停止加样。

样品通常使用起始洗脱剂溶解,其浓度通常为 20%~30%。如果样品在起始洗脱剂中不溶解,可用甲醇、乙醇、丙酮、乙醚等易挥发的有机溶剂溶解,拌入聚酰胺颗粒的干粉中,拌匀后将溶剂减压蒸去,然后用洗脱剂浸泡装入柱中。

(三) 洗脱

聚酰胺柱色谱用的洗脱剂分为两类,即氢键吸附色谱用洗脱剂和分配色谱用洗脱剂。当主要为氢键吸附色谱时,常用的洗脱剂是水和不同浓度的乙醇水溶液,先用水洗脱,然后依次用不同浓度的乙醇进行洗脱,乙醇的浓度由低到高,如 10%、20%、30%、50%、70%、95%等。如仍有物质没有被洗脱下来,则可采用 3.5% 的氨水洗脱。当主要为分配色谱时,常用的洗脱剂与硅胶、氧化铝柱色谱大体相同,即均为常用的有机溶剂。值得注意的是,含氯的溶剂对聚酰胺小分子聚合物有一定的溶解力,容易污染样品,应尽量避免使用。一般根据洗脱液的颜色或蒸干后的残留物确定是否更换洗脱剂,当洗脱液的颜色很淡或蒸干后留有的残渣很少时更换下一种溶剂。以适当体积分瓶收集(通常是每一个柱保留体积为一个流分),分别进行薄层检查(最好使用聚酰胺薄膜),相同者合并,以适当溶剂重结晶,即可得到结晶。有时,分瓶浓缩后即可析出结晶。

如用聚酰胺色谱分离芳香硝基类化合物和二硝基苯代氨基酸(DNP-氨基酸)类化合物,因聚酰胺对其吸附力很强,用一般溶剂系统很难洗脱,可用二甲基甲酰胺-乙酸-水-乙醇(5∶10∶30∶20)混合溶液进行洗脱。

(四)聚酰胺色谱的应用

聚酰胺色谱不仅用于黄酮类、酚酸类、蒽醌类等天然药物化学成分的分离,也可用于萜类、皂苷类、甾体类、生物碱类、糖类、氨基酸类及其衍生物、蛋白质类以及合成化合物、农药、染料等各类化合物的分离。尤其是聚酰胺薄膜的应用就更加广泛。聚酰胺薄膜的分离效果和灵敏度远远超过自制的聚酰胺薄板。聚酰胺薄膜即可以为聚酰胺柱色谱寻找较好的分离条件,又可以用来检查柱色谱各流分的成分及样品的纯度。如果将聚酰胺薄膜的色谱条件直接套用到聚酰胺柱色谱中去,则可以获得预期的分离制备结果。

在分离黄酮类和某些酚酸类化合物时,聚酰胺柱色谱是最有效的方法之一。用聚酰胺柱色谱可将天然药物中的黄酮类和非黄酮类、黄酮苷类和黄酮苷元类分开。如果用含水溶剂系统如水和乙醇-水等,非黄酮类水溶性成分及少数黄酮苷类可被水洗脱下来。大多数黄酮苷类可被10%~30%的乙醇水溶液洗脱下来,而苷元则须用50%~95%的乙醇水溶液才可被洗脱下来。一般来说,对于黄酮苷元类用极性较小的溶剂系统洗脱较好,即用分配色谱分离比用氢键吸附色谱分离效果好。

由于聚酰胺对于鞣质的吸附性特别强,特别是对于大分子鞣质的吸附是不可逆的,可利用这一性质用聚酰胺将天然药物粗提取物中的鞣质除去。

聚酰胺柱色谱使用的溶剂系统基本上可分为两大类,即含水溶剂系统和极性较小的有机溶剂系统。含水溶剂系统通常适合于各种苷类、糖类、有机酸类等水溶性成分的分离,以及黄酮苷类与黄酮苷元类、黄酮类与水溶性脂肪族成分如糖类、脂肪族有机酸类等的分离。在含水溶剂系统中增加有机溶剂的比例,可使其洗脱能力增加,被分离成分将尽快从柱中洗脱下来,在聚酰胺薄膜上 R_f 增大。极性较小的溶剂系统适合于萜类、甾体类、黄酮苷元类、酚类、醌类等极性不太大的化合物的分离。在该类溶剂系统中增加极性较大的有机溶剂或增加极性溶剂的比例,可使其洗脱能力增加,被分离成分将尽快从柱中洗脱下来,在聚酰胺薄膜上 R_f 增大。如果被分离的样品中含有酸、碱或能与聚酰胺形成很强吸附的成分时,在聚酰胺薄膜色谱上常常出现"拖尾"现象,在溶剂系统中加入少量的无机或有机酸或碱,则可以解决这一问题,并可使色带集中。

(五)聚酰胺薄膜色谱常用的溶剂系统

需要说明的是,以下列出的溶剂系统仅供在实际工作中的参考,有些溶剂系统可能会适合于多种类型化合物的分离,各种溶剂系统的比例可根据 R_f 值的具体情况作适当的调整,如果 R_f 值较小,则可适当增加溶剂系统的极性或含醇量;反之,则可适当减小溶剂系统的极性或含醇量。

1. 黄酮苷类 甲醇-乙酸-水(90∶5∶5)、甲醇-水(4∶1)、乙醇-水(1∶1)、丙酮-水(1∶1)、异丙醇-水(3∶2)、30%~60% 乙酸、乙酸乙酯-乙醇(6∶4)、三氯甲烷-甲醇(7∶3)、正丁醇-乙醇-水(1∶4∶5)、三氯甲烷-甲醇-丁酮(65∶25∶10)。

2. 黄酮苷元类 三氯甲烷-甲醇(94∶6 或 96∶4)、三氯甲烷-甲醇-丁酮(12∶2∶1)、苯-甲醇-丁酮(90∶6∶4 或 84∶8∶8)、三氯甲烷-甲醇-甲酸(60∶38∶2)、三氯甲烷-甲醇-吡啶(70∶22∶8)、三氯甲烷-甲醇-苯酚(64∶28∶8)。

3. 醌类 10% 乙酸、正己烷 - 苯 - 乙酸(8∶2∶1)、石油醚 - 苯 - 乙酸(10∶10∶5)。

4. 酚类 丙酮 - 水(1∶1)、苯 - 甲醇 - 乙酸(45∶8∶4)、环己烷 - 乙酸(93∶7)、10% 乙酸。

5. 糖类 乙酸乙酯 - 甲醇(8∶1)、正丁醇 - 丙酮 - 水 - 乙酸(6∶2∶1∶1)。

6. 生物碱 环己烷 - 乙酸乙酯 - 正丙醇 - 二甲胺(30∶2.5∶0.9∶0.1)、水 - 乙醇 - 二甲胺(88∶12∶0.1)。

7. 氨基酸衍生物 苯 - 乙酸(8∶2 或 9∶5)、50% 乙酸、甲酸 - 水(1.5∶100 或 1∶1)、乙酸乙酯 - 甲醇 - 乙酸(20∶1∶1)、0.05mol/L 磷酸三钠 - 乙醇(3∶1)、二甲基甲酰胺 - 乙酸 - 水 - 乙醇(5∶10∶30∶20)、三氯甲烷 - 乙酸(8∶2)。

8. 甾体类和萜类 己烷 - 丙酮(4∶1)、三氯甲烷 - 丙酮(4∶1)。

9. 甾体苷类 甲醇 - 水 - 甲酸(60∶35∶5)、乙酸乙酯 - 甲醇 - 水 - 甲酸(50∶20∶25∶5)。

四、聚酰胺柱色谱的操作实例

(一) 染料木素和染料木素 -4′- 葡萄糖苷的分离

取槐角(*Sophora japonica* L.)2kg,用乙醇回流提取 3 次,回收溶剂。提取物用酸水解,放置,析出沉淀物,过滤。沉淀物依次用乙醚、甲醇提取。取甲醇提取物 28g,用甲醇溶解,加入聚酰胺颗粒 60g,拌匀,减压抽干,磨细,备用。取一根内径为 5.3cm,长为 80cm 的玻璃柱,以水为溶剂,按聚酰胺柱色谱装柱法装入聚酰胺,然后将拌有样品的聚酰胺颗粒装入聚酰胺色谱柱柱顶。依次用水、30% 乙醇水溶液、50% 乙醇水溶液洗脱,每种溶剂洗至有很少物质被洗下时更换下一种溶剂。每份 300ml,分部收集,减压回收溶剂,用聚酰胺薄膜检查,相同者合并。在 30% 乙醇水溶液洗脱各流分中,析出白色结晶,该结晶用二甲基甲酰胺重结晶获得染料木素 -4′- 葡萄糖苷结晶(genistein-4′-glucoside,sophoricoside,熔点为 257℃)。在 50% 乙醇水溶液洗脱的前几个流分中析出黄色结晶,过滤,用甲醇 - 水混合溶剂重结晶获得染料木素(genistin,熔点为 294~296℃)。

染料木素 R = H
染料木素 -4′- 葡萄糖苷 R = 葡萄糖基
补骨脂甲素
补骨脂乙素

(二) 补骨脂中黄酮的分离

将补骨脂(*Psoralea corylifolia* L.)的种子磨碎,用苯加热回流提取 3 次。合并提取液,用 5% 碳酸钠水溶液振摇提取 3~4 次,使黄酮类化合物成为钠盐转溶于碱液中。合并提取液,加盐酸酸化,用三氯甲烷提取 3~4 次,浓缩三氯甲烷提取液析出黄色固体。黄色固体经干燥后用少量乙醚溶解(黄酮苷元不溶于水),加入少量聚酰胺,拌匀,挥发除去乙醚,加水浸泡。将拌有样品的聚酰胺加于聚酰胺色谱柱的上端,先用水洗脱,除去杂质。然后用 50%

甲醇水溶液洗脱，洗至洗脱液呈浅黄色时，说明补骨脂甲素已基本洗脱完，且补骨脂乙素已开始洗脱，改用 70% 甲醇水溶液洗脱。浓缩 50% 甲醇水溶液的洗脱液，得到白色针状结晶的补骨脂甲素（熔点为 212℃），浓缩 70% 甲醇水溶液的洗脱液，得到黄色针状结晶的补骨脂乙素（熔点为 165℃）。

第四节　反相硅胶柱色谱

反相色谱法（reverse-phase chromatography, RPC）包含了任何一种使用非极性固定相的色谱学方法。未修饰的氧化硅或氧化铝表面的化学性质是亲水性的，对于极性化合物具有更强的亲和力，因此也叫作"正相"色谱。若采用烷基链共价键合到支持剂表面上，则会倒换洗脱顺序。在反相色谱法中，极性化合物先被洗脱出来，而非极性化合物被保持住，因为它们亲和于反相表面。目前，反相色谱是分离、分析常用的技术手段。如常规开放反相色谱、高效液相色谱一般配置反相色谱柱分离、分析等。

一、色谱用反相硅胶

常用反相硅胶色谱的固定相是将普通硅胶经化学修饰，键合上长度不同的烃基（R）形成亲脂性表面而成，根据烃基长度为乙基、辛基或十八烷基，分别命名为 RP-2、RP-8、RP-18，三者的亲脂性强弱顺序为 RP-18>RP-8>RP-2。一般固定相键合烷基的疏水性随碳链的延长而增加，流动相极性越强，洗脱能力越弱。其中 RP-18 是十八烷基硅烷键合硅胶填料（octadecylsilyl, ODS），这种填料在反相色谱中发挥着极为重要的作用，可完成高效液相色谱 70%~80% 的分析任务，其具有较高的碳含量和更好的疏水性，对各种类型的分子有更强的适应能力，因此在化学分析工作中应用的最为广泛。

二、反相硅胶柱色谱的一般操作

（一）装柱与洗脱

反相硅胶使用前也需要将其浸泡在溶剂中，一般使用水或甲醇除去表面絮状物，按照硅胶柱的湿法装柱操作流程进行装柱，装柱流动相使用起始流动相。样品的加入主要为干法加样，拌样方法可参考正相硅胶色谱干法加样的操作。

反相色谱的固定性极性小于流动相，因此使用的流动相是以水为基础的溶剂，在此基础上加入一定量与水混溶的极性溶剂，常用的是甲醇（MeOH）、乙腈（ACN）和四氢呋喃（THF）。洗脱能力 MeOH 最弱，而 THF 最强。当流动相比例固定，对于单个分析物来说，使用 THF 相比使用其他两种溶剂而言洗脱速度要快得多。但是，如果有多种分析物，那么溶剂洗脱能力强并不代表选择性也会成比例地提高。

反相色谱最常用的流动相及其洗脱能力如下：H_2O<甲醇<乙腈<乙醇<丙醇<异丙醇<四氢呋喃。最常用的流动相组成是 MeOH-H_2O 和 ACN-H_2O，但由于乙腈具有一定的毒性，通常优先考虑 MeOH-H_2O 为流动相。反相色谱中，溶质按其疏水性大小进行分离，极性越大、疏水性越小的溶质越不易与非极性的固定相结合，所以先被洗脱下来。流动相的 pH 对样品溶质的电离状态影响很大，进而影响其疏水性，所以在分离肽类和蛋白质等生物大分子的过程中，经常要加入修饰性的离子对物质，最常用的离子对试剂是三氟乙酸（TFA），使用浓度为 0.1%，使流动相的 pH 为 2~3，这样可以有效地抑制氨基酸上羧基的离解，使其

疏水性增加,延长洗脱时间,提高分辨率和分离效果。完全离子化的溶质,例如强酸或强碱,其在反相键合相上的保留值很低,近于保留时间流出,不能进行分析。根据离子对色谱的原理,将一种与样品离子电荷(A^+)相反的离子(B^-)称为对离子,加到流动相中,使其与样品离子结合生成弱极性的离子对,即中性缔合物,从而增强样品的疏水性,加大保留值,改善分离效果。

流分的收集基本按等梯度收集法收集,由于洗脱液多为水系统,洗脱液需要用旋转蒸发仪减压回收。

(二) 再生

反相硅胶填料也可以重复使用,由于在使用过程中会有一些污染,为增加填料使用寿命,可选择合适的溶剂进行清洗。一般情况下的常规清洗可以使用甲醇或丙酮。长时间柱内正常有机物污染,可用 75% 丙酮 -25% 异丙醇或异丙醇进行清洗。顽固有机污染物污染时可以使用乙酸乙酯或正己烷。使用正己烷或乙酸乙酯前要用异丙醇冲洗柱子保持溶剂相溶。

(三) 反相硅胶柱色谱的应用实例

人参皂苷 Rh_4 的分离:人参叶的乙醇提取物经硅胶色谱分离后,在三氯甲烷 - 甲醇(20∶1)的洗脱条件下得到某流分 150mg,进一步使用 ODS 填料 300mg 拌样,再取 ODS 填料 2g,加水搅拌均匀装柱,待液面降低至填料平面时,加样,用甲醇水系统(甲醇∶水分别为 10∶90、20∶80、30∶70、40∶60、50∶50)进行梯度洗脱,在 40% 洗脱物中得到单体化合物,经鉴定为人参皂苷 Rh_4。

第五节　大孔吸附树脂色谱

大孔吸附树脂亦称大孔网状聚合物吸附剂或大孔网状吸附剂。与离子交换树脂相比,它不仅适合于离子型化合物如生物碱类、有机酸类、氨基酸类等的分离和纯化,而且也适合于非离子型化合物如黄酮类、萜类、苯丙素类、皂苷类等的分离和纯化。从分离机制上来讲,它既有物理吸附,又有半化学吸附(氢键吸附),还兼具有分子筛的作用(即排阻色谱)。近年来,大孔吸附树脂色谱被广泛应用于天然药物有效部位及化学成分的分离和纯化,有些已经应用到工业化生产中去,并取得了良好的效果。

一、大孔吸附树脂

大孔吸附树脂是一种大分子聚合物,与其他吸附剂一样,它之所以能对物质进行吸附是因为它具有多孔性和含有一些能吸附物质的官能团。其孔的结构、孔径、孔体积、孔的面积和含有官能团的性质及官能团数目的多少等是影响大孔吸附树脂性能的关键因素。与其他吸附剂不同的是,大孔吸附树脂的孔的结构及各项指标可在很大的范围内进行调整,其化学结构也有很大的变化余地。因而大孔吸附树脂有很多性能不同的品种和规格,可以满足多种应用领域的要求。

大孔吸附树脂的共同之处是它们都具有多孔性,并具有较大的比表面积,都属于不溶性的大分子聚合物,对酸、碱以及氧化剂等都较稳定,使用后可再生反复使用等。按大孔吸附树脂的化学结构特点和易吸附分离的化学物质的性能,可将大孔吸附树脂分为以下四类。

(1)非极性大孔吸附树脂:通常是指在分子当中电荷分布均匀,在分子水平上不存在正负电荷相对集中的极性基团的树脂。如由二乙烯苯聚合而成的大孔吸附树脂 Amberlite XAD-4（美国）、Amberlite XAD-2、Daion HP-20、ADS-5（中国）等均属于这类树脂。

（2）中极性大孔吸附树脂：在该类树脂中存在酯基（—COOR）一类的极性基团，整个分子具有一定的极性。

（3）极性大孔吸附树脂：在该类树脂中存在一些极性较大的基团，如酰胺基（—CONRR）、亚砜基（—SO）、氰基等基团。

（4）强极性大孔吸附树脂：在该类树脂中存在一些极性很大的基团，如吡啶基（—C_5H_4N）、氨基（NRR）等。一些代表性的大孔吸附树脂的性能见表 2-9。

表 2-9　一些代表性的大孔吸附树脂的性能

商品名	结构	极性	比表面积	孔径 /nm
Amberlite XAD-2	PS	非极性	330	4.0
Amberlite XAD-3	PS	非极性	526	4.4
Amberlite XAD-4	PS	非极性	750	5.0
ADS-5	PS	非极性	550	20~25
ADS-3	PS	非极性	1 000	5~6
Amberlite XAD-6	—COOR	中极性	498	6.3
Amberlite XAD-7	—COOR	中极性	450	8.0
ADS-8	—COOR	中极性	140	25.0
Amberlite XAD-9		极性	250	8.0
Amberlite XAD-10		极性	69	35.2
ADS-16	酰胺	极性	50	
Amberlite XAD-11	氧化氮类	强极性	170	21.0
Amberlite XAD-12	氧化氮类	强极性	25	130
ADS-7	—NRR	强极性	200	

二、影响大孔吸附树脂吸附力的因素

(一) 被分离物极性大小的影响

根据相似吸附原理，非极性大孔吸附树脂易吸附非极性物质，极性大孔吸附树脂易吸附极性物质。在实际分离工作中，既不可让大孔吸附树脂对被分离物质吸附过强，致使被分离物质难以从树脂上被洗脱下来（欲用此方法除杂质者除外）；也不可让大孔吸附树脂对被分离物吸附过弱，使被分离物质无法得到分离。由此可见，对于树脂选择的得当与否将直接影响分离效果。通常树脂的极性和被分离物质的极性既不能相似，也不能相差过大。极性相似会造成吸附力过强致使被吸附物不能被洗脱下来；极性相差过大，会造成树脂对被分离物吸附力太小，无法达到分离的目的。极性大小要根据分子中极性基团（如羟基、羧基等）与非极性基团的数目和大小来综合判断。对于未知化合物，可通过一定的预试验和薄层色谱或纸色谱的色谱行为来判断。在树脂的选用上也要根据被分离化合物分子的整体情况具体分析。例如绞股蓝皂苷是由非极性的三萜皂苷元和极性的糖基组成的,整个皂苷分子显示强极性,在水溶液中皂苷的苷元部分可通过疏水作用与树脂的疏水表面相吸附,其吸附行为类似于酚、胺类化合物对树脂的吸附,因此皂苷类既可以被非极性树脂吸附,也可以被中等极性的树脂吸附。在实际工作中也发现非极性吸附树脂 H-103、X-5,中等极性树脂 ASSI-2,AB-8 等都对绞股蓝皂苷均具有较好的吸附作用。

(二) 被吸附物分子量对吸附力的影响

对于同类型化合物,通常分子量越大,树脂对其吸附力就越强,这与非极性吸附剂活性炭类似。如 D 型和 DA 型树脂对于多糖的吸附作用较单糖和双糖强。

(三) 溶液酸碱性对吸附力的影响

天然药物中的化学成分大多是酸性、碱性或两性的。对于这些化合物,改变溶液的酸碱性,就会改变它们的离解度。离解度不同,化合物的极性就不同,树脂对它们的吸附力也就不同,所以溶液的酸碱性对于分离效果具有很大的影响。通常酸性化合物在酸性溶液中易被树脂吸附,碱性化合物在碱性溶液中易被树脂吸附(有利于降低化合物的极性)。中性化合物虽然在酸性、碱性溶液中均不离解,酸碱性对分子的极性没有大的影响,但最好还是在中性溶液中进行,以免酸碱性对化合物的结构造成破坏。

(四) 氢键对吸附力的影响

在有些大孔吸附树脂中含有能与酚羟基、羧基等基团形成分子内氢键的基团,如酯基、酰胺基等。在使用这些大孔吸附树脂时,被分离物中是否含有能与它们形成分子间氢键的基团以及多少,是影响树脂对它们吸附力的一个重要因素。显然分子中能形成氢键的基团越多,树脂对其吸附力就越强。例如在用含有酯基的大孔吸附树脂 Amberlite XAD-7 分离银杏叶的有效部位时,该树脂对于银杏叶中的黄酮具有很好的吸附力,完全可以使有效部位中的总黄酮含量达到要求(甚至可以大大超过),但对内酯的吸附力就很弱。这是因为在黄酮分子中含有很多酚羟基,而这些酚羟基可以与树脂中的酯基形成分子间氢键,从而大大增加树脂对黄酮的吸附力。

(五) 溶剂对吸附力的影响

溶剂对吸附力的影响主要来自两个方面,一是对被分离物离解度的影响,二是对被分离物溶解度的影响。可以使被分离物离解度增加的溶剂或通过诱导可以使被分离物极性增大的溶剂均可降低树脂对被分离物的吸附力。被分离物在溶剂中的溶解度越大,则树脂对它的吸附力就越弱。如有机酸盐、生物碱盐在水中的溶解度都较大,大孔吸附树脂对它们的吸附力就较弱。对于非极性树脂,洗脱剂的极性越小,其洗脱力就越大。对于中等极性的树脂和极性较大的化合物,常用极性较大的溶剂如水、含水醇、甲醇、乙醇、丙酮等进行洗脱。

(六) 树脂对吸附力的影响

树脂的极性、含有的官能团、孔径、比表面积等均对吸附力有一定的影响。通常比表面积越大,吸附力就越大。孔径越大,越有利于分子向孔内扩散,越有利于吸附。但孔径越大,树脂的机械强度就越差。所以并不是孔径越大越好,要根据具体情况综合考虑。

三、大孔吸附树脂色谱的一般操作

(一) 树脂的预处理

大孔吸附树脂的许多品种是由悬浮聚合法制成的。聚合开始后,生成的高分子链溶解在单体与致孔剂组成的混合体系中,随着大分子链逐渐增大,就会从混合体系中析出。最初析出的是 5~20nm 的微胶核,然后微胶核进一步相互聚集形成 60~500nm 的微球。随着聚合反应的进行,微胶核与微胶核及微球与微球进一步相互聚集。致使致孔剂将最终残留在核与核和微球与微球之间的空隙中,留下的空隙便是大孔吸附树脂中的孔。由于商品吸附树脂在出厂前没有经过彻底清洗,不可避免地会残留一些致孔剂、小分子聚合物、原料单体、分散剂及防腐剂等。所以在使用前必须经过预处理,以除去树脂中含有的杂质。此外,商品吸附树脂都是含水的,在储存过程中有可能会因失水而缩孔,通过合理的预处理方法还可以使树脂的孔得到最大限度的恢复。

树脂的预处理通常是在色谱柱中进行的。先将树脂装至色谱柱高 2/3 处,用水进行反洗,使树脂层松散、展开,将树脂的细微粉末和机械杂质洗去。然后将水放至略高于树脂床的顶部,加入乙醇或丙酮,用乙醇或丙酮慢速洗涤(必要时可用乙醇或丙酮浸泡一段时间),洗至乙醇或丙酮液澄明且蒸干后不留或只有很少残渣为止,最后用水将乙醇或丙酮洗出即可使用。有时因长期存放变干,或对树脂的纯度有更高的要求,则可依次用水、甲醇、甲苯、乙醇、水洗涤,这样不仅能洗出有机杂质,还可洗出线型聚合物,对于变干缩孔的树脂还能使其孔的结构恢复至最佳状态。

(二) 上样与洗脱

大孔吸附树脂通常是以水为溶剂进行装柱,其具体装柱方法与离子交换树脂类似,不再在此重复叙述,如需了解可参考本章离子交换色谱一节。实际上树脂经过预处理或再生后,色谱柱已经装好,无须再装。

将水放至与色谱柱上部柱床水平面相同时,在色谱柱上部加入样品溶液(多数为水溶液),一边从色谱柱下部放出色谱柱中的原有溶剂,一边从色谱柱上部补加样品溶液,此时色谱柱的流速要适当。流速太慢,浪费时间,流速太快,不利于树脂对样品的吸附,易造成谱带的扩散,影响分离效果和上样量。上样量与分离目的和被分离物的性质有关,如果是用于天然药物有效部位的分离及精制,树脂对所需要的成分吸附力较强,且不能被起始洗脱剂所洗脱,可通过显色剂或薄层色谱或纸色谱来确定上样量。即不时对洗脱液进行检查,当所需成分开始被洗脱出柱时,立即停止加样。当需要较精细的分离时,则需要通过实验摸索。

常用的洗脱方法是依次用水、不同浓度的乙醇或甲醇如 10%、20%、30%、50%、70%、95%、丙酮等进行洗脱。回收溶剂,用薄层色谱或纸色谱或其他方法进行检测,相同者合并。一般是当洗脱液蒸干后留有很少残渣时,就可更换下一个洗脱剂。通常洗脱流速越快,载样量就越小,分离效果就越不好。洗脱流速越慢,载样量就越大,分离效果就越好。但流速太慢会延长试验周期、提高成本,故要选择适当的流速。一般选用每小时 1.5 倍床体积的流速较好。

(三) 树脂的再生

大孔吸附树脂与离子交换树脂一样,经再生后可反复使用。通常树脂使用以后,会在树脂表面和内部残留一些杂质,先用乙醇将其洗至无色,再用水将乙醇洗去,即可再用。当树脂反复使用几次后,由于在柱床内部残留的杂质较多和有部分树脂碎裂,可先用水从色谱柱的下部进行反洗,使色谱柱床松散、展开,将树脂的细微粉末和机械杂质洗去。然后用乙醇将色谱柱中的水顶出,并用乙醇浸泡适当时间,再用乙醇将树脂洗至无色,最后用水将乙醇洗去即可。如果树脂颜色较深,可依次用水、稀酸、稀碱、乙醇、丙酮、水等溶剂进行洗涤再生。如果树脂经过多次反复使用,致使色谱柱床挤压过紧或树脂破碎过多,影响流速和分离效果,可将树脂从色谱柱中取出,用水漂洗除去太小的颗粒和悬浮的杂质,然后用乙醇等溶剂浸泡洗去杂质,再重新装柱。

四、大孔吸附树脂的应用

(一) 有机物与无机物的分离

通常大孔吸附树脂对溶液中的有机物选择性好,对无机离子没有任何吸附作用,无机离子的存在不影响树脂对有机物的吸附。将天然药物提取液通过大孔吸附树脂色谱柱,有机物就会被吸附,无机物则随溶液从色谱柱中流出,使二者得到很好的分离。因此可利用这一性质将天然药物提取液中的无机物除去,使天然药物中的重金属和灰分达到要求。也可利用此性质从稀溶液中富集所需物质,例如将维生素 B_{12} 发酵液直接通过树脂柱就可将其提取出来,大大缩短了生产流程,节省了生产成本。

(二) 离子型化合物与非离子型化合物的分离

通常大孔吸附树脂对溶液中的游离性化合物(非离子型化合物)吸附力较强(原因是该类化合物极性较小,且在水中的溶解度较小),对离子性有机物的吸附力较弱。可以利用这一性质对有机酸、生物碱等类化合物进行分离。如有机酸在碱性条件下成盐,不易被树脂吸附,可用碱性水溶液将有机酸洗脱下来。生物碱在碱性溶液中易被树脂吸附,在酸性溶液中不易被吸附,可将生物碱的碱性溶液通过树脂柱,将生物碱吸附在树脂柱上,然后再用酸水溶液进行洗脱,将生物碱的盐洗脱下来。例如喜树碱属于弱碱性生物碱,在中性或碱性条件下易被非极性树脂吸附,在酸性条件下不易被树脂吸附。利用这一性质将喜树果的总生物碱提取物溶于中性水溶液中,通过非极性吸附树脂,然后再用三氯甲烷-甲醇(1:1)溶液或 pH=3 的水溶液进行洗脱,洗脱物经浓缩、干燥,用三氯甲烷-甲醇(1:1)重结晶,可获得纯度在 90% 以上的喜树碱(收率为 3% 左右)。

(三) 与水溶性成分的分离

天然药物中大多数有效成分都可被中等极性以上的大孔吸附树脂所吸附,水溶性成分如单糖、低聚糖、小分子有机酸、氨基酸、肽类、蛋白质、低级醇类、低级胺类等多数情况下不仅是无效成分,而且也不易被普通类吸附树脂所吸附,可利用这一性质将它们分开。如可将天然药物提取物的水溶液通过吸附树脂,将极性较小的成分吸附在树脂上,然后依次用水溶液和低浓度的乙醇(如 10% 乙醇等)洗涤(所用醇的浓度须根据实验的结果来确定),将水溶性较强的无效成分洗脱下来,最后用较高浓度的乙醇或其他溶剂将有效成分洗脱下来,回收溶剂后即可得到有效部位。

(四) 与色素的分离

天然药物尤其是植物地上部分的提取物中常含有许多色素,这些色素不仅影响有效部位的质量,还影响药品的外观,采用一些常规方法将它们除去比较困难,但用大孔吸附树脂有时则可以获得良好的效果。如人参茎叶皂苷、绞股蓝皂苷中色素的除去就是一个很好的例子。大孔吸附树脂 ADS-7 和 S-038 对于皂苷类和色素都有很强的吸附作用,但对色素的吸附力更强。将绞股蓝茎叶或人参茎叶的水提取液通过 S-038 吸附树脂柱,使皂苷和色素都吸附在树脂色谱柱上,然后依次用水和稀醇液洗去水溶性较大的成分,再用 70% 的乙醇水溶液将皂苷洗脱下来,最后用更强的溶剂将色素洗脱下来。70% 乙醇洗脱液回收溶剂后,即可获得纯度很高的白色或微黄色的总皂苷。

喜树碱　　　　　　　　　　　　　　　　　　　咖啡因

(五) 亲和分离(亦称键合分离)

使用特殊的吸附剂,使被分离物质与树脂上的官能团进行键合,从而达到与不被键合的物质分离的目的,此种方法称之为亲和分离。亲和分离是一种选择性很强的分离方法。如含有醛基的树脂能以形成希夫氏碱的方式选择性的吸附伯胺类化合物;含有酚羟基、羰基、酰胺基的树脂可与酯类、伯胺类、仲胺类、酚类等化合物形成氢键,从而使它们与其他化合物分离;含过渡金属盐的树脂可与某些化合物形成配合物,也能产生高选择性的吸附。这些成键的吸附,由于键合力不是很强,仍然可以用有机溶剂洗脱。如在用茶叶制取茶多酚时需要将咖啡因除去。茶多酚中虽含有多个酚羟基,但多为相邻的酚羟基。这样的酚羟基易形成分子内氢键,而不易形成分子间氢键。咖啡因分子中含有氨基和羰基,而且其中一个羰基为双酰胺类羰基,易与酚羟基形成分子间氢键。利用这一性质,将茶叶提取液通过含有酚羟基或磺酸基的聚苯乙烯型大孔吸附树脂,将咖啡因吸附在树脂柱上,可除去茶叶提取液中的咖啡因,制得不含咖啡因的茶多酚。

第六节　凝 胶 色 谱

凝胶色谱法所使用的固定相凝胶具有分子筛的性质,所需设备简单,操作方便。缺点是凝胶的价格昂贵,但因凝胶可以再生,故可反复多次使用。凝胶最早是用作水溶性生物大分子的分离和分子量的测定,随着科学技术的发展,各种各样规格性能和能适合于不同用途的凝胶相继问世,凝胶色谱已不局限于生物大分子的分离和分子量的测定,现已广泛用于生物化学和天然药物化学成分的分离。

凝胶色谱是指混合物随流动相经过固定相(凝胶)时,混合物中的各组分按分子量大小不同而被分离的一种技术,当然现在的凝胶色谱实际上已不仅限于此。固定相是一种不带电荷的具有三维空间多孔网状结构的物质(具有离子交换性质的凝胶衍生物除外),凝胶每个颗粒的细微结构就如一个筛子,小的分子可以进入凝胶网孔,大的分子则被排阻于凝胶颗粒之外,因而具有分子筛的性质,故又称为分子筛过滤(molecular sieve filtration)色谱。因整个色谱过程中一般不更换洗脱溶剂,好像过滤一样,故又可将其称为凝胶过滤(gel filtration)色谱。凝胶色谱还有一些其他名称,如阻滞扩散色谱(restricted diffusion chromatography)、排阻色谱(exclusion chromatography)、凝胶渗透色谱(gel permeation chromatography)等。凝胶色谱最早使用的固定相是葡聚糖凝胶,现在已有各种性能规格的凝胶商品,如聚丙烯酰胺凝胶(商品名 Bio-Gel P)、琼脂糖凝胶(商品名 Sepharose、Bio-Gel A)、具有离子交换和分子筛双重性质的羧甲基交联葡聚糖凝胶(CM-Sephadex)、二乙胺乙基交联葡聚糖凝胶(DEAE-Sephadex)、磺丙基交联葡聚糖凝胶(SP-Sephadex)、苯胺乙基交联葡聚糖凝胶(QAE-Sephadex)、适合于亲脂性化合物分离的羟丙基交联葡聚糖凝胶(Sephadex LH-20)等。

一、凝胶的性质及类型

(一) 葡聚糖凝胶

交联葡聚糖是由一定平均分子量的葡聚糖(α-1,6糖苷键约占95%,其余为分支的α-1,3糖苷键)和交联剂(3-氯-1,2-环氧丙烷)以醚键的形式相互交联形成的三维空间网状结构的大分子物质。其网孔的大小可以通过调节交联剂和葡聚糖的配比及反应条件来控制,交联度越大,网孔结构越紧密,孔隙越小,吸水膨胀就越少;反之,交联度越小,网孔结构越疏松,孔隙越大,吸水膨胀就越大。

葡聚糖凝胶是一种化学性质比较稳定的白色颗粒状物质,不溶于水、弱酸、碱以及有机溶剂。但在强酸中苷键易水解,一般在0.02mol/L盐酸低温下可保持半年,在碱性条件下十分稳定,如Sephadex G-25在0.25mol/L氢氧化钠中,于60℃放置两个月仍不改变其色谱性质,故常用0.5mol/L氢氧化钠(含0.5mol/L氯化钠)来除去残留在凝胶上的变形蛋白质及其他杂质。此外,葡聚糖凝胶在过强的碱性条件下,其羟基易被氧化成酸。对热稳定,湿态凝胶在110℃高压灭菌40分钟,性质不变;干态凝胶可耐受120℃左右。

商品型按凝胶的交联度大小分类,并以吸水量来表示,英文字母G代表葡聚糖凝胶,后面的阿拉伯数字表示凝胶的吸水量再乘以10的值。如G-25的吸水量为2.5ml/g。不同型号凝胶的性能见表2-10。

由表2-10可以看出葡聚糖凝胶对肽类、蛋白质和多糖的分离范围是不一样的,这意味着这两类化合物在溶液中有不同的物理结构。蛋白质为精密的椭圆形结构,而多糖主要是不规则线团的链状结构,其旋转半径可能比相同分子量的蛋白质分子大。同样的情况也出现在核酸中,因为核酸在溶液中有一种类棒状结构,它们的聚集状态与洗脱液的组成,特别是某些金属离子(如镁离子)的浓度有很大关系。

表 2-10   Sephadex 的性质

型号	床体积（干胶）/(ml·g⁻¹)	外水体积（干胶）/(ml·g⁻¹)	内水体积（干胶）/(ml·g⁻¹)	湿密度/(g·ml⁻¹)	分离范围（分子量/Da）		最少溶胀时间/h	
					肽、蛋白质	多糖	室温	沸水浴
G-10	2	0.8	1.0	1.24	<700	<700	3	1
G-15	3	1.1	1.5	1.19	<1 500	<1 500	3	1
G-25	5	2.0	2.5	1.13	1 000~5 000	100~5 000	6	2
G-50	10	4	5	1.07	1 500~30 000	500~10 000	6	2
G-75	13	5	7	1.05	3 000~70 000	1 000~50 000	24	3
G-100	17	6	10	1.04	4 000~150 000	1 000~100 000	48	5
G-150	24	8	15	1.03	5 000~400 000	1 000~150 000	72	5
G-200	30	9	20	1.02	5 000~800 000	1 000~200 000	72	5

（二）聚丙烯酰胺凝胶

聚丙烯酰胺凝胶是一种人工合成的凝胶，其商品名为生物凝胶 P（Bio-Gel P）。它是由丙烯酰胺（称为单体，CH_2＝CH—$CONH_2$）和甲叉双丙烯酰胺（称为交联剂）通过自由基引发聚合反应形成聚丙烯酰胺，然后再经干燥粉碎加压成型处理而成。在聚丙烯酰胺凝胶合成的过程中，单体和交联剂的比例可以任意改变，只要控制单体用量和交联剂的比例就可以得到不同型号的聚丙烯酰胺凝胶。

在聚丙烯酰胺凝胶中常以 T 表示凝胶的浓度（其含义是每 100ml 凝胶溶液中含有的单体和交联剂的总克数），以 C 表示交联度（其含义是交联剂在单体和交联剂总和中所占的百分比）。例如 8×25 的凝胶是每 100ml 溶液中含有 6g 丙烯酰胺和 2g 甲叉双丙烯酰胺。应用于凝胶色谱中的凝胶色谱浓度（T）通常在 5~25 之间，T 在 5 以下的凝胶太软易碎裂，T 在 25 以上的凝胶使小分子蛋白质也几乎不能穿透，交联度（C）在 1~25 之间。

聚丙烯酰胺凝胶与交联葡聚糖凝胶一样也为颗粒状干粉，在溶剂中能自动吸水溶胀成凝胶。但它的稳定性不如交联葡聚糖凝胶，在酸性条件下酰胺键易水解成羧基，使凝胶带有一定的离子交换基团，故一般应在 pH 2~11 之间使用。一些常用的聚丙烯酰胺凝胶的性质列于表 2-11。

表 2-11   Bio-Gel P 的性质

型号	床体积/(ml·g⁻¹)	吸水量/(g·g⁻¹)	分离范围（分子量/Da）	最少溶胀时间/h
Bio-Gel P-2	3.8	1.5	170~2 600	2~4
Bio-Gel P-4	5.8	2.4	600~3 500	2~4
Bio-Gel P-6	8.8	3.7	1 000~5 000	2~4
Bio-Gel P-10	12.4	4.5	2 500~40 000	2~4
Bio-Gel P-30	14.8	5.7	3 000~50 000	10~12
Bio-Gel P-60	19.0	7.2	5 000~65 000	10~12
Bio-Gel P-100	19.0	7.5	5 000~100 000	24
Bio-Gel P-150	24.0	9.2	5 000~200 000	24
Bio-Gel P-200	34.0	14.7	40 000~250 000	48
Bio-Gel P-300	40.0	18.0	50 000~600 000	48

聚丙烯酰胺

(三)琼脂糖凝胶

琼脂是一种来源于几种海藻的天然多糖混合物,主要由两部分组成,一部分是由 β-D- 吡喃半乳糖和 3,6- 脱水 -L- 吡喃半乳糖相间连接而成的链状中性多糖,称之为琼脂糖(agarose);另一部分是在糖上含有磺酸基和羧基的带有负电荷的多糖,称之为琼脂胶(agaropectin)。可以通过在琼脂中加入氯代十六烷吡啶、聚乙烯醇等将琼脂胶沉淀的方法将琼脂糖从琼脂中除去。

生产厂家不同其琼脂糖凝胶的商品名亦不同,目前常用的琼脂糖凝胶有 Sepharose(瑞典);Sagavac(英国);Bio-Gel A(美国);Gelarose(丹麦);Super Ago-Gel(美国)。表 2-12 列出了某些蛋白质在葡聚糖凝胶和琼脂糖凝胶上的分配系数(保留体积减去外水体积的差值与床体积减去外水体积的差值的比值)。

表 2-12　某些蛋白质在葡聚糖凝胶和琼脂糖凝胶上的分配系数

蛋白质	分子量 /Da × 10³	stokes 半径 / cm × 10⁻⁸	Sepharose		Sephadex G-200
			4B	6B	
核糖核酸酶	13.7	19.2	0.86	0.78	0.75
卵清蛋白	45	27.3	0.72	0.62	0.53
铁传递蛋白	71	36.1	0.68	0.53	0.40
葡萄糖氧化酶	186		0.60	0.42	0.27
甲状腺球蛋白	670	82.5	0.45	0.27	0.00
α- 结晶蛋白	1 000		0.38	0.22	0.00

(四)交联葡聚糖 LH-20

交联葡聚糖 LH-20(Sephadex LH-20)实际上是交联葡聚糖凝胶的衍生物,在 Sephadex G-25 的羟基上引入羟丙基就是 Sephadex LH-20。这类凝胶与前文所述的几种凝胶相比具有一定的亲脂性,可用于极性较小的化合物的分离,在多种有机溶剂中能溶胀,如三氯甲烷、丁醇、四氢呋喃、二氧六环等,但在甲苯、乙酸乙酯中溶胀的不多,其溶胀的性质与原凝胶的交联度、羟基的取代程度、溶剂的性质等有关。表 2-13 列出了交联葡聚糖 LH-20 在各种有机溶剂中的性质。通常这种凝胶在 pH 大于 2 的无氧化剂溶液中稳定。

这种凝胶的使用方法与交联葡聚糖凝胶类似。用低级醇为溶剂时,芳香族、杂环化合物在凝胶上有阻滞作用;但用三氯甲烷为溶剂时,这些化合物不受阻滞;而对含羟基和含羧基的化合物有阻滞作用。交联葡聚糖凝胶 LH-20 对极性较小的化合物的分离范围为 100~2 000 和 100~20 000 两种(在三氯甲烷中)。

表 2-13   交联葡聚糖 LH-20 的性质

溶剂	吸溶剂量(干胶)/(ml·g^{-1})	床体积(干胶)/(ml·g^{-1})
二甲基甲酰胺	2.2	4.0~4.5
水	2.1	4.0~4.5
甲醇	1.9	4.0~4.5
乙醇	1.8	3.5~4.5
三氯甲烷(用 1% 乙醇稳定)	1.8	3.5~4.5
三氯甲烷	1.6	3.0~3.5
正丁醇	1.6	3.0~3.5
二氧六环	1.4	3.0~3.5
四氢呋喃	1.4	3.0~3.5
丙酮	0.8	
乙酸乙酯	0.4	
甲苯	0.2	

(五) 离子交换交联葡聚糖

离子交换交联葡聚糖是将离子交换基团连接于交联葡聚糖上制成的各种交换剂,由于交联葡聚糖具有三维空间网状结构,所以离子交换交联葡聚糖既有离子交换的作用,又有分子筛的作用。

离子交换交联葡聚糖具有很高的电荷密度,所以比离子交换纤维素有更大的总交换量,但当洗脱液的 pH 或离子强度变化时,会引起凝胶体积的很大变化,由此而影响到流速,这是它的一个缺点。表 2-14 列出了常的离子交换交联葡聚糖的一些特性。

表 2-14   离子交换交联葡聚糖的性质

商品名	化学名	活性基团	吸附容量 小离子/ (meq·g^{-1})	吸附容量 血红蛋白/ (g·g^{-1})	稳定 pH
CM-Sephadex G-25	羧甲基	CH$_2$COO	4.5±0.5	0.4	6~10
CM-Sephadex G-50	羧甲基	CH$_2$COO		9	
DEAE-Sephadex A-25	二乙基氨基乙基	(CH$_2$)NH$^+$(C$_2$H$_5$)$_2$	3.5±0.5	0.5	9~2
DEAE-Sephadex A-50	二乙基氨基乙基	(CH$_2$)NH$^+$(C$_2$H$_5$)$_2$		5	
QAE-Sephadex A-25	季铵乙基		3.0±0.4	0.3	10~2
QAE-Sephadex A-50	季铵乙基			6	
SE-Sephadex C-25	磺乙基	(CH$_2$)$_2$SO$_3^-$	2.3±0.3	0.2	2~10
SE-Sephadex C-50	磺乙基	(CH$_2$)$_2$SO$_3^-$		3	
SP-Sephadex C-25	磺丙基	(CH$_2$)$_2$SO$_3^-$	2.3±0.3	0.2	2~10
SP-Sephadex C-50	磺丙基	(CH$_2$)$_2$SO$_3^-$		7	
CM-Sepharose CL-6B	羧甲基	CH$_2$COO	13±2	10.0	3~10
DEAE-Sepharose CL-6B	二乙基氨基乙基	(CH$_2$)NH$^+$(C$_2$H$_5$)$_2$	12±2	10.0	3~10

注:季铵乙基为—(CH$_2$)$_2$N$^+$(C$_2$H$_5$)$_2$CH$_2$CHOHCH$_3$。

（六）离子交换纤维素

将离子交换基团连接于纤维素上制成的各种交换剂称为离子交换纤维素。离子交换纤维素具有开放性的长链骨架和较大的表面,大分子物质可以自由进入和迅速扩散,所以对生物大分子的吸附容量比离子交换树脂要大得多。此外,由于离子交换纤维素上所含的离子交换基团较少,排列疏散,所以对大分子的吸附也不太牢固,用较温和的条件就可将其洗脱下来,再加上纤维素的亲水性质,这就使生物大分子在洗脱和吸附过程中不致因变形而失活。

与离子交换树脂一样,根据纤维素骨架上的交换基团不同离子交换纤维素也可以分为阳离子和阴离子两大类,每一类又可分为强、中、弱三小类。根据离子交换纤维素存在的物理状态,还可将其分为纤维型和微粒型两类。微粒型纤维素颗粒细,溶胀性小,能装成紧密而分离效率高的色谱柱,适用于分析,而纤维较长的纤维型适用于制备。

二、凝胶色谱的分离原理

凝胶的种类繁多,其分离原理随凝胶的不同而不同,有的具有离子交换的作用,有的具有形成氢键的作用,大多数凝胶都具有分子筛作用。下面仅就分子筛作用作一介绍。

当被分离物质加到色谱柱中后,被分离物质会随洗脱液的流动而移动。但不同体积的分子移动的速度并不同,体积大的物质(阻滞作用小)沿凝胶颗粒间的空隙随洗脱液移动,流程短,移动速度快,先被洗出色谱柱。体积小的物质(阻滞作用大)可通过凝胶网孔进入凝胶颗粒内部,然后再随洗脱液扩散出来,所以其流程长,移动速度慢,后被洗脱出柱。即分子筛色谱的基本分离原理就是按被分离物质体积(分子量)的大小先后被洗脱出柱,体积大的先出柱,体积小的后出柱。当两种以上不同体积的物质均能进入凝胶颗粒内部时,则由于它们被排阻和扩散的程度不同,在色谱柱内所经过的时间和路程也就不同,所以可以得到分离。

凝胶色谱柱的总床体积(V_t)可分为三部分,即凝胶颗粒之间的液体体积(外水体积,V_o)、凝胶颗粒内所含的液体体积(内水体积,V_i)、凝胶颗粒本身的体积(V_g),则总床体积为外水体积、内水体积和凝胶本身的体积之和。

每个被分离物质在流动相和固定相之间均有一个特定的分配系数(K_d),其在色谱中的洗脱体积(V_e)可由下式计算。

$$V_e = V_o + K_d V_i \qquad\qquad 式(2\text{-}1)$$
$$K_d = (V_e - V_o)/V_i \qquad\qquad 式(2\text{-}2)$$

当 $K_d = 0$ 时,$V_e = V_o$,即被分离物质完全不能进入凝胶颗粒内部,被排阻于凝胶颗粒微孔之外而最先被洗脱下来;当 $K_d = 1$ 时,即 $V_e = V_o + V_i$,则被分离物质完全进入凝胶颗粒内部,在洗脱过程中将会最后流出柱外。通常 $0 < K_d < 1$ 时,说明被分离物质以某种程度向凝胶颗粒内部扩散,K_d 值越大,进入凝胶颗粒内部的程度就越大,洗脱的就越慢。

三、凝胶色谱的一般操作

下面仅以交联葡聚糖类凝胶色谱的一般操作作一简单介绍,有关离子交换剂类凝胶色谱的操作可看有关参考书。

（一）凝胶的选择

交联葡聚糖、交联聚丙烯酰胺和琼脂糖凝胶都是三维空间网状结构的大分子聚合物,其对混合物的分离主要与凝胶颗粒内部微孔的孔径和被分离物质分子量(空间体积)的分布范围有关。通常微孔孔径（ρ）的大小与凝胶物质在凝胶相中的浓度（c）的平方根成反比，与凝胶分子的平均直径（d）成正比，它们之间的近似关系可用下式表示。

$$\rho = 1.5d/\sqrt{c} \qquad\qquad 式（2\text{-}3）$$

凝胶的交联度与凝胶孔径大小有直接的关系，交联度越大，孔径越小，小分子化合物的移动速度就越慢。小分子化合物的分离宜用交联度较高的凝胶，大分子化合物的分离宜用交联度较大的凝胶分离，大分子与小分子的分离宜用交联度较大的凝胶。如对肽类和低分子量物质的脱盐可采用 Sephadex G-10、Sephadex G-15，对分子量再大一些物质的脱盐可采用 Sephadex G-25。

通常如分离分子量相差悬殊的物质时，使用较粗的颗粒如 100~150 目，采用慢速洗脱，即可达到要求。但对于分子量比较接近，洗脱曲线之间易引起重叠的样品，不但要选择合适的凝胶类型、粒度，而且对商品凝胶还要作适当的处理。通常凝胶的粒度越细，分离效果越好，但流速慢，因此要根据实际情况选择合适的粒度和合适的流速。为了使凝胶颗粒均匀，除去影响流速的过细颗粒，可采用自然沉降法（搅拌后静置，倾倒悬浮有过细凝胶颗粒的上清液）或水浮选法除去凝胶的单体、粉末和碎片。

交联葡聚糖和交联聚丙烯酰胺凝胶的商品通常为干燥的颗粒，使用前必须经过充分溶胀（为了加快溶胀，缩短溶胀时间，可在沸水浴上进行）。在装柱前，凝胶的溶胀必须彻底，否则由于凝胶继续溶胀，会逐渐降低流速，影响色谱柱的均一性，甚至会造成色谱柱的胀裂。

（二）装柱

粗分时可选用较短的色谱柱，如果要提高分离效果可适当增加柱的长度，但柱太长会大大降低流速。在色谱柱的下端要装有砂芯滤板（2 号或 3 号），为了减少样品在洗脱离开凝胶后扩散造成拖尾现象，滤板下面的空间要尽量小。为了使柱床装得均匀，要尽量一次装柱。整个凝胶色谱过程最好维持在恒压、恒速状态下进行。

先将色谱柱校正于垂直位置，在柱顶部连接一个长颈漏斗（长约 100cm，直径约为柱径的一半），并在漏斗中安装搅拌器。然后在色谱柱和漏斗中加满水或洗脱剂，在搅拌下缓缓加入凝胶悬浮液，色谱柱出口的流速维持在 5~10ml/min。凝胶颗粒沉积色谱柱底后关紧色谱柱，使其自然沉积 1~2cm 时再打开色谱柱，直到达到所需高度时为止。拆除漏斗，用较小的滤纸片盖住凝胶柱床表面，再用大量的水或洗脱液洗涤过夜。

色谱柱装填得是否均匀对分离效果影响很大，因此在使用前必须检查装柱的质量。最简单的方法是用肉眼观察色谱柱床有没有气泡或纹路，如果在柱的背景上放一根与柱平行的日光灯管则会观察得更为方便。

较精细的检查色谱柱床是否均匀的方法，是用完全被凝胶排阻的标准有色物质来检查，如蓝色葡聚糖（blue dextran 2000）、细胞色素 C 等。常使用蓝色葡聚糖 2000，其平均分子量为两百万。配制其 0.2% 的 0.02mol/L 的氯化钠水溶液，使用的体积为 0.5~1ml/cm² 柱横截面。将此溶液加到色谱柱床的上面后，再用 0.02mol/L 的氯化钠水溶液洗脱。当染料开始移动时，在出口收集洗脱液，直到染料开始流出为止。所收集的溶液即为该色谱柱床的 V_0 值。在此过程中可以从蓝色色带移动的情况判断出色谱床的均匀程度。如果色带狭窄，均匀平整，说明色谱柱床均匀；如果色带出现歪曲，散乱变宽，说明色谱柱床不均匀，必须重新装柱。

（三）上样

由于交联葡聚糖凝胶等的洗脱曲线是分配等温线，样品的浓度与分配等温线无关，所以与其他色谱法相比样品的浓度可以高一些，但也不能太高，浓度太高黏度会相应增加，影响分离效果。具体的加样量与凝胶的吸水量有关,吸水量越大,可加入样品的量就越大。如对于高吸水量的凝胶(如 Sephadex G-200),每毫升总床体积可加 0.3~0.5mg 样品,样品溶液的体积则为总床体积的 0.02 为宜;对于吸水量较低的凝胶(如 Sephadex G-75),每毫升总床体积可加 0.2mg 样品,样品溶液的体积则为总床体积的 0.01 为宜。当为制备性分离时,样品体积可大一些,最多的可用到总床体积的 0.25。样品在上柱前要过滤或离心,如果被分离物质沉淀与温度有关,则必须使样品温度与色谱温度一致。

装好的色谱柱至少要用相当于 3 倍量床体积的洗脱液平衡,待平衡液流至床表面以下 1~2mm 时,关闭出口,用滴管吸取样品溶液,在床表面上约 1cm 高度沿色谱柱柱壁圆周缓缓加入样品溶液,加完后打开出口,使样品完全渗入色谱柱床,再关闭出口,用少量洗脱液将管壁残留的样品洗下,再打开出口,至溶液渗入柱内,再关闭出口。在柱床上面覆以薄层脱脂棉,以保护柱床表面,然后加入洗脱液进行洗脱。

(四) 洗脱

对于水溶性物质的洗脱,常以水或不等离子强度的酸、碱、盐的水溶液或缓冲溶液作为洗脱剂,洗脱剂的 pH 与被分离物质的酸碱性有关。通常在酸性洗脱剂中碱性物质容易洗脱,在碱性洗脱剂中酸性物质容易洗脱。多糖类物质以水溶液洗脱最佳。有时为了增加样品的溶解度,可使用含盐的洗脱剂,在洗脱剂中加入盐类的另一个作用是盐类可以抑制交联葡聚糖和琼脂糖凝胶的吸附性质。对于水溶性较小或水不溶的物质可选用有机溶剂作为洗脱剂。对于阻滞较强的成分,也可使用水与有机溶剂的混合溶剂作为洗脱剂如水 - 甲醇、水 - 乙醇、水 - 丙酮等。芳香类化合物在高交联度的凝胶上有阻滞作用,这种阻滞作用与洗脱剂有关,有些洗脱剂可降低或消除这种阻滞作用。例如用交联葡聚糖 G-25 测定肽的分子量时,以酚 - 乙酸 - 水(1∶1∶1)(重量 / 体积 / 体积)为洗脱剂时,芳香基团的肽就不被阻滞。同样,用氢氧化钠溶液或乙酸 - 吡啶缓冲溶液,以及脲和硫氰化钾等都能消除芳香基的影响。

(五) 收集和检出

凝胶色谱的流速较慢,每份的体积较小,收集的流分较多,最好能与分部收集器相连。如果样品为蛋白质、核苷酸或多肽类,可采用紫外检测器检出,它们的检测波长分别是 280nm、260nm 和 230nm。生物大分子化合物对热敏感,回收溶剂时要在低温下进行,最好采用冷冻干燥的方法。

(六) 凝胶的再生和干燥

凝胶色谱的载体不会与被分离物发生任何作用,因此通常使用过的凝胶不须经过任何处理,只要在色谱柱用完之后,用缓冲液稍加平衡即可进行下一次色谱。但有时往往有一些"污染物"沉积在柱床表面或使柱床表面的凝胶改变颜色,可将此部分的凝胶用刮刀刮去,加一些新溶胀的凝胶再进行平衡;如果整个色谱柱有微量污染,可用 0.8% 氢氧化钠(含 0.5mol/L 氯化钠)溶液处理。如果色谱柱床污染严重,则必须将凝胶再生,重新装柱后方可使用。

色谱柱经多次反复使用后,如发现凝胶色泽改变,流速降低,表面有污染物等情况时,可用下法再生。用 50℃左右的 2% 氢氧化钠和 0.5mol/L 氯化钠的混合液浸泡后,再用水洗净即可。

经常使用的凝胶以湿态保存较好,只要在其中加入适当的抑菌剂就可放置一年,不需要干燥,尤其是琼脂糖,干燥操作比较麻烦,干燥后又不易溶胀,通常多以湿法保存。如须进行干燥时,应先将凝胶按一般再生方法彻底浮选,除去碎片,以大量水洗去杂质,然后用逐步提高乙醇浓度的方法使之脱水皱缩(依次用 70%、90%、95% 乙醇脱水),然后在 60~80℃干燥或用乙醚洗涤干燥。

(七) 凝胶柱的保养

交联葡聚糖和琼脂糖都是多糖类物质,极易染菌,由微生物分泌的酶能水解多糖的苷键,聚丙烯酰胺凝胶虽不是微生物的生长介质,但其溶胀的悬浮液内也常染菌而改变色谱特性。为了抑制微生物的生长,磷酸离子和所有底物必须在凝胶床保存之前完全除去,将色谱柱真空保存或低温保存,但温度不可过低,介质的离子强度要高一些,以防冻结。

防止微生物常用的方法是在凝胶中加入一些抑菌剂,如叠氮钠(0.02%)、三氯丁醇(0.01%~0.02%)、乙基汞硫代水杨酸钠(0.005%~0.01%)、苯基汞代盐(0.001%~0.01%)等。

第七节   离子交换色谱

利用离子交换树脂对各种离子的亲合力不同,使能离子化的化合物得到分离的方法称为离子交换色谱法。离子交换树脂是一种不溶性的球状固体,具有很大的表面积,能吸收大量的水。在离子交换树脂的分子中含有可离解性的酸性基团或碱性基团,这些可离解的基团在水溶液中能离解出本身的离子,并与溶液中的其他阳离子或阴离子交换。这种交换反应是可逆的,并遵守质量作用定律。虽然离子交换反应是可逆反应,但由于是在色谱柱上进行的,当连续不断地添加新的交换溶液时,离子交换反应的平衡就会不断地向正反应方向进行,直到交换完全,所以可以把交换剂上的离子全部洗脱下来。当一定量的溶液通过离子交换树脂时,由于溶液中的离子会不断地被交换到树脂柱上,其浓度会不断地下降,所以溶液中的物质也可以完全被交换到树脂上。根据这一原理,可以将天然药物的提取物通过离子交换树脂将酸性成分或碱性成分或酸碱两性成分交换到树脂上,然后再用适当的溶剂将其洗脱下来,从而达到与其他成分分离的目的。

如果有两种以上的成分被吸附到离子交换树脂上,当用另一种洗脱液进行洗脱时,其洗脱能力与反应平衡常数有关,化合物的结构不同,其反应的平衡常数就有可能不同,从色谱柱上被洗脱的难易程度就不同,故可以利用离子交换树脂色谱使具有不同化学结构的化合物得到分离。

一、离子交换树脂

目前广泛使用的离子交换树脂是合成的,是一大类高分子化合物,按其可交换的离子分为阳离子交换树脂和阴离子交换树脂,按其可交换基团的酸碱性强弱又可分为强酸型、弱酸型阳离子交换树脂和强碱型、弱碱型阴离子交换树脂等。当分子中含有酸性基团,并能交换阳离子的交换树脂称为酸型阳离子交换树脂;当分子中含有碱性基团,并能交换阴离子的交换树脂则称为碱型阴离子交换树脂。

(一) 酸型阳离子交换树脂

这种树脂可以看成是不溶性的有机酸,整个分子由两大部分组成,一部分是高聚物的骨架,另一部分是可解离的酸性基团,如磺酸基(—SO_3H)、羧基(—COOH)和酚羟基等。由于各种酸性基团的离解度不同,其酸性强弱也不同,故可将其分为强酸型和弱酸型阳离子交换树脂。

1. 强酸型阳离子交换树脂   最常用的强酸型阳离子交换树脂是以由苯乙烯和二乙烯

苯为原料聚合而成的苯乙烯聚合体为骨架,然后再在芳环上引入磺酸基的一类大分子化合物。这类树脂称为苯乙烯强酸型树脂,其结构如下。

国产树脂中强酸 1×7(上海树脂厂[#]732)、强酸性[#]1(南开大学树脂厂)和国外产品 Amberlite IR-120、Dowex 50、Lewatit S100、Permutit Q、Wofatit K、Zeo Karb225 等均属于这类树脂。这类树脂一般为褐色,稳定性好,如果使用得当,经过几百次交换,其交换当量也不会有大的改变。对于酸、碱等各类试剂也较稳定,如将其较长时间的浸泡在 5% 氢氧化钠、0.1% 高锰酸钾、过氧化氢水溶液、0.1mol/L 硝酸溶液中也不会改变其性能。不溶于水和一般有机溶剂,耐热性也比其他树脂好,必要时可以在沸水浴上处理。

在苯乙烯强酸型树脂出现以前被广泛使用的是酚磺酸型树脂。国产树脂中的华东强酸阳 42 和国外产品 Amberlite IR-100、Dowex 30、Wofatit KS、Zeo Karb215 等均属于这类树脂。这类树脂是由对羟基苯磺酸和甲醛缩合而成,其基本结构如下。

这种树脂一般为黑色,交换量比苯乙烯型树脂小,在碱性溶液中酚羟基也能进行交换,所以在不同的 pH 溶液中交换的作用不同,但对碱和氧化剂不稳定,故应用的较少。

2. 弱酸型阳离子交换树脂 有芳香族和脂肪族两种,脂肪族的骨架多由甲基丙烯酸和二乙烯基苯聚合而成,芳香族的多由二羟基苯酸和甲醛聚合而成,交换基团是羧基。国产树脂中弱酸 101×128(上海树脂厂[#]724)、弱酸性[#]101(南开大学树脂厂)和国外产品 Amberlite IRC-50、Wofatit C、Zerolit226 等都属于这类树脂。

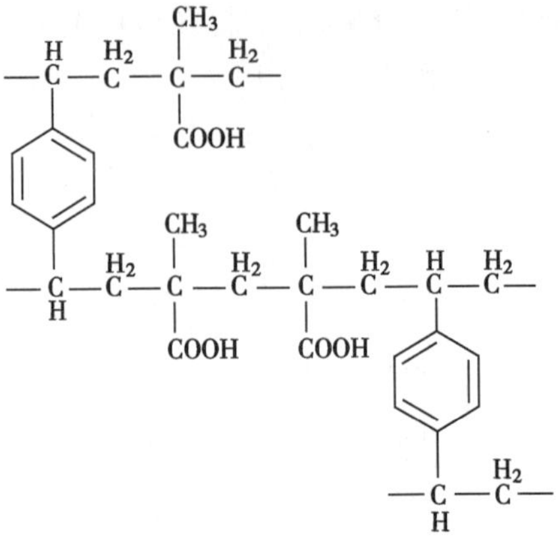

弱酸型阳离子交换树脂

(二) 碱型阴离子交换树脂

1. 强碱型阴离子交换树脂　骨架与苯乙烯强酸型树脂相同,只是交换基团由磺酸基变为季铵基。国产树脂中强碱性[#]201(南开大学树脂厂)、强碱性 201×7(上海树脂厂[#]717)和国外产品 Amberlite XE-98、Amberlite IRA-400、Amberlite IRA-410、Dowex 1、Dowex 2、Lewatit MII、Nalcite SAR、Permutit SI、Permutit SII、Zerolit FF 等都属于这一类树脂。该类树脂对酸、碱和有机溶剂都较稳定,但对浓硝酸不稳定。通常游离型(OH 型)的耐热性比盐型(如氯型)的差,超过 40~45℃就不稳定,故通常商品都为氯型。

2. 弱碱型阴离子交换树脂　弱碱型阴离子交换树脂的交换基团是伯胺基、仲胺基、叔胺基等。国产树脂中弱碱 330(上海树脂厂[#]701)、弱碱 311×2(上海树脂厂[#]704)、华东弱碱阴 321、弱碱[#]301(南开大学树脂厂)、弱碱性[#]330(南开大学树脂厂)和国外产品 Amberlite IR-4B、Dowex 3、Lewatit M、Permutit W、Wofatit M、Wofatit N 等都属于此类树脂。含有叔胺基团的碱性最强,含有伯胺基、仲胺基的碱性较弱。这类树脂黄、橙、黑等颜色都有。

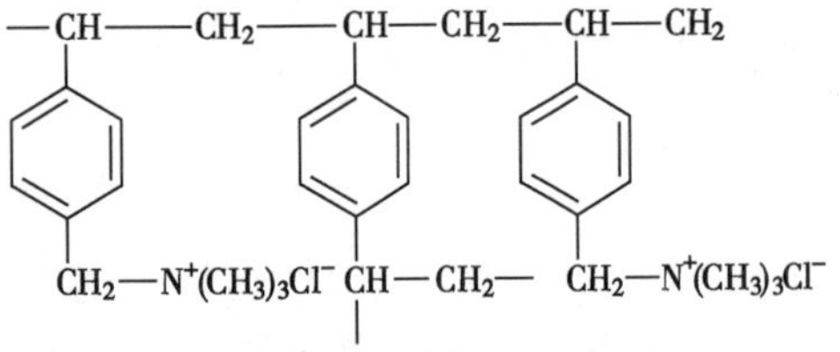

强碱型阴离子交换树脂

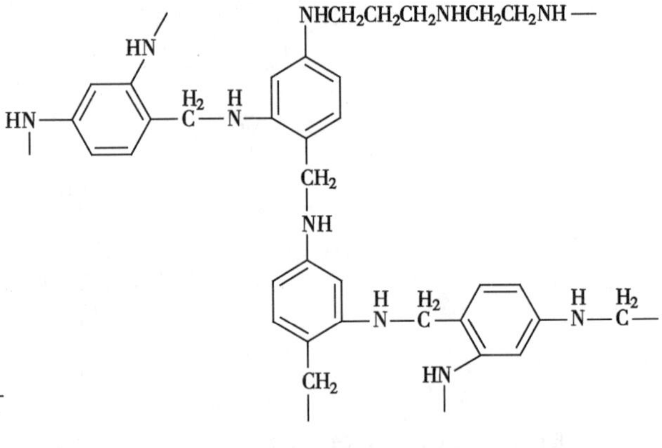

弱碱型阴离子交换树脂

强酸型和强碱型树脂具有盐型较稳定,继续用水洗涤不发生水解反应,由游离型变为盐型或由盐型变为游离型体积变化较小,无论是游离型还是盐型交换反应均可迅速进行等特点。

由于弱酸型或弱碱型树脂的盐型用水继续洗涤时会发生水解反应,所以在把弱酸型或弱碱型树脂的 H 型或 OH 型用氢氧化钠或盐酸转变成钠型或氯型后,用水洗涤时洗涤液不容易变为中性。此外,由于盐型的离解性比游离型大,而所离解的离子又会发生水合反应,故在由游离型转变为盐型时其体积也会显著增加。因此用这样的树脂进行柱色谱时,游离型树脂不要装得太满,所用柱的直径不宜过小,要留有余地。

$$RCOONa+H_2O \longrightarrow RCOOH+NaOH$$

当把盐型的弱酸型树脂转变为游离型时, —COOH 基几乎不解离,所以用稀酸就能很容易的将其转为 H 型。与此相反的是把盐型的强酸型树脂转变为游离型时, —SO_3H 会离解而产生逆反应,需要大量过量的酸。强碱型和弱碱型树脂也有与此同样的性质。

(三) 离子交换树脂的性能

1. 粒度　色谱用离子交换树脂一般为 60~120 目或更细一点较好。颗粒越细,达到交换平衡的速度就越快。但颗粒过细,在色谱过程中流速太慢,需要加压或减压来调节流速。颗粒的细度可根据被分离物质的性质和实际情况来决定。

2. 交联度　合成树脂时使聚合物骨架上下左右交联成网状结构的试剂称为交联剂,如前所述的合成强酸型阳离子交换树脂的二乙烯苯就是交联剂。所谓交联度就是二乙烯苯在苯乙烯和二乙烯苯的混合物中所占的重量百分比。交联度越大的树脂表示二乙烯苯的含量越高,网状结构越密,吸水膨胀越小,树脂越不容易破碎。但交联度过大会造成分子结构中的网眼太小,不利于溶液中的离子进入树脂的内部,降低离子交换平衡的速度,致使离子的交换和洗脱都不容易进行,有时甚至会使大体积的离子不能进入树脂内部。商品树脂的交联度从 1%~16% 都有,在实际工作中需根据被分离成分的性质选择适当交联度的树脂。一般用途阳离子交换树脂以 8% 交联度为宜,阴离子交换树脂以 4% 交联度为宜。在分离大体积离子时如提取生物碱,可选用 2% 交联度的树脂,生物碱在这种树脂中不但交换速度快,而且交换后洗脱下来也比较容易。

3. 交换量　离子交换树脂的交换量与树脂内所含的酸、碱性基团数目的多少有关。通常每 1g 树脂所含基团的毫克当量数称为交换当量,一般树脂的交换当量为 3~6mg 当量 /g。例如强酸 1×7 的交换当量为 4.5mg 当量 /g,即 1g 这种树脂理论上能交换丙氨酸 = $4.5 \times 89.09 = 400.905mg = 0.4g$(丙氨酸的分子量为 89.09Da)。

树脂的实际交换量还与溶液的 pH 和交联度等因素有关。弱酸型或弱碱型树脂的交换量受溶液 pH 的影响很大。交联度越大的树脂,对大体积离子的交换量就越小。如果用阳离子交换树脂,样品可加到理论交换量的 1/2。如果是阴离子交换树脂,则样品只能加到理论交换量的 1/4~1/3。

4. 溶胀　每 1g 干燥的树脂能吸收 50% 左右的水,吸水后树脂的体积增大。当外界溶液的离子浓度增大时,吸水量降低,树脂会发生收缩。弱酸型和弱碱型树脂在转型时体积会发生显著的变化,使用时需要注意。

(四) 影响离子交换的因素

1. 溶液的 pH　实际上离子交换树脂就像一个高分子的不溶性酸或碱,所以溶液的 pH 对离子交换具有很大的影响。由于同离子效应,当溶液中的氢离子浓度显著增大时,必然会抑制阳离子交换树脂中酸性基团的解离,所以此时离子交换反应就会大大降低,甚至不能进行。一般强酸型阳离子交换树脂交换液的 pH 不应小于 2,弱酸型树脂交换液的 pH 应在 6 以上。同样在阴离子交换树脂中,当溶液的 pH 增大时,也会发生同样的情况,所以强碱型阴离子交换树脂交换液的 pH 应在 12 以下,弱碱型的则应在 7 以下。

2. 被交换物质在溶液中的浓度　由于离子交换操作通常是在水溶液或含有水的极性

溶液中进行,有利于被分离交换化合物的离解和交换。低浓度时离子交换树脂对被分离物质交换的选择性较大,高浓度时不仅被分离物质的离解度会降低,而且也会影响到离子交换树脂对被分离物交换的选择性和交换顺序。如果浓度过高,亦会引起离子交换树脂表面及内部交联网孔的收缩,影响离子进入网孔。所以,在进行离子交换色谱时,所用的溶液浓度应较稀,这样有利于被分离物质的提取分离。

3. 被交换的离子　离子交换树脂对于被分离物质的交换能力主要与被分离物质的离解度、溶液的酸碱性(实际上也是被分离物质和离子交换树脂的离解度的影响)、离解离子的半径和离解离子的电荷等有关。离解度越大,酸碱性越强,越容易被离子交换树脂交换,但洗脱起来也越难。离解离子的化合价越高,电荷越大,离子交换树脂对它的交换力越强,就越易被吸附在树脂上。对于碱金属、碱土金属及稀土元素,其交换能力还与它们的原子序数有关。碱金属和碱土金属的原子序数越大,则越有利于交换;稀土元素则与此正好相反,原子序数越小越有利于交换。

4. 温度的影响　低浓度时温度对离子交换树脂的交换性能影响不大。但当浓度在 0.1 当量以上时,温度升高会使水合倾向大的离子的交换能力增强,同时亦会增加离子的活性系数,影响弱酸、弱碱离子交换树脂的交换率。通常温度升高,离子交换速度加快,在洗脱时亦可提高洗脱能力。但对于不耐热的离子交换树脂应注意提高温度的条件,以免破坏离子交换树脂。

5. 溶剂的影响　因为溶剂的极性对被分离物的离解度有影响,故在水溶液或含水的极性溶剂中离子交换都可进行。但在极性小的溶剂中不仅难以进行交换或不进行交换,而且还会使选择性减少或消失。

6. 其他影响因素　树脂的交联度越大,结构中的网眼就越小,大离子就越不容易进入,反之亦然,故交联度的大小可以增加离子交换树脂对被分离物质的选择性。树脂颗粒的大小也会影响交换速率,颗粒越小,表面积就越大,就越有利于树脂与溶液中的离子接触,从而增加交换速度。此外,因为强酸型、强碱型离子交换树脂交换基团的离解能力强,故它们容易与溶液中的离子交换。

二、离子交换色谱的一般操作

因为在色谱柱中被分离物会随流而下相继与新树脂接触,不会产生逆交换。如果有两种以上的离子时,还可以利用离子交换能力的差异把各成分分别洗脱,从而达到分离的目的,所以离子交换色谱一般都在柱中进行。

在进行离子交换色谱之前,首先要对不同规格的树脂性能,如交换量的大小、颗粒的大小、耐热性、酸碱度等有一个了解,然后根据实验的具体要求选择合适规格的树脂,并进行预处理。

(一) 离子交换树脂的预选

普通的树脂颗粒都较大,其粒度大都在 20~35 目(0.83~0.42mm),亦有 50 目的。作为天然药物成分的粗提和初步分离可以,但作为离子交换树脂色谱用颗粒仍显过粗。离子交换色谱一般需要更细一些的树脂,所以需要将它干燥、粉碎、过筛或利用浮选法进行选择。

1. 离子交换树脂的干燥　树脂的规格不同、种类不同,其耐热性也不同,因此在干燥时,要注意不要超过所选树脂的临界温度。

通常盐型的树脂耐热性比游离型强,阳离子交换树脂的耐热性较阴离子交换树脂强。

具体的临界温度可参考本书的附录和相关参考书。所用的干燥方法通常是在烘箱中控制一定温度进行干燥,也有将其置于真空干燥器中用五氧化二磷、氯化钙或浓硫酸等干燥机进行脱水干燥的。

2. 粉碎和过筛　取少量干燥的树脂置于球磨机(或研钵)中,粉碎后放入标准筛中过筛。如果树脂放的过多,粉碎效果较差,且粉碎时也容易飞散。在粉碎过程中不宜一次将其粉碎到需要的粒度后再过筛。如果一次粉碎到所需的粒度,往往会产生许多比所需的粒度更细的泥状粉末,损失较大。应该适当粉碎后就过筛,把留下来的粗颗粒再进行粉碎,这样反复操作可以避免产生大量的微粉末,减少损失。

(二) 离子交换树脂的预处理

通常新树脂中都含有合成时混入的小分子有机物及铁、钙等杂质,而且也多以比较稳定的但不适合于作离子交换色谱的钠型或氯型存在。所以在进行离子交换以前都要进行预处理,一是通过预处理除去杂质,二是将钠型或氯型转为 H 型或 OH 型。首先用蒸馏水将新树脂浸泡 1~2 天,充分溶胀后,将其装在色谱管中按下法处理。

1. 强酸型阳离子交换树脂的预处理　这类新树脂通常是钠型。先用树脂体积 20 倍量的 7%~10% 的盐酸以每分钟每平方厘米(色谱柱横截面积)1ml 的流速进行交换,树脂转为 H 型后,用水洗至洗脱液呈中性。然后再用树脂体积 10 倍量的 4% 的氢氧化钠(或食盐)进行交换,转为钠型后,用水洗至洗脱液中不含钠离子(灼烧时无黄色火焰出现)。再重复一次上述操作(钠型转为 H 型,H 型再转为钠型,反复操作的目的一是除去树脂中的杂质,二是活化树脂,使其容易进行交换)。最后以树脂体积 10 倍量的 4% 的盐酸将其转为 H 型,并用蒸馏水将其洗至流出液呈中性。

2. 强碱型阴离子交换树脂的预处理　这类新树脂通常是氯型。先用树脂体积 20 倍量的 4% 氢氧化钠水溶液将其转变成 OH 型,并用树脂体积 10 倍量的水进行洗涤。然后再用 10 倍量的 4% 盐酸将其转变为氯型,并用蒸馏水将其洗至流出液呈中性。再重复一次上述操作(氯型转为 OH 型,OH 型再转为氯型),最后再用 10 倍量的 4% 氢氧化钠将其转呈 OH 型。因 OH 型树脂在放置过程中易吸收空气中的二氧化碳,故保存时要注意。多数是临用时才将其由氯型转变成 OH 型。

3. 弱酸型阳离子交换树脂的预处理　这类新树脂通常也是钠型。先用树脂体积 10 倍量 4% 的盐酸将其转为 H 型,并用水洗至洗脱液呈中性。然后再用树脂体积 10 倍量的 4% 的氢氧化钠将其转为钠型(此时体积膨胀),并用树脂体积 10 倍量的水洗涤(注意此时流出液仍然呈弱碱性)。再重复一次上述操作(钠型转为 H 型,H 型再转为钠型)。最后以树脂体积 10 倍量的 4% 的盐酸将其转为 H 型,并用蒸馏水将其洗至流出液呈中性。

4. 弱碱型阴离子交换树脂的预处理　这类新树脂通常是氯型。预处理方法与强碱型阴离子交换树脂基本相同,只是转变为氯型后,用蒸馏水洗涤时由于水解的原因不容易被洗至中性,通常用树脂体积 10 倍量的水洗涤即可。

(三) 装柱

将离子交换树脂置于烧杯中,加水后充分搅拌,赶尽气泡。放置几分钟待大部分树脂沉降后,倾去上面的泥状微粒。反复上述操作直到上层液透明为止。因为粒度小的树脂较难沉降,故搅拌后放置的时间要较长一些,如急于将上清液倒掉,往往损失较大。

在色谱柱的底部放一些玻璃丝(玻璃丝一般含有少量水溶性的碱,所以在使用前要用水煮沸,并反复洗涤直到洗涤液呈中性后才可使用),厚度 1~2cm 即可,用玻璃棒将其压平。在上述准备好的树脂中加入少量的水,搅拌后倒入保持垂直的色谱柱中,使树脂沉降,让水流出。如果把粒度大小范围较大的树脂和多量的水搅拌后分几次倒入,则色谱柱上下部的树脂粒度往往会不一致,影响分离效果,故最好一次性将树脂倒入。此外,在装柱过程中不要让气泡进入色谱柱。如有气泡进入,样品溶液与树脂的接触就不均匀,同样影响分离效果。最后在色谱柱的顶部加一层干净的玻璃丝,以免加液时把树脂冲散。

(四) 样品的交换

将适当浓度的待分离(交换)的样品配成适当浓度的水溶液,以适当的流速通过离子交换树脂柱。亦可将样品溶液反复通过离子交换色谱柱,直到被分离的成分全部被交换到树脂上为止(可用显色反应进行检查)。然后用蒸馏水洗涤,除去附在树脂柱上的杂质。

(五) 样品的洗脱

当溶液通过离子交换树脂柱时,亲和力强的离子先被交换而被吸附在色谱柱的上部,亲和力弱的离子后被交换而被吸附在色谱柱的下部,不被交换的物质通过树脂而从柱中流出。当用一种洗脱剂进行洗脱时,则亲合力弱的(被交换在色谱柱下部的离子)离子先被洗脱下来。常用的洗脱剂有强酸、强碱、盐类、不同 pH 的缓冲溶液、有机溶剂等。既可以是单一浓度的,也可以是由低浓度到高浓度依次进行洗脱。

对于总碱性物质,如生物碱的精制,可先用氢氧化钠、氨水等碱液进行碱化,使生物碱变为游离型,再用有机溶剂回流提取树脂或从色谱中直接进行洗脱。对于总酸性物质如有机酸的精制,则可用酸先进行酸化,使有机酸变为游离型,再用有机溶剂进行洗脱。

(六) 离子交换树脂的再生

离子交换树脂是一类可反复使用的大分子吸附剂。使用过的树脂,如果还要继续交换同一个样品,把盐型转换为游离型即可继续使用。如果要改为交换其他样品,就需要用预处理的方法进行再生,再继续使用。如果一段时间不用,可加水后将其保存在广口瓶中。

若遇耐热性的离子交换树脂,则可在加温条件下处理,市售商品往往是湿的,如果是干燥状态的树脂,不要马上加热,这样易引起龟裂,影响物理性能。为了避免此现象,可先加饱和氯化钠的水溶液,待湿润后再加水,然后按前法处理或再生。

三、离子交换色谱的应用

离子交换色谱在天然药物生物活性成分研究中主要是用于氨基酸类、肽类、生物碱类、有机酸类以及酚类等化合物的分离精制。如可将天然药物的水提取液依次通过阳离子交换树脂和阴离子交换树脂,再分别洗脱,即可获得碱性(阳离子交换树脂的洗脱物)、酸性(阴离子交换树脂的洗脱物)和中性(阳离子树脂和阴离子树脂均不吸附的物质)三部分提取物。也可将天然药物的酸水提取液直接通过阳离子交换树脂,然后碱化,用有机溶剂洗脱,获得总生物碱或总碱性物。还可以将天然药物的碱水提取物直接通过阴离子交换树脂,然后酸化,用有机溶剂洗脱,获得总有机酸或总酸性物。此外离子交换色谱对于氨基酸的分离是一个很有效的方法,通常可用不同 pH 的缓冲溶液梯度洗脱,从而达到分离的目的,氨基酸自动分析仪就是根据离子交换色谱法设计的。

黄精属植物中氨基酸的分离:取黄精属(*Polygonatum*)植物的新鲜根 4kg,用水提取,将水提取液浓缩至 1 000ml,过滤,滤液通过 Zeo Karb 215 强酸型阳离子交换树脂(H 型)。用 3 000ml 水洗涤离子交换树脂,用 1 200ml 0.5mol/L 氨水进行洗脱。用茚三酮试剂检测,合并含有氨基酸的洗脱液,将其浓缩至 1 000ml,调其 pH 至 5。将此溶液再次通过 Zeo Karb 215

强酸型阳离子交换树脂(H 型),然后依次用 1 500ml 水、0.5mol/L 氨水洗脱,用茚三酮试剂检测,氨基酸开始出柱后进行分部收集,每份 2ml。以纸色谱进行检查,相同者合并,在 1~30 份中获得天冬氨酸,31~459 份中获得吡咯 -2- 羧酸,460~505 份中获得丝氨酸和苏氨酸,506~534 份中获得高丝氨酸,615~667 份中获得天冬酰胺、γ- 氨基丁酸,668~750 份中获得赖氨酸和精氨酸。

$$HOOC-\underset{\underset{H_2}{|}}{C}-\underset{\underset{H}{|}}{\overset{\overset{NH_2}{|}}{C}}-COOH$$

天冬氨酸

$$HO-\underset{\underset{H_2}{|}}{C}-\underset{\underset{H}{|}}{\overset{\overset{NH_2}{|}}{C}}-COOH$$

丝氨酸

$$H_3C-\underset{\underset{OH}{|}}{\overset{\overset{H}{|}}{C}}-\underset{\underset{H}{|}}{\overset{\overset{NH_2}{|}}{C}}-COOH$$

苏氨酸

$$HOH_2C-\underset{\underset{H_2}{|}}{C}-\underset{\underset{H}{|}}{\overset{\overset{NH_2}{|}}{C}}-COOH$$

高丝氨酸

$$H_2N-\overset{\overset{O}{\|}}{C}-\underset{\underset{H_2}{|}}{C}-\underset{\underset{H}{|}}{\overset{\overset{NH_2}{|}}{C}}-COOH$$

天冬酰胺

$$H_2N-C-C-C-COOH$$

γ- 氨基丁酸

$$H_2N-(CH_2)_4-CH-COOH$$

赖氨酸

$$H_2N-\overset{\overset{NH}{\|}}{C}-\underset{\underset{H}{|}}{N}-(CH_2)_3-\overset{\overset{NH_2}{|}}{CH}-COOH$$

精氨酸

吡咯-2-羧酸

第八节　活性炭柱色谱

活性炭属于非极性吸附剂,主要用于色素的脱除和水溶性成分如氨基酸、糖类及某些水溶性较大的苷类的分离,它是分离水溶性成分的主要方法之一。活性炭柱色谱的特点是原料来源较易、价格便宜、载样量较大、分离效果较好,适合于大量制备分离。但是由于活性炭的生产原料不同、制备方法及规格各异,其吸附力不像硅胶、氧化铝那样易于控制。到目前为止,尚无测定其吸附力级别的理想方法,限制了活性炭柱色谱的广泛应用。

一、活性炭的来源及制备

活性炭按其来源通常分为植物炭、动物炭和矿物炭三种,系分别采用木屑或植物性纤维、动物的骨头、煤屑等经高温炭化而成。目前常用的药用活性炭及色谱用活性炭系多以木屑作原料,加氯化锌在 700~800℃经高温炭化、活化,并经适当方法处理除去杂质而成。由于在植物体内含有各种金属离子及在生产过程中加入了氯化锌,虽在出厂前经过了适当处理,但也难免含有微量金属离子,用时应注意。用于色谱的活性炭大致有以下三类。

(一) 粉末状活性炭

一般采用药用或化学纯活性炭。这类活性炭颗粒极细,呈粉末状,其总表面积特别大,吸附力很强,吸附量也很大,是活性炭中吸附力最强的一类。但是由于颗粒太细,在色谱过程中流速太慢,需要加压或减压操作,手续较繁,加之对各类成分的吸附选择性也较差,故在色谱中较少使用。

药用或化学纯活性炭在出厂前都经过杂质处理和金属限量的检查,可直接供色谱使用。

工业用活性炭在出厂前未经过杂质处理,往往含有金属离子,影响分离效果,故在使用前必须处理,其处理方法两种,具体方法如下。

1. 盐酸法 取工业用活性炭,加 7%~10% 盐酸(因工业用活性炭中的主要杂质是铁,盐酸可与铁反应生成氯化铁,故可用盐酸处理),置水浴上在间歇搅拌下加热 30 分钟,减压滤干。如此以盐酸反复处理 3 次,最后以热蒸馏水洗至 pH 5~6,滤干,置烘箱中在 105℃ 干燥 8 小时,装瓶密塞,备用。

2. 乙酸法 将工业用活性炭置于锥形瓶中,用 20% 乙酸水溶液煮沸 5~10 分钟,减压蒸干(可除去活性炭中的含氮杂质及部分金属离子)。如此反复处理 2~3 次,在以热蒸馏水洗至 pH 5~6,滤干。将上述处理的活性炭悬浮于水中,加入氰化钾(预防重金属离子的催化作用),氰化钾与活性炭的用量比为 5∶10 000,即每 1kg 活性炭需加氰化钾 500mg,直火加热,在 60℃ 保持 10 分钟,趁热过滤,以热蒸馏水洗至 pH 6~7,在烘箱中于 100℃ 干燥至恒重,置于瓶中密塞备用。

(二) 颗粒状活性炭

颗粒状活性炭的颗粒比粉末状活性炭要大,其总表面积相应要小,吸附力和吸附量也较次于粉末状活性炭。但对天然药物成分的吸附选择性比较高,在色谱过程中流速易于控制,无须加压或减压等操作,基本上克服了粉末状活性炭的缺点。

(三) 锦纶 - 活性炭

这种活性炭是以锦纶为黏合剂,将粉末状活性炭制成颗粒,其总表面积较颗粒状活性炭要大,较粉末状活性炭要小。加入的锦纶不仅起到一种黏合剂的作用,它也是一种脱活性剂。因此,它的吸附力比前两类的活性炭都要弱,但对成分的吸附选择性较高,流速易于控制,操作简便。该类活性炭适用于分离前两种活性炭吸附力太强而不易洗脱的化合物,用其分离酸性氨基酸和碱性氨基酸,可获得很好的效果。

锦纶 - 活性炭的制备方法:取废锦纶(聚己内酰胺,又称尼龙 6)丝或工业锦纶聚合体,置于搪瓷桶内(桶应无破损),加 10 倍量的工业用冰醋酸,于通风橱内直火加热至 90℃(当心燃烧),不断搅拌,使锦纶全部溶解。在搅拌下加入药用活性炭或化学纯活性炭(与锦纶用量之比为 1∶1),搅拌后任其自然冷却,并间歇的加以搅拌,使锦纶均匀地析出在活性炭上。室温放置过夜,减压过滤。滤液回收乙酸,滤渣用大量自来水洗至 pH 4~5,再用蒸馏水洗至中性,吸干。于 100℃ 干燥至适当程度,通过纱窗用的塑料网,制成颗粒。再置烘箱中于 100℃ 烘干成型,将此颗粒加水浸泡,搅拌除去气泡,装入玻璃柱中,用蒸馏水洗至中性。倒出,减压滤干,于 100℃ 干燥,过筛(通过窗用塑料网)备用。

二、活性炭吸附力与结构的关系

活性炭为多孔性无定形粉末,具有结晶的性质。经 X- 衍射分析,活性炭的结构是由碳原子相互以共价键结合成六角形(表层除外),并以两层或多层堆叠成平板状,和石墨的晶格差不多,只不过石墨的板块结合得比较紧密些。

活性炭对气体或某些溶液的溶质有吸附作用,有的被吸附在炭的表面,有的被吸附在炭的结构内部。其吸附力的大小与活性炭的总表面积有关,碳的颗粒越细,总表面积越大,吸附力越强,反之亦然。同一细度的活性炭,其吸附力的强弱与被吸附物质的结构有关。一般来讲,凡是具有共轭双键结构的化合物,活性炭都易吸附,共轭双键越多,活性炭对其吸附力就越大。这主要是因为活性炭具有以共价键相互结合而成的六角形结构(具有芳环的大 π

键结构性质),易与共轭双键发生相互作用。一些色素类物质,大多数具有共轭结构,容易被吸附在炭上,在重结晶过程中加活性炭脱色以除去杂质,就是这个道理。对同一骨架类化合物或同一类型化合物,引入胺基、羟基、羧基等极性基团,往往会增加活性炭对它的吸附力。活性炭对物质的吸附力还与所用溶剂有关。通常在水中吸附力最强,乙醇和丙酮次之,在其他溶剂中较弱。故加活性炭脱色时,在水溶液中效果最好,在乙醇和丙酮中次之,在其他有机溶剂中几乎无脱色能力。

活性炭对溶液中溶质的吸附力大小,还须考虑溶质与溶剂的相互作用情况,即溶剂对溶质的溶解度的大小。活性炭色谱常在水溶液中进行,被吸附物在水中溶解度有时对吸附力或吸附稳定性可起到关键作用。例如,活性炭对碘的吸附力,因碘在水中的溶解度最小,故在水中活性炭对其吸附力最大。又如活性炭对反式丁二烯酸的吸附力大于顺式丁二烯酸,其原因就是反式丁二烯酸在水中的溶解度比顺式丁二烯酸小。

综上所述,可将活性炭的吸附力与结构的关系归纳如下。

1. 极性基团数目 对极性基团(如胺基、羧基、羟基等)多的化合物的吸附力大于极性基团少的化合物。如活性炭对酸性氨基酸和碱性氨基酸的吸附力大于中性氨基酸。其原因就是酸性氨基酸中的羧基比中性氨基酸多,碱性氨基酸中的氨基或其他碱性基团比中性氨基酸多。因而,可借此性质将酸性氨基酸或碱性氨基酸与中性氨基酸分开。又如,因羟基脯氨酸比脯氨酸多一个羟基,故活性炭对羟基脯氨酸的吸附力大于脯氨酸。

2. 共轭体系 当极性基团相同时,对芳香族化合物的吸附力大于脂肪族化合物。因而当芳香族氨基酸和脂肪族氨基酸的氨基和羧基数目相同时,可借助活性炭色谱的方法将它们分开。也可将某些水溶性芳香族化合物与脂肪族化合物分开。

3. 分子量 对分子量大的化合物的吸附力大于分子量小的化合物。例如,活性炭对肽的吸附力大于氨基酸,对多糖的吸附力大于单糖。因此可利用活性炭分离氨基酸与肽、单糖与多糖。氨基酸、单糖先被洗脱下来,肽、多糖后被洗脱下来。

三、活性炭的选择

在三类活性炭中,粉末状活性炭的吸附力最强,颗粒状活性炭次之,锦纶 - 活性炭最弱。这三类不同规格的活性炭,类似于活性不同的一级、二级和三级品。在色谱分离时,可根据所分离物质的特点,选择适当吸附力活性的活性炭,所选择活性炭的吸附力正确与否是分离能否成功的关键。当欲分离的物质不易被活性炭吸附时,则要选择吸附力强的活性炭。当欲分离的物质很易被活性炭吸附时,则要选择吸附力弱的活性炭。在首次分离某种样品时,通常首先选用第二种活性炭。当发现该类活性炭对欲分离的物质因不能很好地吸附从而导致分离失败时,可改用第一种活性炭。当发现该类活性炭对欲分离的物质因吸附力过强而不能洗脱,或因很难洗脱而造成洗脱溶剂太多、流分不集中时,则可改用第三种活性炭。

有时可采用三种活性炭联合应用的方法以达到使较复杂的天然药物成分分离的目的。例如,首先将欲分离的样品通过第三种活性炭柱,对活性炭附着力最强的成分吸附在该柱上。不被吸附的物质再通过第二种活性炭,附着力较弱的物质被吸附在第二根柱上,不被吸附的物质最后再通过第一种活性炭。这样依次通过三根柱,在三根柱上被吸附的物质分别用适当的洗脱剂洗脱,就可能使极复杂的天然药物成分分别得到较好的分离。

因粉末状活性炭的颗粒极细,操作不便,故在实际应用过程中,一般尽量不用第一种活性炭。另一个重要原因是粉末状活性炭的吸附力太强,有许多物质吸附在上面极难洗脱,通常要将吸附剂脱活后使用。

四、活性炭柱色谱的一般操作

(一) 活性炭的预处理

活性炭是一种强吸附剂,对气体的吸附力和吸附量都很大。当气体分子占据活性炭吸附表面时,活性炭的吸附力就会降低,造成所谓的活性炭的"中毒"。如果活性炭上吸附有氧气,有时还会使被吸附的物质发生氧化反应。故在使用活性炭之前,必须除去被吸附的大部分气体。通常除去活性炭中的气体有两种方法,一种方法是用麻黄碱或硫化氢的饱和水溶液处理,但这种处理方法过于繁杂,而且通过这些处理也可引起另外一些副反应,故不太常用。另一种方法是加热烘干,可将吸附的绝大多数气体除去。一般是使用前在150℃加热干燥4~5小时即可。因锦纶温度高会变形,故锦纶 - 活性炭在使用前于100℃加热干燥4~5小时即可。

活性炭对某些物质有不可逆的吸附作用,致使某些物质吸附在上面无法洗脱。故在分离易被活性炭吸附的物质时,必须先对活性炭脱活。活性炭脱活常用的试剂是长链脂肪族化合物,如硬脂酸、油酸、十一烷酸、十八烷、十八烷胺等,其中最常用的是硬脂酸。具体方法如下:取活性炭置入适当的容器内,用1.5%的硬脂酸乙醇溶液浸没,搅拌1小时后,在搅拌下用9倍量的蒸馏水稀释,减压滤干,用蒸馏水洗三次,滤干后空气干燥或真空干燥,备用。

(二) 装柱

因活性炭在水中的吸附力最强,故通常是在水中装柱。先将活性炭用蒸馏水浸泡1小时,不断搅拌,除去活性炭中的气泡。在色谱管中先加入少量蒸馏水,以玻璃纤维塞住色谱管的底部,并除去玻璃纤维中的气泡,然后将除去气泡的活性炭倒入色谱管中,让其自然沉降,装至所需体积,备用。

粉末状活性炭因流速太慢,须与硅藻土(1∶1)混合后,再用蒸馏水调成糊状装柱。待样品上柱后,为解决流速太慢问题,须在色谱管顶端连一个有自动控制的加压泵或在色谱管下端连一个减压泵,以提高流速。

(三) 加样

因活性炭在水中吸附力最强,多以水为溶剂上柱,故样品多以水为溶剂溶解。其浓度在25%~50%,即1g样品可用2~4ml水溶解。通常活性炭色谱的上样量较大,每100ml的活性炭可上5~10g样品。样品上样量和样品浓度可根据具体情况做适当调整。例如,当欲分离的物质在样品中的含量相对较低,且活性炭对其吸附力较强,而其他成分不易被吸附时,则可加大样品的上样量。使大部分其他成分能很快地从柱中流出来,而欲分离的成分经过适当洗脱即可获得。当欲分离的成分不止一个,且均不易被活性炭吸附时,则样品上样量必须大大降低,才能达到分离的目的。总之,在上样量上要具体情况具体分析,不能生搬硬套。

对于不能在水中溶解的样品,可加入适量甲醇、乙醇、丙酮等溶剂使其溶解。但样品体积不可过大,而且样品的上样量也应减少,否则影响分离效果。

(四) 洗脱

洗脱溶剂通常采用水、不同浓度的乙醇等。也有采用丙酮 - 水溶液、2%~5%乙酸水溶液、1%~5%苯酚水溶液、7%~15%苯酚乙醇溶液、吡啶水溶液等洗脱的,但不常用。最常用的是用水溶液和由稀到浓的乙醇水溶液梯度洗脱。其洗脱力由弱到强的顺序是:水,5%、10%、20%、30%、50%、70%、95%乙醇水溶液、1%~5%苯酚水溶液、7%~15%苯酚乙醇溶液、吡啶水溶液。若仍有部分物质没有被洗脱下来,可用适当有机溶剂或 3.5% 氨水溶液洗脱。当一种溶剂的洗脱物很少时(蒸干后残渣很少),可改用下一种溶剂。各种洗脱液分部收集,分别浓缩,浓缩液用薄层色谱或纸色谱检查,相同者合并。

使用过的活性炭可用酸、碱处理回收,锦纶 - 活性炭可按照锦纶的回收法回收。因活性炭的来源易得,价格低廉,一般经使用后,不做回收处理。

五、活性炭柱色谱的操作实例

取美舌藻[*Caloglossa leprieurii* (Mont) J. Ag.]粗粉 25kg,用 70% 乙醇加热回流提取三次,每次 1.5 小时。浓缩提取液至 6 000ml,冷却,通过 100 目筛除去叶绿素树脂状物。加石灰乳沉淀,滤取沉淀(内含海人草酸钙),悬浮于水中,加半量乙醇,搅拌放置后,用 10% 硫酸调至 pH 5~6(脱钙)。滤过,除去硫酸钙沉淀,滤液浓缩至小体积,通过强酸型阳离子交换树脂柱。用水洗去不被交换的残余酸和其他杂质(海人酸因含有胺基,故可被交换在柱上),继续用 5% 氢氧化钠水溶液洗脱,分别收集中性和碱性部分的洗脱液,直到洗脱液不呈氨基酸反应为止。碱性洗脱液再通过弱酸型阳离子交换树脂柱,以除去钠离子。收集中性洗脱液,与上一次中性洗脱液合并,浓缩至 300ml,备用。

取锦纶 - 活性炭颗粒 600g,临用前在 100℃ 干燥 5 小时,放冷,置入烧杯中加水浸泡,并不断搅拌除去气泡,然后倒入一直径 6.7cm、高 51cm 的色谱柱中。将上述浓缩液以每分钟 6~7ml 的流速加到活性炭色谱柱上,待样品加完后,用少量蒸馏水洗涤色谱柱顶端的残余样品。然后依次以 5 000ml 水、6 000ml 5% 乙醇水溶液、8 000ml 10% 乙醇水溶液、2 000ml 20% 乙醇水溶液、1 000ml 50% 乙醇水溶液、6 000ml 70% 乙醇水溶液洗脱。分部收集,每份 500ml,减压浓缩至 15ml 左右,用纸色谱检查,将含有 R_f 在 0.55 的斑点的流分合并,减压浓缩至小体积,即可析出结晶[海人草酸,得率为(5~13)/100 000,用水重结晶,得针状结晶,熔点 243℃]。

海人草酸(*α*-kainic acid)

第九节　手 性 色 谱

手性色谱是采用手性固定相或添加了手性试剂的流动相进行手性异构体(对映体)分离的色谱技术,通过引入手性环境使对映异构体间呈现物理特征的差异,从而达到光学异构体拆分的目的。液相色谱和气相色谱都可以进行手性异构体分离。它利用手性固定相或手性流动相中的手性试剂与被测手性异构体分子的空间和特异相互作用的差异,将对映体拆分开。要实现手性识别,手性化合物分子与手性固定相之间至少存在三种相互作用。这种相互作用包括氢键、偶极 - 偶极作用、π-π 作用、静电作用、疏水作用或空间作用,手性分离效果是多种相互作用共同作用的结果。由于这种作用力较微弱,需要仔细调节、优化流动相和温度以达到最佳分离效果。

（一）手性色谱柱

目前尚没有一种类似十八烷基键合硅胶柱普遍适用的手性分离填料，市售的是用于分离不同化学性质异构体的不同类型的手性柱，而且通常价格昂贵，因此如何根据化合物的分子结构选择适用的手性色谱柱是非常重要的。

根据固定相的化学结构，手性色谱柱分为刷（brush）型或称为 Prikle 型、纤维素（cellulose）型、环糊精（cyclodextrin）型、大环抗生素（macrocyclic antibiotics）型、蛋白质（protein）型、配位交换（ligand exchange）型、冠醚（crown ethers）型。

1. 刷型　刷型手性固定相分为 π 电子接受型和 π 电子供给型两类。最常见的 π 电子接受型固定相是由（R）-N-3,5- 二硝基苯甲酰苯基甘氨酸键合到 γ- 氨丙基硅胶上制成的。此类手性色谱柱可以分离许多可提供 π 电子的芳香族化合物，或用氯化萘酚等对化合物进行衍生化后进行手性分离。π 电子供给型固定相常见的是共价结合到硅胶上的萘基氨基酸衍生物，这种固定相要求被分析物具有 π 电子接受基团，例如二硝基苯甲酰基。醇类、羧酸类、胺类等，可以用氯化二硝基苯甲酰、异腈酸盐或二硝基苯胺等进行衍生化后，用 π 电子供给型固定相达到手性分离。

2. 纤维素型　纤维素型手性色谱柱的分离作用包括相互吸引的作用及形成包埋复合物。包括微晶三醋酸基、三安息香酸基、三苯基氨基酸盐纤维素固定相。很多化合物可通过此类型的色谱柱得到分离。流动相使用低极性溶剂，如异丙醇 - 正己烷混合物。但特别要注意，由于氯可以使涂敷纤维素从硅胶上脱落，要确保涂敷类柱子流动相中无含氯溶剂。

3. 环糊精型　环糊精分子成锥筒型，构成一个洞穴，洞穴的孔径由构成环糊精的吡喃葡萄糖的数目决定。用环糊精手性固定相产生手性识别要求被拆分物的疏水部分能嵌入环糊精洞穴中，形成可逆的、稳定性不同的包合物，环糊精洞口的羟基和被拆分物的极性基团相互作用。

环糊精固定相的选择性取决分析物的分子大小；α- 环糊精只能允许单苯基或萘基进入，β- 环糊精允许萘基及多取代的苯基进入，γ- 环糊精仅用于大分子萜类。β- 环糊精手性固定相应用范围最广。最近，对环糊精的修饰使环糊精型手性色谱柱可以分离更多的化合物，并可用于气相手性色谱。衍生化是通过将不同的基团键合到环糊精洞穴表面的羟基上。

4. 配位交换型　手性配位交换色谱（chiral ligand exchange chromatography，CLEC）是通过形成光学活性的金属络合物而达到手性分离，主要用于分离氨基酸类。由于此类固定相是由手性氨基酸 - 铜离子络合物键合到硅胶或聚合物上形成，流动相中必须含有铜离子以保证手性固定相上的铜离子不至于流失。其他的过渡金属元素也已用于手性配位交换色谱，但铜离子应用最广。形成络合物的过程十分缓慢，因此有时需提高柱温，最佳温度约 50℃。手性配位交换色谱仅对 α- 氨基酸和其类似物有效。β- 氨基酸很难用手性配位交换色谱得以分离。手性配位交换色谱可用于制备，由于流动相中存在铜离子，虽然铜离子能用离子交换柱除去，但增加了样品处理的难度。

5. 大环抗生素型　通过将大环抗生素键合到硅胶上制成新型手性色谱柱。此类色谱填料性质稳定，可用于多种分离模式。手性分离基于氢键、π-π 作用、形成包合物、离子作用和肽键等。万古霉素手性色谱柱载样量可以很大，非常适用于制备色谱。

6. 蛋白质型　蛋白质型手性色谱柱分离依赖于疏水相互作用和极性相互作用。已经有多种蛋白质用于此类手性色谱柱。使用较多的是 α- 酸性糖蛋白（α-acid glycoprotein，AGP）、人血清白蛋白（human serum albumin，HSA）、牛血清白蛋白（bovine serum albumin，

BSA）和卵类黏蛋白（ovomucoid，OV）。

7. 冠醚型　冠醚类固定相用于分离伯胺，伯胺必须质子化方能达到分离。因此必须使用酸性流动相，如高氯酸。最常用的是冠醚类固定相是 18- 冠 -6，无论（+）或（–）型均可达到有效分离，并可通过变化（+）、（–）类型而改变分析物出峰顺序。

（二）手性分离实例

取合成山莨菪碱 100mg（代号为 654-2，由两对对映异构体组成），用 1ml 甲醇完全溶解，并用 0.22μm 微孔滤膜过滤备用。将样品利用 ODS 柱色谱进行分离，可以得到两组对映异构体，分别编号为 654-2-A（经核磁鉴定由 6R,2′S 和 6S,2′R 异构体组成）和 654-2-B（经核磁鉴定由 6R,2′R 和 6S,2′S 异构体组成）。取样品 654-2-A（20mg）用 500μl 甲醇完全溶解，0.22μm 微孔滤膜过滤后备用。用手性分析柱对其进行分析纯化，分析纯化条件如下：色谱柱为 chiral pak OX-H（5μm）手性色谱柱；流动相为正己烷：乙醇：二乙胺 = 90：10：0.1；检测波长：254nm；柱温：35℃。分别得到 6R,2′S［编号为 654-2-A1，CD（MeOH）:222nm（$\Delta\varepsilon$,4.00）］和 6S,2′R［编号为 654-2-A2，CD（MeOH）:222nm（$\Delta\varepsilon$,–3.16）］的对映异构体（如图 2-4 所示）。

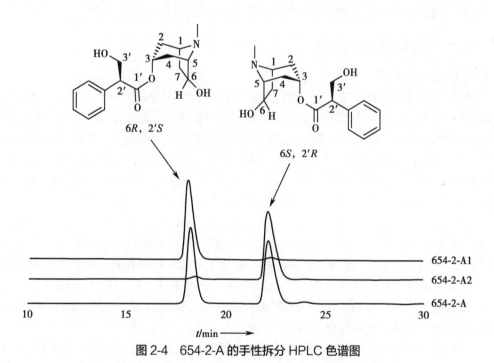

图 2-4　654-2-A 的手性拆分 HPLC 色谱图

第十节　干柱色谱

用填充剂干法上柱，然后直接进行色谱分离的方法称为干柱色谱法。

随着色谱技术和其他科学技术的飞速发展，薄层色谱技术不仅成为实验室的常规分离技术，而且得到了普遍广泛的应用，各种可任意切割的色谱柱材料（如管状聚乙烯薄膜等）也相继应运而生，这些都大大地推进了干柱色谱技术的飞速发展。

干柱色谱是用吸附剂干法装填色谱床，溶剂借颗粒间的空隙所产生的毛细作用而展开。

由于在干吸附剂颗粒的深孔内充满空气,在展开过程中溶剂和被分离成分很难进入吸附剂颗粒的深孔,其吸附与解吸附过程主要是在吸附剂颗粒的外部表面进行的,所以克服了被分离成分由于进出吸附剂颗粒深孔所造成的扩散和传质缓慢现象,因此干柱色谱的分离效果比湿法装柱的分离效果要好。从原理上讲,干柱色谱的原理与薄层色谱原理基本相同,尤其是与不加黏合剂的干推板更相同,所以不仅薄层色谱的展开剂可直接套用到干柱色谱上,而且还可获得大体相同的分离效果。

综上所述,干柱色谱在天然药物成分的分离上具有以下几个特点。

(1)可用薄层色谱寻找最佳的分离条件,并可将薄层色谱的条件直接套用到干柱色谱中。

(2)样品载样量较大,适合于制备性分离。

(3)干柱色谱的分离效果明显高于湿法装柱的分离效果。

(4)由于可采用管状聚乙烯薄膜色谱柱,对有色或在紫外光灯下有荧光的物质,可在紫外光灯下将已分离的各成分的色带分别割开,然后分别进行洗脱,避免了在常规色谱分离中因洗脱液收集不当而造成的将已经分离的物质又重新混合到一起的错误。

(5)消耗的洗脱剂少,所用的时间短。

(6)与湿法装柱的柱色谱相比,样品载样量较小,故消耗的吸附剂较多。

一、干柱色谱的一般操作

(一) 吸附剂的选择

吸附剂的活性、颗粒的大小以及吸附剂的颗粒是否均匀等是影响干柱色谱分离效果的主要因素。通常吸附剂的颗粒直径越小,直径的范围越窄,所装成的柱的分离效果就越好。获得的分离色带越窄、越整齐,分离度就越大,就越能使比移值相差很小的化合物得到分离。因此,在装柱前应对吸附剂进行严格过筛,选用直径在一定范围内的吸附剂。吸附剂颗粒越细,分离效果越好,但流速就越慢。对于干柱色谱来说,流速并不是一个严重的问题,展开一个用 300~400 目氧化铝装的 50cm 长的干柱,所用时间不过 3~4 小时。

干柱色谱最常用的是吸附色谱,用得最多的吸附剂是硅胶和氧化铝。在吸附剂选用时,要注意吸附剂的生产厂家,并将吸附剂的活性控制在一个适当的程度。一般来讲,活性较低的吸附剂的分离效果好于活性较高的吸附剂,氧化铝的活性控制在Ⅲ~Ⅴ级较好,硅胶的活性控制在Ⅱ~Ⅲ级较好。活性较低的吸附剂在薄层色谱中往往呈现的斑点较圆,在干柱色谱中呈现的色带较窄。有关吸附剂的活性测定方法和降低吸附剂活性的方法可参见本章氧化铝柱色谱和硅胶柱色谱中的有关内容。

干柱色谱也可用于分配色谱,其填充剂由单体和固定相组成。在分配色谱中固定相涂层的厚度和均匀性是影响其分离效果的主要因素,固定相的涂层越薄、越均匀,被分离成分的分配速度就越快,其分离效果就越好。

(二) 装柱

色谱柱的长度根据被分离物质的分离难易程度来确定,一般来讲选用 50cm 长的色谱柱就可以了。如果被分离物质中各成分的分离度很小,即很难分离,样品容量很低,则可采用 70~100cm 长的色谱柱。色谱柱的容量确定之后,可根据需要分离样品的数量、吸附剂的用量以及所需要的柱长选择适当直径的色谱柱。

常用于干柱色谱的柱子有两种,即玻璃色谱柱和聚乙烯薄膜(常称为塑料薄膜)色谱柱。玻璃色谱柱的优点是装柱容易、易将色谱柱装得较均匀,但缺点是玻璃色谱柱不能透过紫外光,具有荧光的成分的色带位置不能用紫外光灯光确定,而且也不易任意分割。聚乙烯薄膜色谱柱可以克服玻璃色谱柱的上述缺点,但对于装柱的技术要求较严,要将色谱柱装得很均匀通常较难。

干柱色谱柱装的是否均匀是影响干柱色谱分离效果的重要因素之一。所以在进行干柱色谱分离之前,必须仔细认真地将色谱柱装好,装柱的具体操作方法如下。

1. 聚乙烯薄膜柱的装柱方法　首先剪取一段一定直径和长度的管状聚乙烯薄膜,将一段密封,从另一端充入空气,并用橡皮筋扎紧。在 80~90℃ 水浴上把管状聚乙烯薄膜的两条折边烫平,因这两条折边与吸附剂之间有较大的空隙,如不烫平,在洗脱时洗脱剂的移动速度比柱的其他部分快,从而造成色带不整齐,影响分离效果。解开橡皮筋,从开口一端将一团棉花塞到色谱柱的底端。然后将需要量的吸附剂分次倒入。每次倒入后,要在桌面上轻轻地蹾几次,直到手握上去感觉很坚硬为止。但需要注意的是,在蹾紧过程中不要使色谱柱弯曲太大,这样容易使吸附剂分段,且松紧不均匀,影响分离效果。用手轻轻拍击色谱柱柱顶,将色谱柱顶端整理平整。最后将色谱柱吊在架子上,在封闭端用大头针扎几个小孔,备用。

2. 玻璃柱的装柱方法　玻璃柱的装柱方法通常与聚乙烯薄膜柱的装柱方法相似。选择一根一定直径和长度的玻璃管柱(要求柱的两端平整),在一端放一张滤纸,并用橡皮筋扎紧。从另一开口端分数次倒入吸附剂,每次加入后在桌面上蹾紧,方法同上。但色谱柱装好后,不用在滤纸上扎孔,因滤纸具有透气性。

如果吸附剂的活性较高,如硅胶的活性高至Ⅱ级或氧化铝的活性高至Ⅲ级,则吸附剂在装柱之前,最好先用洗脱剂饱和,以便提高分离效果。用于吸附剂饱和的洗脱剂的用量通常为相当于吸附剂的 10%,具体方法与降低吸附剂活性的方法相同。如果不预先饱和,则在洗脱过程中将有可能使溶剂前沿不整齐,影响分离效果。如果所用的吸附剂的活性较低,在装柱之前则不需要预先用洗脱剂饱和。

(三) 上样

在干柱色谱分离过程中,由于被分离物质只能与吸附剂的外部表面接触,吸附剂的表面积没有被充分利用,所以它的样品载样量与湿柱色谱相比较小。通常样品用量与吸附剂之比为 1：100~1：300。干柱色谱样品的用量由样品的复杂程度和样品中各成分的分离难易程度所决定。样品越复杂,样品中的各成分的分离越难,则所需的吸附剂就越多。反之,则所需的吸附剂就越少。

样品的加样技术与装柱技术同样重要,如果样品上样操作不当,同样会影响分离效果,造成色带倾斜或呈现犬齿状,致使色带交叉。

常用的样品加样方法有两种,即干法加样和湿法加样,其中湿法加样分离效果较好。其原因是湿法加样可使被分离物质的分子均匀地吸附在吸附剂外部的表面,从而形成分子薄层,在洗脱过程中,被分离物质的分子不需要进出吸附剂的深孔,故可加快传质速度。但湿法加样的前提是被分离物质必须能溶于洗脱剂中,如果被分离物质不溶于洗脱剂中,则可采用干法加样。

1. 湿法加样　先将样品以适量洗脱剂溶解(如果样品溶液过浓,加样后会使吸附剂结块;如果样品溶液过稀,则加样的色带过宽。这两种情况均会影响分离效果),将样品溶液置于分液漏斗中,打开活塞,迅速将样品溶液全部加于色谱柱上端,使样品溶液立刻盖满色谱柱顶。否则,会造成加样色带中的样品吸附不均匀。立刻用手轻拍色谱柱顶,赶走色谱柱顶的气泡并使柱顶平整。待样品溶液全部进入吸附剂中,用少量洗脱剂洗两次,然后加入洗脱剂洗脱。注意在整个加样和洗脱过程中,必须保持色谱柱的柱顶平整,否则会影响色带的整齐性和分离效果。

2. 干法加样 在样品中加入适量样品易溶解的低沸点有机溶剂使样品溶解,然后加入相当于样品 5 倍量的吸附剂(注意必须使全部吸附剂湿润,如果溶剂太少则可适当增加溶剂的用量),拌匀,室温干燥,或在低温下减压干燥,干燥后过筛,将细粉加于色谱柱的柱顶。其余操作同湿法加样。

(四) 洗脱

1. 洗脱剂的选择 干柱色谱分离条件的寻找与湿柱色谱不同,其薄层色谱条件可直接套用到干柱色谱中去,故寻找干柱色谱的洗脱条件常用的方法是将各种吸附剂制成薄层板,然后用不同的溶剂系统进行展开,用显色剂显色或在紫外光灯下进行观察。选择被分离物质分离后其各斑点的比移值相差最大、斑点最圆、分离的斑点最多的分离条件作为干柱色谱的洗脱条件。如果采用与薄层色谱最佳分离条件完全相同的洗脱剂和吸附剂进行干柱色谱分离,就可以获得与薄层色谱相同的分离效果。但条件是所用的吸附剂必须与薄层色谱完全相同,即必须是同一生产厂家生产的且是一起降活性的同一种吸附剂。否则干柱色谱与薄层色谱的分离效果是不会一致的。由于薄层色谱的分离条件可直接套用到干柱色谱中去,加之干柱色谱的分离时间较短(最多几个小时),洗脱剂中含有少量的酸碱对被分离物质的破坏不会很大,所以干柱色谱的洗脱剂比湿柱色谱要丰富得多,既可以一元的,也可以是二元的,还可以是三元的、四元的甚至更多元的,同时也可以含有少量的酸或碱,这也是干柱色谱比湿柱色谱分离效果好的原因之一。

在采用二元以上混合溶剂作为洗脱剂时必须注意混合溶剂解混的问题。当采用两种或多种极性相差很大的混合溶剂进行洗脱或展开时(如石油醚 - 甲醇、石油醚 - 丙酮、三氯甲烷 - 甲醇等),极性大的溶剂将优先吸附在吸附剂上。随着溶剂的洗脱或展开,前沿的溶剂中含有的极性溶剂越来越少,而吸附剂中离前沿越远则吸附的极性溶剂就越多,当达到一定程度时,溶剂就会解混,从而形成第二个溶剂前沿。二道溶剂前沿现象在薄层色谱中经常可以看到,尤其是在含水较多的薄层色谱中更常见。样品中两个以上成分的斑点随二道前沿无分离或分离度很小的向前移动。由于在湿法装柱的柱色谱中吸附剂预先被洗脱剂浸泡过,所以没有二道溶剂前沿现象,对柱色谱的分离效果也没有很大的影响,但二道溶剂前沿现象对干柱色谱的分离效果却有很大的影响。解决溶剂解混问题的最有效方法是使用极性相差较小的溶剂系统进行洗脱。如使用石油醚 - 三氯甲烷、石油醚 - 乙醚、三氯甲烷 - 丙酮等溶剂系统则不会像石油醚 - 丙酮、石油醚 - 乙醇、三氯甲烷 - 甲醇等那样容易产生解混现象。此外,适当提高吸附剂的活性也有助于解决溶剂系统的解混问题。

因为苯、苯酚、丙酮等溶剂对紫外光的吸收很强,当洗脱剂中含有这一类溶剂时,如果用紫外光灯检测色谱的分离色带,则对色带的清晰度会有一定的影响。

2. 洗脱 将适量洗脱剂置于分液漏斗中,用塞子塞紧。将分液漏斗的下端插入色谱柱柱顶上方 5cm 处,并将其固定于色谱柱的上端。打开下端的活塞使洗脱剂流入色谱柱的柱顶,待流至液面淹没分液漏斗的下端时,自动停止,这样洗脱就会自动进行。通常洗脱剂到达色谱柱的下端即结束。如果被分离物质较难分离,则可适当继续洗脱,但如果继续洗脱的溶剂量过大,随着洗脱剂和被分离物质逐渐进入吸附剂颗粒的深孔中,则该干柱色谱也就逐渐变成为湿柱色谱了。在湿柱色谱中也有采用与干柱色谱相同的方法进行装柱和上样,然后用洗脱剂连续进行洗脱,采用这种方法其分离效果比湿柱色谱要好一些,但不如干柱色谱的分离效果好。

在洗脱过程中,洗脱剂的前沿必须保持整齐。如果洗脱剂的前沿不整齐,则说明柱装得不均匀或样品上柱的操作不当,造成色带的交叉,影响分离效果。因此,洗脱剂的前沿整齐与否,是检验操作技术好坏的一个标准。

(五) 色带的定位、分割及洗脱

洗脱结束后,对于有颜色的化合物可以通过观察色带的颜色直接分割。对于本身无颜色,但在紫外光照射下可产生荧光或颜色的成分,可采用聚乙烯薄膜塑料柱,在紫外光照射下确定色带的位置。如果被分离的成分既无颜色,在紫外光下照射下也无荧光,但它可以吸收紫外光,且在紫外光照射下在加有荧光剂的薄层色谱板上可产生暗斑,则可以使用加有荧光剂的硅胶或氧化铝作为吸附剂进行分离。然后在紫外光的照射下进行色带定位。如果被分离物对紫外光无吸收或使用的是没有荧光剂的吸附剂,则可将色谱柱按一定长度分割成若干段,或根据薄层色谱的比移值大体推算出色带的位置。在这种情况下,如果使用 50cm 或 100cm 长的色谱柱则较便于推算。如果干柱色谱的条件与薄层色谱的条件完全相同,推算结果与实际位置大体相同。为了防止因分割不当从而造成被分离成分的重新混合,可将一个色带分成上、中、下三段。这样,即使被分离成分发生重新混合的现象,也只是在上、下两端,在中段仍然可以获得纯度较好的成分。

聚乙烯薄膜塑料柱可以直接用刀片切割成段,玻璃柱则可采用刮刀小心地将各段刮出。然后将各段吸附剂分别置于玻璃垂熔漏斗中,以适当溶剂洗脱(最常用的是丙酮或甲醇),各段的洗脱物分别回收溶剂,用薄层色谱或其他的方法检查纯度或其中含有的成分,相同者合并,以适当溶剂重结晶,即可获得纯品。

二、干柱色谱的操作实例

干柱色谱广泛应用于天然药物化学成分、抗生素、有机合成化合物等复杂混合物的分离、制备以及纯化等方面,均收到了良好的效果。其分离效果可以与制备性薄层色谱相媲美,有时甚至可以达到制备性高效液相色谱的分离效果,对于化学结构非常接近的立体异构体也可以较好的分开,如对于五味子酯乙和五味子酯丙的分离就是一个很好的例子。此外,干柱色谱的填充剂并不仅限于硅胶、氧化铝等吸附剂,对于一些其他的吸附剂如聚酰胺等也同样可以使用,如用聚酰胺干柱色谱分离槐角中的染料木素和山柰酚,也同样获得了良好的效果。

(一) 五味子酯丁的分离

华中五味子(*Schisandra sphenanthera* Rehd. et Wils.)具有较好的降血清谷丙转氨酶的活性。在对其降血清谷丙转氨酶的活性成分的研究中,发现其中的某一个部位具有较好的活性。该部位经酸性氧化铝薄层色谱分离[酸性氧化铝活度为Ⅲ～Ⅳ级,干法制板;展开剂:苯 - 乙酸乙酯(6∶1);显色剂:碘蒸气],发现其中主要含有三个斑点(图 2-5)。采用薄层色谱相同的条件对其进行了干柱色谱分离,获得了五味子酯丁,其具体操作方法如下。

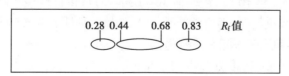

图 2-5　华中五味子某部位的薄层色谱

注:吸附剂为酸性氧化铝;展开剂为苯 - 乙酸乙酯(6∶1)。

取粒度为 120~200 目、活度为Ⅲ~Ⅳ级的色谱用酸性氧化铝 240g,按前述的装柱方法将其装于直径为 2.5cm、长为 40cm 的聚乙烯薄膜塑料色谱柱中。取需要分离的样品 1.4g,加入苯 - 乙酸乙酯(6∶1)混合液 10ml,搅拌使样品溶解。将样品溶液快速加入色谱柱顶,立刻用手轻拍色谱柱顶,赶走色谱柱顶的气泡并使柱顶平整。待样品溶液全部进入吸附剂中,用少量洗脱剂洗两次,然后加入同样的洗脱剂[苯 - 乙酸乙酯(6∶1)]进行洗脱。当洗脱剂到达色谱柱的底端,停止洗脱。根据薄层色谱各斑点的比移值推算出三个主要成分在柱色谱上的大体位置(三个主要成分的大体位置分别在离色谱柱柱顶 11.2~17.6cm、17.6~27.2cm、27.2~33.2cm),为了避免中间色带与上下两个色带的重叠交叉,将 17.6~27.2cm 区段切成四段,上下两端也适当分别切成若干个段,全柱共切成十段。分别将每一段置于垂熔漏斗中,用乙酸乙酯洗脱,分别回收溶剂。每一份回收物均作薄层色谱检查(薄层色谱条件同上),检查结果见表 2-15。相同者合并。

表 2-15　华中五味子提取物分离结果

段号	距柱顶距离 /cm	薄层上 R_f	柱上相应位置	洗脱物薄层结果
1	0~5.5			(1)++
2	5.5~10.5			(2)+
3	10.5~16	0.28	11.2	(2)+++
4	16~19.5	0.44	17.6	(3)+++++, (2)+
5	19.5~22.5			(3)+++++
6	22.5~25			(3)++++
7	25~27.5	0.68	27.2	(4)++++, (3)+
8	27.5~32			(5)+, (4)+, (3)+
9	32~36	0.83	33.2	(5)+++, (4)+
10	36~40			(6)++

在第 1 段(距柱顶 0~5.5cm 处)获得一个极性最大的薄层色谱斑点单体,在第 2 段和第 3 段(距柱顶 5.5~10.5cm 和 10.5~16cm 处)获得薄层色谱中的斑点Ⅲ,在第 4 段(距柱顶 16~19.5cm 处)获得的主要是薄层色谱中的斑点Ⅱ和少量的薄层色谱中的斑点Ⅲ,在第 5 段和第 6 段(距柱顶 19.5~22.5cm 和 22.5~25cm 处)获得薄层色谱中的斑点Ⅱ,在第 7 段(距柱顶 25~27.5cm 处)获得的主要是薄层色谱中的斑点Ⅰ和少量的薄层色谱中的斑点Ⅱ,在第 8 段(距柱顶 27.5~32cm 处)获得薄层色谱中的斑点Ⅰ、斑点Ⅱ和极性较小的薄层色谱斑点单体,在第 9 段(距柱顶 32~36cm 处)获得的主要是极性较小的薄层色谱斑点单体和少量的薄层色谱中的斑点Ⅰ,在第 10 段(距柱顶 36~40cm 处)获得极性最小的薄层色谱斑点单体。4~6 段的洗脱物经甲醇重结晶,得白色结晶,经结构鉴定证明其为五味子酯丁。

(二) 五味子酯乙和五味子酯丙的分离

从五味子种子的提取物中分离得到一个混合结晶,经高效液相色谱检查发现其为五味子酯乙和五味子酯丙的混合物(固定相:聚乙二醇;担体:Zipax;流动相:正庚烷;检测器:紫外检测器、254nm),其化学结构非常相近,差别仅在于侧链的顺反异构体。直接套用高效液相色谱的条件,用干柱分配色谱进行分离,收到了良好的效果。具体操作方法如下。

五味子酯丁　　　五味子酯乙　R =

五味子酯丙　R =

取 150~200 目硅胶适量,将其置于圆底烧瓶中,加入聚乙二醇 200 浸没硅胶。置油浴内在 200℃加热 2~3 小时,滤出担有聚乙二醇的硅胶,以丙酮洗至洗液蒸干后仅留有极少残渣为止,在 60℃烘干后备用。

取一根内径为 2.9cm 的玻璃柱,将上述制备的担有聚乙二醇的硅胶 215g 按干柱装柱法装入玻璃柱中(柱床高为 50cm)。取五味子酯乙和五味子酯丙的混合物 1g,加入乙醚 8ml 使其溶解,倒入 5g 担有聚乙二醇的硅胶,拌匀,置于空气中晾干。将其加入柱顶,用石油醚洗脱,洗脱液到达柱的底部后,继续用 1.5L 的石油醚洗脱。洗脱结束后,按一定长度自上而下将其分为 14 段,每段用刮刀将其整齐的刮出。分别将其置于垂熔漏斗中,用三氯甲烷洗脱,收集洗脱液,回收溶剂,用高效液相色谱检查,相同者合并。其中第 1~4 段和第 14 段得量很少,第 11~13 段和第 7 段分别用甲醇 - 水混合溶剂重结晶得到五味子酯乙和五味子酯丙。

(三) 槐角中的染料木素和山奈酚的分离

取槐角(*Sophora japonica* L.)2kg,用乙醇回流提取 3 次,回收溶剂。提取物用酸水解,放置,析出沉淀物,过滤。沉淀物用乙醚提取,乙醚提取物用聚酰胺薄膜色谱检查[展开剂:三氯甲烷 - 甲醇(3:1),日光下观察斑点],其中主要含有两个斑点。直接套用聚酰胺薄膜色谱条件,用聚酰胺干柱色谱分离,具体操作如下。

取聚酰胺颗粒适量,按聚酰胺柱色谱中的聚酰胺预处理方法进行预处理。取预处理过的 60~120 目的聚酰胺颗粒 110g,按干柱色谱装柱方法将聚酰胺颗粒装入直径为 3.3cm 的聚乙烯薄膜塑料柱中(柱床高为 50cm)。取乙醚提取物 5g,用丙酮溶解,加入聚酰胺颗粒 10g,拌匀,减压抽干,磨细,装入柱顶。用三氯甲烷 - 甲醇(3:1)洗脱,洗脱剂到达色谱柱的底部停止洗脱。在日光下观察,色谱柱上主要有两个黄色色带,其大体位置为:一个在距柱底 17~21cm 处(色带 Ⅰ);另一个在距柱底 27~34cm 处(色带 Ⅱ)。切下这两个色带,分别置于垂熔漏斗中,用乙醇洗脱。色带 Ⅰ 洗脱物用甲醇 - 水混合溶剂重结晶,得到一个黄色针状结晶,经鉴定为染料木素(genistein)。色带 Ⅱ 洗脱物用三氯甲烷 - 丙酮混合溶剂重结晶两次,得到一个黄色细针状结晶,经鉴定为山奈酚(kaempferol)。

染料木素

山奈酚

第十一节   制备型高效液相色谱

高效液相色谱法（high performance liquid chromatography，HPLC）又称高压液相色谱、高速液相色谱、高分离度液相色谱等。高效液相色谱法有"三高一广二快"的特点：高压、高效、高灵敏度、应用范围广、分析速度快、载液流速快。制备型高效液相色谱在天然产物纯度、回收率、分离效率等方面优于传统制备方法。增加负载是制备色谱的关键，色谱柱内径由几毫米发展到几厘米、几米，提高了生产效率。

（一）制备型高效液相色谱分类

按照样品的进样量，制备型高效液相分为半制备（处理样品量小于 100mg）、制备型（处理样品量 0.1~100g）、工业级（处理样品量大于 100g）。按照固定相类型可分为正相、反相、凝胶、离子交换、亲和色谱等类型。其中正相、反相色谱柱在天然产物分离领域最为常用，特别是反相色谱。制备色谱并非分析色谱的简单放大，分析色谱主要是对目标产物进行定性和定量分析，达到对化合物鉴定的目的。而在制备色谱中，目标产物的纯度、产量、生产周期、运行成本等成为主要的考虑因素，两种色谱在色谱柱尺寸、填料、流量、操作压力、进样量、色谱分离效果等的优化上有较大的差别。

目前，主要通过线性放大的原理优化从分析到制备过程的操作参数。通常假设分析色谱系统和制备色谱系统的化学性质、传质过程都保持不变，分析型液相色谱的进样量、流量、收集体积等乘以线性放大系数便可得制备型液相色谱的相应参数。线性放大系数即为制备色谱柱和分析色谱柱的截面积之比与柱长之比的乘积。例如，制备液相的进样量计算公式为：$Q2 = Q1(r2/r1)2 \cdot L2/L1$，其中 $Q1$、$r1$、$L1$ 分别为分析型液相色谱的进样量、色谱柱半径和柱长；$Q2$、$r2$、$L2$ 分别为制备型液相色谱的进样量、色谱柱半径和柱长。

（二）制备型高效液相色谱分离实例

称取连翘叶 100g，利用 85% 乙醇回流提取（提取 3 次，每次 2 小时），合并提取液，浓缩后得浸膏。取浸膏 1g 先利用 ODS 柱色谱粗分离（甲醇 - 水梯度洗脱），取得到的 50% 甲醇 - 水洗脱流分 50mg，用 0.22μm 微孔滤膜过滤，将过滤后的样品利用分析型高效液相色谱进行分析，发现除连翘苷外，尚有一个杂质峰，因此利用制备型高效液相色谱对样品进行制备纯化。制备型高效液相色谱条件为：色谱柱为 Cosmosil C_{18}，MS-Ⅱ，10mm × 250mm 制备型色谱柱；流动相为甲醇 - 水（45：55，V/V）；检测波长：210nm；柱温：35℃（图 2-6）。经纯化后即可以得到连翘苷样品。

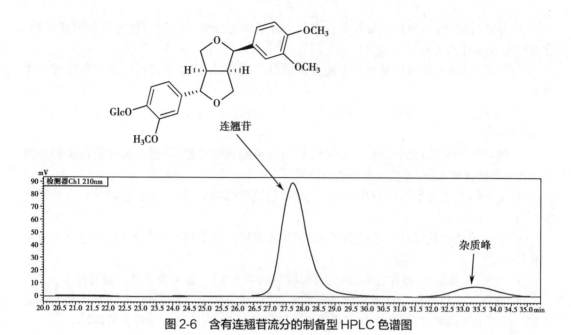

图 2-6 含有连翘苷流分的制备型 HPLC 色谱图

第十二节 薄 层 色 谱

薄层色谱法是将吸附剂或支持剂均匀地铺在玻璃板上(现在也有将其涂在聚酯薄膜塑料或铝箔上),把要分离分析的样品点加到薄层色谱板上,然后用适当的溶剂系统展开,在一定的条件下显色或直接在日光或紫外光下观察所获得的斑点,从而达到分离、分析、鉴定和定量的目的,因为色谱是在薄层上进行的,所以称之为薄层色谱(亦称为薄板色谱)。现在在实验室科学研究和工业生产中使用的薄层色谱板,除有自己制备的各种各样的硅胶、氧化铝、纤维素、聚酰胺等的软板和硬板外,还有各种各样的商品薄层色谱板。在商品薄层色谱板中最常用的是硅胶薄层色谱板、反相薄层色谱板、聚酰胺薄膜板等,根据其分离效果又可将其分为高效板和普通板;根据其中是否加有荧光粉,还可将其分为荧光板和非荧光板。

薄层色谱在天然药物化学成分、微生物发酵物、农药以及化学合成药物等的分离、鉴定方面具有广泛的应用和独到之处。例如要了解某一天然药物或某一样品中是否含有某一已知的化学成分,可将该天然药物的提取物或样品经过初步纯化,用已知的对照品与其进行共薄层,经显色后如在相同的位置上具有相同颜色的斑点,则提示该天然药物或样品中可能含有该化学成分。再如,在分离天然药物或其他样品中的化学成分的过程中,薄层色谱法又可以起到一个很好的指示剂作用,从薄层色谱斑点的变化情况,就可以了解分离的效果,决定是否需要更换洗脱剂或继续进行洗脱等。另外,薄层色谱还可以为柱色谱分离条件的选择提供依据。一般来说,在氧化铝薄层色谱上能分离的样品就可以用氧化铝柱色谱进行分离,对于硅胶、硅藻土、纤维素等也一样,在薄层色谱上可以分离的样品就可以用相应的柱色谱进行分离。但值得注意的是,只有在干柱色谱中才可以直接套用薄层色谱的洗脱条件,在湿柱色谱中,薄层色谱只能为柱色谱提供起始所用的最佳洗脱剂、洗脱剂的最佳配对溶剂以及可以更换的最佳溶剂等。

薄层色谱的主要特点如下。

(1)分离时间短,一般只需要几分钟或几十分钟即可分离;纸色谱、柱色谱分离速度慢,往往需要数小时或几天。

(2)分离效果好,某些用纸色谱不能分离的混合物,改用薄层色谱可以获得良好的分离效果。

(3)因薄层色谱获得的斑点扩散较少,所以它的检出灵敏度较高,其灵敏度比纸色谱要高10~100倍。

(4)可以使用腐蚀性的显色剂,如可以喷洒浓硫酸或浓盐酸,甚至可将薄层色谱板加热到500℃使被分离成分炭化,找出斑点的位置。

(5)分离情况受温度影响较小,因分配系数受温度的影响较大,故纸色谱的分离效果与温度有一定关系。

(6)薄层色谱的载样量比纸色谱要大得多,故薄层色谱除可鉴定样品以外,还可以分离纯化样品。

(7)价廉、设备简单、操作容易,既可将薄层色谱制成大板,也可将其铺在载玻片上。

(8)被分离成分斑点的重现性比纸色谱差,故在成分鉴定方面,通常是将对照品与样品在同一块板上同时展开,以克服其比移值重现性较差的缺点(这种方法称为共薄层)。

(9)展开时容易出现边缘效应,尤其是在大薄层色谱板展开时更易出现,此缺点可通过薄层色谱板进行预饱和的方法来加以解决。

(10)色谱图不易保存。

薄层色谱板有软板和硬板之分,所谓软板是指将吸附剂直接铺于板上而制成的板,这种板没有商品,几乎全部都是自己现用现作;在吸附剂或支持剂中加入黏合剂或溶剂,调制后涂布于板上,用这种方法制成的薄层色谱板称为硬板,硬板既可以自己制作也可以从市场上购买。

此外,薄层色谱与柱色谱一样,也有吸附色谱和分配色谱两种。最常用的吸附剂是硅胶、氧化铝,分配薄层色谱最常用的支持剂是硅胶、纤维粉。

一、薄层色谱的吸附剂和支持剂

能用于柱色谱的各种吸附剂、支持剂,如硅胶、氧化铝、硅藻土、聚酰胺、纤维素、淀粉、蔗糖等通常均可用作薄层色谱的吸附剂或支持剂,其中由于氧化铝、硅胶的吸附性能良好,适合于各类化合物的分离,故硅胶和氧化铝应用的最为广泛。通常氧化铝是微碱性的吸附剂,较适合于碱性物质和中性物质的分离,特别是对于生物碱的分离应用最为广泛。硅胶是微酸性的吸附剂,适合于酸性物质和中性物质的分离,在应用上比氧化铝更为广泛。聚酰胺薄膜色谱既有氢键吸附色谱的性质又有分配色谱的性质,故既可以分离酚酸类、醌类、芳香硝基类化合物,又可以分离其他类型的化合物,特别是在分离酚酸类、醌类、芳香硝基类化合物等方面具有独到之处。反相薄层色谱和纤维素薄层色谱在分离极性较大的化合物方面具有非常明显的优势。近年来,由于各种反相填料的不断发展,大力推进了天然药物中水溶性化学成分的研究进展。

在选用吸附剂或支持剂时,一般是根据被分离物质的化学性质来选用。当不了解被分离物质的化学性质时,可以先选用最常用的硅胶或氧化铝,如果分离效果不好,可再改用其他的吸附剂或支持剂。由于薄层色谱在各个领域的应用非常广泛,国内外均有各种吸附剂或支持剂以及薄层色谱用的预制板商品出售,现将几种常见的吸附剂或支持剂简要介绍如下。

(一) 硅胶

硅胶 G(Type 60),在硅胶中含有 15% 的石膏。其中石膏是黏合剂,字母 G 为石膏的英文单词 gypsum 的缩写。Type 60 是指硅胶颗粒的孔径为 60Å$(6 \times 10^{-5}m)$。

硅胶 H,不含有石膏及其他有机黏合剂,但制成薄层色谱板后,亦有一定的黏合力。与硅胶 G 相比,适合于分离对石膏有作用的化合物,调制的糊状物可以保存。

硅胶 HF$_{254}$,与硅胶 H 一样,不含有黏合剂,但它含有一种无机荧光粉,对 254nm 波长的紫外光有强力的吸收,并呈现很强的绿色荧光背景。适合于不易显色或用显色剂能引起化学变化,或在紫外光下无荧光但对 254nm 的紫外光有吸收的化合物的分离。

硅胶 HF$_{254+366}$(Type 60),与硅胶 HF$_{254}$ 一样,不含有黏合剂,除含有一种对 254nm 波长的紫外光有强力吸收的无机荧光粉外,还含有一种对 366nm 波长的紫外光有强吸收的有机荧光粉。这种硅胶适合于不易显色或用显色剂能引起化学变化,或在紫外光下无荧光但对 254nm 和或 366nm 的紫外光有吸收的化合物的分离。值得注意的是,这种有机荧光物质能被一些有机溶剂部分溶解下来,在进行制备薄层分离时,易造成被分离物质的污染。

硅胶 60HR,这是一种不含有任何黏合剂的纯硅胶。适合于需要特别纯的薄层,如被分离的物质需要定量测定或光谱研究。

国产吸附剂及预制板,上述规格基本上都有商品出售,都可供制备硬板使用。软板使用的硅胶颗粒大小以 140~180 目较为合适,颗粒太粗其分离效果不好,颗粒太细则难以铺板。

(二) 氧化铝

氧化铝 G(Type60/E),含有石膏黏合剂,Type 60 是指氧化铝颗粒的孔径为 60Å$(6 \times 10^{-5}m)$。

碱性氧化铝 H(Type60/E),具有一定的黏合力,但不含有黏合剂。符号 E 是制备氧化铝方法的代号,共有两种类型:E 和 T,其中 E 型适合于一般分离鉴定。

碱性氧化铝 HF$_{254}$(Type60/E),其含有的黏合剂和无机荧光粉与硅胶 HF$_{254}$ 相同。

软板使用的氧化铝颗粒亦应细于 140 目为宜。

二、薄层色谱的一般操作

(一) 薄层色谱板的制备

所谓薄层色谱板的制备,就是将吸附剂或支持剂均匀地铺在玻璃板、塑料膜或铝箔上,使之成为薄层。所使用的板必须先用肥皂水或洗衣粉充分洗净,再用洗涤液浸泡,最后再用水洗涤,烘干,以保持薄层板表面的光滑、清洁。否则,在铺板时有油污的部位就会发生吸附剂或支持剂涂不上去或薄层容易脱落的现象。玻璃板的大小可自 4cm×20cm 的长方形到 20cm×20cm 或 10cm×10cm 的正方形,各种规格都可使用,各实验室可根据自己的具体情况和实验的具体要求选用。对于一般定性实验来讲,在载玻片上(7.5cm×2.5cm)制成的硬薄层色谱板就完全可以获得满意的结果。尤其是当使用高效薄层色谱板时,展开距离有时只需要 2~3cm,一块载玻片大小的薄层色谱板可以分为两头使用。通常薄层色谱展开 6cm 的距离就完全可以完全达到预期目的。

1. 软板的制备 制备软板薄层最简单的方法是:取一根直径约为 3~5mm 的玻璃棒,在玻璃棒的两端各绕几圈胶布,或线绳,或塑料绳,胶布或线绳之间的距离视需制备的薄层宽度而定,所绕胶布的圈数视需要制备的薄层的厚度而定,常用的薄层厚度为 0.4~1mm。将干的吸附剂或支持剂撒布在玻璃板上,为防止玻璃棒推动时玻璃板移动,将玻璃板的一端固定,然后按图 2-7 所示,用玻璃棒压在玻璃板上,将吸附剂或支持剂顺着一个方向推动,即成薄层。制成的薄层必须光滑、平整、厚度均匀,这样才能获得良好的分离效果。比较方便的方法是,用厚度为 0.4mm 的铜片两块,套在玻璃棒外成环形,以螺丝帽固定两个铜片间的距离(图 2-7),这样一根玻璃棒只需调节距离就可制成不同宽度的薄层。如果所用的吸附剂或支持剂的颗粒太细,铺板有困难时,可改用磨砂玻璃板,磨砂玻璃板可以铺颗粒在 200 目以上的吸附剂或支持剂。

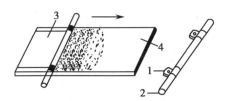

1. 铜环(或胶布);2. 玻璃棒;3. 吸附剂;4. 玻璃板。

图 2-7   软板的制作

氧化铝和硅胶都可以采用上述干法铺成软板薄层,而纤维素和聚酰胺用上述干法铺成软板薄层则比较困难,常需要加溶剂调匀后铺层,加溶剂铺层的方法称为湿法铺层。如制备纤维素板时,可取纤维粉 2g,加入水 6~8ml,搅拌均匀后,倒在玻璃板上,轻轻敲打玻璃板使纤维粉糊分布均匀,放于水平台上,待水分蒸发后,于 105℃干燥半小时。湿法铺层所用的溶剂也可以使用有机溶剂,如铺纤维素粉软板可用丙酮,纤维素粉与丙酮的用量比为 1:5~1:6;铺聚酰胺软板可用甲醇 - 三氯甲烷(3:2)混合溶剂或苯 - 甲醇(2:3)混合溶剂,通常 5g 聚酰胺粉可加入混合溶剂 45ml。

纤维素粉既有商品出售,也可以自己制备。具体制备方法如下:取脱脂棉或滤纸适量,将其剪成小块。加入适量 5% 的盐酸,用直火加热煮沸 3 小时,冷却,过滤。过滤物用蒸馏水洗至无氯离子,继用乙醇洗涤三次,最后用乙醚洗涤一次。除去溶剂后,在 105℃干燥 2 小时。筛取 80~200 目粉,根据需要选取适当细度的颗粒。

2. 硬板的制备   当制备大的薄层色谱板或用于定量的薄层色谱板时,最好使用专用的薄层色谱板涂布器,这样制备的薄层色谱板可保证其表面平整、厚薄均匀,减少实验误差。在日常普通的定性鉴定实验中,由于所用玻璃板的规格较多,大小长短不一,常常采用手工方法铺板,也可获得满意的结果。其具体方法是将适量调制好的吸附剂或支持剂倒在玻璃板上,用玻璃棒涂匀,轻轻敲击玻璃板,使薄层表面平坦光滑,然后将其放置在简易的水平台上,空气干燥后进行活化。为了能使每次涂布的薄层色谱板的厚薄相同,可以在规格相同的玻璃板上固定加入吸附剂或支持剂的量,以弥补手工制板的不足。也可以用两块 3mm 厚的玻璃板,中间夹一块 2mm 的玻璃板,将调配好的吸附剂或支持剂倒在中间的玻璃板上,然后用一块边缘光滑的玻璃片把吸附剂或支持剂刮向一边,即成为约 1mm 厚的薄层。

(1)硅胶硬板:称取市售的硅胶 G 或硅胶 GF_{254} 30g,置于乳钵中或锥形瓶中,加入蒸馏水 60~90ml,调成均匀的糊状,如有气泡,可加入乙醇 1~2 滴(乙醇为消泡剂),此操作过程约需 1 分钟。从往吸附剂中加入水到涂布结束,整个过程应不超过 4 分钟,如果时间太长吸附剂或支持剂将凝固。往凝固的吸附剂或支持剂中继续加水,虽然也可以铺成薄层,但会使板的硬度下降。室温干燥后,置烘箱中活化,其活化条件根据需要各有不同,通常在 105℃加热活化 30 分钟后,置于干燥器中保存即可。但须注意的是,活化温度不要超过 128℃,以免引起石膏脱水失去黏合力。室温干燥未经活化的硅胶薄层色谱板,往往其分离效果也很好,但缺点是这种板往往易受空气湿度的影响,造成斑点的比移值变化较大,有时结果较难重复。在进行分配色谱时,因硅胶中含有的水分起着固定相的作用,故不需要活化,在室温中干燥 12~14 小时后即可使用。硅胶 G 也可以由硅胶和石膏自行配制,称取色谱用硅胶颗粒(300 目)85g,加入煅石膏粉 15g,混匀后即得硅胶 G。用 1g 硅胶 G 吸附剂可涂布 5~7 块载玻片。硅胶 H 和含有荧光剂的硅胶 H,加入蒸馏水 3~4 倍,研磨大约 2 分钟,因其中不含有石膏,故涂布时间不受限制,通常在 120℃加热活化 1 小时即可。

一般按上法制成的硅胶板,只须将制板条件固定,不需要测定其活度。但也可按下法测定硅胶板的活度。

称取对二甲氨基偶氮苯、靛酚蓝和苏丹红三种染料各 10mg,加入 1ml 三氯甲烷溶解,将这三种染料的混合液点于待测活度的硅胶薄层色谱板上,用正己烷 - 乙酸乙酯(9:1)混合溶剂展开。分别测定这三种染料的比移值,如果能将这三种染料分开,并且其比移值为对二甲氨基偶氮苯>靛酚蓝>苏丹红,说明该硅胶薄层色谱板的活度相当于Ⅱ级氧化铝。

(2)氧化铝硬板:称取市售的吸附剂氧化铝 G 25g(含有 5% 的煅石膏),置于乳钵中或锥形瓶中,加入蒸馏水 50ml,调成均匀的糊状,如有气泡,可加入乙醇 1~2 滴(乙醇为消泡剂),此操作过程约需 1 分钟。从往吸附剂或支持剂中加入水到涂布结束,整个过程应不超过 4 分钟,如果时间太长吸附剂或支持剂将凝固。室温干燥后,置烘箱中在 200~220℃活化 4 小时,即得活度为Ⅱ级的氧化铝薄层色谱板;在 150~160℃活化 4 小时,可得活度为Ⅲ~Ⅳ级的氧化铝薄层色谱板。

羧甲基纤维素钠(sodium carboxymethyl cellulose,CMC-Na)是各类硬薄层色谱板常用的黏合剂,常用的浓度为 0.3%~0.5%。取薄层色谱用硅胶颗粒 30g(氧化铝则取 50g),加入 100ml 0.5% 的羧甲基纤维素钠水溶液,调制成糊状铺层即可。此外,淀粉亦可用作黏合剂,方法是称取薄层色谱用硅胶颗粒 28.5g 与淀粉 1.5g,混匀,加入水 75ml,在沸水浴上加热,并不断搅拌,直到成为均匀黏稠的糊状物,再铺成薄层。用羧甲基纤维素钠或淀粉作黏合剂铺成的薄层色谱板较硅胶 G 铺成的薄层色谱板硬,可以用铅笔在薄层色谱板上写字。

氧化铝薄层色谱板的活度也可采用下法测定:取偶氮苯 30mg,对甲氧基偶氮苯、苏丹黄、苏丹红和对氨基偶氮苯各 20mg,将其溶解于重蒸干燥的四氯化碳中。各取此溶液 0.02ml,将其点加在待测活度的氧化铝薄层色谱板上,用四氯化碳展开。根据各种染料的比移值确定其活度等级(表 2-16)。

表 2-16 比移值与氧化铝薄层色谱板活度的关系

溶剂	Ⅱ级	Ⅲ级	Ⅳ级	Ⅴ级
偶氮苯	0.59	0.74	0.85	0.95
对甲氧基偶氮苯	0.16	0.49	0.69	0.89
苏丹黄	0.01	0.25	0.57	0.78
苏丹红	0.00	0.10	0.33	0.56
对氨基偶氮苯	0.00	0.03	0.08	0.19

通常制备好或经过处理而待用的薄层色谱板,应将其储存于干燥器中,以免在放置过程中吸收空气中的湿气,从而降低活性和影响试验的重现性。

有时为了提高某些特定化合物的分离效果,还可在吸附剂中加入一些稀碱、稀酸或缓冲溶液,以期改变吸附剂的吸附性能,从而达到分离的目的。对于分离找不到合适显色剂的物质时,可在薄层上喷洒荧光物质,如 0.04% 荧光钠水溶液或 0.5% 桑色素甲醇溶液等,这样在紫外光下,在整个荧光的背景上被检测物质将会呈现暗色的斑点。

(二) 点样

先将被分离的物质用适当的溶剂溶解,将其配成约为 5% 的溶液,使用时再用适当的溶剂将其稀释成 1%~0.01% 的浓度。由于水、甲醇等极性较大的溶剂不仅可影响吸附剂的活性,而且还会使点样的斑点扩散从而形成空心圈,影响分离效果,甚至导致分离的失败,所以应尽量避免使用这些极性较大的溶剂,最好使用与展开剂极性相近并易挥发的溶剂。如果被分离的样品在极性较小的溶剂中不溶,则可采用以下方法予以克服。先将被分离样品用一种易溶的溶剂配成浓溶液,然后再选用一种极性小的溶剂进行稀释。对于定性分析,可采用管口平整内径为 0.5mm 左右的玻璃毛细管吸取样品溶液,然后将其轻轻接触到距离薄层下端 1~1.5cm 处,通过毛细作用样品流入到薄层色谱板上,每次的接触时间与毛细管内径的大小和需要点入的样品数量有关,每次加样后,原点扩散直径不要超过 2~3mm。如果一次加样量不够,可在溶剂挥发以后,重复滴加。加入多少样品量合适,有时需要试验几次后才能知道,因为所需样品的量与显色剂的灵敏度、吸附剂的种类和活度、薄层的厚度、样品的复杂程度及分离难易程度等有关。样品的量太少时,样品中含量少的成分不易被检出,但是如果样品量太大,则会造成斑点太大、斑点相互交叉、拖尾以及样品量超载等问题,导致分离失败。如果所做的是定量分析,为了保证加样的准确性,则需要用刻度精细的微量注射器点样。

在一块薄层上如果需要点几个样品时,样品的间隔在 0.5~1cm 左右为宜,而且各斑点需要点在同一水平线上。

(三) 展开

1. 展开剂的选择   薄层色谱所用的展开剂主要是一些低沸点的有机溶剂,一般市售的分析纯或化学纯试剂即可,不需要另行精制。展开溶剂的选择与柱色谱一样,主要是根据吸附剂的性能、样品的附着力、样品的溶解度和溶剂的极性等因素来考虑。在薄层色谱专著中介绍的展开剂溶剂系统,也是根据溶剂的极性、化合物的吸附性和它在溶剂中的分配系数来选择的。当然也可以参考前人的经验,根据同类化合物的展开剂来选择溶剂系统。但最重要的还是要根据具体情况亲自实践,选择合适的溶剂系统。

下面是 Neher 和 Von Arx 排列的常用的溶剂系统的极性大小顺序:苯 - 乙酸乙酯(50:50)< 三氯甲烷 - 乙醚(60:40)< 环己烷 - 乙酸乙酯(20:80)< 乙酸丁酯 < 三氯甲烷 - 甲醇(95:5)< 三氯甲烷 - 丙酮(70:30)< 苯 - 乙酸乙酯(30:70)< 乙酸丁酯 - 甲醇(99:1)< 苯 - 乙醚(10:90)< 乙醚 < 乙醚 - 甲醇(99:1)< 乙醚 - 二甲基甲酰胺(99:1)< 乙酸乙酯 < 乙酸乙酯 - 甲醇(99:1)< 苯 - 丙酮(50:50)< 三氯甲烷 - 甲醇(90:10)< 二氧六环 < 丙酮 < 甲醇 < 二氧六环 - 水(90:10)。

在选择展开剂时,通常是先选用一种单一的溶剂进行展开,如对于三氯甲烷提取物可先选用三氯甲烷进行展开。如果发现被分离成分的比移值很大,则可考虑用一种极性较小的溶剂或在原来的溶剂中加入适量极性小的溶剂去展开。反之,则使用极性较大的溶剂或加入极性较大的溶剂去展开。例如当用三氯甲烷展开时,如发现比移值很小,则可加入不同比例的乙醇(如 10:1、5:1 或 1:1 等)试之,直到得到较满意的分离为止。当然也可以采用微型圆心法进行预试验,即在薄层上点几个样品斑点,按极性大小选几种溶剂,分别在斑点的中心按一定体积加入这几种溶剂,让斑点展开。如果用三氯甲烷样品展开很快,用环己烷则又完全不展开,这时可考虑用一种极性在此两种溶剂之间的溶剂如苯去展开,或适当调配这两种溶剂的比例,如用环己烷 - 三氯甲烷 10∶1、5∶1 或 1∶1 的混合溶剂去试之,这样就可较快的选到一种合适的溶剂系统。值得注意的是,有时溶剂中含有的少量杂质(如乙醚中含有少量的水,三氯甲烷中含有约 1% 的乙醇等),可以大大改变其对混合物的分离能力,所以在选择展开剂时一定要注意溶剂的规格和生产厂家,不然不易得到重复的结果。在进行碱性物质或酸性物质分离时,如果选择不到合适的溶剂系统,则可在展开剂中加入适量的碱类(如二乙胺、氢氧化钠液、吡啶等)或酸类(如甲酸、乙酸等)来展开,往往可以获得满意的结果。在展开剂中有用一种溶剂的,也有用两种、三种甚至四种或更多种溶剂的。

2. 展开　薄层色谱展开与纸色谱一样,须在密闭器皿中进行,根据色谱板的大小选用不同的器皿。色谱缸的样式很多,当摸索展开剂时,宜选用市售的小色谱缸(9cm × 28cm × 5cm),其他尚有圆形标本瓶、长方形色谱缸等。

色谱板在展开前必须将色谱板在色谱缸内放置一定时间,使溶剂的蒸气达到饱和后,再行展开。因为在色谱过程中溶剂不断从色谱板表面蒸发,其蒸发速度从色谱板中间到两边逐渐增加。特别是用混合溶剂作展开剂时,由于溶剂的挥发性不同,中间与两边溶剂的比例也不同,这就使得同一个化合物出现中间与两边的比移值有差异,这种现象称为边缘效应。如果在色谱缸内壁贴上用溶剂浸过的滤纸,可增加色谱缸内溶剂蒸气的饱和度,或将色谱板在展开前饱和一定时间,不但可以避免边缘效应,同时还可缩短展开时间。

薄层色谱的展开方式有上行、下行、单向、双向、多次、径向等多种方式。一般上行法较常用,但软板只能用近水平方式展开,即将色谱板在色谱缸内斜放成15° 左右。硬板可以近垂直的方式放在标本缸内。展开时,将点有样品的薄层色谱板一端浸入展开剂中深达0.5cm 左右,切勿使展开剂浸没到样品斑点。当展开剂的前沿到达板的 3/4 高度时,即可取出。将薄层色谱板露置在空气中,使溶剂自然挥发干燥,硬板可用热风吹干或烘干。

(四) 显色

一般是展开结束后,先在日光下观察有无有色的斑点,然后再在紫外光下观察有无荧光斑点和或对紫外光有吸收的暗斑,用小针或铅笔在薄层色谱上划出斑点的位置,最后再用显色剂显色。软板和硬板的显色方法不同,现分别叙述如下。

1. 软板的显色　因软板不加黏合剂,如直接喷洒显色剂,往往会将吸附剂吹散,从而使整个实验失败,故常采用以下四种方法显色。

(1)喷雾法:当薄层展开结束后,趁吸附剂上的溶剂尚未挥发而成潮湿状态时,立即喷洒显色剂。但此法对低沸点的展开剂如乙醚、丙酮等不能使用。

(2)碘蒸气法:当薄层展开结束后,取出薄层色谱板,让溶剂全部挥发(因溶剂的存在会影响碘显色的灵敏度),把薄层色谱板放入以碘蒸气饱和的密闭容器内(必要时可稍稍加热,以增加碘的蒸气)显色,许多物质(含杂原子的化合物、具有不饱和键的化合物、芳香化合物等)能与碘生成棕色的斑点。

(3)压板法:当薄层色谱展开结束后,取出薄层色谱板,待溶剂尚未全部挥发而残留有少量展开剂时,用另一块同样大小而清洁的玻璃板,在上涂一层均匀的显色剂,立即覆盖在薄层色谱板上,压紧,即可显色。需要注意的是,展开剂的剩余量要适当,如果太干,吸附剂会粘到另一块玻璃板上,而破坏色谱;如果太湿,又不能立即显色或不能得到清晰的色谱。显色剂的用量也要适当,涂得太少,不能全部显色;涂得太多,会使吸附剂糊化。这些都必须实践多次才能获得满意的结果。此法的局限性是显色剂的溶液需黏度较大,如浓硫酸、磷酸,才能在玻璃板上涂上一层均匀的薄层。例如用 1% 硫酸铈铵磷酸溶液作为长春花生物碱的显色剂(氧化铝软板),1% 香草醛硫酸溶液 (70%, *V/V*) 作为天然药物红孩儿中酚性化合物的显色剂(硅胶软板),均获得满意的结果。

(4)侧吮法:当薄层色谱展开结束后,取出薄层色谱板,待展开剂全部除去,再将薄层色谱的一侧微微浸入显色液中,以与展开方向相垂直的进行侧吮显色,当显色剂扩散到全部薄层时,取出,加热干燥,即可显出清晰的斑点。但如果被分离物质能被显色剂展开,则此法即不能被采用。

2. 硬板的显色 将显色剂直接喷洒到硬板上。喷洒的用具与纸色谱相同(见本章第十三节"纸色谱")。因显色剂显色的条件不同,有的喷洒显色剂后立即就能显色,有的须加热到一定温度才能显色。

一些重要类型化合物的显色剂见表 2-17,浓硫酸和碘蒸气适合于各类化合物显色,但不是专一性显色剂。如果各种方法都不能显色,可用荧光背景法或加热炭化法。

显色后的薄层色谱图,如需要长期保存,载玻片可直接贴一片透明胶纸,大的薄层色谱板可用火棉胶保护。

表 2-17 一些薄层色谱常用的显色剂

化合物	显色剂
生物碱类	碘化铋钾试剂、碘蒸气
黄酮类	紫外光 - 氨熏
蒽醌类	醋酸镁甲醇溶液、5% 氢氧化钾
糖类	邻苯二甲酸苯胺
强心苷类	氯胺 -T- 三氯乙酸、Kedde 试剂
甾体类	茴香醛硫酸溶液、三氯化锑冰醋酸
酚类	三氯化铁、三氯化铁 - 铁氰化钾溶液、香草醛盐酸溶液
酸类	葡萄糖苯胺、溴甲酚绿乙醇溶液

(五) 比移值的测定

样品经色谱分离后,某成分从原点至该成分斑点中心的距离与从原点至展开剂前沿的距离的比值称为该成分的比移值(R_f),实际上它是表示某成分经色谱分离后在色谱中相对位置的一个数值。化合物的比移值与所用的吸附剂或支持剂的类型、规格及活度,展开剂的极性、组成及溶剂的纯度等实验条件有关,因此在叙述某化合物的比移值时一定要注明所用的吸附剂、展开剂等实验条件。在实际工作中要完全重复文献中的实验条件是十分困难的,因此对于某成分的鉴定常采用样品与对照品共薄层的方法来进行。

$$比移值(R_f 值) = \frac{原点至色谱斑点中心的距离}{原点至展开剂前沿的距离}$$

三、制备性薄层色谱

通过上述薄层色谱方法可以初步判断出样品中含有哪类化合物、有几个化合物组成、样品的纯度如何、可能含有哪个化合物、这些化合物的极性大小以及适合于用什么色谱条件分离等,但要完全确定某化合物的化学结构则还需要获得纯品并进行进一步的化学结构确证。近代科学技术的飞速发展,大大推进了化合物结构测定的速度,采用紫外光谱、红外光谱、核磁共振谱、质谱等波谱方法,有时仅用 1~2mg 样品甚至数百微克样品就可以确定一个化合物的化学结构。由于薄层色谱的载样量比纸色谱大得多,分离近百毫克样品并不困难,所以对于微量混合物的分离可以使用制备性薄层色谱进行。

制备性薄层色谱与上述的鉴定性薄层色谱的分离原理和基本操作大体上是相同的,其主要不同点如下。

(1)样品溶液的浓度较大,通常为 5%~10%。

(2)色谱板的厚度较厚,通常为 0.5~1mm;色谱板的面积较大,通常为 20cm×20cm,色谱板的厚度、面积、使用板的数目等需要根据样品的数量和分离难易程度来决定(色谱板不可太厚,如果太厚易造成色带的梯形分离,致使色带交叉,影响分离效果)。

(3)一块 20cm×20cm 的制备性薄层色谱板可分离 10~50mg 样品,如果样品较难分离则可适当减少样品的用量,反之则可适当加大样品的用量;如果需要分离较大量的样品,则可用许多块制备性薄板分离,曾有报道用 150 块 20cm×20cm 的薄层板分离了 15g 样品。

(4)样品常采用点成一条直线的方法进行滴加,原点色带的宽度越窄越好,通常原点色带的宽度不要超过 0.3cm。

(5)对溶解样品的溶剂要求要更高一些,尽量避免使用易使样品扩散的溶剂,需要特别注意的是一定不要将原点色带滴加成空心的上下两条色带(由于溶剂对样品的扩散作用,如果溶剂选择不当,极易造成这种结果),否则将会大大影响分离效果。

(6)最好采用物理的方法确定色带的位置,如在日光下确定有色化合物色带的位置、在紫外光下确定有荧光的化合物的色带的位置、使用荧光板在紫外光下确定对有紫外吸收的化合物的色带位置等;对于皂苷类化合物,可利用皂苷类化合物具有表面活性剂的作用,当喷洒上水时在具有皂苷的位置上将呈现一个白色的色带来确定皂苷色带的位置;当必须采用化学方法显色时,可将色谱板的大部分用另一个玻璃板盖住,留出一条进行显色,将需要的部分做上记号。

(7)样品的洗脱,将吸附有样品的吸附剂按色带的位置刮下,分别研磨后置于垂熔漏斗中,用无水丙酮、甲醇等适当有机溶剂洗脱,回收溶剂,必要时重结晶即可得到纯品。需要注意的是,对于复杂的样品有时需要经过几次制备性薄层分离才能得到纯品。

如最初证实国产长春花中也含有抗肿瘤成分长春新碱,就是用制备薄层色谱分离得到的。采用氧化铝软板,用三氯甲烷 - 乙醚 - 石油醚(10:10:1)展开,在紫外光下观察色带位置,与长春新碱对照品做对照,吸取吸附有长春新碱的氧化铝,用三氯甲烷洗脱,将洗脱物制成硫酸盐,与国外样品同时作红外光谱,其红外光谱完全一致,故证实为同一物质。

四、薄层色谱的应用实例

(一) 某天然药物中掺杂马钱子碱的检查

某天然药物在民间可作为野菜食用,并未发现其有多大毒性。但在进行临床前毒理学研究时却发现其毒性很大,与以前进行的实验研究和民间使用的结果不符。根据毒理学实验所表现的毒性症状,怀疑该药的原料中可能混入了少量毒性很大的生物碱士的宁(strychnine)和马钱子碱(brucine),经薄层色谱检查证实了这一推断。该天然药物原料经水提取,浓缩,碱化,用三氯甲烷萃取,回收三氯甲烷得提取物,备用。取颗粒为 150~200 目、活度为 II 级的氧化铝软板一块,分别点上三氯甲烷提取物、士的宁对照品和马钱子碱对照品,用乙酸乙酯 - 苯(2:1)混合溶剂展开,取出,除去溶剂,用碘蒸气显色。在三氯甲烷提取物的色谱中,与士的宁对照品和马钱子碱对照品相同的位置上出现了相同颜色的斑点,从而证实了在该样品中确实混入了少量的士的宁和马钱子碱。

(二) 长春花中抗肿瘤生物碱的薄层鉴定

在使用柱色谱分离长春花中长春碱(vinblastine)、异长春碱(leurosidine)和长春新碱(vincristine)等三种生物碱时,需要用一个方法来检查这三种生物碱是否已从色谱柱中被洗脱出来、分别存在于哪些流分中、是否已被分开以及含量如何、共存的杂质多少等。开始曾试图用纸色谱来作检查方法,但选择了数十种展开剂均未获得满意的结果,后改用薄层色谱的方法获得了令人满意的结果。其具体方法是:色谱板为氧化铝软板,氧化铝的粒度为150~200 目,活度为 IV~ V 级,展开剂为三氯甲烷 - 乙醚 - 石油醚(10:10:1),显色剂为 1%硫酸铈铵磷酸溶液(压板法)。在该条件下进行薄层色谱分离,可获得三个清晰的斑点。异长春碱比移值最大,长春碱次之,长春新碱最小。在显色剂作用下其颜色分别为淡红色、红色和蓝灰色。根据薄层色谱斑点出现的次序及颜色的变化就可以知道分离的情况。

(三) 土槿皮酸的分离检查

采用硅胶硬板对从土槿皮(*Pseudolarix kaempferi* Gorden)中提取分离的总酸进行薄层色谱分离,共从中分离得了 6 个斑点,各斑点的比移值及显色情况见表 2-18。其薄层分离条件是硅胶硬板,105℃活化 0.5 小时;展开剂为乙醚 - 石油醚(4:1);显色剂为浓硫酸乙醇溶液。

表 2-18　土槿皮酸硅胶硬板的分离结果

斑点编号	1	2	3	4	5	6
显色	红色	天蓝色	棕色	棕黄色	棕色	棕色
比移值	0.92	0.77	0.70	0.47	0.37	0.28

过去在分离土槿皮中的有机酸时,获得一个针状结晶,熔点为 141~142℃,误认为是一个单体,后经薄层色谱分离发现其是一个由 3 个化合物组成的混合物,并根据这一线索,用硅胶柱色谱成功地分离得到 3 个化合物。

(四) 甾体化合物的分离鉴定

通过对 20 种甾体类化合物的薄层分离条件的研究,成功地使其中的 15 个化合物得到了较好的分离,分离结果见表 2-19。其薄层色谱分离条件为 180~250 目的硅胶颗粒制成的软板(活度为 I ~ II 级),以乙酸乙酯 - 苯(3:7)混合溶剂展开,用 3% 磷钼酸水溶液显色(侧吮法)。

表 2-19　15 种甾体类化合物的比移值和显色情况

编号	化合物名称	比移值 ×100	显色后的颜色
1	胆甾醇	70±2	墨绿色
2	β- 谷甾醇	70±2	墨绿色
3	薯蓣皂苷元	63±2	麦绿色
4	剑麻皂苷元	35±2	鲜麦绿色

续表

编号	化合物名称	比移值 × 100	显色后的颜色
5	异去氢表雄酮乙酸酯	85±2	墨绿色
6	异去氢表雄酮	50±2	墨绿色
7	妊娠烯醇酮	55±3	墨绿色
8	妊娠双烯醇酮	56±2	墨绿色
9	睾丸素	36±2	鲜麦绿色
10	甲基睾丸素	39±3	由紫黑转为深蓝
11	乙炔睾丸素	60±2	麦绿色
12	丙酸睾丸素	79±4	麦绿色
13	黄体酮	68±3	麦绿色
14	醋酸可的松	25±1	鲜麦绿色
15	醋酸去氢皮质酮	65±3	蓝绿色

五、各类化合物常用的薄层色谱条件

1. 生物碱类　中性氧化铝软板(活度为Ⅱ~Ⅲ级),以三氯甲烷或在三氯甲烷中加适量乙醇展开,用碘化铋钾或碘蒸气显色。

2. 水溶性生物碱或季铵碱　中性氧化铝软板(活度为Ⅱ~Ⅲ级),以正丁醇-冰醋酸(9:1)或以水饱和的正丁醇展开;硅胶板,以乙醇-乙酸(9:1)或三氯甲烷-甲醇(9:1)或丙酮-水(9:1)展开,用碘化铋钾或10%硫酸铈铵磷酸溶液(磷酸的浓度为70%)显色。

3. 黄酮及其苷类　聚酰胺,以乙醇-乙酸(100:2)或丙酮-水(1:1)或甲醇(展开前饱和10分钟)展开;硅胶(105℃活化0.5小时),以苯-吡啶-甲酸(36:9:5)(展开前饱和15分钟,对苷较好,对苷元较差)展开;纤维素(105℃活化0.5小时),以正丁醇-乙酸-水[(4:1:5)或(5:1:3)]或30%乙酸或3%氯化钠水溶液或乙醇-乙酸-水(6:2:7)展开,用5%三氯化铝甲醇液或碱性醋酸铅饱和水溶液或紫外光灯显色。

4. 强心苷类　中性氧化铝(活度为Ⅲ级),以三氯甲烷-甲醇[(99:1)或(95:5)]或乙醚或三氯甲烷-二氧六环-正丁醇(70:20:5)展开,先喷3,5-二硝基苯甲酸乙醇溶液,继喷5%氢氧化钾甲醇溶液,斑点应呈紫色,但很快消失。

5. 蒽醌及其苷类　纤维素(105℃活化0.5小时),以四氯化碳-苯-水(1:1:1)(下层)或苯-水(上层)展开;硅胶G(105℃活化1小时),以二氯甲烷-甲醇(10:3)或苯-四氯化碳[(20:1)或(1:1)]展开,用5%氢氧化钠溶液或5%氢氧化钾溶液或0.5%醋酸镁甲醇溶液(必要时在90℃干燥5分钟)显色。

6. 香豆素类　酸性氧化铝(活度为Ⅱ~Ⅲ级)或硅胶,以石油醚-乙酸乙酯(5:1)或石油醚-三氯甲烷(1:1)或石油醚-乙醇(1:1)展开,用异羟肟酸铁或重氮化试剂或荧光灯显色。

7. 挥发油　中性氧化铝G(120℃活化2小时),以石油醚或石油醚-乙酸乙酯[(95:5)、(90:10)或(85:15)]展开,用5%香草醛浓盐酸溶液(新配制,呈棕、黄、红或蓝色斑点)或浓硫酸(呈黄或绿色斑点)或含5%硝酸浓硫酸溶液(呈黄、棕或红色斑点)。

8. 三萜类和甾体类　中性氧化铝(活度为Ⅱ～Ⅲ级),以苯-甲醇[(99∶1)、(97∶3)、(95∶5)或(90∶10)]展开,用 25% 磷钼酸乙醇溶液(在 140℃ 干燥 5 分钟,呈蓝或蓝紫色斑点)或5%~10% 三氯化锑三氯甲烷溶液(呈粉红、棕、红或绿色斑点,灵敏度不高,并在 0.5 小时内消失)显色。

9. 有机酸类　硅胶 G,以乙醇-浓氨水-水[(10∶1.6∶1.2)或(8∶0.4∶1.6)]或乙酸乙酯-甲醇-浓氨水(90∶5∶3)或苯-甲醇-乙酸(45∶8∶14)展开,用 0.05% 溴酚蓝水溶液(呈黄色斑点)或 0.1% 甲基红乙醇溶液 5ml,0.1% 甲基橙水溶液 15ml 与 0.1% 石蕊水溶液 20ml混合(呈黄色斑点,如果展开剂中有氨,应在喷显色剂前于 100℃ 加热除氨)显色。

10. 氨基酸类　硅胶 G(105℃ 活化 0.5 小时),以正丁醇-水(1∶1)和苯酚-水(10∶4)双向展开或正丁醇-乙酸-水(3∶1∶1)和苯酚-水(75∶25)双向展开;纤维素(105℃ 活化 0.5小时),以正丁醇-乙酸-水(4∶1∶5)或丙醇-水(7∶3)或正丁醇-乙醇-水-丙酸(10∶10∶5∶2)或甲醇-水-吡啶(80∶20∶4)展开,用 0.1% 茚三酮水溶液(在 80℃ 加热 10 分钟,呈红色斑点)显色。

11. 糖类

(1) 单糖:纤维素(105℃ 活化 0.5 小时),以异丙醇-乙酸乙酯(65∶35)展开,用茴香醛0.5ml、乙醇 9ml、浓硫酸 0.5ml 和冰醋酸 0.1ml 的混合液显色(临用前配制)。

(2) 低聚糖类:硅胶 G(105℃ 活化 0.5 小时),以丁醇-吡啶-水[(6∶3∶1)、(65∶20∶15)或(70∶15∶15)]或丁醇-二甲基吡啶-水(6∶3∶1)或丁醇-乙醇-水(5∶3∶2)展开,显色剂同上。

第十三节　纸　色　谱

纸色谱是以滤纸作为支持剂,用一定的溶剂系统展开而达到分离、分析目的的分配色谱方法。纸上吸附的水为固定相,与水不相混溶的有机溶剂为移动相(流动相),移动相在纸上徐徐移动,被分离物质在固定相与移动相之间不断地进行分配。物质不同其在两相溶剂间的分配系数也就不同,因而其在滤纸上的移动速度也不同,故可以使不同的化合物在纸色谱上得到分离。对于特定的物质,在一定的条件和溶剂系统中其分配系数是一个常数,故纸色谱与薄层色谱一样,被分离物质在一定条件和溶剂系统中也有它固定的比移值。其比移值的计算方法与薄层色谱相同(参见本章薄层色谱内容)。

滤纸在为水所饱和的空气中能吸收其本身重量 22% 左右的水,其中最初吸收的 6% 的水是以氢键形式与纤维素上的羟基结合,在一般条件下较难脱去。所以,一般的纸色谱经常是以水作为固定相,但在特殊的情况下也可以使滤纸吸留其他的溶剂如甲酰胺、液体石蜡等作为固定相。如果以液体石蜡等为固定相而以水为移动相,则称为"反相纸色谱法"(反相分配色谱),但此种方法并不常用。

纸色谱法的特点是样品用量少、操作简单、不需要特殊设备、分离效果较好等。纸色谱像薄层色谱一样,是一种有效的分析分离鉴定常用手段。其主要应用有以下几个方面。

(1) 用于天然药物化学成分的预试验:检查天然药物中的主要成分,或检查某种天然药物中是否含有某种有效成分。此方法原料用量少,且方便准确,对于寻找新的药用资源具有很大的用处。

(2) 检查有效部位中的主要成分和/或其中所含成分的复杂程度:判断所选用的分离方法是否恰当。

(3)用于化合物的结构鉴定和纯度判断：通过观察化合物在不同溶剂系统下纸色谱的斑点情况，可判断出该化合物是混合物还是纯品。通过与对照品共纸层，可判断出它是否与对照品为同一个化合物。

(4)用于化学成分的定量：将纸色谱分离后的斑点剪下，用适当溶剂将其洗脱下来，再用比色或其他方法进行定量。也可直接按纸上斑点的面积或显色的深浅与已知浓度的结果相比而进行定量（此法误差较大）。

(5)指导分离工作：通常在纸色谱上比移值相差较大的，在相同的溶剂系统条件下用纤维素粉分配色谱基本上都能得到较好的分离。同时还可用纸色谱检查是否需要更换洗脱溶剂、所需成分是否已被洗脱下来、各流分中的成分是否相同等。

(6)因纤维素属于手性分子，可用于某些手性化合物的拆分：如用适当的展开剂展开，可将 D- 氨基酸与 L- 氨基酸分开。

实际上薄层色谱和纸色谱各有优缺点，在实验室中薄层色谱比纸色谱应用的要广泛，但对于某些极性较大的化合物，如氨基酸、单糖等，纸色谱仍然具有独特的分离效果。此外，由于微晶纤维素粉具有与纸色谱完全相同的分离性能，微晶纤维素粉薄层色谱适用于纸色谱分离的各种类型化合物。

一、纸色谱的一般操作

(一) 滤纸的选择和处理

色谱用滤纸必须符合下列要求。

(1)纸的质地必须均匀，对光检查时光度相同。全纸平整无折痕，展开后区带集中，溶剂前沿平直。

(2)必须具有一定的纯度，展开后不形成棕色前沿、鬼斑和条痕等。

(3)必须具有一定的机械强度，被溶剂润湿后，仍能悬挂或站立。

(4)滤纸纤维松紧适宜，厚薄适中，展开剂移动的速度适当。滤纸的选择要结合展开剂来考虑，以丁醇为主的溶剂系统黏度较大，展开速度慢，以石油醚或三氯甲烷为主的溶剂系统展开速度较快。可根据实验要求来选择快速、中速或慢速的滤纸。一般情况下，以中速滤纸使用较多。滤纸的厚薄，一般鉴定用较薄的滤纸，定量和制备用厚质的滤纸。市售色谱用滤纸基本上能符合上述要求，国产色谱用滤纸的性能和规格见表 2-20。

表 2-20 国产色谱用滤纸的性能和规格

型号	标准 /(g·m⁻¹)	厚度 /mm	吸水性(半小时内水上升高度)/mm	性能	灰分	备注
1	90	0.17	150~120	快速	0.08	
2	90	0.16	120~91	中速	0.08	相当于华德门 1 号
3	90	0.15	90~60	慢速	0.08	
4	180	0.34	151~121	快速	0.08	
5	180	0.32	120~91	中速	0.08	相当于华德门 3 号
6	180	0.30	90~60	慢速	0.08	

(5)滤纸的纹路对展开也有影响,顺着纤维的主要方向展开,溶剂移动的快,横着的慢。为了避免溶剂顺着纤维的纹道流动,一般把纸裁成使展开的方向与纸纤维的主要方向成正交。

(6)纸本身的 pH 对分离效果有影响,尤其是对分离酸性、碱性或两性化合物的影响很大。有一些成分在两相中的分配系数很接近,不容易分开。如在一定的 pH 条件下使它们在两相溶剂中的分配系数差距增大,则往往能达到较好的分离效果。

由于在天然药物中存在的酸碱性成分大部分都是弱酸和弱碱,在分离酸性(酚性)、碱性或两性成分时,展开溶剂和样品的酸碱度对色谱结果的影响很大,这主要是化合物的游离形式和成盐形式在水和有机溶剂中的分配系数相差极大,因此 pH 必须恒定才能得到满意的分离效果。恒定 pH 的方法:一种是在展开溶剂中加入一定量的酸或碱;另一种是将滤纸用恒定 pH 的缓冲溶液处理,然后在中性的溶剂系统中展开。缓冲溶液可采用柠檬酸 - 磷酸氢二钠系统(配制方法参见附录)。一般可将色谱滤纸于缓冲溶液中浸湿,再用普通滤纸吸去表面多余的水液,经阴干后即可使用。有时也可用甲酰胺、二甲基甲酰胺等试剂预处理。其作用与缓冲溶液相似。在特殊要求下,滤纸可分段用不同的缓冲溶液处理,即采用梯度 pH 色谱。

(二)展开方式和用具

纸色谱的操作按溶剂展开的方式不同,可分为上行、下行和径向三种方式。在天然药物成分的分离工作中以上行法最为普遍。上行法又可分为单向展开和双向展开两种。一般对于成分较简单的样品,单向展开已能达到分离的目的,而对于成分较为复杂的样品,由于其中某些斑点的重叠,必须进行双向展开。即先以一种溶剂系统展开后,再以另一种溶剂系统于其垂直方向作第二次展开,即得双向色谱图。双向展开色谱不仅纸色谱可以用,薄层色谱也可以用,有时用双向色谱可分离鉴别 40 余个斑点。

一般纸色谱的用具,如果是单向上行展开,且分离的是一种或两种样品,常用长 20~30cm 的滤纸条,悬在色谱管中进行(图 2-8)。如果分离多种样品,可将适当大小的滤纸卷成圆筒形,放在色谱缸中进行(图 2-8)。在下行展开中,由于溶剂从上至下连续流动展开,斑点移动距离较大,故一些比移值比较接近的成分用此方法往往能得到比较满意的分离效果。下行展开所用的仪器装置见图 2-9。

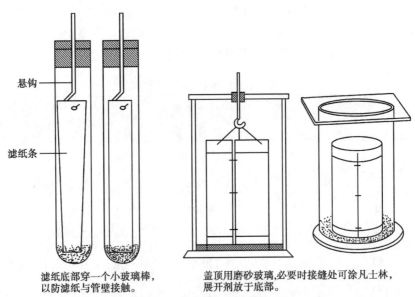

悬钩

滤纸条

滤纸底部穿一个小玻璃棒,
以防滤纸与管壁接触。

盖顶用磨砂玻璃,必要时接缝处可涂凡士林,
展开剂放于底部。

图 2-8　上行展开常用仪器

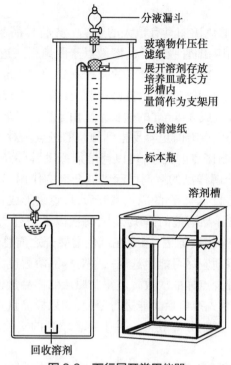

图2-9 下行展开常用仪器

径向纸色谱的特点是:由于平面展开的展开速度较快,且在展开过程中溶剂前沿不断扩大,径向纸色谱能形成狭窄而清晰的层次,分离效果良好,用具也较简单。具体做法是:将滤纸剪成适当大小的圆形,圆心打一个小孔,以供插入滤纸芯之用。滤纸放在盛有溶剂的培养皿上,滤纸芯插入溶剂中(也可在培养皿中放一个较小的桶状容器如瓶盖等,将展开剂放入其中,这样可以节省展开剂),上盖同样大小的培养皿进行展开(图2-10)。图2-10是几种常见的单糖径向纸色谱图,其展开剂是正丁醇-丙酮-水(2:7:1),显色剂是邻苯二甲酸苯胺,由图可见径向色谱的分离效果明显好于其他展开方式的分离效果。实际上薄层色谱也可以径向展开,只要将薄层板的点样一端刮成梯形即可。

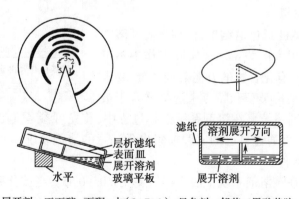

展开剂:正丁醇-丙酮-水(2:7:1);显色剂:邻苯二甲酸苯胺;
样品:1.麦芽糖、核糖;2.乳糖;3.麦芽糖、乳糖、葡萄糖、阿拉伯糖、核糖、鼠李糖;4.葡萄糖、鼠李糖 5.阿拉伯糖

图2-10 糖的径向纸色谱

(三) 点样

点样技术对获得良好的色谱图具有很大的影响。先将样品溶解于适当的溶剂中,取一张长 20~30cm 的滤纸条,用毛细管吸取样品溶液点于距离纸底边约 2cm 的起始线上,此点称为原点。各点间的距离约 2cm 左右,原点的直径不要超过 5mm。如采用较短的滤纸,则原点应更小一些。点样所用的毛细管可以自己拉制,管内径约 0.5mm,用过一次即弃去。原点的形状可点成圆形,也可点成 3~5mm 的横长条。由于样品在展开过程中其斑点常是向展开方向拉长,所以横长条的原点有时更容易得到圆整的斑点。对于样品浓度较稀的溶液,可以反复多点几次。为了控制斑点的大小,可以待溶剂挥发后(每次点完后,可用电吹风加速干燥)再点第二次。由于溶解样品的溶剂可起到展开剂的作用,对于较稀的样品溶液,点样时被分离物质常形成空心圆。空心圆的原点展开后,斑点易形成肾脏形状(即斑点像要分开的两个斑点)。所以点样时样品溶液的体积要小,每次以不超过 5μl 较好。样品点样次数过多是造成原点空心圈的一个主要原因,因为在纸色谱展开之前总是先将原点的溶剂挥散后才展开,所以溶解样品的溶剂应尽可能地选用一些对样品溶解度大的溶剂,这样可以使样品溶液的浓度较浓,有利于减少点样的次数。但每个原点的样品量也不宜过多或过于集中,由于样品在滤纸上分配时总是先溶解后才能进行分配,如果样品量过大,溶解分配的过程将会拉长,造成斑点的"拖尾",影响分离效果。对于要求较高的实验,如果用对照品对照,两者点样的条件要相同。

双向展开常用方形滤纸,点样时,先在滤纸的相邻两边各划一条底线,相交于一点即为原点。在此点上点加样品溶液,用一种展开剂沿着一个方向展开,获得一个色谱。然后挥发除尽展开剂,再用另一种展开剂沿着与第一次方向垂直的方向展开,得到另一个方向的色谱图。例如美舌藻(海人草)中总氨基酸经双向纸色谱共分离得到 14 个斑点(图 2-11),第一向展开剂:正丁醇 - 乙醇 - 吡啶 - 水(5:1:1:1);第二向展开剂:正丁醇 - 甲酸 - 水(15:3:2);显色剂:茚三酮及氯气处理后淀粉碘化钾联合显色。

径向展开常用圆形滤纸,取适当大小的圆形滤纸(如直径为 12cm)一张,将样品溶液点于离圆心 1~2cm 的同心圆周上。一张圆形滤纸可同时点 5~10 个样品。

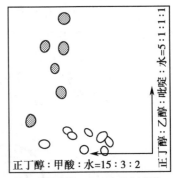

实心点为肽类、空心点为氨基酸。

图 2-11　美舌藻总氨基酸的双向纸色谱

(四) 展开剂的选择

要获得一个满意的纸色谱结果,往往与展开溶剂的选择是否得当有很大的关系。在实际工作中不可能有一个能适合于所有化合物的万能溶剂系统,要根据被分离化合物的结构类型和特点来选择适合于被分离物质的独有溶剂系统。在溶剂系统选择过程中,首先可参考文献中对于此类化合物所用的溶剂系统,也可通过自己的实践摸索出最满意的溶剂系统。一个理想的溶剂系统必须具备以下几个条件。

(1)被分离物质在该溶剂系统中的比移值要在 0.05~0.85。当被分离物质为两种以上成分的混合物时,其各成分的比移值之差应大于 0.05,以免斑点相互重叠。在鉴定化合物是否是纯品时,其比移值最好在 0.4~0.6。

(2)斑点应该圆整,不拖尾,不受点样量的影响。

(3)溶剂系统中的每一个组分都不与被分离物质发生化学反应。

　　(4)作为移动相的有机溶剂既可以是一种溶剂,也可以是多种溶剂,但其组成和被分离物质在两相溶剂中的分配系数应该恒定,并不随温度的改变而改变,或尽可能的少改变。否则在进行纸色谱时需要在温度恒定的实验条件下进行。

　　(5)在多元溶剂系统中,系统中的各溶剂应能迅速达到平衡。

　　(6)为便于纸色谱的尽快干燥,在溶剂系统中最好不使用高沸点的溶剂。

　　一种物质比移值的大小取决于其在两相溶剂中的分配系数。极性大的物质在水中的溶解度大,即在水相中的分配量大,其比移值小。极性小的物质在有机溶剂中的溶解度大,即在有机溶剂中的分配量大,故其比移值大。因此,一个化合物比移值的大小主要是由该化合物的极性大小来决定的,化合物的极性越大,其比移值就越小。例如吗啡与可待因相比较,吗啡分子中含有一个酚羟基,极性较大,可待因分子中一个甲氧基代替了酚羟基,故极性较小。因此,在纸色谱中吗啡的比移值小于可待因,吗啡的斑点在后,可待因的斑点在前。在实际工作中,要根据被分离物质的极性大小来选择适当的溶剂系统。如果被分离物质的极性较小,比移值偏高,则应该增加溶剂系统中极性溶剂的比例。反之,如果比移值偏大,则应该增加非极性溶剂的比例量。如果被分离物质在滤纸上形成一长条,则说明该溶剂系统不适合于被分离的物质,应该更换整个溶剂系统。

(五) 展开和显色

　　先将选好的展开剂放于色谱管或色谱缸中(注意上行色谱缸或色谱管须放平,不宜倾斜),等候片刻,使容器内的空气被溶剂蒸气所饱和,然后将滤纸插入展开剂中,展开剂的液面应在起始线下至少1cm。如果是多元系统的溶剂系统如正丁醇 - 乙酸 - 水(4∶1∶5),应先量取各组分的比例量放在分液漏斗中,剧烈振摇使其充分互溶,放置分层后,把水层与有机层分开。将点样后的滤纸悬挂在盛有水层溶剂的容器中,使滤纸被水层溶剂蒸气所饱和,再将滤纸悬挂在盛有有机溶剂的容器中,使滤纸被有机溶剂层溶剂的蒸气饱和后再行展开。由于混合溶剂中各组分的挥发性不同,所加入展开剂的量以能进行一次色谱展开为原则。如果一次加入的展开剂做几次展开,则必须注意前后几次展开的比移值的改变(有时甚至会造成后几次分离的失败)。

　　展开结束后,取出滤纸,在展开剂到达的前沿划线作一记号。室内阴干或在红外光灯下烤干或用电吹风吹干(加热时要尽可能均匀,以防止展开剂不规则的扩散,破坏已分离的色谱),干燥后的色谱先在紫外光灯下观察有无荧光斑点,并记录其颜色、荧光强度和斑点的位置。然后喷洒适当的显色剂,找出斑点的位置,计算出比移值。

二、纸色谱的操作实例

(一) 洋金花提取物中生物碱的分离

　　取正丁醇10ml、乙酸2ml和水8ml,充分振摇后,放置,分层后分别分取水层和有机层备用。取国产新华一号滤纸1张,裁成8cm×30cm,用毛细管分别吸取洋金花提取物的甲醇溶液、莨菪碱和东莨菪碱的甲醇溶液,与离纸底边2cm处分别点样(每个样品间隔2cm)。干燥,然后把滤纸悬挂在盛有水层溶剂的溶液中饱和,然后再悬挂于盛有有机层溶剂的溶液中饱和2小时。上行展开7小时(室温20℃),取出滤纸,于溶剂前沿划线作记号,室温阴干。喷洒碘化铋钾溶液,色谱上有3个斑点,其比移值分别约为0.71、0.60和0.36。前2个斑点呈红棕色,分别与莨菪碱和东莨菪碱的比移值相同,后一个斑点为白色,是一个未知物。

(二) 石蒜生物碱的纸色谱

取正丁醇 40(90)ml、乙酸 10(10)ml 和水 20(20)ml,充分振摇后,放置,分层后分别分取水层和有机层备用。取国产新华一号滤纸一张,裁成 4cm×30cm,用毛细管吸取石蒜生物碱提取物的甲醇溶液于离纸底边 4cm 处点样(直径在 1.5~2mm)。干燥,然后把滤纸悬挂在盛有水层溶剂的溶液中饱和,然后再悬挂于盛有有机层溶剂的溶液中饱和 2 小时。上行展开 6 小时(室温 30℃),取出滤纸,于溶剂前沿划线作记号,室温阴干。首先在紫外光灯下观察并记录斑点的比移值和颜色,然后再喷洒改良的碘化铋钾溶液,观察并记录斑点的颜色和比移值。石蒜中 11 种生物碱的纸色谱结果见表 2-21。

表 2-21　石蒜中 11 种生物碱的纸色谱结果

化合物名称	比移值(9:1:2)	比移值(4:1:2)	荧光	碘化铋钾显色
石蒜碱(lycorine)	0.60	0.73	绿色	不显色
加兰他敏(galanthamine)	0.53	0.67	无色	橘红色
力可拉敏(lycoramine)	0.51	0.68	无色	橘红色
多花水仙碱(tazettine)	0.72	0.84	暗紫色	橘红色
假石蒜碱(pseudolycorine)	0.55	0.69	暗绿色	橘红色
未鉴定物 1	0.58	0.72		橘红色
未鉴定物 2	0.71	0.82		不显色
未鉴定物 3	0.53	0.71	蓝绿色	橘红色
高石蒜碱(homo-lycorine)	0.59	0.77	紫色	橘红色
紫花石蒜碱(papyramine)	0.72	0.88		橘红色
石蒜来宁(lycorenine)	0.72	0.92	绿色	橘红色

吗啡　　R＝OH
可待因　R＝OCH₃　　莨菪碱　　　　　　东莨菪碱

三、纸色谱的常用展开剂

下面列出一些天然药物化学成分常用的纸色谱展开剂和显色剂,读者可根据实际情况选用。手头没有的溶剂可改用性质相近的溶剂,如己烷、庚烷可改用石油醚,异戊醇可改用正戊醇或正丁醇等。混合溶剂的比例也可根据实际情况调整。在显色剂中,一般只列出通用的显色剂,这些通用的显色剂对有些化合物的灵敏度可能并不是很高。在实际工作中,读者可根据具体化合物选择特殊的显色剂。

(一) 生物碱类

展开剂:正丁醇 - 吡啶 - 水(4:1:5)、乙酸乙酯 - 吡啶 - 水(2:1:1)、正丁醇 - 乙酸 - 水

（4:1:5）、含有 1%~20% 的浓盐酸正丁醇、pH 4~8 的缓冲溶液 - 水饱和的乙酸乙酯或水饱和的乙醚或水饱和的正丁醇。显色剂：紫外光下观察荧光，改良的碘化铋钾溶液。

（二）酮类、香豆素类

展开剂：正丁醇 - 乙酸 - 水（4:1:5）、乙酸乙酯 - 吡啶 - 水（2:1:1）。显色剂：紫外光下观察荧光、三氯化铁溶液、三氯化铝溶液、醋酸铅溶液。

（三）醌类

展开剂：正丙醇 - 乙酸乙酯 - 水（4:3:3）、以甲醇或乙醇饱和的环己烷、以水饱和的环己烷或甲苯或苯。显色剂：紫外光下观察荧光、5% 氢氧化钾或氢氧化钠溶液、醋酸镁溶液。

（四）氨基酸类

展开剂：正丁醇 - 乙酸 - 乙醇 - 水（4:1:1:2）、戊醇 - 吡啶 - 水（35:35:30）、水饱和的苯酚。显色剂：茚三酮、吲哚醌。

（五）萜类、甾体类及其苷类

展开剂：苯 - 乙酸乙酯（1:1）、甲苯 - 乙酸 - 水（5:5:1）、环己烷 - 三氯甲烷 - 丙酮（4:3:3）。显色剂：三氯化锑、五氯化锑、荧光素 - 溴、三氯乙酸 - 氯胺 T。

（六）酚类和鞣质

展开剂：正丁醇 - 乙酸 - 水（4:1:5）、正丁醇 - 吡啶 - 水（2:1:5）、水饱和的乙酸乙酯。显色剂：三氯化铁、三氯化铁 - 铁氰化钾、重氮盐试剂。

（七）糖类

展开剂：正丁醇 - 乙酸 - 水（4:1:5）、正丁醇 - 乙醇 - 水（4:1:5）、正丁醇 - 吡啶 - 水（6:4:3）；正丁醇 - 丙酮 - 水（2:7:1）、乙酸乙酯 - 吡啶 - 水（2:1:5）。显色剂：邻苯二甲酸苯胺、硝酸银 - 氢氧化铵。

（八）有机酸类

展开剂：正丁醇 - 乙酸 - 水（4:1:5）、正丁醇 - 乙醇 - 水（4:1:5）、正丁醇 - 吡啶 - 二氧六环 - 水（14:4:1:1）。显色剂：溴酚蓝等指示剂。

注意：因吡啶的某些盐类不挥发（如吡啶的盐酸盐），且能与生物碱显色剂显色，故当展开剂中含有吡啶时有时会出现额外的斑点。

（王立波　李　畅）

参 考 文 献

［1］中国科学院上海药物研究所.中草药有效成分提取与分离.2 版.上海：上海科学技术出版社,1983.

［2］元英进,刘明言,董岸杰.中药现代化生产关键技术.北京：化学工业出版社,2002.

［3］袁菊丽.大孔吸附树脂在中药研究中应用近况.中国中医药信息杂志,2011,18(8):103-105.

［4］史作清,许名成,施荣富,等.树脂吸附法制备银杏叶提取物.中国食品添加剂,1997(3):38-40.

［5］张红,童明容,潘继伦,等.大孔吸附树脂提取喜树碱的研究.离子交换与吸附,1995(2):145-150.

［6］马建标,王利民,李建敏,等.新型吸附树脂 S-038 对绞股蓝皂苷的吸附性能及其在绞股蓝皂苷和三七皂苷提取、纯化中的应用.离子交换与吸附,1993(2):97-101.

［7］许名成,刘菊湘,范云鸽,等.聚对羟基苯乙烯吸附树脂的合成及对咖啡因的吸附机理研究.离子交换与吸附,2000(1):16-21.

［8］苏拔贤.生物化学制备技术.北京：科学出版社,1986.

第一节　化合物的纯度判断

在进行化合物性质研究或结构测定前必须首先确定其纯度,纯度不合格,会给后续的测定工作带来很大难度。判断一个化合物纯度的手段是多方面的,要综合起来考虑,仅靠某一种方法来确定是不够的。

(一) 根据化合物结晶的形状、色泽和熔点进行判断

1. 晶形和颜色的检查　将被检样品置于显微镜下,观察其晶形是否均一。一般比较纯的化合物都有比较均一的结晶形状和颜色。

2. 熔点检查　取被检样品少量,研碎,装入熔点管中,插入样品座,开始升温,通过观察窗观察毛细管内样品的熔化过程,出现初熔时,按下"初熔"键,初熔存贮指示灯亮,说明初熔已被贮存。出现终熔时,按下"终熔"键,显示屏上的数字被保持不动,这个数值就是终熔值。一般较纯的天然化学成分都有明确、尖锐的熔点,熔距一般在 2℃ 以内。

一般用内径约 1mm、长 60~70mm 一端封闭的毛细管作为熔点管,将样品研成粉末,在表面皿上堆成小堆,将 2~3 根一端已封口的毛细管的开口端插入试样中,装取少量粉末。然后把毛细管开口竖立起来,在桌面上蹾几下(毛细管的下落方向必须与桌面垂直,否则毛细管极易折断),使样品掉入管底。这样重复取样几次,使样品粉末紧密堆集在毛细管底部。为使测定结果准确,样品一定要研得极细,填充要均匀且紧密。毛细管中样品高度为 2~3mm,一个试样最好重复测定 2~3 次,以保证结果的准确性。装置如图 3-1 所示。

非结晶物质不具备上述物理性质,无法依据上述方法鉴定其纯度。

(二) 应用薄层色谱或纸色谱的方法进行判断

1. 检品的制备　取被检样品,根据初步确定的化学结构类型和性质,选定合适的溶剂,制备样品溶液。一般供薄层使用的检品溶液浓度在 0.5mg/ml 左右。

2. 鉴别实验　薄层色谱和纸色谱是判断化合物纯度最常应用的方法,通常用 3 种以上的展开溶剂系统进行色谱,如果样品均呈现为 1 个斑点(3 种系统下,比移值分别为 0.3~0.7 之间的不同

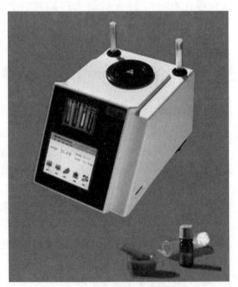

图 3-1　熔点测定装置

值),可认为是纯的化合物,个别情况下须采用正相和反相两种色谱方法加以确认。

(三) 气相色谱或高效液相色谱法

气相色谱或高效液相色谱也是判断物质纯度的重要方法。气相色谱主要适用于在加热条件下能气化而不分解的物质,如植物中的挥发油。高效液相色谱则不然,不但可用于挥发性物质,亦可用于非挥发性物质,具有高速、高效、灵敏、微量、准确的优点,已被广泛用于纯度检测。采用高效液相色谱法检测样品纯度时,不仅要更换流动相和色谱柱,如果是紫外检测器,还要适当更换检测波长。最好使用蒸发光检测器或质谱检测器。如果更换测定条件,均可获得较纯色谱峰,则说明样品纯度较高。供液相用的检品溶液浓度在0.2~0.5mg/ml。

近年来随着波谱技术发展,往往在解析化合物图谱时,可提示有无杂质存在,如在核磁共振氢谱上,质子数不到应有的质子数目,就表明不纯。而这些杂质往往是同类型化合物或同系物,彼此性质相似,难于分离,波谱虽然可以识别杂质,但一般不利用它来检查杂质。

第二节　结构研究程序

经典的结构研究都是采用各种化学方法将分子降解为几个稳定碎片,它们通常是一些比较易于鉴别或可通过合成证明的简单化合物,而后按降解原理合理地推导出化合物的化学结构,或用脱氢方法使化合物转为易于鉴别的芳香化合物,再推导其结构。这些方法包括锌粉蒸馏、碱裂解、霍夫曼降解脱胺、各种氧化方法、硒粉或硫磺脱氢及一些水解方法等。目前由于近代物理方法的普及及其在结构研究中所显示的优越性,已使许多经典的降解方法失去其应用价值。自 1960 年以来,化合物结构的测定主要依赖各种波谱学方法,包括红外光谱(infrared spectrum,IR)、紫外 - 可见吸收光谱(UV-visible absorption spectrum,UV-vis)、核磁共振(nuclear magnetic resonance,NMR)、质谱(mass spectrum,MS)、旋光光谱(optical rotatory dispersion,ORD)、圆二色谱(circular dichroism,CD)和单晶 X 射线衍射技术(X-ray diffraction),所有这些方法除质谱外都具有需要样品量少,对结构不破坏的优点。

对于天然化合物来说,结构研究主要的程序大致如图 3-2 所示。

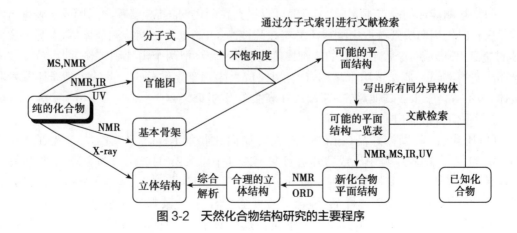

图 3-2　天然化合物结构研究的主要程序

第三节　结构研究中采用的主要方法

一、红外光谱

红外光谱是记录有机分子吸收红外光后产生化学键振动而形成的吸收光谱。主要用于确定化合物官能团,也可以将被测化合物的红外光谱图与数据库中的谱图进行对比确定化合物结构,有关化合物原子连接方式方面的更多信息或化合物立体化学特征一般无法通过这种方法得到。

(一) 仪器结构

傅里叶变换红外光谱(图 3-3)是目前最广泛使用的。它是利用迈克尔逊干涉仪将检测光(红外光)分成两束,在动镜和定镜上反射回分束器上,这两束光是宽带的相干光,会发生干涉。相干的红外光照射到样品上,经检测器采集,获得含有样品信息的红外干涉图数据,经过计算机对数据进行傅里叶变换后,得到样品的红外光谱图。

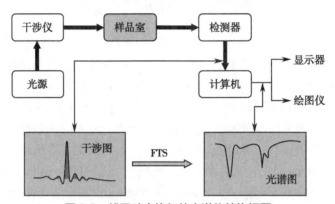

图 3-3　傅里叶变换红外光谱仪结构框图

(二) 样品制备方法

1. 气体样品的处理　先将气体池抽真空,再将样品直接注入,即可。

2. 液体样品和溶液样品的处理　液膜法。

只要被测液体的沸点不太低,一般都可直接夹在两块 NaCl 盐窗片之间形成液膜进行测定。操作时先用镜头纸蘸取丙酮或乙醇将盐片擦净,再滴上 1~2 滴待测液体,盖上另一块同样的盐窗片,形成一个没有气泡的毛细厚度薄膜,用夹具把两个窗片固定住,即可放入仪器光路中进行测试。此法适用于高沸点的液体样品,多用于定性分析。此法也适合于黏糊状液体,但不适合于水或其他对 NaCl 盐片有溶蚀作用的液体。

3. 固体样品的处理

(1)压片法:将固体样品(1mg 左右)与金属卤化物如 KBr、NaCl、KCl、CsI、KI 等一起粉碎研匀,在专门的模具中压成薄片进行测定。其中以 KBr 的应用最为普遍,所以压片法也叫溴化钾压片法。其操作方法为如下:用一个玛瑙研钵将 KBr 晶体充分研磨后加入其量百分之一左右的待测固体样品,混合研磨直至均匀,并使其颗粒大小比所检测的光波长更小(约 2μm 以下)。在一个具有抛光面的金属模具上放一个圆形纸环,用刮勺将研磨好的粉末移至环中,盖上另一块模具,放入压片机中进行压片。KBr压片形成后,用夹具固定进行测试。

(2)石蜡糊法:将干燥处理后的试样研细,与液体石蜡或全氟代烃混合调成糊状,夹在盐片中测定。

(3)薄膜法:主要用于高分子化合物的测定。可将它们直接加热熔融后涂制或压制成膜。也可将试样溶解在低沸点的易挥发溶剂中,涂在盐片上,待溶剂挥发后成膜待测。

另外还有衰减全发射法(ATR)。

(三)谱图测试及注意事项

1. 红外光谱仪操作

(1)打开电脑,双击"软件"快捷键。

(2)进入软件操作界面。

(3)标题框在光谱窗口的上面,标题内容为人工输入,或根据使用需要通过"编辑→选项→采集"中设定的"谱图标题"方式中适当选择自动生成。

(4)在"文件"下拉菜单中选中"打开"一个已存在的数据文件,在"文件名"窗口修改为所测文件名,点击"确定"键即可。这些信息可记录到谱图中,其他的记录为非编辑内容,如图3-4所示。

(5)快捷键的使用使操作更加便捷,具体见图3-5。

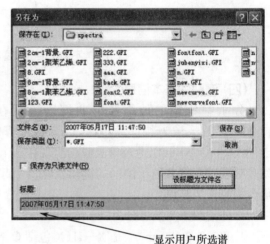

显示用户所选谱

图3-4　红外光谱仪操作

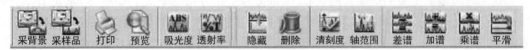

图3-5　红外光谱仪操作快捷键

2. 注意事项

(1)仪器须先预热1小时以上方可使用。

(2)液膜法,在红外光区使用的光学部件和吸收池的材质是NaCl晶体,不能受潮,不要用手直接接触盐片表面,不要对着盐片呼吸,避免与吸潮液体或溶剂接触。

(3)压片法,样品和KBr须在红外灯下烘烤保持干燥。样品中游离水分的存在不仅干扰测定结果的准确性,而且会腐蚀仪器的棱镜、窗片、样品池等机件。

(4)制备固体样品时,每次测量后,用脱脂棉或纱布沾上易挥发的溶剂,轻轻地擦拭窗片、压片模具等。常用的溶剂有CCl_4、CS_2、$CHCl_3$等。将器具擦洗干净后,再用红外灯烘干,放入保干器内保存,以免受到腐蚀。

(5)乙醇等溶剂一般含水量较多,不宜使用。

(6)控制被测样品量在0.25mol/L左右,样品量过大或过小可能造成谱图信息差异较大。如不同浓度的乙醇在四氯化碳中的IR图(图3-6)。

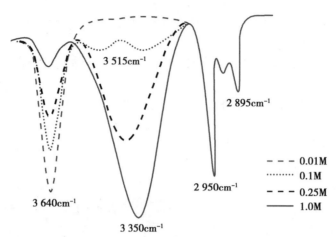

图 3-6   不同浓度的乙醇在四氯化碳中的 IR 图

(四) 谱图的基本信息

分子中价键的伸缩及弯曲振动出现在中红外区,即 4 000~400cm^{-1},其中 4 000~1 600cm^{-1} 的区域为特征频率区,许多特征官能团,如羟基、氨基及不饱和键(如 C≡C、C=C、C=O、N=O)、芳环等吸收均出现在这个区域。1 600~400cm^{-1} 的区域为指纹区,其中许多吸收因原子或原子团间的键角变化所引起,形状比较复杂,犹如人的指纹,可据此进行化合物的真伪鉴别。

红外谱图按波数可分为以下 6 个区。

1. 4 000~2 500cm^{-1} 是 X—H(X 包括 C、N、O、S 等)的伸缩振动区。

2. 2 500~2 000cm^{-1} 是三键和累积双键(等)的伸缩振动区。

3. 2 000~1 500cm^{-1} 是双键的伸缩振动区,这是红外谱图中很重要的区域。

这个区域内最重要的是羰基的吸收,大部分羰基化合物集中于 1 650~1 900cm^{-1},除去羧酸盐等少数情况外,羰基峰都尖锐或稍宽,吸收强度都较大,在羰基化合物的红外谱图中,羰基的吸收一般为最强峰或次强峰。碳碳双键的吸收出现在 16 000~1 670cm^{-1} 范围,强度中等或较低。苯环的骨架振动在 1 450cm^{-1}、1 500cm^{-1}、150cm^{-1}、1 600cm^{-1},1 450cm^{-1} 的吸收特征不明显,后三处的吸收则表明苯环的存在。虽然这三处的吸收不一定同时存在,但只要在 1 500cm^{-1} 或 1 600cm^{-1} 附近有一处有吸收,原则上即可知有苯环(或芳杂环)的存在。

4. 1 500~1 300cm^{-1} 该区域主要提供 C—H 弯曲振动的信息。

5. 1 300~910cm^{-1} 所有单键的伸缩振动频率、分子骨架振动频率都在这个区域,部分含氢基团的一些弯曲振动和一些含重原子的双键(P=O、P=S)的伸缩振动频率也在这个区域。

6. 910cm^{-1} 之下   苯环因取代而产生的吸收(900~650cm^{-1})是这个区域很重要的内容,是判断苯环取代位置的主要依据。

二、紫外 - 可见吸收光谱

有机化合物的外层电子为:σ 键上的 σ 电子;π 键上的 π 电子;未成键的孤电子对 n 电子。从图 3-7 可看到,σ 电子只能从 σ 键的基态跃迁到 σ 键激发态,即 σ→σ*,其能级差很大,对应的紫外吸收处于远紫外区;π 电子的跃迁为 π→π*,其能级差较 σ→σ* 为小,反映在紫外吸收上,吸收波长较 σ→σ* 长;n 电子的跃迁有两种:n → σ* 的吸收波长较短,n → π* 是各种电子能级跃迁中能级差最小的,其吸收波长最长。其中,π → π* 跃迁以及 n → π* 跃迁可因吸收紫外光及可见光引起,吸收光谱将出现在光的紫外及可见区域(200~800nm),所测得的光谱叫紫外 - 可见光谱。

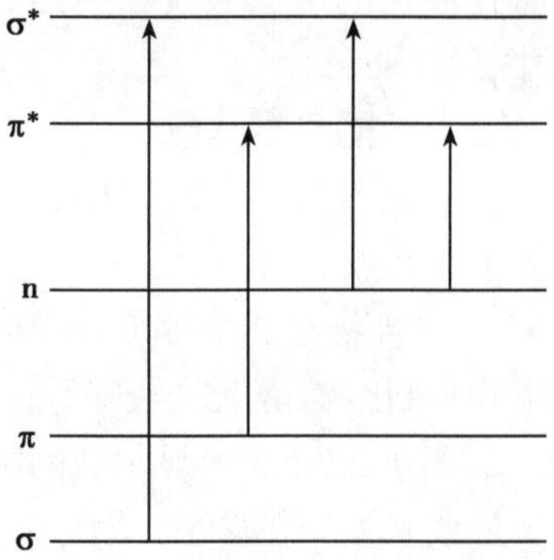

紫外分光光度计在结构确定的四大仪器中是最价廉的,因而也是最普及的仪器,进行紫外测定也快速、方便,因而如能利用紫外数据解决结构问题时,应尽量利用。

图 3-7　电子能级和跃迁类型

(一) 仪器基本结构

紫外 - 可见分光光度计的类型很多,但可归纳为 3 种类型:单光束分光光度计、双光束分光光度计和双波长分光光度计。基本结构包括光源、单色器、吸收池、检测器和输出系统,如图 3-8 所示。

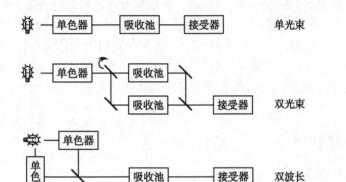

图 3-8　紫外 - 可见分光光度仪的基本结构

(二) 样品测试

被测物质溶液浓度不宜过高,所需样品一般为微克级。一般样品测试溶剂为甲醇(除另有规定),具体分析方法如下。

(1)在紫外区测定必须配对使用洁净的石英吸收池(可见区可使用玻璃吸收池),量瓶、移液管均应校正、洗净后使用。

(2)采用 1cm 石英吸收池,装盛样品以池体的 2/3~3/4 为度,手指应拿毛玻璃面的两侧,透光面要用擦镜纸由上至下擦拭干净,直至无溶剂残留。使用挥发性溶液时应加盖,吸收池放入样品室时应注意方向相同。

(3)测定时应以配制试品溶液的同一溶剂为空白对照(另有规定除外),在规定的紫外 - 可见波长范围内进行扫描,绘制波长 - 吸光度吸收曲线,以便于进一步进行结构分析。样品最大吸收度应在 0.3~0.7 之间,如果超过此区间,应稀释测定样品至其落入此区间,方可打印或保存谱图。

(4)测定程序:开机→双击"软件"快捷键→设置"样品名称、测试吸收波长"等样品测试信息→点击"扫描"键,开始测试。

(5)每次做完实验时,应立即洗净比色皿。一般先用水冲洗,再用蒸馏水洗净。如比色皿被有机物污染,可用盐酸-乙醇混合洗涤液(1:2)浸泡片刻,再用水冲洗。不能用碱溶液或氧化性强的洗涤液洗比色皿,也不能用毛刷清洗比色皿,以免损伤它的透光面。干燥后保存。

(三) 谱图基本信息

紫外光谱图提供的信息是有关化合物的共轭体系或某些羰基等存在的信息,可粗略归纳为下述几点。

1. 化合物在 220~800nm 内无紫外吸收,说明该化合物是脂肪烃、脂环烃或它们的简单衍生物(氯化物、醇、醚、羧酸等)。

2. 220~250nm 内显示强的吸收(ε 近 10 000 或更大),表明存在共轭的两个不饱和键(共轭二烯或 α,β- 不饱和醛、酮)。

3. 250~290nm 内显示中等强度吸收,且常显示不同程度的精细结构,说明苯环或某些芳杂环的存在。

4. 250~350nm 内显示中、低强度的吸收,说明羰基或共轭羰基的存在。

5. 300nm 以上的高强度吸收,说明该化合物具有较大的共轭体系。

由上述可见,紫外光谱对于分子中含有共轭双键、α,β- 不饱和羰基结构的化合物以及芳香化合物的结构鉴定来说是一种重要手段。通常主要用于大体推断化合物的骨架类型;某些场合下,如香豆素类、黄酮类等化合物,它们的紫外光谱在加入某些诊断试剂后可因分子结构中取代基的类型、数目及排列方式不同而发生不同的改变,故可用于测定化合物的精细结构。

三、核磁共振谱

(一) 核磁共振波谱仪

科学家在 1945 年发现磁场中的原子核会吸收一定频率的电磁波,产生核磁共振现象。1953 年第一台商用仪器问世,它使用的磁体是永久磁体或电磁体,被称为连续波核磁共振波谱仪。随着科学技术的不断发展,超导磁体取代了永久磁体和电磁体,脉冲和傅里叶变换技术取代了连续波技术,从而得到目前使用的超导核磁共振波谱仪,兆周数为300~900MHz。核磁共振波谱仪的工作原理都是利用某种原子核在外加磁场中发生核磁共振现象,产生 FID 信号(被激发的原子发射出的信号),信号被接收、放大、传递,再转化成相应的某种原子核的图谱,如氢谱、碳谱等。

1. 核磁共振波谱仪的主要部件 一台超导核磁共振波谱仪的价格虽然非常昂贵,但是它的组成并不复杂,无论兆周数大小、灵敏度高低的仪器,都是由磁体、探头、谱仪 3 个主要部件组成。下面简单介绍这几个部件的构成、特点和工作原理(构造如图 3-9)。

(1)磁体:磁场是产生核磁共振的主要因素。由超导材料(铌钛或铌锡合金等制备)绕成螺旋形线圈浸泡在温度 −269℃ 液氦中,使其处于超导状态,然后对线圈施加强大电流,闭合线圈,撤去电源后,电流仍然在线圈中做恒定的流动,也就产生了一个强大、恒定的磁场,保持不变。

(2)谱仪:核磁共振波谱仪包括多个部件,如射频发生器、功率放大器、前置放大器、数字滤波器、信号接收器、锁场和匀场系统、信号处理与控制系统、气泵系统、变温系统和计算机工作站等。

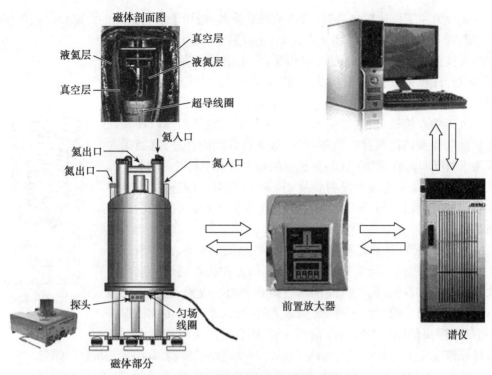

磁体剖面图

图 3-9 超导核磁共振波谱仪构造图

气泵系统用于控制被测样品的放入和取出,测试时通过气泵产生的气流将样品管托起或放入核磁谱仪的磁体中。变温系统可以改变被测定样品的温度,标准变温装置的温度范围为 −5~120℃,需要说明的是温度高于 80℃时,须用陶瓷转子(在常温测试中用塑料转子即可)。

核磁共振实验除了要求样品必须处于静磁场中之外,还必须对样品发射一定频率的射频脉冲,这部分工作是由射频发生器、功率放大器等组成的射频通道来完成。一般仪器的标准配置为两个射频通道,每个射频通道都能发射各种原子核的共振频率,但通常在同一个 NMR 实验中,每个通道只能发射一种频率,即激发一种原子核。仪器中第一通道应设置为采样通道或观察通道,其余通道称为去偶通道。

被测样品接受一定频率的射频脉冲后,就出现了核磁共振现象,并产生了 FID 信号,该信号被接收检测系统接收。经前置放大器、混频器、相敏检波(phase sensitive detection,PSD)或数字正交检波(digital quadrature detection,DQD)系统、低频放大器、滤波器得到可观测的模拟信号,模拟信号由模数(A/D)转换器转化为数字信号,最后由计算机将此数字信号记录下来,经傅里叶变换技术处理后转化为常规的核磁谱图。

(3)探头:对样品发射射频脉冲和接收 FID 信号都是通过探头中的线圈完成的,核磁样品管从磁体上端放入后,样品溶液的中心部分必须进入探头的线圈中间,否则就不能产生核磁共振现象。因此探头是核磁共振波谱仪的关键部分,是整个仪器的心脏,探头固定在磁极间隙中间,装有向样品发射射频脉冲的发射线圈和用于接收 FID 信号的接收线圈,通常采用单一线圈分时间先后兼作发射和接收之用。样品管外套上转子,在气泵的驱使下使样品管旋转起来,它的主要作用是消除垂直于样品管轴向的平面内磁场的不均匀性。

　　探头分为用于液体核磁共振、固体核磁共振两种,用于结构鉴定的大部分是液体核磁。按频率不同,又分为固定频率和宽带频率(一段频率范围)的探头。

　　探头线圈的缠绕方式分为正向和反向,正向是指高频接收线圈(通常是指 ¹H 核)在外,低频接收线圈(通常是指 X 核,即 ¹³C 或 ³¹P 等,见图 3-10)在里,反之则为反向。共振频率较低的原子核由于其 γ 值较小或天然丰度较低,共振信号较弱,接收线圈在里面可以提高灵敏度。反向探头的高频接收线圈在里,低频接收线圈在外,这类探头主要用于做反向实验,即做 ¹H 与其他核的相关实验中对 ¹H 采样。

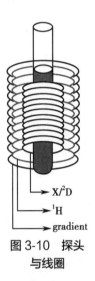

图 3-10　探头与线圈

　　另外,有的探头上还有发射梯度场脉冲的线圈,目前梯度场脉冲实验技术的应用已经相当广泛,几乎所有重要的 NMR 实验都已运用了该技术。以上介绍的都是常规探头。

　　除常规探头外,还有几种特殊的探头,如超低温探头、液体高分辨魔角探头、高分辨液体流动探头等,其中超低温探头是通过降低前置放大器和探头线圈温度,使线圈的功效得到极大的改善,前置放大器和探头线圈的温度噪声大大降低,提高了信噪比 S/N。与传统的探头比,超低温探头信噪比 S/N 可以提高 4 倍,实验时间可以减少至 1/16 或者样品浓度减少至 1/4。对于微量样品的测试提供了帮助,其不足是价格很昂贵。

　　2. 仪器的性能检查　核磁共振波谱仪的性能指标包括峰形、灵敏度、分辨率。峰形可用于考察仪器磁场的均匀度,通过它可以得知仪器基础磁场的状况,只有基础磁场指标调试好了,才能得到高的灵敏度和分辨率,因此它是仪器最重要的指标。灵敏度是仪器能够检测微弱信号的能力,通常用信噪比 S/N 表示,灵敏度的提高主要通过提高场强来实现(提高仪器的兆周数),如 600MHz 仪器的灵敏度约是 300MHz 仪器的 3 倍,也就是说在 300MHz 仪器上要想得到 600MHz 仪器的信噪比,样品量需要增加至近 3 倍。分辨率是考察通过仪器测试得到的谱图中相近峰的分辨能力,分辨率也是通过提高场强来实现的。不同兆周数仪器的分辨能力见图 3-11。

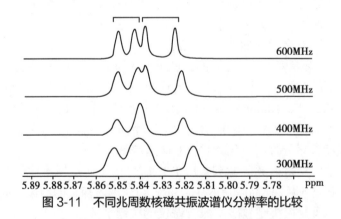

图 3-11　不同兆周数核磁共振波谱仪分辨率的比较

　　下面分别介绍峰形、灵敏度、分辨率的测定方法(布鲁克 300MHz 仪器)。

　　(1)峰形测定:测定 10%(V/V)三氯甲烷 - 氘代丙酮溶液的 NMR 谱(图 3-12)。分别测量三氯甲烷 ¹H 共振峰高 0.55% 和 0.11% 处的宽度,其比值应小于或等于规定的值 4/7;峰的形状应对称。

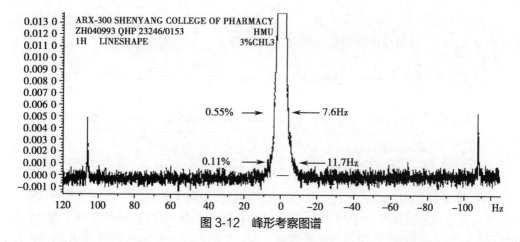

图 3-12　峰形考察图谱

　　(2)灵敏度测定:测定 0.1%(V/V)乙基苯 - 氘代三氯甲烷溶液的 NMR 谱(图 3-13)。选取化学位移 δ 2.8~7.0 中的一段,大约 2 个化学位移单位,放大噪声信号,以便量取噪声信号的高度。灵敏度测定的前提是亚甲基四重峰中间两峰的裂分应低于峰高的 15%,分别测量甲基信号和噪声信号的高度,其比值应大于或等于规定的值。

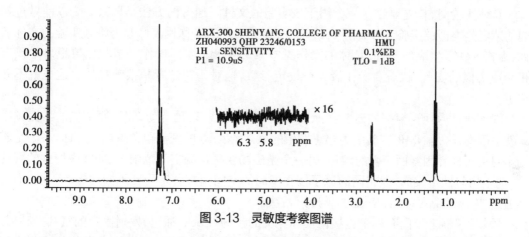

图 3-13　灵敏度考察图谱

　　(3)分辨率测定:测定 15% 二氯苯的氘代丙酮溶液图谱(图 3-14)。测量左侧第 2 个峰的半峰宽,其数值应不大于规定的赫兹数,如果第 1 峰与第 2 峰没有完全分开,则用其他信号峰测量分辨率。

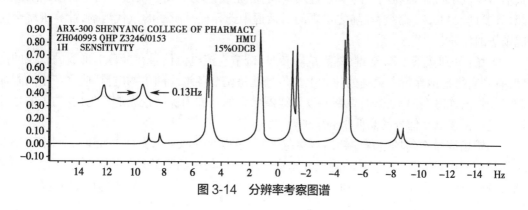

图 3-14　分辨率考察图谱

3. 样品测试主要"命令"的功能　不同的实验有不同的实验参数(其中包括脉冲参数和采样参数),但它们的操作流程基本相同,具体如下。

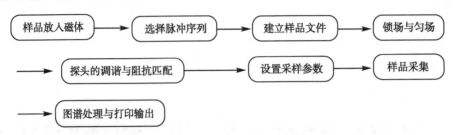

(1)选择脉冲序列:NMR 实验的核心是脉冲序列,不同实验对应于不同的脉冲序列。如测定氢谱就选择氢谱的脉冲序列,测定碳谱就选择碳谱的脉冲序列,脉冲序列是由发射脉冲和信号采集两部分组成,最简单的脉冲序列只有一个脉冲和一个时间延迟,如单脉冲实验。

(2)建立样品文件:仪器购入后,生产仪器的公司会派工程师对仪器进行安装和调试,设定相应的测试参数并实际测试各种常用图谱,确定仪器的各项性能是否正常,这样仪器的样品文件目录就有了第一次记录。这些文件为以后的测试工作提供很多方便,尤其对初学者可以避免麻烦的参数设定工作。

具体实验时,首先要建立一个用于该实验的文件。通常的方法是调入一个以前做过相同的或者是类似的实验文件,用"edc"命令,在此文件的名称栏内修改为将做实验的文件名称,点击 SAVE 生成新文件,具体的操作见本章 ^{1}H-NMR 实际操作一节。如果记录中没有相同或类似的实验,就需要操作者自行设定参数,这对于初学者是很困难的。这里就不介绍了。

(3)锁场与匀场:根据核磁共振原理可知,当静磁场 B_0 稍有变动时,原子核的共振频率 ω 就会改变,这是 NMR 实验中不愿意发生的事。其实 B_0 的变动包含着两个方面,一个是磁场本身由于外界因素而产生的漂移,另一个是磁场在一定的空间范围内(如线圈所含的圆柱体)的不均匀性造成的,即相同的原子核在不同的空间位置会感受到不同的磁场强度,前者是通过"锁场"克服,后者是通过"匀场"解决。

锁场:仪器上专门有一个连接谱仪和探头的锁场(Lock)通道,发射固定的氘共振频率。当键入"lockdisp"命令后,计算机显示一个观察氘信号的界面。实际上各种氘代溶剂中氘原子核的共振频率由于其所处的化学环境不同而不同,因此需要通过调节 Field 钮,补偿主磁场以达到共振条件,此时扫描得到的氘信号应处于 Lock 界面窗口的中央,按下 Lock 键,氘信号变成了代表锁场电平的一条直线,表明已完成锁场。现在仪器上已有自动锁场的功能,只要键入"lock"命令,在随之出现的对话框中选择样品所用的氘代溶剂,计算机就会完成锁场的任务。

匀场:分别按下 z 和 $z2$ 键,然后旋转转盘,调节直流电流信号在屏幕上形成的直线的高度,直到它稳定地保持在最高的位置上。匀场就是调节各组线圈中的电流,使之产生的附加磁场能抵消静磁场的不均匀,在探头发射线圈所含的范围内保持最大的均匀性,匀场的好坏通常是由锁场电平信号的高低来表示的。

当锁场信号在匀场过程中超出观察范围时,可以用 lock power 或 lock gain 两个键调低至观察范围内(这种锁场信号的降低并不表示磁场均匀性的降低)继续匀场,也可以采用自动匀场的办法。只要键入一个命令"gradshim",计算机就会自动地完成整个匀场过程。

(4)探头的谐振调谐(tuning)与阻抗匹配(matching)：探头中通常有高频的发射接收线圈(^{1}H)和低频的发射接收线圈(^{31}P、^{13}C 等)，当样品放入探头后，它们与样品、电容器组成了谐振回路，每个回路都有一个最灵敏的谐振频率。调谐就是利用电容器来调节该回路的谐振频率，使之与谱仪发射到探头上的脉冲频率完全一致。另外，由于发射到探头上的都是射频脉冲，必须使探头谐振回路的输入阻抗与谱仪发射电缆的输出阻抗(通常为 $50\,\Omega$)一致，才能使探头接收所有的发射功率，匹配调节的就是探头的输入阻抗。

由于样品溶液是与线圈一起形成谐振回路的，样品性质的变化对探头的调谐和阻抗匹配影响很大，特别当样品或者溶剂的极性改变时，调谐和阻抗匹配会有较大的差别，需要重新调节。

现代仪器探头上都装有自动调谐与阻抗匹配(ATM)的附件，键入一个命令"atma"，计算机就会自动地完成所有的 tuning 和 matching 过程。

(5)设置采样参数：与样品和谱图外观有关的参数，这类参数的设置与样品的性质和样品量的多少以及图谱的质量有关，因此不同的样品和不同的实验都有可能要改变这类参数，其中经常需要改变的有以下几个参数。

1)采样谱宽 SW(或 SWH)：通常用 ppm 表示，SWH 是谱宽用 Hz 来表示时的数值。

2)采样数据点 TD：该数值决定了采集 FID 时所用的数据点。确定了上述两个参数，同时也就确定了其他一些采样参数的数值，如 FID 数据的分辨率 FIDRES(FIDRES = SW × SFO1/TD)，采样时间 AQ(AQ = TD × DW)，采样数据点的时间间隔 DW(DW = 106/2 × SW × SFO1)。实际上它们之间是相互关联的，一个参数的改变会引起其他一个或几个参数的改变。

3)死时间 DE：该参数是发射脉冲结束后，数据采集前的间隔时间。

4)采样次数 NS：该参数的设置既要考虑样品的浓度，也要考虑脉冲程序中相循环的要求。

5)空采次数 DS：在正式采样之前，执行脉冲序列的次数。主要使样品体系达到一个稳定的状态，然后再采样，使得每次采样得到的数据基本相同。通常视脉冲程序的要求而定。

6)接受增益 RG：一般设置的数值使第一次采样的 FID 占屏幕高度的 1/3 左右即可，也可键入 rga 命令，让程序自动确定合适的数值。

与脉冲程序有关的采样参数：脉冲程序通常是由一组脉冲和一些不同的时间延迟以及数据采集组合而成的，如图 3-15 的 ^{1}H-NMR 脉冲序列。

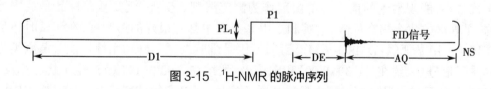

图 3-15　^{1}H-NMR 的脉冲序列

D 系列参数(D0~D31)是用来描述和定义不同的时间延迟的。如 D1 是专门用来设置弛豫延迟的，而 D0 和 D10 是用来设置二维和三维实验中间接采样的时间变量。

P 系列参数(P0~P31)是用来描述和设置脉冲序列中各个不同脉冲的宽度(作用时间)的。

PL 系列参数(PL0~PL31)用来表示和设置脉冲序列中各个脉冲所对应的发射功率；AQ 为数据采集时间。

除此之外,还有 CPDPR 系列参数(CPDPRG1~CPDPRG8)用来选择和设置组合脉冲(composite-pulse decoupling,CPD)的方式,以及一些确定梯度场脉冲(或形状脉冲)的形状和作用时间的参数。

(6)谱图处理与打印输出:执行采集命令后,采集的信号是时间域的函数,即各个共振频率信号随时间进行周期性的变化,称为 FID 信号,它是许多频率的叠加,依靠肉眼很难辨别出其中不同的频率,需要利用数学上的傅里叶变换将其转换成频率域的函数,即不同的共振频率信号依次在频率轴上不同的位置出峰,这就是核磁共振谱图(图 3-16)。当然,通常核磁共振的数据处理不仅是指傅里叶变换,它还包括 FT 变换前的窗函数加权、充零或线性预测,以及 FT 变换后的相位和基线校正、峰面积的积分和化学位移的定标等。所有这些都是对 FID 信号或谱图的数学处理。其中窗函数加权、充零或线性预测等参数,不需要经常修改。

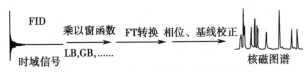

图 3-16　FID 信号转换为图谱的过程图

(二) 样品的测试

1. 样品的制备

(1)溶剂的选择:被测样品的溶解度是选择溶剂时首先要考虑的因素。已知在四大波谱仪中,核磁共振波谱仪的灵敏度是最低的。紫外光谱和质谱所需样品只有几微克即可,红外光谱所需的样品也不过 1mg,而核磁共振谱所需样品的量比较大,随仪器的灵敏度不同,所测定的原子核不同,所需样品的量也不同,大约 5~20mg。

1)溶剂必须采用氘代试剂。一方面是因为现代仪器有一个专门用于锁场和匀场的氘通道,它设计的就是用氘核来锁场和匀场;另一方面,在做 ^{1}H-NMR 谱时还可以排除溶剂中的质子信号干扰,因为在 ^{1}H 的共振频率范围内氘核是不共振的。

2)样品的溶液应有较低的黏度,否则会降低信号的分辨率。若溶液黏度过大,应减少样品的用量或升高测试样品的温度(通常是在室温下测试)。样品需要作变温测试时,应根据低温的需要,选择凝固点低的溶剂或按高温的需要选择沸点高的溶剂。

3)避免溶剂对样品信号产生干扰。按照上述的要求,我们可能选择多种合适的氘代溶剂,那么具体实验时,最终如何确定溶剂呢? 如果有几个合适的溶剂,选定对样品的信号干扰最小、能观察到的信号多的溶剂作为测定溶剂。例如,已知被测样品是黄酮类化合物,尽管这类化合物在甲醇、吡啶和二甲基亚砜中都有很好的溶解度,在测试时还是会选择氘代二甲基亚砜(DMSO-d_6)作溶剂,原因是吡啶的试剂峰和水峰可能对黄酮类化合物的质子信号(大约在 δ 6.30~8.00)和碳信号(大约在 δ 93.0~197.0)产生干扰。相反,在 DMSO-d_6 中不仅能观察到黄酮中酚羟基质子信号,而且它的试剂峰和水峰对样品中的信号均无干扰。

4)参照参考文献。初学者经常会遇到的问题是:溶剂的选择都符合上述要求,可是测得的图谱依然无法解析,原因是自己所选定的溶剂和文献的溶剂不同。样品所用溶剂不同,由于溶剂位移效应,所测定图谱的数据就有变化。因此,所选定的溶剂与文献的溶剂不同,数据没有可比性。对于已知化合物来说,一旦溶剂选择不合适,就要重新测定图谱,或者进一步测定质谱或二维谱才能确定结构,造成不必要的浪费。为避免上述现象的发生,建议初学者在选择样品溶剂时,不仅要以自己的实验为基础,选择溶解度合适的溶剂,同时还要认真参考有关文献。

对中、小极性的样品,最常采用氘代三氯甲烷($CDCl_3$)作溶剂,因其价格远低于其他氘代试剂。极性大的化合物可采用氘代丙酮(CD_3COCD_3)、氘代甲醇(MeOD)、重水(D_2O)等。针对一些特殊的样品,如黄酮、酚类等结构中有活泼质子的化合物和某些在一般溶剂中难溶的物质,可采用氘代二甲基亚砜。氘代吡啶主要用于如甾体皂苷、三萜皂苷、木脂素、植物甾醇等难溶的、酸性或芳香化合物。

以上所介绍的氘代试剂中,最好使用带内标的氘代试剂,市场上所售的就有直接带内标的氘代试剂,其中重水用4,4-二甲基-4-硅代戊磺酸钠(sodium 4,4-dimethyl-4-silicopentylsulfonate,DSS)为内标。需要注意的是,DSS在图谱中出现四个峰,用最右边的峰定为零点。其他氘代试剂以四甲基硅(tetramethylsilane,TMS)为内标,它有12个等价质子,只有一个尖锐单峰,直接用它定为零点。

(2)溶剂的用量:与探头中的检测线圈高度(通常为1.5cm)相比,样品管中的样品溶液要有足够的高度才能比较容易得到理想的匀场效果。一般5mm外径的样品管,要求样品溶液的高度至少在3.5~4.0cm,即氘代试剂的用量至少为0.5ml;如果使用10mm外径的样品管,要求样品高度在5cm以上,氘代试剂的用量至少为4ml。高度不够,匀场可能无法完成,因此在测试前须将装有样品的样品管插入转子后放入样品深度测量器(图3-17)中,测量样品溶液的高度是否合适。

(3)对测试样品的要求

1)测试样品必须有足够的纯度:由于核磁共振图谱的灵敏度较高,有些杂质也会产生信号,难以区分样品信号和杂质信号,影响图谱的解析。

2)测试样品必须干燥:样品在分离过程中可能使用多种有机溶剂,因此在测试前样品须经真空等方法干燥,否则样品中所含残留的有机溶剂和水在测定的图谱中会出现相应的吸收信号,影响图谱的解析。

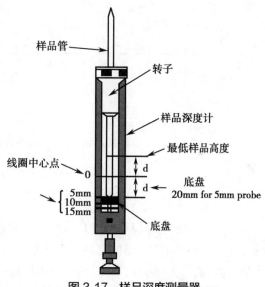

图3-17 样品深度测量器

3)测试样品中无悬浮颗粒:很多样品都是经重结晶而得到的。在重结晶过程中,不可避免地会落入灰尘固体颗粒。因此,经重结晶制备的样品在测试前须将样品溶解、过滤、干燥,这样可以除去样品中的灰尘颗粒,避免匀场困难。

4)测试样品必须有足够的重量:按核磁仪的灵敏度要求,在保证样品浓度和体积的条件下,样品必须要有足够的重量。需要提醒的是,核磁共振图谱的测试对样品没有破坏,因此样品的重量应该在溶解度允许的条件下足够大,这样既可以节约测试时间,又可以得到灵敏度很高的图谱。一般用量为5~20mg。

5)存放样品的容器不能带有金属离子:很多同学不太注意存放样品的容器,认为只要是干净的就可以,事实远非如此。如果存放样品的容器仅仅使用常水洗净,常水中的铁锈会带入测试样品中,造成测试实验时匀场困难。

2. 核磁管的选择

(1)核磁管的要求：测试用的核磁管一般采用外径为 0.5cm、长度 20cm 的干净玻璃管。要求它的管壁厚薄均匀一致，不能弯曲，这点对匀场很重要。特别是当匀场效果不理想，又找不出原因时，可以换一根核磁管试试，以解决核磁管本身的不均匀造成的匀场困难。

(2)核磁管的清洗方法：核磁管都是反复使用的，因此使用过的核磁管需要清洗后再使用。一根用过的核磁管在洗涤时，首先要加入与测定时的氘代试剂相同的分析纯试剂（例如测定样品使用的是氘代甲醇，那就选用分析纯甲醇），将样品完全溶解，转移出来，反复数次，然后挥干有机溶剂，再加入洗液浸泡 1 小时，然后用清水洗净，最后用蒸馏水冲洗，放入烘箱（60~80℃）干燥即可。

这样不仅可以保证将核磁管洗净，避免对下一次样品测定的干扰。还有一个更重要的原因，在烘干前仅仅用清水洗净的话，由于自来水中经常含有大量的 Fe^{3+} 和 Cu^{2+}，这些离子对测试的结果影响极大，不仅影响匀场效果，严重的时候甚至造成谱图严重变形，无法解析。有人曾测试微量铁磁性杂质对纤维素二糖八乙酸酯的核磁共振氢谱（图 3-18）的影响，可见有铁磁性杂质的氢谱分辨率大幅降低，难以分辨偶合与裂分，无法进行图谱解析。

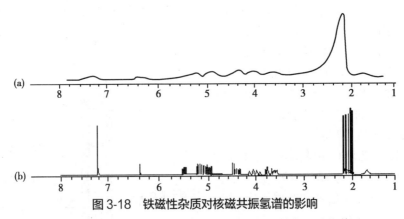

图 3-18　铁磁性杂质对核磁共振氢谱的影响

（a）样品中含有铁离子时的谱图；（b）样品中除去铁离子时的谱图。

3. ^{1}H-NMR 实际操作　现代核磁共振谱仪的测试工作包括一维和二维实验，这些实验的操作程序基本相同，不同之处仅在于脉冲序列和实验参数的改变。具体的实验步骤大同小异，所以就以氢谱实验为例介绍核磁图谱的测试实验，具体步骤如下。

(1)称取足量的样品，溶于选定的氘代试剂中，然后将溶液转移至样品管中。

(2)将样品管外部用天然真丝布擦拭干净后再插入转子中，放在样品深度测量器（参见本部分样品的制备内容）中，测量样品溶液高度是否合适。严格按照规程操作（此处操作失误将摔碎样品管损害探头）。

(3)将样品管放入样品腔，切记将样品从样品深度测量器中取出（如不慎将样品深度测量器一同放入样品腔内，将会严重损伤探头，甚至报废）。

(4)按下 "Lift On"，打开升降样品管的压缩空气按钮，将样品管放入磁体中，然后关闭压缩空气按钮，样品管徐徐落下到位待测。

(5)等待样品腔中向上的气流可以托住样品管时，方可将样品管放到样品腔中。

(6)建立样品文件。进入工作站，调出一个已有的氢谱文件，修改相应的参数，即可建立新的文件。如果上一个测试图谱是氢谱，直接在图谱窗口底部的对话框中键入 "edc"，并在弹出的窗口(图 3-19)的 NAME 栏内修改为要建立的名字,如将图中 NAME 为 YC-J-17 修改成 PX-19,点击"SAVE"即可。这样就建立一个新的样品文件,文件名为 PX-19。

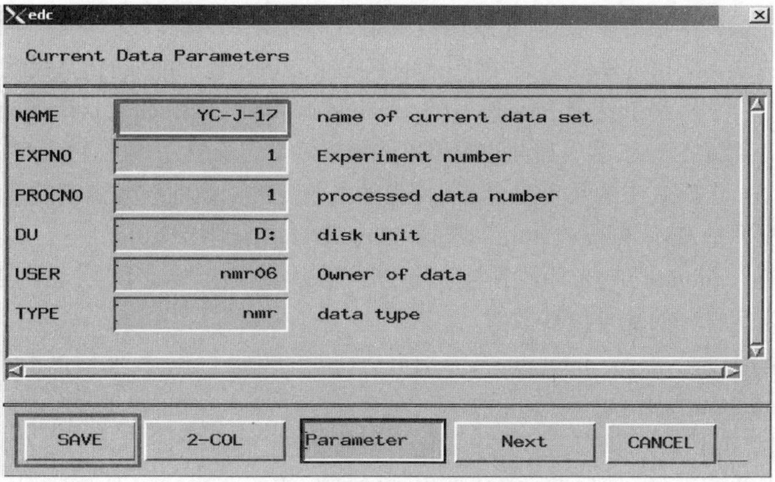

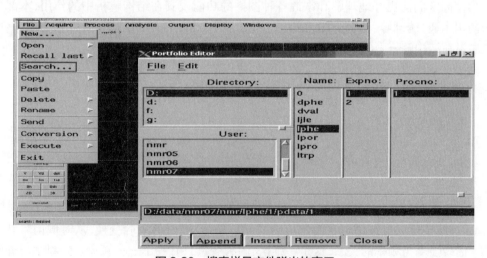

图 3-19　建立样品文件的窗口图

注:如果上一个测试的图谱不是氢谱,在测试窗口"File"的下拉菜单中选定"Search"(图 3-20),然后在弹出窗口中任意选定过去测定成功的氢谱文件,点击"Append",然后点击"Apply",屏幕就会出现选定文件的图谱,再按(6)操作即可。

图 3-20　搜索样品文件弹出的窗口

(7)键入"lock",点击所选溶剂(氘代试剂),即锁场。用匀场操作板中的转盘匀场(只要调 Z1 和 Z2)。

(8)键入"rga"(自动设置接受机增益)。

(9)键入"zg"(开始采样)。

(10)等待采样完毕,键入"efp"(进行傅里叶变换)。

(11)键入"apk"(自动调相位),如果相位还不理想就要用手动调节。手动相位校正时,点击数据窗口左边的"phase"钮,然后用鼠标按住"ph0"键移动,调整参考点附近峰的相位,再按住"ph1"键移动,调整另一端峰(或其余峰)的相位。相位调整完后,点击"return"键,再点击"store & return"键。

(12)键入"abs"(自动基线调整),如果基线还不理想就要用手动调节。手动基线校正的过程是选择某种函数如多项式、正弦函数或指数函数等人为地改变该函数中的各项系数,使得该函数曲线与图谱的基线重叠,当图谱的基线减去该函数的曲线时,基线就变得平整了。具体的操作如下:从菜单选择 Process → Special processing → Baseline correction → Baseline,此时数据窗口会随之改变,然后在左边菜单里选择所需要的函数,用鼠标轮流改变与该函数相关的系数(A、B、C、D、E 中的几个或全部),使得随之改变的函数曲线与图谱的基线重叠,再按"diff",使基线平整,然后再按"return",选择"Save&return"退出即可。

(13)点击"calibrate"把光标放到被选定为标准的峰尖上,按一下鼠标的中间键,在出现的窗口中输入定标峰的化学位移数值。

(14)把谱图拉宽,点击"integrate",分别对所需要的峰进行积分,然后点击"return",再点击"seve as integrate"。

(15)点击"dp1",分别输入左、右极限化学位移(定扫描宽度)。

(16)点击"utilities",然后按住 MI 把出现的红线放到合适的位置,按一下鼠标的中键,再按一下鼠标的左键(限定峰的化学位移),点击"return"。

(17)键入"view",预览欲打印谱图是否满意(如有不合适的情况可以重新调试)。

(18)键入"plot",打印谱图。

(三) 在天然产物结构测定中的应用

为使同学们能更好地理解和掌握各种图谱的功能及其在结构解析中的作用,本部分以从中药川木通(绣球藤)中分离出来的一个化合物(tachioside)的结构解析过程为例,阐述各种核磁谱在结构解析中的作用和它们的特点。

tachioside

1. 一维核磁共振波谱 自由感应衰减 FID 信号,通过傅里叶变换,从时域信号转换成频谱 - 谱线强度与频率的关系,这是一维谱,因为变量只有一个——频率。这里主要介绍核磁共振氢谱和核磁共振碳谱。

(1)核磁共振氢谱(^{1}H-NMR):核磁共振氢谱又称质子核磁共振谱,是磁场中观察到样品的氢质子产生共振的吸收峰的谱图。图中横坐标为化学位移 δ,纵坐标代表谱峰的强度。谱图的每组信号峰下方对应的是相对峰面积。因峰面积的比例能定量地反映质子的数量关系,故峰面积与氢质子的数目成正比。

核磁共振氢谱所提供的重要结构信息包括氢质子化学位移、偶合常数、峰的偶合裂分情况及峰面积。核磁共振氢谱是确定化合物结构的最常做、最基本的图谱,因此有相当长的一段时间,核磁共振氢谱几乎就是核磁共振谱的代名词,这是因为它的发展较早,它的灵敏度高。

核磁共振氢谱的解析主要分为以下几个步骤。

1)标定试剂和水的吸收峰。

2)判断质子间的偶合和裂分情况,计算偶合常数。

3)计算各质子的化学位移。

4)根据峰面积计算质子的数量,最后在上述信息的基础上,推测结构中可能存在的结构片段。

图 3-21 和图 3-22 是 tachioside 的核磁共振氢谱。按照上述核磁共振氢谱的解析主要步骤,可以得到以下结论。

在这张图谱中,根据所用氘代试剂 DMSO-d_6 首先找出溶剂峰和水峰分别为 δ 2.49 和 δ 3.38,并标定出来,避免影响图谱的解析。

在最低场观察到一个 δ 8.54(1H,s)的质子信号,推测可能为酚羟基的活泼质子信号。

在图谱的低场处,观察到 δ 6.67(1H,d,J=2.4Hz)、6.64(1H,d,J=8.6Hz)、6.44(1H,dd,J=8.6、2.4Hz)的 3 个质子信号,这是典型的 AMX 偶合系统,由此推测该化合物结构中有一个 1,2,4- 三取代苯环片段。

在 δ 5.26~4.60 处有多个质子信号;还在 δ 3.71~3.10 处观察到多个质子信号;这部分的信号偶合关系复杂,很难解析。

由 δ 3.71(3H,s)的 3 个质子的单峰质子信号,推测可能为甲氧基。

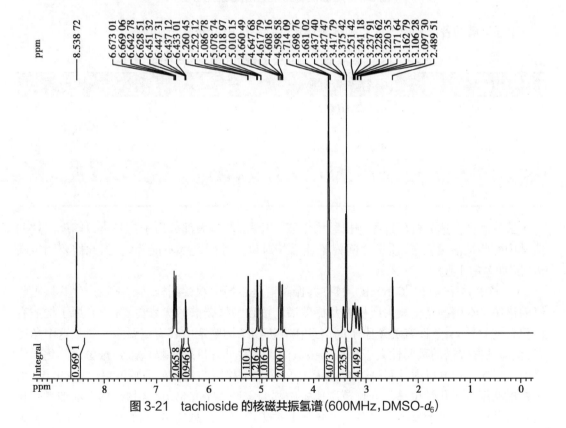

图 3-21　tachioside 的核磁共振氢谱(600MHz,DMSO-d_6)

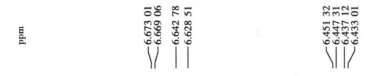

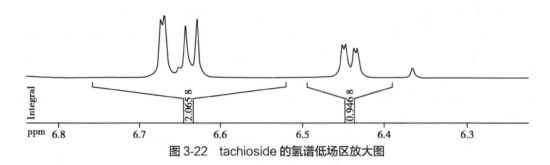

图 3-22   tachioside 的氢谱低场区放大图

上述氢谱的各部分质子信号和推测该化合物结构中可能有的片段见表 3-1。

表 3-1   tachioside 的 ^{1}H-NMR 数据和可能的结构片段归属

化学位移(δ)	峰形和偶合常数	质子数比	归属基团
6.67	d,J=2.4Hz	1	
6.64	d,J=8.5Hz	1	
6.44	d,J=8.5、2.4Hz	1	
3.71	s	3	—OCH$_3$
8.54	s	1	—OH

虽然通过上述分析可以推测出结构中部分片段,但是大部分质子信号难以归属。这些信号中哪些是活泼质子、质子之间处于什么相对位置等问题都不能确定,因此需要测定碳谱,帮助解决问题。

(2)核磁共振碳谱(^{13}C-NMR):核磁共振碳谱是磁场中观察到样品的碳核产生共振吸收峰的谱图。常用的是全氢去偶核磁共振碳谱。核磁共振碳谱的优势在于:①碳原子构成有机化合物的骨架,掌握有关碳原子的信息在有机物结构鉴定中具有重要意义。从这个角度看,核磁共振碳谱的重要性大于核磁共振氢谱。②常见有机化合物核磁共振氢谱的化学位移值一般在 δ 13.0 以内,而其核磁共振碳谱的化学位移值的变化范围则可超过 δ 220.0。由于核磁共振碳谱化学位移的变化范围比核磁共振氢谱大十几倍,化合物结构上的细微变化在核磁共振碳谱上的反映更充分。③核磁共振碳谱获得信息更多,例如季碳在核磁共振碳谱也有吸收信号,而在核磁共振氢谱上则无法知道结构中是否有季碳及其数目多少。

碳谱解析的主要步骤如下。

1)溶剂峰的标定。

2)碳信号峰的数目统计：有助于判定化合物的类型，是结构解析中非常重要的信息。

3)化学位移（δ_C）：化学位移值与碳原子的杂化情况（sp、sp^2、sp^3）、核外电子密度、碳原子上取代基的种类及其推拉电子的能力等因素密切有关。由于涉及因素较多，详见相关讲义或教科书。复杂分子结构的测定一般要借助氢谱、DEPT 谱（45°、90°、135°），甚至 ^{1}H-^{1}H COSY、^{13}C-^{1}H COSY、^{1}H-^{13}C COSY、远程 ^{13}C-^{1}H COSY 等多种远程相关谱。

4)峰强：尽管常规碳谱的峰强（峰面积）不能定量，但还是具有一定的规律性。季碳（CO、CC 等）峰强显著偏低，因为季碳获得的 NOE 大大少于连氢碳获得的 NOE。（但反过来并不能说连氢质子越多的碳获得的 NOE 越多）。同为连氢碳，对称结构中的 2 个碳（如异丙基中 CH_3）或 3 个碳（如戊丁基中的 CH_3）峰强近似为其他 1 个碳的峰强的 2 倍或 3 倍。苯环碳中，对称位置的 2 个 CH 芳碳基本上是非对称位置 CH 芳碳的 2 倍。

图 3-23 是 tachioside 的核磁共振碳谱。根据前面介绍的碳谱解析步骤，可以得到以下信息：该化合物共有 13 个碳信号（除去溶剂峰），其中低场处共有 7 个碳信号，这与氢谱解析出该化合物的结构中有一个 1,2,4- 三取代苯环吻合；高场处有 6 个碳信号，根据碳的化学位移，推测高场处的碳信号都为 sp^3 杂化连氧碳信号。

尽管从碳谱中又获得了很多信息，但还是不知道这些碳信号的类型。因此一般在化合物的解析中，经常在碳谱的基础上同时测试化合物的 DEPT 谱，用来补充碳谱的信息。

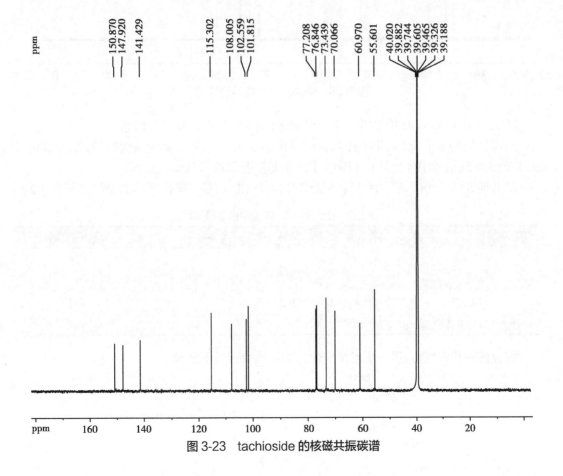

图 3-23 tachioside 的核磁共振碳谱

（3）DEPT 谱：DEPT 谱属于碳谱的一种，是通过改变照射 ^{1}H 的第 3 种脉冲宽度（θ），使其做 45°、90°、135° 变化而测定的 ^{13}C-NMR 谱。它的特点是可以知道全氢去偶碳谱中哪些碳信号是季碳、哪些是亚甲基、哪些是甲基和次甲基碳，为结构解析提供更多信息（图 3-24）。

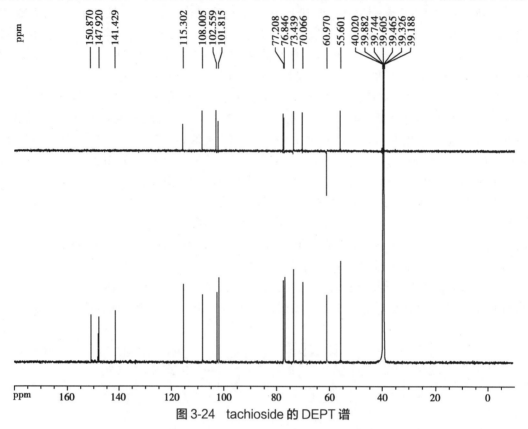

图 3-24 tachioside 的 DEPT 谱

图 3-24 是 tachioside 的 DEPT 谱。根据解析步骤，可以得到以下信息。

1）高场处的 6 个 sp^3 杂化的连氧碳信号中，δ 61.0 碳信号是亚甲基碳信号；结合氢谱可知，其余 5 个碳信号中 4 个是 CH 碳信号，1 个是甲基碳信号（OCH$_3$）。

2）低场处的 7 个碳信号中，3 个季碳信号，4 个 CH 信号。碳信号的类型归属见表 3-2。

表 3-2   tachioside 碳谱中碳信号类型

化学位移（δc）	碳信号的类型
55.6	CH$_3$
61.0	CH$_2$
70.1、73.4、76.8、77.2、101.8、102.6、108.0、115.3	CH
141.4、147.9、150.9	季碳

结合核磁共振氢谱，进一步确定该化合物结构中有以下片段。

Ar — OH   —OCH$_3$

从上述的核磁共振氢谱和核磁共振碳谱的解析中,虽然可以确定结构中有上述的结构片段,但还是不能确定取代基的连接方式和位置、氢谱中高场处的质子偶合关系如何及结构中还有哪些片段等问题。要解决这些问题就要借助二维核磁共振谱,下面就介绍各种二维核磁共振谱在解决上述问题中的应用。

2. 二维核磁共振谱 二维核磁共振谱是两个时间变量,经两次傅里叶变换得到的两个独立的频率变量谱图。下面介绍几种常见的二维核磁共振图谱以及它们的功能。

(1)¹H-¹H COSY 谱:在二维谱中,用得最多的是氢 - 氢相关谱(¹H-¹H COSY)。通常在¹H-¹H COSY 谱上,横轴和纵轴均设定为 ¹H 的化学位移。

有些化合物的核磁共振氢谱比较复杂,主要原因是氢质子之间的偶合关系复杂、偶合常数不同、谱线裂分次数较多、很难判定氢核的偶合关系,这时可利用 ¹H-¹H COSY 谱来解决。

解析的主要步骤如下。

1)先从简单裂分的峰出发,慢慢找出每个氢核的偶合对象,氢核的偶合关系见图 3-25 和图 3-26。

2)图谱中相关峰过多的位置,可以采用放大局部图谱的办法(图 3-27)。

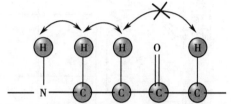

图 3-25 ¹H-¹H COSY 谱能观测到有相关峰的氢核的示意图

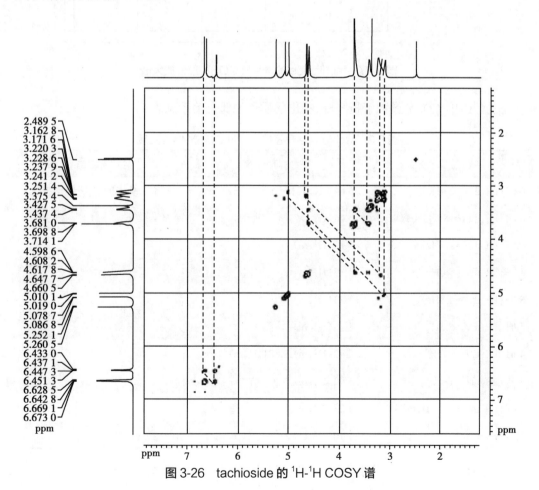

图 3-26 tachioside 的 ¹H-¹H COSY 谱

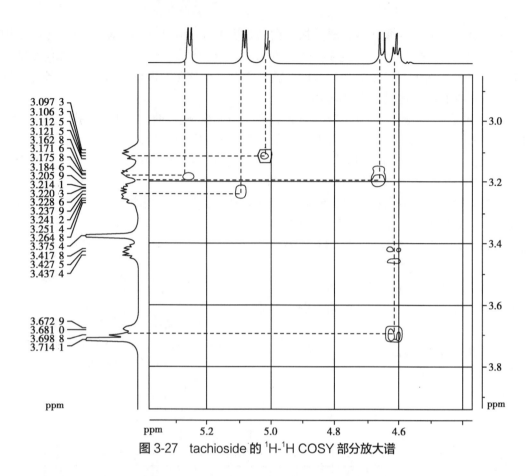

3.097 3
3.106 3
3.112 5
3.121 5
3.162 8
3.171 6
3.175 8
3.184 6
3.205 9
3.214 1
3.220 3
3.228 6
3.237 9
3.241 2
3.251 4
3.264 8
3.375 4
3.417 8
3.427 5
3.437 4

3.672 9
3.681 0
3.698 8
3.714 1

图 3-27　tachioside 的 ^{1}H-^{1}H COSY 部分放大谱

根据 ^{1}H-^{1}H COSY 谱的解析步骤,得出的质子的偶合关系见表 3-3。

表 3-3　tachioside 质子的 ^{1}H-^{1}H COSY 偶合关系

^{1}H(δ)	偶合对象(δ)	归属
6.67(1H,d,J=2.4Hz)	6.64(1H,dd,J=8.5、2.4Hz)	AMX 系统中的 X 核与 M 核
6.64(1H,dd,J=8.5、2.4Hz)	6.44(1H,dd,J=8.5Hz)	AMX 系统中的 M 核与 X 核
4.65(1H,d,J=7.7Hz)	3.17(1H,m)	
5.25(1H,d,J=5.0Hz)	3.17(1H,m)	
5.08(1H,d,J=4.8Hz)	3.23(1H,m)	
5.01(1H,d,J=5.5Hz)	3.10(1H,m)	
4.61(1H,t,J=5.7Hz)	3.42(1H,m)、3.68(1H,m)	
3.68(1H,m)	3.43(1H,m)	
3.68(1H,m)、3.43(1H,m)	3.23(2H,m)	
3.23(2H,m)	3.10(1H,m)	

(2)HMQC 谱(C-H 相关谱):把 ^{1}H 核和与其直接相连的 ^{13}C 核关联起来,在图谱的一侧

为 ^1H 的化学位移, 另一侧为 ^{13}C 的化学位移, 其 C-H 偶合关系见图 3-28, 它是异核相关谱中最重要的一类。

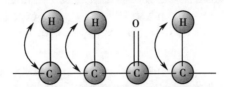

图 3-28 HMQC 谱中能观测到有相关峰的原子核示意图

核磁共振氢谱化学位移变化的范围小, 易产生谱线重叠和复杂的谱图, 尤其是活泼质子化学位移随测定试剂不同而改变。而核磁共振碳谱的化学位移变化则较大, 如果把两种信息沟通, 对推测结构将有很大帮助。HMQC 谱的最大价值在于长碳链或环上那些裂分复杂的 CH 和 CH₂ 的碳核与氢核归属, 这是这类化合物解析的切入点, 是其他二维谱的基础。

在上述一维谱的解析中, 虽然推测出结构中可能存在的片段, 要进一步确定它们的连接位置和方式, 首先要知道这些信号的归属, 即氢核与哪些碳核相连, 哪些是活泼质子, 同时验证一维核磁共振谱的解析结构的正确性, 这就是 HMQC 谱要解决的问题。

解析 HMQC 谱的主要步骤如下。

1) 按理论教材中介绍的画线方法, 找出氢核相关的碳信号。

2) 列表记录与碳核相关的氢核的化学位移值和数目。

根据 HMQC 谱(图 3-29)解析步骤, 得到的 C-H 相关信息见表 3-4。

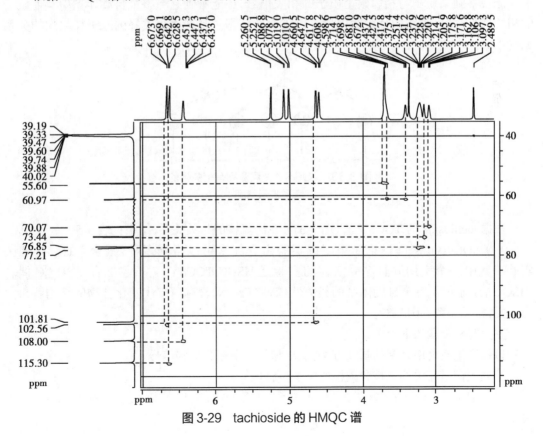

图 3-29 tachioside 的 HMQC 谱

表 3-4   tachioside 的 C-H 相关信息

$^1H(\delta)$	$^{13}C(\delta)$	归属
6.67	102.6	AMX 系统中的 X 核碳、氢信号
6.64	115.3	AMX 系统中的 A 核碳、氢信号
6.44	108.0	AMX 系统中的 M 核碳、氢信号
4.65	101.8	CH 的碳、氢信号
3.68,3.43	61.0	CH_2 的碳、氢信号
3.23	76.8,77.2	2 个 CH 的碳、氢信号
3.17	73.4	CH 的碳、氢信号
3.10	70.1	CH 的碳、氢信号

通过上述的归属可以获得这样的信息：表 3-3 中加粗部分的质子在 HMQC 中无相关的碳信号，因此可知这些质子均为活泼质子。结合碳谱中低场区除去苯环上的 6 个碳信号外，只剩 1 个 δ 101.8 的碳信号，因此推测它不是双键上的碳信号，又由于它在 HMQC 谱中与 δ 4.65 的质子信号相关，结合结构中，除甲氧基外还有 5 个连氧 sp^3 杂化的碳信号，推测其可能是糖的端基碳信号，即结构中可能有 1 个六碳糖取代基。

（3）TOCSY 谱：与普通的 ^1H-^1H COSY 不同，TOCSY 显示的是整个自旋体系的相关性。不仅能观察到某质子与相邻碳上质子的相关信号，还能看到它与整个自旋体系中其他质子的相关信号，这可为结构片段的连接提供重要的依据。其产生相关峰的原子核之间的关系见图 3-30。

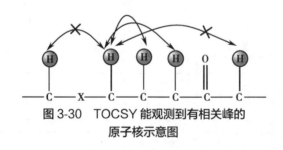

图 3-30   TOCSY 能观测到有相关峰的
原子核示意图

根据 tachioside 的 TOCSY 谱（图 3-31），找出氢核的相关关系，结果见表 3-5。

（4）HSQC-TOCSY 谱：把简单二维实验组合起来可以得到多种"混合"的二维相关实验。其中一个实用并且广受欢迎的实验是 HSQC-TOCSY，它不仅结合了 ^1H-^{13}C 偶合（HSQC），还显示了整个自旋体系的相关性（TOCSY），对含有糖取代基化合物的结构解析尤为重要，相关关系见图 3-32。

主要解析步骤如下。

1）按理论教材中介绍的画线方法，找出与氢质子相关的碳信号。

2）列表记录相关的氢核和碳核的化学位移值。

根据 HSQC-TOCSY 谱（图 3-33）观察到的相关峰，得出氢核与碳核的相关信息，见表 3-6。

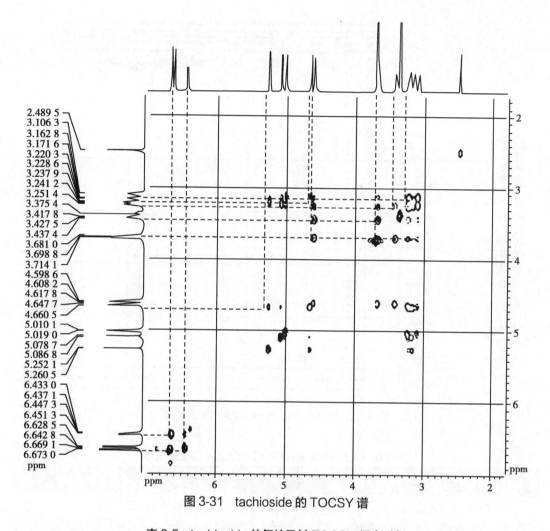

图 3-31　tachioside 的 TOCSY 谱

表 3-5　tachioside 的氢核及其 TOCSY 偶合对象

¹H(δ)	偶合对象(δ)	结论
6.64	6.67	由偶合关系可知,δ 4.65、3.68、
3.68	3.43	3.43、3.23、3.17、3.10 的质子在
3.23	3.17、3.10	同一个自旋体系中;δ 6.64、6.67
3.17	3.10	在同一个自旋体系中
3.43	3.23	
4.65(1H,d,J=7.7Hz)	3.17(1H,m)	

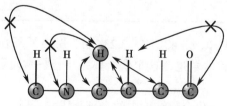

图 3-32　HSQC-TOCSY 能观测到
有相关峰的原子核示意图

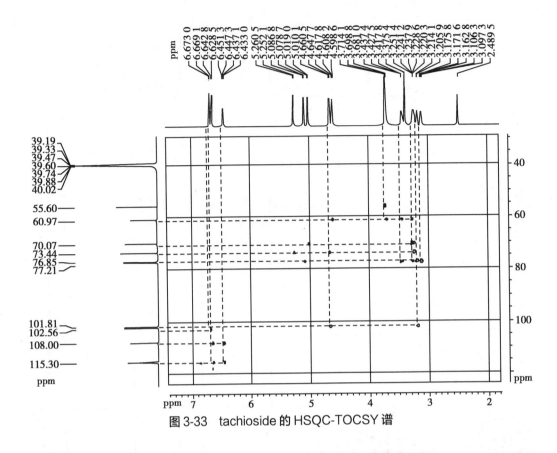

图 3-33 tachioside 的 HSQC-TOCSY 谱

表 3-6 tachioside 的 HSQC-TOCSY 的相关信息

¹H(δ)	¹³C(δ)
6.67	108.0、115.3
6.64	108.0、102.6
6.44	115.3
4.65	73.4
3.68	77.2、76.8
3.43	70.1、73.4、77.2、76.8
3.23	70.1、73.4、77.2、76.8、61.0
3.17	77.2、76.8、101.8
3.10	77.2、76.8

由 HSQC-TOCSY 谱可知,δ 3.68、3.43、3.23、3.17、3.10 质子在同一个偶合体系;δ 101.8、70.1、73.4、77.2、76.8、61.0 碳信号也在这个偶合体系中,进一步证明这是葡萄糖上的质子和碳信号。

综合上述分析,推测出该化合物结构中的全部片段如下所示,但是无法确定这些取代基的相对位置。

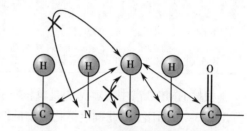

（5）HMBC 谱：HMBC 谱又称碳 - 氢远程相关谱，主要用来确定结构片段的连接方式和顺序。

上述介绍的各种核磁共振谱在解析化合物的结构中都有很大作用，但是一个最关键的问题是不能解决季碳与其他原子核的连接方式和顺序问题，得到的解析结果是一些相互不关联的结构片段。要解决碳核的连接顺序以及碳核与其他杂原子核的连接就要利用 HMBC 谱。它能通过碳 - 碳间接连接（碳 - 碳间可以有杂原子间隔）完成结构片段的连接，相关关系见图 3-34。

图 3-34　HMBC 谱能观测到有相关峰的原子核示意图

主要解析步骤如下。

1）按理论教材中介绍的画线方法，找出氢质子相关的碳信号。

2）列表记录相关的氢质子和碳核的化学位移值。

3）不要混淆伴峰和相关峰。

根据上述 HMBC 谱（图 3-35）的解析步骤，找到氢核与其远程相关碳核的信息，见表 3-7。

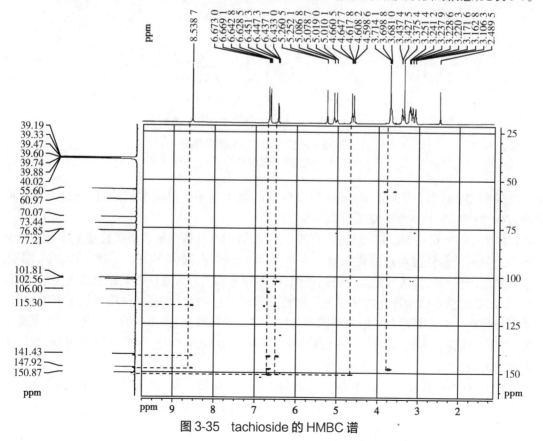

图 3-35　tachioside 的 HMBC 谱

表 3-7　tachioside 氢核与碳核的远程相关信息

氢核(δ)	碳核(δ)	氢核与碳核的相互关系归属
3.71	147.9	δ 147.9 是甲氧基在苯环上连接的碳核
4.65	150.9	δ 150.9 是糖在苯环上连接的碳核
8.54	141.4、147.9	δ 141.4 是酚羟基在苯环上连接的碳核
6.67	108.0、141.4、147.9、150.9	酚羟基与甲氧基互为邻位,糖取代基与甲氧基互为间位
6.64	141.4、147.9、150.9	酚羟基与甲氧基互为邻位,糖取代基与甲氧基互为间位
6.44	102.6、141.4、150.9	糖取代基在酚羟基的对位

根据 HMBC 谱中观察到的是氢核与其相隔 2 根或 3 根化学键的碳核的相关峰,可以推测出表 3-7 的结论,由此确定该化合物的结构。

(6)2HBC 谱:2HBC 谱与 HMBC 谱一样,也是氢核与碳核的远程相关谱。它与 HMBC 谱的区别在于,只能观察到相隔两根键的氢核与碳核的相关峰,但观察不到与季碳的相关峰。与 HMBC 谱相比,它的优点在于所观察到的相关峰一定是氢核与其相隔 1~2 根化学键的碳核的相关峰,而 HMBC 谱观察到的可能是相隔 2~3 根键的相关峰。2HBC 谱结合 HSQC 谱,排除与氢核相隔 1 根化学键的碳信号,其余的信号都是相隔 2 根化学键的碳信号,这使结构片段的连接更明确,其观察到相关峰的氢核与碳核的关系见图 3-36。

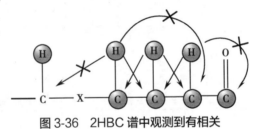

图 3-36　2HBC 谱中观测到有相关
峰的原子核示意图

根据 2HBC 谱(图 3-37)观察到相关峰是间隔 1 根和 2 根化学键的特点,结合 HSQC 谱、TOCSY 谱,得出的解析结果见表 3-8。

(7)NOESY 谱:选择性地照射一个氢质子使其饱和,与该质子在空间位置上接近的一个或多个氢的信号强度增高的现象被称为 Overhauser 效应,简称 NOE。采用一维方式,需选定某峰组,进行照射,然后记录此时的谱图,由扣除未辐照时常规核磁共振氢谱而得的差谱,得到 NOE 信息。由于预先的选择性照射已使该跃迁达到饱和,是一种稳定状态下的实验,故灵敏度高。但如要对有兴趣的基团或谱峰均进行选择性照射,不仅费时费力,还有可能遗漏,若以二维谱的方式,用一张谱图表示所有基团间的 NOE 作用,纵然灵敏度稍差,也是很有效的方法。

NOE 对确定有机化合物的结构、构型和构象的作用能提供重要信息,故 NOESY 谱在观测有相关峰氢核之间的关系中占有重要位置,其相关关系见图 3-38。

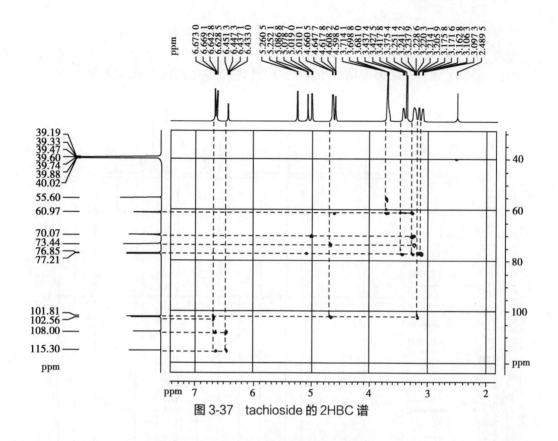

图 3-37　tachioside 的 2HBC 谱

表 3-8　tachioside 糖上氢核与碳核的相关信息

$^1H(\delta)$	相关 $^{13}C(\delta)$	归属
4.65	101.8、73.4	δ 101.8 为糖的 1 位碳信号，δ 73.4 为糖的 2 位碳信号
3.68，3.43	77.2	δ 77.2 为糖的 5 位碳信号
3.23	73.4、70.1	δ 70.1 为糖的 4 位碳信号
3.17	101.8	δ 101.8 为糖的 1 位碳信号
3.10	76.8	δ 76.8 为糖的 3 位碳信号

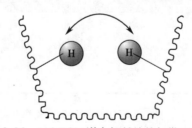

图 3-38　NOESY 谱有相关峰的氢核示意图

主要解析步骤如下。

1）首先确定对角线峰。

2）在图谱中标定要观察的氢质子。

3）按理论教材中介绍的画线方法,确定该氢质子的 NOE 对象。

4）列表记录相关氢质子。

根据 NOESY 谱(图 3-39)的解析步骤,该化合物主要取代基的 NOE 关系见表 3-9。

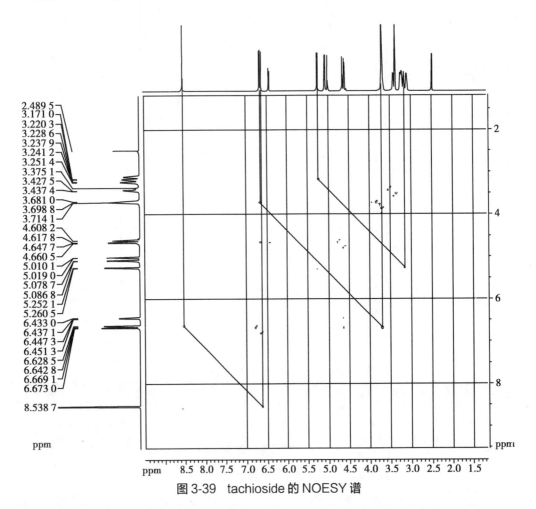

图 3-39　tachioside 的 NOESY 谱

表 3-9　tachioside 的主要取代基的 NOE 相关

$^1H(\delta)$	与其有 NOE 相关的氢核(δ)
8.54	6.64
6.67	4.65、3.71
6.44	4.65

除表 3-9 中的主要 NOE 关系外,还可以看到糖上的羟基与氢核的 NOE 关系。通过对 NOE 相关分析进一步确定化合物的立体构型和取代基的相对位置。

3. 三种实用性 NMR 技术的使用介绍　随着梯度磁场和高频率核磁谱仪的发展,NMR 实验技术也随之发展,但 NMR 实验的实用性是天然化合物结构研究者关注的真正重点。由于样品中的水产生的吸收在 ^{1}H-NMR 谱图中会对其他质子信号产生严重的干扰。因此,

NMR 实验需要严格的样品干燥处理,那么如何解决样品只溶于水或者样品需要在水溶液中测试的问题呢? 再者,如何选择既节约时间且谱图简单的 NMR 实验也是天然药物化学工作者关心的问题。针对上述问题,这里介绍两个在天然产物的结构解析中十分有意义的实验技术及其应用。

(1)水峰抑制实验:水峰抑制实验可以抑制被测样品中因含水量高导致 ^{1}H-NMR 谱图中水所产生的信号对其他质子信号的严重干扰问题。因此不仅可以用于含水量高的样品的 ^{1}H-NMR 谱图测试,还可以用于只溶于水的样品的 ^{1}H-NMR 谱图测试,均可得到分辨率良好的 ^{1}H-NMR 谱图。实际情况参见丹酚酸 B 水溶液采用水峰抑制技术测定 ^{1}H-NMR 谱图与普通 ^{1}H-NMR 谱图。

由图 3-40 可见,采用水峰抑制技术测定的 ^{1}H-NMR 谱图能很好地消除水产生的强烈吸收信号干扰,使得可能与水峰信号产生重叠的信号可以被清楚地观察到。

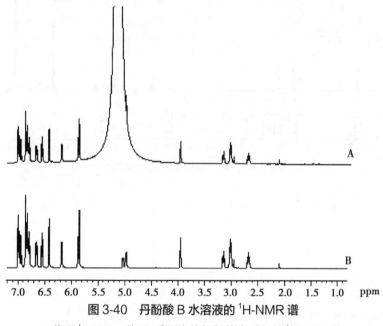

图 3-40　丹酚酸 B 水溶液的 ^{1}H-NMR 谱

A. 普通 ^{1}H-NMR 谱;B. 采用水峰抑制技术测得的 ^{1}H-NMR 谱。

随着天然产物研究的进展,越来越多的样品需要在水溶液中或在含水量较大的情况下测定,水峰抑制技术的使用可以消除这些样品的 ^{1}H-NMR 谱图中水峰信号所产生的干扰。

(2)1D-ROESY 实验:用于天然产物结构研究的 NMR 实验中的 ROESY 实验更关心灵敏度和实验时间,因为如果以中到远程范围的相互作用作为研究对象,ROE 信号可能很弱。而 2D-NOESY 或 3D-NOESY 型实验多被用作测定大分子中 NOE 增益的方法,由于小分子有时不需要获得全部的 NOE 增益,且具有采集快、高数字化分辨、分析简便等特点,一般认为采用 1D-NMR 实验比 2D-NMR 或 3D-NMR 更有优势。尤其当样品量有限或测定中、长距离自旋相互作用时,NOE 或 ROE 增益太弱,使用 1D-ROESY 实验十分必要。这里以小蓟中蒙花苷为例,介绍 1D-ROESY 实验在解决结构解析问题中的应用。

1)蒙花苷中甲氧基取代基位置的确定:通过 ^{1}H-NMR 谱图(图 3-41)的解析可知,该黄酮类化合物除 5 位连有酚羟基外,在 A 环的 7 位和 B 环的 4′ 位分别连有甲氧基和葡萄糖,但不能确定它们的具体位置。为确定甲氧基的具体位置,采用选择性 1D-ROESY 实验,结果见图 3-42。

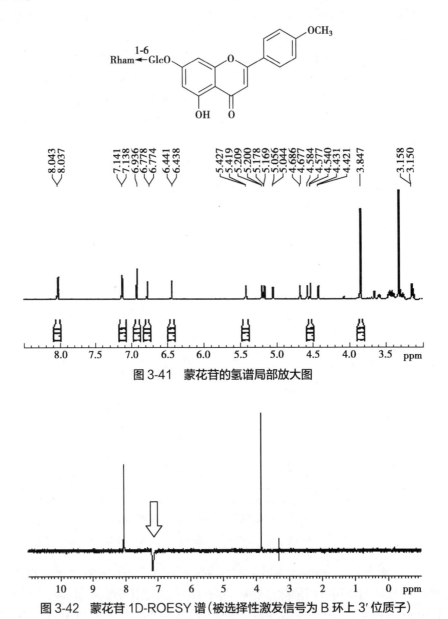

图 3-41   蒙花苷的氢谱局部放大图

图 3-42   蒙花苷 1D-ROESY 谱(被选择性激发信号为 B 环上 3′ 位质子)

由图 3-42 可见,照射化学位移 δ 7.13(2H,d,J=8.4Hz)的 H-3′(或 H-5′,呈负相)后,δ 3.76 (3H,s)的甲氧基信号产生正相 NOE 增益,因此可以确定甲氧基连接在 C-4′ 位上。本实验没有选择照射甲氧基是由于蒙花苷的氢谱中(图 3-41)甲氧基(δ 3.85)与葡萄糖上的质子有重叠,难以孤立地照射甲氧基,因此实验中选择照射 B 环上的 H-3′(或 H-5′)。如果甲氧基信号没有干扰也可以直接照射甲氧基,会获得相同的结构信息。1D-ROESY 图谱十分清晰,没有其他信号的干扰,方便谱图解析。通常,选择 ROE 实验只是为了解决立体结构问题,但是涉及空间关系的甲氧基的取代位置确定时,很少有人选择 1D-ROESY 实验,而往往采用费时且谱图信息复杂的 HMBC、2D-ROESY 或 NOESY 实验。本实例还想说明的一个问题是,如果只解决局部空间关系问题,选择 1D-ROESY 实验比 2D-ROESY 实验所获得的谱图简单、灵敏度高,而且省时。

2)糖苷类化合物结构中糖的连接位置的确定:天然糖苷类化合物中糖的连接位置确定常采用 HMBC 谱,但是使用 1D-ROESY 实验,通过照射糖的端基质子,观察苷原子邻位质子的 NOE 增益,也可以获得同样的信息。

由图 3-43 可见,当照射 δ 5.05(1H,d,J=7.2Hz)的葡萄糖端基质子(呈负相)时,A 环上的 H-6 和 H-8 均有正相 NOE 增益,因此可以确认葡萄糖连接在 C-7 位。同时也可以观察到葡萄糖的 H-3″ 和 H-5″ 产生的正相 NOE 增益。

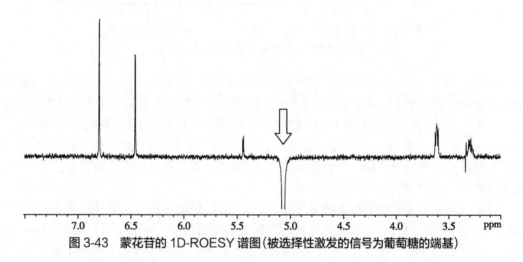

图 3-43 蒙花苷的 1D-ROESY 谱图(被选择性激发的信号为葡萄糖的端基)

图 3-43 所观察到的 NOE 增益从蒙花苷的立体结构更容易理解。由蒙花苷的立体结构(图 3-44)可见,葡萄糖的端基质子由于单键旋转,与 H-6 和 H-8 的空间距离较近,都能产生 NOE 效应,因此照射葡萄糖的端基质子时,可以观察到 H-6 和 H-8 的 NOE 增益。由此可见,当苷键原子的邻位有质子的情况下,使用选择性 1D-ROESY 实验可以有效解决糖苷类化合物中糖的连接位置问题。

NOESY 实验不仅与 ROESY 实验脉冲序列不同,而且对于分子量在 1 000~2 000Da 的分子结果不是很好,NOE 效应(NOEs)非常接近零。

图 3-44 蒙花苷立体结构示意图

NOE 效应的累积率取决于化合物的相关时间 τc 和观测频率 ω;当 $\omega\tau c \approx 1.12$ 时,观测不到 NOE 效应。在过去的 10 年里,采用高场 NMR 谱仪虽然有些促进,但很容易就会碰到分子量 500Da 左右 NOEs 接近于零的情况。这个难题一般采用 ROESY 解决,不论分子量大小,它都能给出正的 NOE 增益。绝大多数天然产物的分子量在 500~2 000Da 之间,这使得 ROESY 成为天然产物化学家们不容忽视的一种技术。当不受分子量限制时,NOESY 和 ROESY 实验给出谱图的灵敏度差异不大(图 3-45),但 NOESY 给出的都是负 NOE 增益。

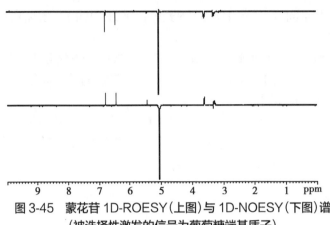

图 3-45   蒙花苷 1D-ROESY（上图）与 1D-NOESY（下图）谱
（被选择性激发的信号为葡萄糖端基质子）

（3）1D-TOCSY 实验：结构中化学环境相近的质子在 ^{1}H-NMR 中会有信号重叠，这给结构解析和信号归属带来困难。如蒙花苷中有两个糖基，二者的质子信号重叠十分严重，造成糖上质子归属的困难，如果采用 1D-TOCSY 实验就可以轻松解决。1D-TOCSY 实验可以看作是 2D-TOCSY 实验的一维简化。1D-TOCSY 实验的特点是对目标核使用选择性激发，就能得到激发核以及与其在同一个自旋体系的质子信号，而非该自旋体系的其他质子则不出现在谱图中，从而大大简化了谱图。

尽管蒙花苷的葡萄糖和鼠李糖质子相互严重重叠，但葡萄糖和鼠李糖的端基质子信号没有干扰，而且很容易识别，因此当选择性照射葡萄糖的端基质子时，可以得到图 3-46。该谱图上只剩余葡萄糖的质子信号，观察不到其他质子信号，这使葡萄糖上的质子信号易于归属。同样的方法也可以得到鼠李糖上的质子信号。

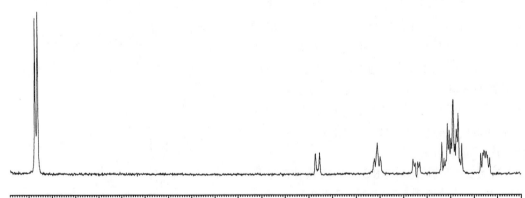

图 3-46   蒙花苷 1D-TOCSY 谱（被选择性激发的信号为葡萄糖的端基质子）

甲酯的结构除了糖上的质子信号可以采用 1D TOCSY 实验，长碳链上的质子信号的自旋偶合关系及信号归属也可以采用 1D TOCSY 实验。鸡屎藤次苷甲酯（图 3-47）的常规氢谱显示（图 3-48）化学位移 δ 2.98~3.50 范围存在着明显的谱图重叠现象，即葡萄糖上的质子信号与环烯醚萜母核上的质子信号发生重叠。

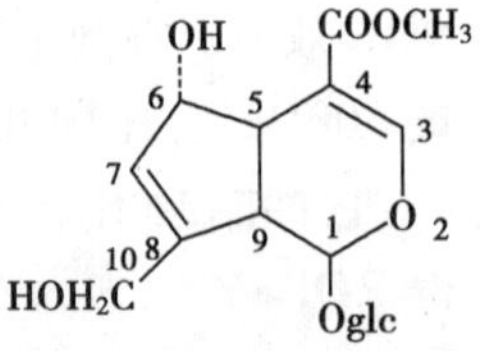

当选择性照射 δ 5.67（1H，s）的 H-6 质子时，可以看到环烯醚萜

图 3-47   鸡屎藤次苷甲酯结构

母核上同一自旋体系的 H-1、H-5、H-6、H-7、H-9 质子,而没有看到葡萄糖及其他质子。在 1D TOCSY 谱图上化学位移 δ 2.98~3.50 范围的质子分离得很好,可以清晰地分析每个质子信号,并得到其偶合常数信息,尤其是 H-9 质子的偶合常数为 C-9 位的立体结构提供了有力的证据。同时也可通过常规氢谱与 1D TOCSY 谱的对比,归属出环烯醚萜母核和糖链的质子,为结构解析和信号归属提供重要信息。

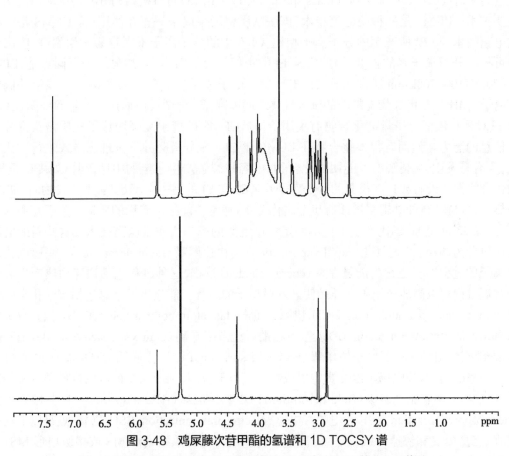

图 3-48　鸡屎藤次苷甲酯的氢谱和 1D TOCSY 谱

注:上图为常规氢谱,下图为选择性激发 H-6 质子的 1D-TOCSY 谱图。

总之,核磁共振技术的学习不仅需要掌握谱图解析技巧,还要掌握灵活使用各种 NMR 实验的技能。正确应用各种 NMR 实验,不仅能够节约测试时间和经费,还可以获得信号清晰的谱图,有助于结构解析。

四、质谱

自 20 世纪 50 年代后期以来,质谱(mass spectrum,MS)已经成为鉴定有机物结构的重要方法,相比于核磁共振、红外、紫外,质谱有两个突出的优点:质谱法的灵敏度远远超过其他方法,样品的用量不断降低;质谱是唯一可以确定分子式的方法,而分子式对于结构推测至关重要;若无分子式,一般至少也能知道未知物的分子量。

1. 质谱仪的组成　包括进样系统、电离和加速室、质量分析器、检测器、计算机 - 数据系统、真空系统。

2. 质谱图　不同质荷比的离子经质量分析器分开,而后被检测,记录下的谱图称为质谱图,简称质谱。质谱图的横坐标表示质荷比,一般从左到右质荷比相应增大。纵坐标为离子流强度,最常见的标注方法为相对丰度,此时把最强峰定为100%,其他离子的峰强度以其百分数表示。最强峰称为基峰。

3. 电离技术　多年来,电子轰击质谱(electron impact mass spectrometry,EI-MS)和化学电离质谱(chemical ionization mass spectrometry,CI-MS)是有机结构分析中所应用的两大主要技术。EI-MS 是一种硬电离技术,该法从质谱诞生以来一直在使用;而 CI-MS 是一种软电离技术,与 EI 所产生的分子离子相比,CI 产生的分子离子不太容易发生裂解,应用该法可提高分子离子峰的强度,因此它是 EI 的很好补充。CI 与 EI 的另一个不同点是,EI 靠 10~70eV(100~700kJ/mol)的电子束轰击产生奇电子离子 $[M]^{+\cdot}$,而在 CI 中,低能量的偶电子离子 $[MH]^+$ 是由底物与带电的试剂气体之间的离子 - 分子反应而产生。经验证明,EI 和 CI 只对具有较低分子量的化合物有实用价值。CI-MS 的产生无疑增加了从质谱获得分子式信息的能力。然而有很多化合物在 EI-MS 或 CI-MS 分析时并不按理想方式进行。比如说,含有易发生 α- 裂解的官能团的化合物,或容易裂解产生稳定的中性碎片(如麦氏重排)的化合物常常没有或只有很弱的分子离子峰。CI 和 EI 的另一个不足是,不挥发物质(如盐)或热不稳定物质(如共轭多烯或有机金属化合物)通常不能给出有用的质谱。为了克服这些不足,在 20 世纪 80 年代产生了使不稳定物质电离的第二代质谱电离技术。这些新的电离方法可分为两类:快速气化(rapid vaporization)和快速解吸(rapid desorption)。快速气化产生离子的过程有时也称为能量爆发(energy sudden)过程,这种过程包括快速加热产生离子的物理过程和以高能粒子轰击样品使其发射离子的过程。能量爆发电离包括解吸化学电离(desorption chemical ionization,DCI)、快原子轰击(fast atom bombardment,FAB)、激光解吸电离(laser desorption ionization,LDI)、基质辅助激光解吸电离(matrix-assisted laser desorption/ionization,MALDI)和等离子体解吸(plasma desorption,PD)。快速解吸产生离子的必要部分是强静电场,强静电场可以在真空中或在大气压下应用,利用该特征可以将各种方法加以区别,这些方法包括场解吸(field desorption,FD)、场致电离(field ionization,FI)、热喷雾电离(thermospray ionization,TSI)和电喷雾电离(electrospray ionization,ESI)。另一点是以上任一过程(能量爆发和快速解吸)产生的离子可以使用传统的单级扇形 MS 或多级扇形 MS(如串联质谱仪)或 Fourier 变换粒子回旋共振质谱仪(Fourier transform ion cyclotron resonance mass spectrometer,FT-ICR/MS)检测。

由上述可见,MS 的实验方法有很多种,对各种 MS 方法有一定的了解是很必要的。表 3-10 对各种方法进行了比较。

五、旋光光谱和圆二色谱

平面偏振光通过手性物质时,能使其偏振平面发生旋转,这种现象称为旋光。左旋圆偏光和右旋圆偏光在通过手性介质时不但产生了旋光现象,而且还产生了因吸收系数不同而导致的圆二色性。

产生旋光和圆二色性的两个因素——折射率的差和吸收系数的差都与光的波长有关,当以摩尔旋光 $[\varphi]$ 为纵坐标、以波长为横坐标作图,可得一条曲线,称为 ORD 曲线或旋光光谱。当以摩尔椭圆率 $[\theta]$ 为纵坐标、以波长为横坐标作图,可得一条曲线,称为 CD 曲线或圆二色谱。

表 3-10　质谱的不同电离技术

电离技术	概述	优点	缺点	离子的分离	图谱外观（分子离子）	应用
电子轰击电离	气化的样品由电子束（10~100eV）轰击产生离子	便宜。从裂解方式可获得官能团信息	高能方法产生大量碎片离子。分子离子分解	FT/MS 扇形磁场 离子阱 TOF	M M	MS/MS GC/MS
化学电离	离子源内加入试剂气,样品由电子（500eV）电离	便宜。有多种可能的电离过程（质子化、脱 H 等）	样品须有足够的蒸气压和热稳定性;在生物分子(肽、核酸)中应用受限	FT/MS 扇形磁场 离子阱 TOF	$[M+H]^+$ $[M+Gas]^+$ 或$[M-H]^-$	MS/MS LC/MS
快原子轰击	样品在低挥发性基质中的溶液被快速重原子(Xe、Ar,7keV)轰击	特别适于 20kDa 以上的极性分子。碎片可用于蛋白质中氨基酸序列分析	由于基质反应,在每个质量周围常有背景离子峰	FT/MS 扇形磁场 四极杆 TOF	$[M+H]^+$ $[M+Met]^+$ 或$[M-H]^-$	MS/MS
二级离子质谱	样品以单分子层分布于蚀刻过的金属(如 Ag)表面,由重原子(Xe、Cs 等)轰击	适合极性分子,比 FAB 裂解少	二次离子 MS 只存在了很短时间。灵敏度低。该技术可通过应用基质得到提高(液体二级离子质谱)	FT/MS 扇形磁场 TOF	$[M+H]^+$ $[M+Met]^+$ 或$[M-H]^-$	MS/MS
电喷雾	样品溶液在 2.5kV 电压下以雾状喷出。产生的带电小液滴	无基质背景。产生多电荷离子。可分析分子量达 100~200kDa,是最软的电离	易出现碱金属离子或其他污染。缓冲液和盐常造成分析离子抑制。不能检测非极性分子	FT/MS 四极杆 TOF	$[M+H]^+$ $[M+Met]^+$ 或$[M-H]^-$	MS/MS LC/MS
热喷雾	与电喷雾中液滴形成一样,但由热源产生	无基质背景。可产生多电荷离子。是与 LC 连用的好技术	灵敏度依赖于实验条件和样品。提供的结构信息少,尤其对低分子量分子碎片	FT/MS 扇形磁场 四极杆 TOF	$[M+H]^+$ $[M+Met]^+$ 或$[M-H]^-$	MS/MS GC/MS LC/MS
基质辅助激光解吸/电离	离子被加速到 3kV 的能量用于分析。基质吸收激光产生的能量	碎片少。比 EI、FAB/SIMS 和 TS 分辨率高(尤其对高质量数)。高质量区无基质峰	在 500~600 范围内分辨率差。质量数 500 以下常有基质离子干扰	TOF	$[M+H]^+$ $[M+Met]^+$ 或$[M-H]^-$	MS/MS LC/MS

续表

电离技术	概述	优点	缺点	离子的分离	图谱外观（分子离子）	应用
场解吸	样品直接放于正极,由高电场产生解吸和电离	碎片很少,对合成聚合物尤其适合	电离之前,直接加入探头上气化。不适合热不稳定性成分。分辨率低（不适于 HR）。不适于生物分子。重现性差	FT/MS 扇形磁场 四极杆	M^+ $[M+H]^+$	MS/MS
应用场致电离	气相样品从电场（10V/m）的正极电离	与场解吸相同	场解吸和应用场致电离可完全由 FAB/SIMS 代替。不产生阴离子。实验技术要求较高	FT/MS 四极杆	M^+ $[M+H]^+$	MS/MS
等离子体解吸	样品放于铝箔上,由252Cf 产生的裂变粒子从金属表面穿过而产生样品离子	用于大分子检测。是一种脉冲式的而非连续性的电离方法。适于和 TOF 或 FT/MS 分析器连用	样品难于制备。只能与 TOF 合用。比FAB/SIMS 分辨率差	FT/MS TOF	$[M+H]^+$ $[M+Met]^+$ 或$[M-H]^-$	MS/MS

　　旋光光谱（optical rotatory dispersion,ORD）和圆二色谱（circular dichroism,CD）是适合于有机化合物特别是天然有机化合物立体结构测定的方法,对推断非对称分子的构型与构象有重要意义。在决定化合物的立体结构时,不论是用 ORD 还是 CD 都应得出相同的立体化学结果。应用若干发色团在各种手性中心周围的化合物,研究其 ORD 和 CD 谱,获得了一些经验规律,如八区律。利用 ORD 和 CD 的八区律可以测定含有酮基、共轭双键、不饱和酮、内酯、硝基及通过简单的化学转变能够转换成含有上述基团化合物的立体化学。

第四节　结构测定实例

　　从葡萄籽中分离葡酚酮 A（图 3-49）,淡黄色片状结晶（MeOH-H₂O）,mp.199.1~201.6 ℃。分别以 CHCl₃-CH₃OH-HCOOH（15∶1∶0.1）为展开剂,高效硅胶正相板展开；以 CHCl₃-CH₃OH-HCOOH（7∶3∶0.2）为展开剂,在聚酰胺薄膜上展开,均显示单一斑点,比移值分别为0.34、0.57；1% FeCl₃-K₃Fe（CN）₆ 显色为蓝色,10% 浓硫酸显淡红色。

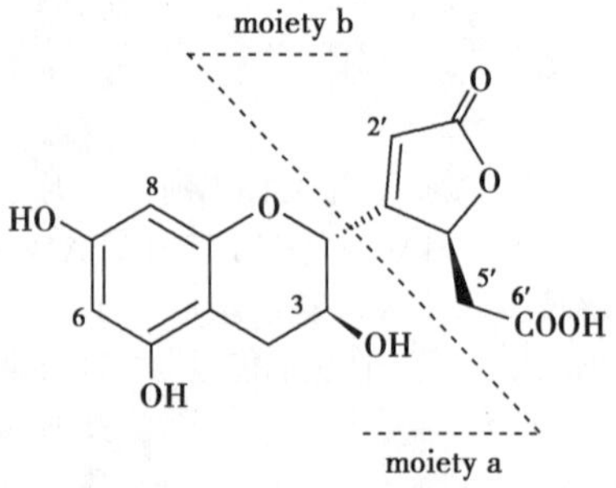

　　ESI-MS 显示 m/z 323.0689 [M+H],提示分子式为

图 3-49　葡酚酮 A 的结构

$C_{15}H_{14}O_8$。^{1}H-NMR（600MHz）、^{13}C-NMR（150MHz）、^{1}H-^{1}H COSY、HMQC、HMBC 和 NOESY 谱见图 3-50~ 图 3-55。具体 NMR 数据见表 3-11。

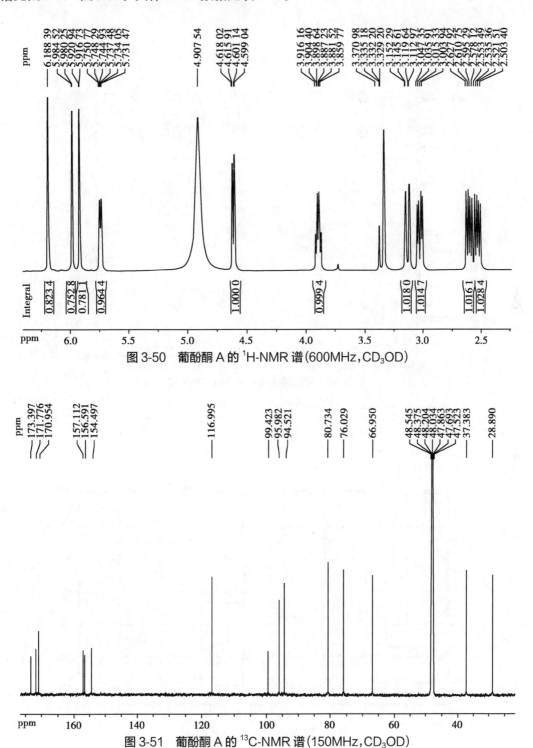

图 3-50　葡酚酮 A 的 ^{1}H-NMR 谱（600MHz，CD$_3$OD）

图 3-51　葡酚酮 A 的 ^{13}C-NMR 谱（150MHz，CD$_3$OD）

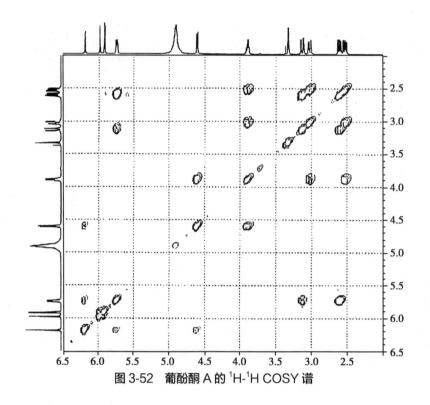

图 3-52 葡酚酮 A 的 ^{1}H-^{1}H COSY 谱

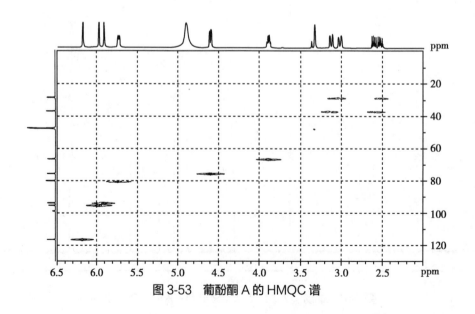

图 3-53 葡酚酮 A 的 HMQC 谱

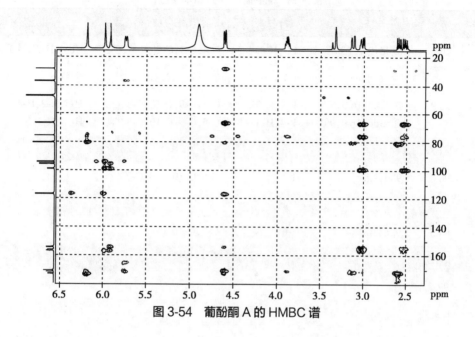

图 3-54 葡酚酮 A 的 HMBC 谱

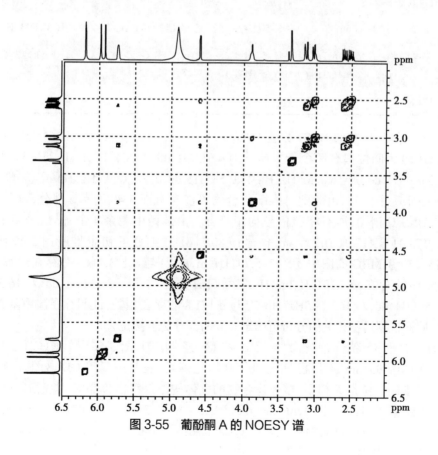

图 3-55 葡酚酮 A 的 NOESY 谱

表 3-11   葡酚酮 A 的 NMR 数据

序号	δ_C	δ_H	^{1}H-^{1}H COSY	HMBC(H→C)	NOESY
2	76.0	4.61dd(8.4,1.2)	H-3,H-4′	C-4,C-3,C-2′,C-4′,C-3′	Hb-4,H-5′,H-3,H-2′
3	67.0	3.87~3.92m	H-4,H-2	C-9,C-3′,C-10	H-4′
4	28.9	a:3.02dd(16.0,5.5)	H$_b$-4,H-3	C-5,C-9,C-10,C-3,C-2	H-4,H-2,H-4′
		b:2.53dd(16.0,9.0)	H$_a$-4,H-3	C-5,C-9,C-10,C-3,C-2	H$_b$-4,H-3
5	156.6				
6	96.0	5.98d(2.8)	H-8	C-5,C-10,C-8,C-7	
7	157.1				
8	94.5	5.92d(2.8)	H-6	C-7,C-10,C-6	
9	154.5				
10	99.4				
1′	173.4				
2′	117.0	6.19brs	H-4′,H-2	C-4′,C-1′,C-3′,C-2	H-3,H-2,H-4′
3′	171.0				
4′	80.7	5.73~5.75m	H-5′,H-2′	C-5′,C-3′,C-6′,C-4′	H-5′,H-3,H-2
5′	37.4	a:3.13dd(16.3,5.5)	H$_b$-5′,H-4′	C-6′,C-3′,C-4′	Hb-5′,H-3,H-2,H-4′
		b:2.58dd(16.3,8.5)	H$_a$-5′,H-4′	C-6′,C-4′	
6′	171.8				

表 3-11 葡酚酮 A 的 NMR 数据（CD$_3$OD）δ 5.98（1H,d,J=2.8Hz,H-6）与 5.92（1H,d, J=2.8Hz,H-8）为间位偶合两个芳香质子,δ 4.61（1H,dd,J=8.4、1.2Hz,H-2）、3.87~3.92（1H, m,H-3）、3.02（1H,dd,J=16.0、5.5Hz,Ha-4）、2.53（1H,dd,J=16.0、9.0Hz,Hb-4）为典型的黄烷 -3- 醇 C 环质子信号,由此即可推断化合物可能含有图 3-49 所示 a 部分,再分析 ^{1}H-^{1}H COSY 与 HMBC 谱图,所有相关信号均相符合。由碳谱中剩余 4 个 sp^2 信号:δ 171.8（s）、171.0（s）、173.4（s）、117.0（d）;2 个 sp^3 信号:δ 80.7（d）、37.4（t）可初步推断图 3-49 所示 b 部分。具体分析,HMBC 谱图中 δ 5.73~5.75（1H,m,H-4′）与 δ 173.4（C-1′）存在远程相关,验证了五元环的存在,δ 6.19（1H,brs,H-2′）可归属为烯质子,δ 3.13（1H,dd,J=16.3、5.5Hz, Ha-5′）、2.58（1H,dd,J=16.3、8.5Hz,Hb-5′）与 δ 171.8 的存在相关,证明存在羧甲基并连接于 C-4′ 位。同样根据远程相关的分析可确定 a、b 两部分的连接位置。

由 H-2 的偶合裂分确定 2,3- 反式构型,经测 CD（图 3-56）数据（CH$_3$OH）:$\Delta\varepsilon$ 232 （−2.56）,280（+0.695）nm,参照已知类似化合物儿茶素、表儿茶素等 CD 谱图,由特征区负 Cotton 效应推断 2 位是 R 构型,整体化合物的立体构型最终由单晶 X 射线衍射确定,主要单晶衍射数据:C$_{15}$H$_{14}$O$_8$·H$_2$O,monoclinic,$P2_1$,a=5.352 7（7）,b=15.024（2）,c=8.988 0（13）, β=96.697（10）°,V=717.89（17）Å^3,Z=2,crystal size:0.38mm × 0.36mm × 0.10mm.R=0.042 2, wR_2=0.098 8。晶体结构见图 3-57。

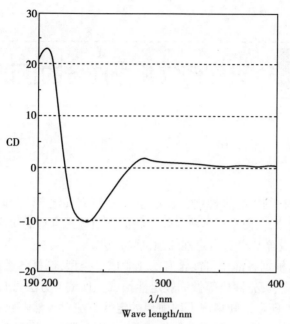

图 3-56　葡酚酮 A 的 CD 谱

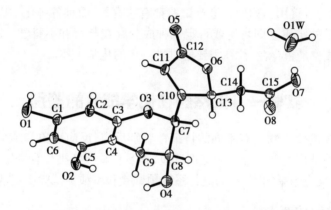

图 3-57　葡酚酮 A 的单晶 X- 衍射晶体结构

（罗建光）

参 考 文 献

［1］徐任生.天然产物化学.北京:科学出版社,1993.

［2］宁永成.有机化合物结构鉴定与有机波谱学.2 版.北京:科学出版社,2000.

［3］杨文火,王宏钧,卢葛覃.核磁共振原理及其在结构化学中的应用.福州:福建科学技术出版社,1988.

［4］吴立军.天然药物化学.6 版.北京:人民卫生出版社,2012.

［5］FAN P H,LOU H X,YU W T,et al.Novel flavanol derivatives from grape seeds.Tetrahedron Lett,2004,45
（15）:3163-3166.

第四章

天然药物化学成分的预试验

同一天然药物中往往含有多种化学成分,在着手研究其化学成分时,要大致知道其中含有哪些类型的化学成分,以便于根据所含化合物的性质选择合理的研究方法,这就需要有一些比较简单的对各类化学成分进行定性的预试验方法。

预试验的原理是根据各部位可能含有的化学成分类型,选择各类成分特有的化学反应如显色反应、沉淀反应、荧光性质等做一般定性预试。预试验方法可归纳为两类:一类是系统预试法(系统分析),即在未知情况下用简单的定性方法对天然药物中可能含有的各类成分进行比较全面系统的定性检查;另一类是单项预试法,即为寻找某类成分而进行有针对性的检查。预试验的方法要求简便快速,并且尽可能准确。

无论哪类方法,直接用药物原料进行试验都有些盲目,而且各种化学成分间还可能相互干扰。根据预试验的结果立即肯定或否定某种成分存在与否并不科学。因此,要完全肯定或否定某类化学成分是否存在,往往需要通过进一步的化学工作。

实验一　天然药物化学成分的鉴别

不同结构类型的化合物具有不同的特征性鉴别反应,反应现象和结果也有所区别。本实验通过各种不同结构类型化合物的鉴别反应,学习和掌握各类化合物鉴别反应操作方法、反应现象的识别、反应结果的判断,为进行系统预试验和单项预试验奠定基础。

一、实验目的和要求

1. 掌握天然药物各类化学成分的常用鉴别方法。
2. 熟悉各类化合物鉴别反应的现象和结果的判断。
3. 了解天然药物化学成分预试验的意义。

二、实验操作原理

不同结构类型的化合物,其物理和化学性质也不同。每一类化合物与特定的反应试剂进行反应,都会产生一定的反应现象,可以用于确定该类化合物的存在。

分别选取若干种含有不同结构类型化合物的天然药物,采用适宜的溶剂进行提取。再依据药材中所含主要化合物的物理和化学性质,将提取液与特定的反应试剂进行反应,观察反应现象和实验结果。

三、实验操作方法

(一) 糖和苷类的一般鉴别

取待鉴别的天然药物(以下均称检品,如牙皂)粗粉 2g,加蒸馏水约 10ml,在 70℃左右的水浴上浸渍 10 分钟,过滤,滤液供鉴别用。

1. 糖的化学鉴别试验

(1) α- 萘酚反应(Molisch 反应)

试剂:5% α- 萘酚乙醇溶液、浓硫酸。

方法:取热水提取液 1ml 于试管中,加 5% α- 萘酚乙醇溶液 2~3 滴,摇匀,沿管壁缓缓加入 0.5ml 浓硫酸,如在试液与浓硫酸的交界面处很快形成紫色环,表明样品含有糖类、多糖或苷类,此液经振摇后颜色变深并发热,冷却加水稀释则有暗紫色沉淀出现。

原理:糖类在浓硫酸的作用下先缩合成糠醛或其衍生物后能与 α- 萘酚反应生成紫色物质。该反应较为灵敏,若有微量滤纸纤维或中草药粉末存在于溶液中,都能产生上述反应,过滤时应注意。

(2) 苯胺 - 邻苯二甲酸反应

试剂:0.93g 苯胺和 1.6g 邻苯二甲酸溶于 100ml 水饱和的正丁醇中。

方法:将样品点在滤纸上,喷洒上述试剂,在 105℃加热 5 分钟,还原糖呈桃红色,有时也呈棕色斑点。一般来讲,呈红色的为戊醛糖和 2- 己酮糖酸,呈棕色的为己醛糖和 5- 己酮糖酸。

原理:糖受强酸及加热的影响,能脱水生成糠醛的衍生物,再与一些芳香胺类缩合成 Schiff 碱而显色。

(3) Tollen 反应

试剂:0.1mol/L 硝酸银溶液和 5mol/L 的氨水等量混合。

方法:还原糖和该试剂反应,沸水浴加热,产生银色或褐色沉淀。反应可在纸上进行,喷洒试剂后,在 100℃加热 5~10 分钟,显棕褐色斑点。

注意:脂肪族和芳香族的醛、芳胺、氨基酚、多元酚和甲酸都呈阳性反应。酮糖无此反应,含 C═S 和—SH 基的化合物会生成硫化银沉淀而干扰反应。

(4) 苷与多糖的检查:用上述试管法及滤纸片法均可证明被检出的样品中含有还原糖或其他还原性物质,检查苷与多糖类化合物可采用费林反应(Fehling 反应)。

试剂:34.6g 的 $CuSO_4 \cdot 5H_2O$ 溶于 200ml 水中,用 0.5ml 浓硫酸酸化,再用水稀释到 500ml 待用;取 173g 酒石酸钾钠 $KNaC_4H_4O_6 \cdot 4H_2O$、50g NaOH 固体溶于 400ml 水中,再稀释到 500ml,用精制石棉过滤;使用时取两溶液等体积混合。该试剂必须现用现配。

方法:取 10ml 水提取液加 20ml 费林试剂,在沸水浴上加热数分钟,滤去所生成的沉淀,取出滤液少许,滴加费林试剂,确证已无沉淀反应,然后在滤液中加入 2ml 盐酸,煮沸 20 分钟,加氢氧化钠溶液使成碱性,再加费林试剂沸水浴上加热,如又产生沉淀反应,则证明含有苷或多糖。

为进一步确证含有苷类,可进行如下试验:水浸液加醋酸铅水溶液。如果产生沉淀,就可能含有有机酸、黏液质、鞣质和蛋白质。待沉淀完全后,滤去沉淀,滤液加碱式醋酸铅水溶液,如果产生沉淀,就可能含有苷类。

为进一步确证含有多糖类,可进行如下试验:取水浸液 5ml 置蒸发皿内,于水浴上浓缩至干,复加水 1ml,使溶解,后再加 5 倍量的乙醇使其产生沉淀,加热过滤,并用少量热乙醇洗涤沉淀。再将此沉淀溶于 3ml 水中,进行多糖试验。取此水溶液 1ml,加少量碘液或碘化钾 - 碘试液,观察颜色变化情况,不同类型的多糖显色不同。

(5)2- 去氧糖的特殊反应:参见强心苷检查项下。

注:若样品对苷的一般鉴别呈阳性反应,则可进一步进行各种苷类的鉴别,具体方法如后。

2. 糖的色谱鉴别

(1)硅胶分配薄层色谱:糖类的极性较大,在硅胶 G 板上分离不够理想,使用前需用适当的缓冲剂如硼酸等进行预处理。硼酸与糖分子中羟基的络合作用能改善分离效果,所用硼酸水溶液以 0.02mol/L 为宜。展开剂为正丁醇 - 乙醇 - 水、丙酮 - 水、三氯甲烷 - 甲醇等。常用显色剂为茴香醛 - 浓硫酸、苯胺 - 邻苯二胺等。

(2)纸色谱:纸色谱用于糖的分离效果较好,最常用的四种溶剂系统是 BAW〔正丁醇 - 乙酸 - 水(4∶1∶5)〕、BEW〔正丁醇 - 乙醇 - 水(4∶1∶2)〕、BBPW〔正丁醇 - 苯 - 吡啶 - 水(5∶1∶3∶3)〕及水饱和的酚。显色剂为苯胺 - 邻苯二甲酸等,显色后紫外光灯下观察荧光斑点,极为敏感。

(二)甾体或三萜类成分的鉴别

1. 甾体母核的鉴别　取检品(如穿山龙根茎或牙皂)粗粉 2g,加 70% 乙醇 10ml,超声提取 15 分钟,过滤,部分提取液转移至蒸发皿中,加热挥发,残留物进行下列试验。

(1)醋酐 - 浓硫酸反应(Liebermann-Burchard 反应)

试剂:醋酐、浓硫酸。

方法:将残渣中加入 1ml 醋酐使其溶解,转于试管中,滴加 1ml 浓硫酸,溶液界面初呈红色,试管内溶液逐渐呈现红、紫、蓝、绿、污绿等颜色,则表示有甾醇、甾体皂苷元或三萜类化合物,其中甾体化合物颜色变化较快,而三萜化合物颜色变化相对较慢。

(2)磷钼酸反应

试剂:25% 磷钼酸乙醇溶液。

方法:将样品残渣以石油醚溶解,然后滴加在滤纸片上,喷洒该试剂后,将纸片放在 115~118℃ 烘箱中两分钟或吹风机慢慢加热,对油脂、三萜及甾醇等呈蓝色,背景为黄绿色或藏青色。

(3)三氯甲烷 - 浓硫酸反应(Salkowski 反应)

试剂:三氯甲烷、浓硫酸。

方法:将样品残渣用 1ml 三氯甲烷溶解,加 1ml 浓硫酸。如三氯甲烷层有红或青色反应,并有绿色荧光出现,表明含有甾体或三萜。

(4)三氯化锑溶液

试剂:三氯化锑的三氯甲烷饱和溶液,临用时加氯化亚砜(1/10~1/5 量)。

方法:将样品溶液点于滤纸上,喷该试剂后,甾体可显各种颜色,有些需要加热才能呈现。

(5)间二硝基苯试剂

试剂:2% 间二硝基苯乙醇溶液、14% 氢氧化钾乙醇溶液,使用前等量混合。

方法:将样品溶液点在滤纸上,喷洒该试剂后,置空气中干燥约 10 分钟,如含甾体则呈黄褐色或紫色。

2. 皂苷的鉴别　取检品(如穿山龙根茎或牙皂)粗粉 1g 于试管中,加水 10ml,水浴加热浸提 30 分钟,做下列试验。

(1)泡沫试验:取热水提取液 2ml 于试管中(最好是带塞试管),用力振摇 1 分钟,如产生大量蜂窝状泡沫,放置 10 分钟,泡沫没有显著消失即表明含有皂苷成分。如水提取液为酸性时,应加碱调节至弱碱性。

植物中的蛋白质或黏液也可产生泡沫,但不持久,而皂苷产生的泡沫能持续 10 分钟以上,即使加热或加入乙醇,泡沫也不会明显减少。

如果要进一步知道是三萜皂苷还是甾体皂苷,可以取两支试管,各加入水浸液 1ml,一管加入 2ml 5% NaOH 溶液,另一管加入 2ml 5% 盐酸溶液,将两管塞紧,强烈振摇 1 分钟,如果两管泡沫高度相仿,则表明含甾体皂苷,如含碱液管比含酸液管泡沫高度高数倍,则表明含三萜皂苷。

(2)溶血试验:取清洁试管 2 支,其中一支加入蒸馏水 0.5ml,另一支加入水提取液 0.5ml,然后分别加入 0.5ml 1.8% NaCl 水溶液,摇匀,再加入 1ml 2% 红细胞悬浮液,充分摇匀,观察溶血现象。

如水浸液呈酸性,先用 1% 碳酸氢钠中和至中性。取水浸液 1ml 加 1.5ml 生理盐水,然后加红细胞悬浮液,如有溶血现象表明有皂苷。

根据下列标准判断实验结果。

全溶——试管中溶液透明为鲜红色,管底无红色沉淀物。

不溶——试管中溶液透明为无色,管底沉淀大量红细球,振摇后立即发生浑浊。

(三)酚类化合物和鞣质的鉴别

取检品(如金银花或葡萄籽)粗粉 2g,加 70% 乙醇 20ml,超声提取 15 分钟,过滤,滤液做下列试验。

1. 酚类的显色反应

(1)三氯化铁反应

试剂:1% 三氯化铁。

方法:样品溶液如为酸性,即可直接进行检查。如为碱性,可加乙酸酸化后再滴加三氯化铁试剂。显蓝、墨绿或蓝紫色,证明可能含有酚类或鞣质。没食子酸形成的鞣质呈蓝色,而儿茶酚形成的鞣质呈绿色。

原理:酚取代了溶剂化离子中的溶剂分子而形成铁络合物。

注意:酚类化合物在滤纸上单独用三氯化铁显色灵敏度较差,可采用其他试剂。非酚性的芳胺、烯醇、羟亚甲基化合物等反应也呈阳性。

(2)香草醛 - 盐酸反应

试剂:0.5g 香草醛溶解于 50ml 盐酸中。

方法:将样品点在滤纸上,稍干燥,喷洒上述试剂,立即呈不同程度的红色。

注意:具有间苯二酚和间苯三酚结构的化合物呈阳性反应。

(3)三氯化铁 - 铁氰化钾试剂

试剂Ⅰ:0.5g 三氯化铁溶解于 50ml 水中;试剂Ⅱ:0.5g 铁氰化钾溶解于 50ml 水中。临用时,二液等体积混合。

方法:将样品点在滤纸上,喷洒上述溶液,立即呈明显的蓝色斑点。但时间较长后,背景也能逐渐呈蓝色。如欲使滤纸上的斑点保存下来，当纸片仍湿润时，用稀盐酸洗涤，再用水洗至中性，置室温干燥后即可。

原理：样品中的还原性物质将 Fe^{3+} 还原成 Fe^{2+}，再和铁氰化钾反应显色。本反应可检查鞣质、一切酚类化合物以及还原性化合物。

（4）快速蓝盐 -B（fast blue salt-B）试剂

试剂Ⅰ：0.5g 快速蓝盐 -B 溶解于 100ml 水中；试剂Ⅱ：0.1mol/L 氢氧化钠溶液。

方法：将样品点在滤纸上，先喷试剂Ⅰ，再喷试剂Ⅱ，立即呈红色斑点。

原理：本反应检查酚类及胺盐化合物，生成重氮盐。

（5）Gibbs 反应：参见香豆素鉴别项下。

注意：对位无取代或取代基易被置换的酚类显阳性反应。

（6）Emerson 反应：参见香豆素鉴别项下。

注意：只对羟基对位无取代的酚类，在碱性条件下反应。

2. 鞣质的沉淀反应   为了进一步确证是一般酚类化合物还是鞣质，可利用鞣质能与生物碱或明胶产生沉淀的性质去除鞣质后再进行试验。

（1）明胶沉淀反应

试剂：0.5% 明胶的 10% NaCl 溶液（新鲜配制）。

方法：水提取液加入该试剂，会产生白色沉淀，此时若加入少量 0.1mol/L 盐酸则反应更敏感。

原理：明胶是由 18 种氨基酸组成的大分子蛋白质，可以通过氢键吸附与鞣质一起交织在肽键之间，形成高分子化合物而沉淀出来。鞣质与明胶最适当的比例为 1:2，明胶过量时，一时生成的沉淀可再溶。

（2）生物碱类、胺类的沉淀反应

试剂：0.1% 咖啡因水溶液。

原理：多数鞣酸水溶液与吡啶、奎宁、咖啡因等的稀溶液生成白色沉淀。

注意：利用鞣质与生物碱或明胶能产生沉淀的性质，经沉淀反应去除鞣质后进行多酚检查，可进一步确定化合物为一般酚类还是鞣质。

（四）黄酮类成分的鉴别

取检品（如槐米）1g，研钵中研碎，置于试管中，加乙醇 10ml，在 70℃水浴浸渍 20 分钟，过滤，滤液进行以下试验。

1. 三氯化铝反应

试剂：1% 三氯化铝乙醇溶液或 5% 三氯化铝水溶液。

方法：将样品点在滤纸上，喷洒该试剂，干燥后黄色斑点于紫外光灯下观察显明显荧光。

2. 盐酸 - 镁粉（或锌粉）反应

试剂：镁粉（或锌粉）和浓盐酸。

方法：取乙醇提取液 1ml 于试管中加镁粉或锌粉适量，振摇，滴加浓盐酸数滴（一次性加入），1~2 分钟内（必要时加热）即可出现颜色。多数黄酮、黄酮醇、二氢黄酮及二氢黄酮醇及其苷类化合物显红~紫红色，少数显紫~蓝色。且 B 环上有—OH 或—OCH$_3$ 取代时，颜色随之加深，但查耳酮、橙酮、儿茶素类则不显色。异黄酮有可能产生正反应。

注意：由于花青素及部分橙酮、查耳酮等在单纯浓盐酸酸性下也会发生色变，须预先做空白对照实验才能判断是否发生了镁粉反应。另为避免提取液本身颜色的干扰,可注意观察加入盐酸后升起的泡沫颜色。如泡沫为红色,即显示阳性。

3. 醋酸镁试剂

试剂:0.5% 醋酸镁甲醇溶液。

方法:将样品点在滤纸上,喷洒该试剂,干燥后 90℃加热 5 分钟,在紫外光灯下观察,二氢黄酮和二氢黄酮醇类呈现显著的天蓝色荧光,若具有 5-OH,色泽更为明显。而黄酮、黄酮醇及异黄酮类等则显黄~橙黄~褐色。

4. 浓氨水溶液

试剂:浓氨水。

方法:将样品点在滤纸上(斑点浓度要集中),干燥后,置于氨缸中,用 NH_3 熏后观察黄色是否加深,并比较熏 NH_3 前后的荧光变化情况。黄酮类用 NH_3 熏后,立即置于紫外光灯下呈现极明显的黄色荧光斑点。

5. 锆 - 柠檬酸反应

试剂:1% 氧氯化锆甲醇溶液、2% 柠檬酸甲醇溶液。

方法:取检品溶液 1ml,加 1% 氧氯化锆甲醇溶液 2~3 滴,观察溶液黄色是否增强。若草绿色增强,则将溶液分作两份,其中一份中加入等体积的 2% 柠檬酸甲醇溶液,稍加热。若褪色,表明黄酮分子中有 5 位羟基,无 3 位羟基;若不褪色,表明黄酮分子中有 3 位羟基。另一份中加入等体积甲醇稀释做对照实验。

6. $FeCl_3$ 反应

试剂:3% $FeCl_3$ 乙醇溶液。

方法:将检品溶液滴加于滤纸上,喷上 3% $FeCl_3$ 乙醇溶液,出现绿、蓝或棕色斑点。

黄酮类酚羟基的其他鉴别反应,可参见酚类化合物的检查项下。

7. 黄酮苷类中糖的鉴别反应　参见糖和苷类的一般鉴别项下。

(五) 蒽醌类成分的鉴别

取检品(如大黄或虎杖根茎)粗粉 1g,加 95% 乙醇 10ml,在 70℃水浴上温浸 20 分钟,过滤,滤液供鉴别用。

1. 蒽醌类化合物的化学鉴别

(1)与碱成盐反应(Bornträger's 反应)

试剂:10% 氢氧化钾水溶液。

方法:将样品液点在滤纸上,喷洒该试剂,羟基蒽醌类就呈黄、橙、红色。

(2)与硼酸反应

试剂:1% 硼酸水溶液。

方法:将样品液点于滤纸上,喷洒该试剂,醌类就呈黄、橙、红色。

(3)醋酸镁反应

试剂:0.5% 醋酸镁甲醇溶液。

方法:将样品点在滤纸上,喷洒该试剂,干燥后 90℃加热 5 分钟,如果显色,说明含有羟基蒽醌类成分,邻位酚羟基的蒽醌,呈紫~蓝紫色;对位二酚羟基蒽醌,呈紫红~紫色;每个苯环上各有一个 α- 酚羟基或还有间位羟基者,呈橙红~红色;母核只有一个 α- 或 β- 酚羟基者,或者有两个酚羟基但不在同环上,就呈黄橙色~橙色。该反应也可用试管进行,取样品溶液 1ml 于试管中,加该试剂 6 滴,于 90℃水浴加热 5 分钟观察颜色变化。

原理:金属离子络合作用。

(4) Feigl 反应

试剂:25% 碳酸钠水溶液、4% 甲醛溶液、5% 邻二硝基苯溶液。

方法:取样品液 1 滴,加入上述溶液各 1 滴,混合后置于水浴上加热,醌类在 1~4 分钟内产生显著的紫色。

原理:醌类的电子传递作用。

(5) 无色亚甲蓝显色反应

试剂:取 100mg 亚甲蓝溶于 100ml 乙醇中,加入 1ml 冰醋酸及 1g 锌粉,缓缓振摇直至蓝色消失,即可备用。

方法:将样品液点于滤纸上,喷洒上述试剂,有蓝色斑点出现。

注意:该反应为苯醌与萘醌的专用显色剂,可与蒽醌类相区别。

2. 升华试验 取检品(如大黄)粉末少许,平铺于载玻片中部后放在垫有铁砂网的小铁圈上,载玻片两端各放一个小玻棒,再盖上另一个载玻片,其上置一块湿润棉花。注意上面的载玻片勿触及粉末。用酒精灯小心隔铁砂网加热检品,边加热边移动酒精灯,以免过热烧焦检品。当上面载玻片上凝结有明显升华物时,停止加热。冷却后,取下盖片,置于显微镜下观察,多数为黄色针晶,或有羽毛状晶体(蒽醌衍生物),此晶体遇碱液呈红色反应。

(六) 香豆素与萜类内酯化合物的鉴别

取检品(如秦皮)粗粉 2g,加 95% 乙醇 20ml,超声提取 20 分钟,过滤,滤液进行下列试验。

1. 内酯化合物的开环与闭环反应

试剂:1% 氢氧化钠溶液、2% 盐酸。

方法:取样品溶液 1ml 于试管中,加 1% 氢氧化钠溶液 2ml,在沸水浴中加热 3~4 分钟,液体比未加热前清晰很多(若仍为浑浊液,则放冷、过滤后取滤液继续操作),然后加入 2% 盐酸酸化后,液体又变为浑浊。

原理:内酯类的共同特性就是在碱性水溶液中能够开环,加酸酸化后由于重新闭环为内酯体而使溶液变浑浊,有时还能产生沉淀。

注意:碱水解加热时间过长,易发生双键异构化,加酸后不能再环和。

2. Emerson 反应

试剂 I:2% 4- 氨基安替比林乙醇溶液;试剂 II:8% 铁氰化钾水溶液。

方法:将样品溶液滴加于滤纸上,干燥后先喷试剂 I,再喷试剂 II,再用氨气熏之,产生红色,说明样品液中含有香豆素或酚类化合物。

原理:

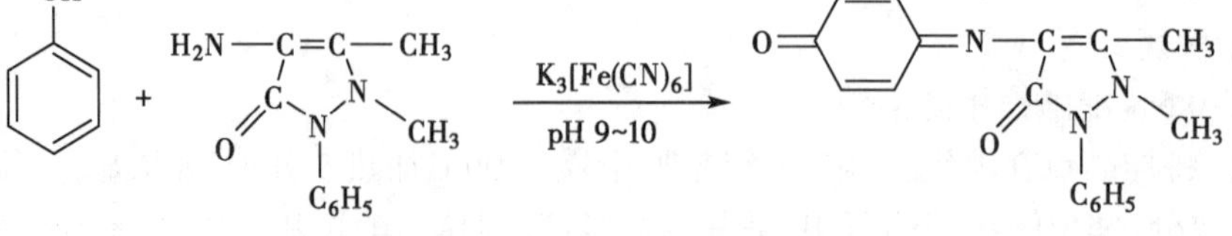

注意:该反应只对酚羟基的对位无取代或者 C-6 位(即香豆素开环后酚羟基的对位)无取代的香豆素反应,有局限性。对位无取代的酚类亦呈阳性反应。

3. Gibbs 反应

试剂:2,6- 二溴苯醌氯亚胺乙醇溶液。

原理:酚类和 2,6- 二溴苯醌氯亚胺乙醇溶液反应形成取代的靛酚类,在碱性条件下显蓝绿色。

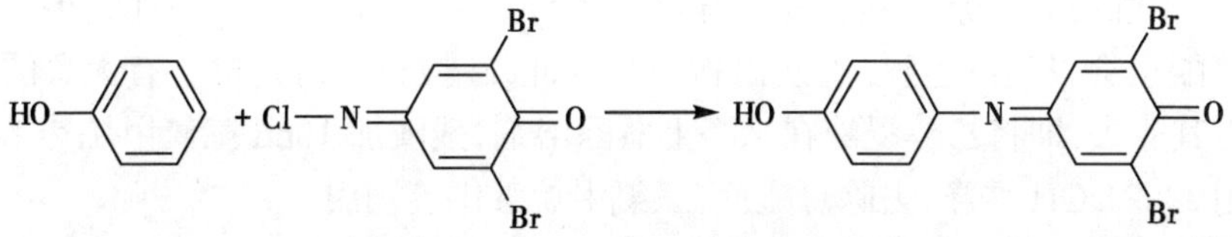

注意:反应最好在 pH 9.0~9.6 中进行,用有机溶剂提取可提高反应的灵敏度。该反应只对酚羟基的对位无取代或者 C-6 位(即香豆素开环后酚羟基的对位)无取代的香豆素反应。对位无取代的酚类亦呈阳性反应。

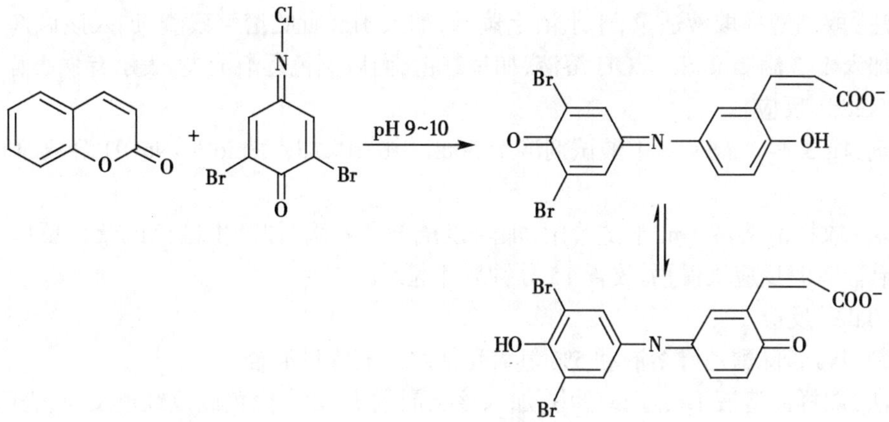

4. 异羟肟酸铁反应

试剂Ⅰ:7% 盐酸羟胺甲醇溶液;试剂Ⅱ:10% 氢氧化钾甲醇溶液;试剂Ⅲ:1% 三氯化铁乙醇溶液;稀盐酸。

方法:取样品溶液 5~6ml 乙醇提取液于蒸发皿中,挥尽溶剂,加乙醇 1ml 溶解,转移至试管中,加入试剂Ⅰ 2~3 滴、试剂Ⅱ 2~3 滴,在水浴上微热,冷却后加稀盐酸调至 pH 3~4,然后加入试剂Ⅲ 1~2 滴,如有橙红色或紫色反应,表明含有内酯、香豆素或其苷类。此反应需较高浓度的香豆素类成分,才易观察到较明显的现象。

原理:

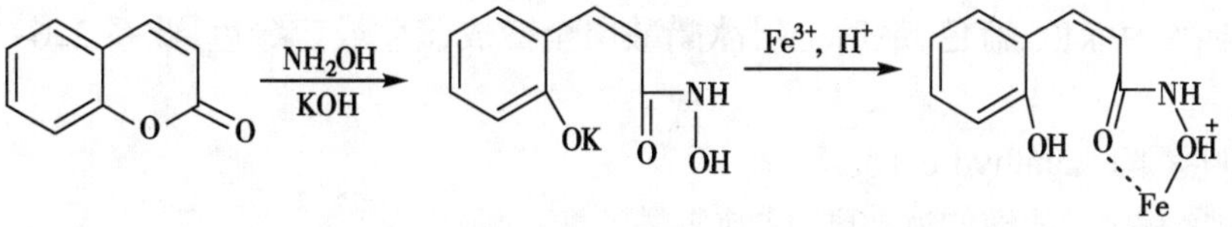

5. 荧光检查　　取 1 滴检品溶液于滤纸上,于紫外光灯下呈天蓝色荧光,熏 NH₃ 后荧光增强。

(七) 强心苷类成分的鉴别

取检品(如白花夹竹桃叶或毛地黄)粗粉 2g,置 50ml 锥形瓶中,加 70% 乙醇 20ml,水浴上浸渍 20 分钟,放冷,过滤。滤液视情况做以下处理。

若检品为叶,含叶绿素,其乙醇提取液为深绿色,影响鉴别反应的观察,则应在做鉴别反应前将乙醇提取液在水浴上挥去大部分乙醇,加水使溶液含醇量为 20% 左右,稍热后放冷过滤,滤液即可供试验用。或将滤液在水浴上浓缩至糖浆状,加入 95% 乙醇 10ml 溶解再供实验用。

另外,由于强心苷鉴别实验多在较强碱性条件下进行,且红色为阳性结果,因而如果样品中含有蒽醌也会发生红色反应,妨碍检查。因此,在检查前需先检查有无蒽醌类成分,若有则应先将其除去,即将乙醇浸液在水浴上蒸除溶剂,残渣加 10ml 三氯甲烷热溶后过滤,三氯甲烷液用 1% NaOH 洗涤,去除蒽醌后,三氯甲烷液供鉴别用。

1. 甾体母核的鉴别　　见甾体类化合物的检查方法。

2. 五元不饱和内酯环的鉴别

(1) Legal 反应

试剂:0.5% 亚硝酰铁氰化钠水溶液。

方法:取乙醇提取液适量,于水浴上蒸干,加入 1ml 吡啶溶解残渣,加入该试剂 1 滴,摇匀后再加入 1~2 滴 2mol/L NaOH 溶液,如呈红色,而后颜色逐渐消失,表示有强心苷。

(2) Kedde 反应

试剂:1g 3,5- 二硝基苯甲酸试剂溶于 50ml 甲醇中,加入 2mol/L NaOH 溶液 50ml,用时新配。

方法:取样品溶液 1ml 于试管中,加入该试剂 3~4 滴,如产生红色或紫色反应,表明含有强心苷。有时反应缓慢,需放置 15 分钟后才起反应。

(3) Baljet 反应

试剂:1% 苦味酸乙醇溶液和 5% 氢氧化钠水溶液等量混合。

方法:取样品溶液 1ml 于试管中,加入该试剂数滴,如有橙色或橙红色反应,表明含有强心苷。反应缓慢,需放置 15 分钟后才起反应。

注意:①以上不饱和内酯环反应主要是对 α,β- 不饱和五元环内酯强心苷反应,而对 α,β- 不饱和六元环内酯的强心苷不起反应。其他带有 α,β- 不饱和五元环内酯的化合物亦有此反应。②蒽醌类化合物有干扰,应预先除去,可用碱液萃取去除。

3. 2- 去氧糖的鉴别

(1) Keller-Kiliani 反应

试剂:含有少量三氯化铁或硫酸铁的冰醋酸、浓硫酸。

方法:取样品溶液 2ml 于试管中,在水浴上挥发至干,残渣加 2ml 三氯化铁 - 冰醋酸试剂溶解,摇动,再沿管壁缓缓加入浓硫酸 1ml,观察界面和冰醋酸层的颜色变化,界面如果由红棕色逐渐变为绿色、蓝色,最后上层冰醋酸层全变成蓝色或蓝绿色,此系 2,6- 二去氧糖的颜色反应。

(2) 呫吨氢醇(xanthydrol)反应

试剂:含有 1% 盐酸的冰醋酸、呫吨氢醇乙醇溶液。

方法:将 2- 去氧糖或由其衍生物的寡糖或苷溶于含有 1% 盐酸的冰醋酸中,加入少量呫吨氢醇乙醇溶液,加热,能显红色。

注意:吲哚衍生物、酚酸类也可产生类似反应。

(3) 过碘酸 - 对硝基苯胺反应

原理:过碘酸能把 2- 去氧糖氧化成丙二醛,再与对硝基苯胺试剂反应得到黄色缩合物。

2- 去氧糖苷也可出现相同的颜色反应。

(4) 对二甲氨基苯甲醛试剂反应(Ehrlich 试剂)

试剂:1% 对二甲氨基苯甲醛乙醇溶液 - 浓盐酸(4:1)。

方法:将 2- 去氧糖或其衍生物的溶液滴在纸上,干燥后,喷洒该试剂,90℃加热 30 秒,2- 去氧己糖显灰红色,2- 去氧戊糖显蓝灰色至紫灰色。

原理:此反应可能是由于 2- 去氧糖经盐酸的催化产生分子重排,再与对二甲氨基苯甲醛缩合的结果。

注意:要确证强心苷类的存在,必须以上三组反应都呈阳性,三组试剂均检查可减少假阳性反应的可能性。当然有少数例外的情况,如乙型强心苷就没有五元不饱和内酯环的反应。

(八) 生物碱的鉴别

绝大多数生物碱成分可与多种生物碱沉淀剂在酸性水溶液或稀醇溶液中产生沉淀反应。但生物碱沉淀剂也可与植物体中的鞣质、肽、蛋白质产生沉淀反应。因此,在用沉淀反应进行生物碱的鉴别时,就注意排除以上成分所产生的假阳性结果的干扰。

取检品(如防己或洋金花)粉末 2g,加 pH 1~2 的盐酸水溶液 20ml,在 60℃左右的水浴上加热 20 分钟后,冷却,过滤,滤液进行以下试验。

1. 沉淀反应

原理:大多数生物碱的酸水溶液能与生物碱的沉淀试剂反应,生成有色的弱酸不溶性复盐或络合物沉淀。

具体试剂名称、组成及试验结果见表 4-1。

表 4-1　不同生物碱沉淀试剂与沉淀反应

试剂	组成	沉淀颜色
碘化铋钾(Dragendorff 试剂)	$Bi(NO_3)_2 + KI$	橘红
碘化汞钾(Mayer 试剂)	$HgCl_2 + KI$	白或淡黄 *
碘化碘钾(Wagner 试剂)	$I_2 + KI$	棕至蓝紫
硅钨酸(Bertrand 试剂)	$SiO_2 \cdot 12WO_3$	灰白
苦味酸(Hager 试剂)	$C_6H_3O_7N_3$	黄
氯化金(auric chloride)	$HAuCl_4$	黄
氯化铂(platinic chloride)	H_2PtCl_6	淡黄
磷钼酸(Sonnenschein 试剂)	$Na_3PO_4 \cdot 12MoO_3$	黄或褐黄
磷钨酸(Scheibler 试剂)	$Na_3PO_4 \cdot 12WO_3$	白或黄

注:*试剂过量,沉淀可消失,所生成的沉淀也可溶于 10% 盐酸、乙酸或多量的乙醇。

(1)初步鉴别:取检品溶液 4 份,每份 1ml,分别滴加碘化汞钾试剂、碘化铋钾试剂、碘化碘钾试剂、硅钨酸试剂,观察是否均有或大多有沉淀产生。若产生沉淀反应,表明检品可能含有生物碱,则继续进行下面的操作,以进一步鉴别检品中是否含有生物碱成分;若均不产生沉淀反应,可查文献资料另选几种生物碱沉淀试剂进行实验,若仍为负反应,则表明该检品用化学鉴别的方法未能检出生物碱成分,不必进行下面的操作。

(2)进一步鉴别:将其余酸水提取液加 10% Na_2CO_3 调至 pH 10~11,置分液漏斗中,用

10ml 乙醚萃取后,再用 8ml 乙醚萃取,合并醚液,用无水 Na_2SO_4 干燥后,过滤。将醚液置分液漏斗中,用 2% HCl(或 H_2SO_4)10ml 萃取,酸水再采用上述试剂进行鉴别反应。

注意:①反应要求在酸性条件下进行,供试水溶液可用盐酸调节至酸性。②要注意排除假阳性和假阴性反应。假阳性是因为具有共轭羰基(酮或醛)或内酯功能基团的化合物也可能以生物碱类的方式进行反应。另有一些非生物碱类物质,如蛋白质、嘌呤、甲基化胺、鞣质和某些糖、苷及铵盐等,也能与生物碱沉淀试剂反应。这些化合物可用"酸水提取→碱化有机溶剂提取→酸水提取"的方法除去。并且要用 3 种以上的沉淀试剂对生物碱进行检查。假阴性反应是由于大多数非氮杂环的生物碱对某些生物碱试剂不反应。如咖啡因和秋水仙碱与碘化铋钾不反应,须用硅钨酸才能作出判断。麻黄碱不与沉淀试剂反应,而与茚三酮可发生显色反应。另一方面,用碱性有机溶剂提取或酸水提取液碱化后以有机溶剂萃取,季铵生物碱不能被提出而引起假阴性反应。

2. 显色反应   有些试剂能使生物碱样品显示不同的颜色。如 Merdelin 试剂(1% 钒酸铵硫酸溶液)、Marquis 试剂(浓硫酸中含有少量甲醛)、Erdman 试剂(浓硫酸中含有少量硝酸)等。这类显色反应作用机制大多不清楚,很可能由于发生氧化、脱水、缩合等反应而显色。

3. 色谱法   色谱法不仅能够检出生物碱的存在与否,而且通过选择性地使用色谱显色剂,可尝试性地进行生物碱的分类。需要的样品少,并可排除大多数假阳性和假阴性反应,可区别仲胺、叔胺和季铵碱。

(1)纸色谱:为减少拖尾现象,最好用酸性溶剂展开,可使生物碱全部成盐类,全部离子化后斑点就较集中,而用碱性溶剂展开时,生物碱以难溶于水的游离状态移动,斑点易集中于溶剂的前端。也可将滤纸先以一定 pH 的缓冲液处理,以控制生物碱在纸上的离子化,克服拖尾现象。但黄嘌呤类生物碱是例外,以碱性溶剂展开,分离的效果较好。纸色谱常用的展开剂为正丁醇 - 乙酸 - 水、正丁醇 - 盐酸 - 水、乙酸 - 丁醇。在一定 pH 缓冲液处理的滤纸上用正丁醇 - 水作展开剂。用甲酰胺代替水作固定相对亲水性较弱的生物碱分离效果较好,但在显色前必须将甲酰胺除尽,否则会干扰显色。斑点的显色,本身有颜色者在日光下观察,显荧光的物质可在紫外光灯下观察,对于本身无色也不显荧光的生物碱则用显色剂显色。最常用的显色剂是改良的碘化铋钾。

(2)薄层色谱:吸附色谱常用的吸附剂为氧化铝和硅胶 G。氧化铝因本身带有碱性,故用中性展开剂即可使生物碱很好分离,硅胶因本身略带酸性,可在展开剂中加入少量碱以克服拖尾现象。在涂铺薄层时,用稀碱溶液作黏合剂,制成碱性硅胶 G 板,用中性展开剂也能获得良好的分离效果。对于结构相近的复杂化合物的分离用分配色谱较为有利。纤维素或硅胶 G 涂甲酰胺作固定相,以有机溶剂为展开剂。显色方法基本上与纸色谱相同,所不同的是可用腐蚀性的显色剂如 Marquis 试剂等。展开剂中有挥发性碱时,必须将薄层加热(60~120℃),除尽碱后再显色。

(九) 有机酸的鉴别

取金银花粗粉 1g,加 95% 乙醇 10ml,超声提取 20 分钟,过滤,滤液进行以下试验。

1. 化学反应

(1)用 pH 试纸检查:生药水浸液和乙醇提取液用 pH 试纸测试,如呈酸性,就可能含有游离酸或酚性化合物。

(2)溴酚蓝(即溴钾酚绿)反应

试剂:0.1% 溴酚蓝溶液(溶于 70% 乙醇中)。

方法：点试样于滤纸片上，喷洒该试剂，立即在蓝色背景上显黄色的斑点。如果不确定，可喷洒氨水后暴露在盐酸气体中，背景逐渐由蓝色变为黄色，而有机酸盐的斑点仍然为蓝色。

2. 色谱　有机酸带有羧基，极性较大，可用硅胶 G 吸附色谱，展开剂为正丁醇 - 乙酸 - 水（4∶1∶5）等。也可用纤维素分配色谱法。色谱的拖尾现象可通过制成盐类衍生物或在展开剂中加入一定比例的酸改善。进行纸色谱时可加入高度挥发性的酸抑制酸离解，或加入氢氧化铵形成铵盐。双向色谱可选用正丙醇 -1mol/L 氢氧化铵（7∶3 或 3∶2），然后用正丁醇 - 甲酸 - 水（10∶3∶10）展开，单向色谱可选用甲酸正丁酯 - 甲酸 - 水（10∶4∶1）。显色剂为溴百里酚蓝或溴酚蓝。

（十）挥发油和油脂的一般鉴别

取检品（如橙皮或山茱萸）粗粉 20g，加水 100ml，用挥发油提取器提取挥发油，分取油状物，加 10ml 石油醚制成溶液。或取临时粉碎的检品粉末 5g，加石油醚 20ml，密闭，超声提取 20 分钟，取滤液做以下试验。

1. 一般检查　将石油醚提取液滴于滤纸上，如滤纸上的斑点经挥发而消失，就可能含有挥发油。如果油斑不消失，可能含有油脂或类脂体。

2. 荧光素反应

试剂：0.05% 荧光素水溶液、溴蒸气或碘蒸气。

方法：将石油醚提取液点在滤纸上，喷洒 0.05% 荧光素水溶液后，将纸片暴露在溴蒸气（或碘蒸气）中。含有双键的萜类呈黄色，背景很快变为淡红色。

原理：可能由于萜类与碘或溴发生加成作用，加成产物与荧光素生成黄色物质。

3. 苯肼反应

试剂：二硝基苯肼乙醇试液（取 2,4- 二硝基苯肼 1g，加乙醇 1 000ml 使溶解，再缓缓加入盐酸 10ml，摇匀，即得）。

方法：将适量样品中加入 1ml 二硝基苯肼乙醇试液，醛或酮与 2,4- 二硝基苯肼反应生成黄色、橙色或红色的 2,4- 硝基苯腙沉淀。

4. 酸度检查　取检品溶液 1 滴，加乙醇 5 滴，以预先用蒸馏水湿润的广泛 pH 试纸进行检查，如显酸性，表示有游离的酸或酚类化合物。

5. $FeCl_3$ 反应　取检品溶液 1 滴，加 1ml 乙醇，滴加 1% $FeCl_3$ 乙醇溶液 1 滴，如显蓝紫或绿色表示有酚类。

6. 香草醛 - 浓 H_2SO_4 反应　将 2 滴检品溶液滴于滤纸上，喷洒新配的 0.5% 香草醛 - 浓 H_2SO_4 乙醇溶液，呈黄色、棕色、红色或蓝色反应。

（十一）氨基酸和蛋白质的鉴别

取决明子粗粉 2g，加水 20ml，超声提取 15 分钟，过滤，滤液供以下试验。

1. 显色反应

（1）双缩脲（Biuret）反应

试剂：1% 硫酸铜溶液和 40% 氢氧化钠溶液等量混合。

方法：取 1ml 水浸出液加入上述试剂，摇动，冷时显紫红色，表示可能有蛋白质或肽。

原理：本试剂主要是 Cu^{2+} 与蛋白质或肽分子中肽键—CO—NH—络合呈色。

（2）茚三酮反应

试剂：0.2% 茚三酮乙醇溶液。

方法:将样品点在滤纸上,滴上或喷洒该试剂后,在100℃左右的烘箱中放置2分钟,可看到斑点。亦可以在试管中进行,取水提液1ml,加试剂2~3滴后在沸水浴上加热5分钟,冷后有蓝或蓝紫色出现,表明有氨基酸或多肽。

原理:所有的 α- 氨基酸及含有 α- 氨基酸的肽类和蛋白质都能和茚三酮反应显蓝紫色或蓝色,少数呈黄色,必要时须加热,反应可在滤纸上进行。

注意:除上述成分外,脂肪族的伯胺和仲胺也会呈色,γ- 氨基酸不反应。

(3)吲哚醌(Isatin 试剂)反应

试剂:100ml 1% 吲哚醌丙酮溶液,加乙酸10ml 即可。

方法:将样品点在滤纸上,滴上或喷洒吲哚醌试剂后,用吹风机吹干,待乙酸味不太浓时,放100℃烘箱中烘5~10分钟就显出各种颜色。

原理:不同的氨基酸与吲哚醌试剂反应能显示不同的颜色,从颜色可帮助辨认氨基酸。

注意:本试剂主要对氨基酸、氨基酸衍生物及小肽有颜色反应,肽越大灵敏度越差。

(4)加热或加酸沉淀试验:取冷水提取液1ml,加热至沸,如出现浑浊或沉淀,为蛋白质正反应。加入1ml 5% H_2SO_4 溶液,也有上述沉淀现象。

(5)米隆试验(Minllon 反应):取冷水提取液2ml,加米隆试剂0.5ml,加热,产生砖红色为含酚羟基的蛋白质的正反应。

(6)酸性蒽醌紫(商品名:Solway purple)

试剂:100ml 0.05% 酸性蒽醌紫溶液,加0.5ml 硫酸即成。

方法:将水浸出液点在滤纸上,喷洒上述试剂,蛋白质就呈紫色。

注意:氨基酸、肽均不显色。

2. 氨基酸的纸色谱　纸色谱是研究氨基酸的有效方法之一。色谱所用的原料,须进行一定的处理,除去一部分杂质,以免影响色谱的效果。氨基酸的分离可用单向或双向色谱,对于组分较复杂的样品,需要用双向色谱。

显色可用一种改良的茚三酮-乙酸镉喷雾剂,喷洒试剂后于盛有浓硫酸的干燥器中放置过夜,于白色背景上显深红色斑点,此法的优点是无须加热。用茚三酮喷洒过的滤纸或薄层,再喷1% 硝酸铜乙醇溶液,氨基酸斑点则由蓝色转变成红色。

薄层色谱最常用的吸附剂为硅胶G,其次是纤维素等,常用的展开剂有丙醇-水、丁醇-乙酸-水等。

四、注意事项

1. 在进行实验前,一定要进行预习,熟悉各类成分的检出试剂有哪些? 反应现象如何? 如何判断?

2. 由于该实验所用试剂较多,在操作中,要注意看准瓶签,并按要求量取试剂,严防试剂瓶滴管或瓶塞交叉错位。

五、思考题

1. 在天然药物化学成分鉴别中,最常用的定性试剂有哪些? 它们各自对哪些结构类型的化学成分有比较专属性的定性鉴别作用?

2. 在各类化合物鉴别试验中,最常用的试剂和鉴别反应有哪些? 呈阳性反应时各有什么现象? 针对每一类型的化合物列举1~2个最常用的鉴别反应。

实验二　天然药物化学成分的系统预试验

系统预试验的方法很多,通常采用递增极性的溶剂法,即根据天然药物成分亲脂性强弱的程度,依次进行提取。通过系统预试验,了解检品中含有或可能含有哪些化学类型的成分,为进一步研究其有效成分提供线索。

一、实验目的和要求

1. 掌握天然药物化学成分系统预试验的程序和方法。
2. 熟悉系统预试验结果的分析和判断方法。
3. 了解天然药物化学成分系统预试验的意义。

二、实验原理

天然药物中化学成分往往比较复杂,由于很多定性试剂并不是完全专一地仅与某种成分反应,可能相互干扰,从而影响试验结果的正常显示。因此,在进行系统预试验时,通常应做预处理,一般是先用不同极性的溶剂分别进行提取(按照极性递增的顺序),获得不同极性的提取部位,再对各部位有所侧重的进行各类化学成分的预试验。

如对某未知的植物原料,可以石油醚提取后,药材挥去石油醚,再用95%乙醇提取,药渣再用水提取,分别检查各提取部位的主要成分,见表4-2。

表4-2　不同溶剂提取液预试验检查的主要成分类型

提取液	石油醚提取液	乙醇提取液	水提取液
检查项目	甾体、三萜	生物碱	氨基酸、多肽、蛋白质
	挥发油、油脂	黄酮、蒽醌	糖类、皂苷、有机酸
		香豆素、三萜内酯、甾体皂苷	
		酚类、鞣质、有机酸	

对各类成分的检查可选择一种或多种鉴别反应,尽量排除假阴性或假阳性反应,得出合理、可靠的结论。

具体操作一般采用试管实验,如果植物提取液颜色较深,颜色变化在试管内观察有困难时,可采用滤纸法或薄层法,即把样品和试剂点在滤纸或薄层上,来观察颜色变化,如果这样还难以肯定,可进一步采用色谱法将各类成分在滤纸或薄层上初步分离后喷洒各类显色剂,再加以判断。

三、实验步骤

1. 记录待预试验天然药物(以下均称检品)的学名、植物来源、药用部分及特征(如色泽、气味等)。
2. 将检品研成粗粉或剪切成碎块(如为新鲜品,应先在60℃左右干燥)。
3. 预试液的制备
(1)石油醚提取液的制备:取临时粉碎的检品10g,加石油醚40ml,振荡均匀,密闭并时时振摇,室温放置1周,过滤,滤液备用(供挥发油、油脂的鉴别)。

(2)乙醇提取液的制备:石油醚提取后的药材,挥干石油醚,加入100ml 95%乙醇,加热回流1小时后过滤。取出5ml滤液(即乙醇提取液)备用(供酚类、鞣质、有机酸等成分预试验)。

其余滤液减压蒸出绝大部分溶剂后,再转至蒸发皿中,浓缩至挥尽溶剂,得醇浸膏。用玻棒蘸取少量醇浸膏,使其尽量溶于5ml 2% HCl中,过滤得醇浸膏酸水液,备用(供生物碱预试验)。

余下绝大部分醇浸膏以适量乙醇分次溶解,倾上清液过滤,合并滤液,得醇浸膏乙醇液,备用(供黄酮、蒽醌、香豆素、强心苷、萜类、内酯、甾体化合物等成分预试验)。

若检品为含叶绿素较多的叶类,应先将乙醇提取液加水稀释至含乙醇70%的醇液,转入分液漏斗中,加等量石油醚萃取除去叶绿素后,取5ml该70%乙醇提取液备用。将其余70%乙醇提取液浓缩成醇浸膏后,同前蘸取少量制成酸水,大部分制成乙醇液备用。

(3)水提取液的制备:乙醇提取后的药材,加入100ml水,在室温浸泡过夜,滤取10ml滤液(供检查氨基酸、多肽和蛋白质等)。剩余的浸液及药渣在50~60℃水浴上温浸1小时,过滤,得水提取液备用(供糖、多糖、皂苷、酚类、有机酸、鞣质等成分预试验)。

4. 圆形滤纸色谱预试验法   将提取液在圆形滤纸上进行色谱分析,然后利用适当的显色剂检查各类成分。此法可减少植物色素等对试验结果的干扰,同时需样量少,操作快速、简便,可与试管预试验法互相补充。其操作方法如下。

取直径约12cm的变通圆形滤纸一张,用铅笔通过中心划4条线,将滤纸等分为8份(图4-1),用毛细管将检品的乙醇提取液点在离中心1cm处,待溶剂干后再点,反复多次至适量,然后在中心用钝器打一小孔插入纸芯,小心将纸芯浸入已放入10cm培养皿中的盛有展开剂的小铝盖中,滤纸平放,并盖上另一同等大小的培养皿(图4-2)。当展开前沿至近培养皿内沿时,取出滤纸,抽出纸芯,挥干溶液后,将滤纸沿等分线剪成8块,备用(展开剂常用分析纯的甲醇或乙醇)。

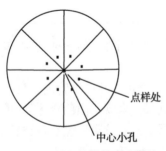

图4-1   滤纸的等分及点样处

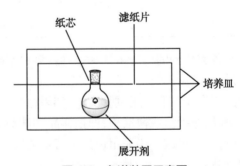

图4-2   色谱装置示意图

5. 各类成分的检查

(1)蛋白质、多肽及氨基酸:按"天然药物化学成分的鉴别"实验中氨基酸和蛋白质的鉴别项下的实验方法进行。

(2)糖和苷类:按"天然药物化学成分的鉴别"实验中糖和苷类鉴别项下的实验方法进行。

(3)皂苷:按"天然药物化学成分的鉴别"实验中甾体或三萜类成分的鉴别项下的实验

方法进行。

(4)鞣质:按"天然药物化学成分的鉴别"实验中酚类化合物和鞣质的鉴别项下的实验方法进行。

(5)生物碱:按"天然药物化学成分的鉴别"实验中生物碱的鉴别项下的实验方法进行。

(6)酚类:按"天然药物化学成分的鉴别"实验中酚类化合物和鞣质的鉴别项下的实验方法进行。

样品经圆形滤纸色谱后,以 $FeCl_3$-$K_3[Fe(CN)_6]$ 试剂喷雾,有明显的蓝色带,为酚类的阳性反应。

(7)蒽醌类:按"天然药物化学成分的鉴别"实验中蒽醌类成分的鉴别项下的实验方法进行。其中熏 NH_3、喷醋酸镁显色反应分别用一张经色谱展开后的圆形滤纸。

(8)黄酮类:按"天然药物化学成分的鉴别"实验中黄酮类成分的鉴别项下的实验方法进行。其中喷 $AlCl_3$、$FeCl_3$ 显色反应分别用一张经色谱展开后的圆形滤纸。

(9)内酯、香豆素类:按"天然药物化学成分的鉴别"实验中香豆素与萜类内酯化合物的鉴别项下的实验方法进行。

(10)强心苷:按"天然药物化学成分的鉴别"实验中强心苷类成分的鉴别项下的实验方法进行。

(11)植物甾醇、三萜类:取醇提取液 3~5ml,水浴上蒸干乙醇,加水约 2ml,水浴加热溶解,转入试管中,用三氯甲烷 2ml 振摇提取,三氯甲烷液按"天然药物化学成分的鉴别"实验中甾体或三萜类成分的鉴别项下的实验方法进行。

样品在圆形滤纸上展开后,用新配制的 10% 磷钼酸乙醇液喷雾,并于红外灯下加热数分钟,有蓝、蓝紫色带,为植物甾醇、三萜类的正反应。

(12)有机酸:按"天然药物化学成分的鉴别"实验中有机酸的鉴别项下的实验方法进行。

混合指示剂检查:样品在圆形滤纸上展开后,用混合指示剂(5ml 0.1% 甲基红乙醇溶液、15ml 0.1% 甲基橙水溶液、20ml 0.1% 石蕊水溶液混合使用)喷雾,有黄红色带为阳性反应。也可用 0.05% 溴酚蓝乙醇液喷雾,在蓝色背景上有黄色带为有机酸阳性反应。

(13)挥发油:取石油醚浸液按"天然药物化学成分的鉴别"实验中挥发油和油脂的鉴别项下的实验方法进行。

四、预试验结果判断

由于预试验检查是用粗提取物(本预试验中挥发油例外),有些反应结果不如纯品明显(如异羟肟酸铁反应),有些反应为几类成分所共有(如 $FeCl_3$ 反应)。因此,预试验只能作为成分的初步判断。根据预试验结果,如某类成分的检查均为阳性反应,则认为含有某类成分;如部分为阳性反应,或由于成分干扰,以致反应结果难以判断者,则认为可能含有某类成分;如均为阴性反应,则应记下未检出某类成分的结论。

五、实验报告要求

1. 检品名称(植物学名、产地等)及主要效用。
2. 药用部分的特征(色泽、气味等)。
3. 化学成分的预试验及初步判断(以表格列出)。

4. 结论。
5. 预试验人姓名。
6. 报告日期。

组分鉴别预试验	试剂	反应现象	反应结果	初步判断

注:反应结果,+ 表示反应阳性,− 表示反应阴性,± 表示可疑。

六、思考题

1. 什么是系统预试验?系统预试验的目的是什么?
2. 简述系统预试验的程序和实验方法。

实验三 天然药物化学成分的单项预试验

天然药物化学成分的鉴别,除了采用系统预试验方法外,还常采用单项预试验方法,即根据工作需要有重点地检查某类成分。由于植物中所含成分的复杂性和相互干扰,在单项预试验中,常采用化学鉴别和色谱鉴别相结合的形式。

一、实验目的和要求

1. 掌握天然药物各类化学成分的单项预试验程序和实验方法。
2. 熟悉根据化学鉴别反应的现象和薄层色谱的鉴定结果判断化学物的结构类别及其主要有效成分的存在与否。
3. 了解天然药物化学成分单项预试验的意义。

二、实验原理

每一种天然药物往往都有其特有的一种或几种主要结构类型的有效成分,其中一种或者几种化合物的含量较大,而且为其主要的有效成分。对于某些特定范围内的中药或天然药物,一旦确定了其所含有的主要化合物的结构类型及其主要有效成分,则也就确定了某种天然药物的存在,这也是根据主要有效成分鉴别中药或天然药物的依据。

单项预试验是为寻找某类成分而进行的有针对性的检查。根据所要寻找的化合物结构类型的特点、理化性质,可采用相应的化学鉴别反应、色谱鉴定方法。

化学鉴别反应一般采用试管试验的方法。当提取液颜色较深时,可采用滤纸法或薄层法,把样品和试剂点在滤纸或薄层板上观察颜色变化。

在色谱鉴定中,常采用硅胶薄层色谱、聚酰胺薄层色谱或纸色谱等方法。选择哪一种色谱方法,主要根据所需鉴别化合物的结构特点、极性、溶解性及酸碱性等。样品吸附剂与展开剂的选择是否合适,是色谱分离能否获得成功的关键。在薄层色谱中,常用的吸附剂为硅胶,又有硅胶 G、硅胶 GF_{254} 之分,其中硅胶 GF_{254} 最常用。选择展开剂时,应同时考虑被测物质的性质、吸附剂的活性及展开剂的极性三者之间的关系。一般色谱后,样品的斑点 R_f 应在 0.2~0.8 之间。此外,在色谱鉴定过程中,常以要寻找的化合物对照品进行对照,从而确定所需要的某类化合物及其中药有效成分。

三、仪器和试剂

1. 提供待鉴定的未知药材粉末（不标注药材名称） 金银花、防己、夹竹桃叶、秦皮、虎杖、槐米、穿山龙根茎。将现有 7 味天然药物随机分成若干组，每一组有 3~4 种药材，分别进行编号，供一个实验小组使用，且每一组中须含有要寻找结构类型的化合物及其主要有效成分。

2. 提供的标准品 针对上述待检药材所含的有效成分，提供其代表性有效成分：绿原酸、汉防己甲素、汉防己乙素、夹竹桃苷、秦皮甲素、秦皮乙素、秦皮苷、葡萄糖、鼠李糖、大黄素、槲皮素、芦丁、薯蓣皂苷元、薯蓣皂苷，以供薄层色谱对照用。

3. 显色 三氯化铁 - 铁氰化钾试剂、碘化铋钾试剂、磷钼酸试剂、$AlCl_3$ 试剂、氨缸、$MgAc_2$ 试剂、亚硝酰铁氰化钠试剂、含有少量三氯化铁或硫酸铁的冰醋酸、4- 氨基安替比林 - 铁氰化钾试剂、α- 萘酚试剂、醋酐、浓硫酸试剂、醋酸镁试剂、内酯化合物的开环与闭环反应试剂（1% NaOH 溶液、2% HCl 溶液）、3,5- 二硝基苯甲酸试剂、苯胺 - 邻苯二甲酸试剂、紫外光灯等。

四、实验步骤

1. 待鉴别药材提取物的制备 根据要求寻找的化学成分的结构特点和性质，选择合适的提取方法提取待检药材中可能含有的化学成分，以备进行化学鉴别和色谱鉴定用。

2. 寻找所要求结构类型的化学成分 根据要求寻找的化学成分的结构类型，应用"天然药物化学成分的鉴别"实验中相应结构类型化合物的鉴别方法，至少采用 2~3 种化学鉴别反应，对所给的一组药材的提取液进行鉴别，以判断是否存在所要寻找结构类型的化学成分。

3. 主要有效成分的鉴定 应用硅胶薄层色谱、聚酰胺色谱或纸色谱方法，将所给天然药物的提取液与所要寻找的代表性化合物对照品进行共薄层色谱鉴别，分析所给药物中是否存在该有效成分。

根据上述化学鉴别反应的反应现象、实验结果，以及薄层色谱的鉴别结果、主要色谱斑点的 R_f，并与对照品 R_f 比较，作出结论，写出实验报告。

五、实验报告要求

1. 预试验人姓名。
2. 报告日期。
3. 化学鉴别。

组分鉴别预试验	试剂	反应现象	反应结果	初步判断

注：反应结果中，+ 表示反应阳性，– 表示反应阴性，± 表示可疑。

4. 薄层色谱鉴别。
5. 结论。

六、思考题

1. 什么是单项预试验? 单项预试验的目的是什么?
2. 简述单项预试验的程序和实验方法。
3. 在硅胶吸附薄层色谱鉴定中,如何选择吸附剂与展开剂?

（娄红祥）

参 考 文 献

[1] 裴月湖. 天然药物化学实验指导. 4 版. 北京: 人民卫生出版社,2016.
[2] 杨义芳,孔德云. 中药提取分离新技术. 北京: 化学工业出版社,2010.
[3] 吴立军. 天然药物化学. 6 版. 北京: 人民卫生出版社,2011.

第五章　　苯丙素类化合物

苯丙素类是一类骨架含有一个或几个 C_6-C_3 单位的天然化合物。由一个 C_6-C_3 单位组成的有苯丙烯、苯丙醇、苯丙酸及其酯以及香豆素等，由 2~4 个 C_6-C_3 单位组成的称为木脂素类。许多苯丙素类化合物具有较强的生物活性，如秦皮素和鬼臼毒素等。通过本章实验希望同学们能进一步了解苯丙素类化合物常用的提取方法和理化性质。

实验一　　溶剂法提取分离七叶内酯

一、实验目的和要求

1. 学习并掌握液 - 液萃取法在分离香豆素类化合物苷和苷元中的应用。
2. 要求得到 1~2 个化合物的纯品，并鉴定。

二、实验方法

（一）概述

秦皮为木犀科植物苦枥白蜡树（*Fraxinus rhynchophylla* Hance.）、白蜡树（*Fraxinus chinensis* Roxb.）、尖叶白蜡树（*Fraxinus szaboana* Lingelsh.）或宿柱白蜡树（*Fraxinus stylosa* Lingelsh.）的干燥枝皮或干皮。

秦皮为常用中药，《神农本草经》列为上品，具有清热燥湿、清肝明目、止痢等功效，用于痢疾、泄泻、赤白带下、目赤肿痛等症。药理研究表明，秦皮具有利尿、解热、抗炎、镇痛及抑制痢疾杆菌等作用。

苦枥白蜡树皮中含有香豆素类化合物；尖叶白蜡树皮含七叶内酯（aesculetin）、七叶苷（aesculin）、秦皮苷（fraxin）；白蜡树的树皮含七叶内酯、秦皮素（fraxetin）；宿柱白蜡树皮含七叶内酯、七叶苷、秦皮苷、丁香苷（syringin）、宿柱白蜡苷（stylosin）。七叶内酯具有止咳、祛痰、平喘作用，临床上主要用于细菌性痢疾及急性肠炎。其中七叶内酯及七叶苷是抗志贺菌的有效成分。

七叶内酯又名秦皮乙素、七叶素、esculetin、cichorigenin。分子式 $C_9H_6O_4$，分子量 178Da，棱状结晶（冰醋酸）或叶状结晶（真空升华得），mp.268~270℃。$[\alpha]_D^{18}$ –30（吡啶）。溶于稀碱显蓝色荧光，易溶于热乙醇及冰醋酸，微溶于沸水、乙醇、乙酸乙酯，不溶于乙醚。在日光下，其水溶液不显荧光。七叶内酯具有还原性。与三氯化铁试剂有绿色反应。

七叶苷又名马栗树皮苷、七叶树苷、esculin、esculoside、bicolorin、escosyl。分子式 $C_{15}H_{16}O_9$，分子量 340Da，针状体（热水），mp.204~206℃，$[\alpha]_D^{18}$ –78.4（*c* 2.5, 50% 二氧六环

烷)。难溶于冷水,溶于沸水,溶于热乙醇、甲醇、吡啶、乙酸乙酯和乙酸。

秦皮素又名白蜡树内酯。分子式 $C_{10}H_8O_5$,分子量 208Da。乙醇水溶液可得到片状结晶,mp.227~228℃。溶于乙醇及盐酸水溶液,微溶于乙醚和沸水。

秦皮苷又名白蜡树苷、paviin、fraxoside。分子式 $C_{16}H_{18}O_{10}$,分子量 370Da。水合物为黄色针状结晶(水或稀乙醇),无水物 mp.205℃（迅速加热）。微溶于冷水,易溶于热水及热乙醇,不溶于乙醚。

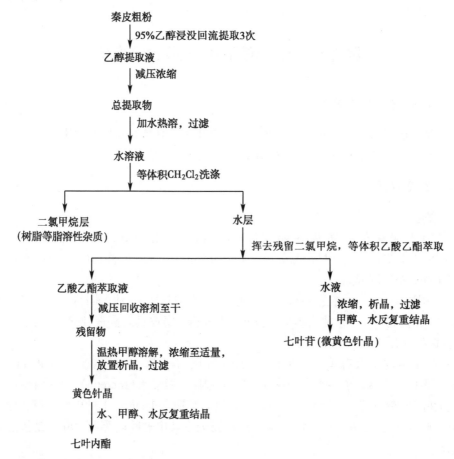

七叶内酯 aesculetin	R = H	
七叶苷 aesculin	R = Glc	
秦皮素 fraxetin	R = H	
秦皮苷 fraxin	R = Glc	

(二) 实验流程图

实验流程图如下。

秦皮粗粉
↓ 95%乙醇浸没回流提取3次
乙醇提取液
↓ 减压浓缩
总提取物
↓ 加水热溶,过滤
水溶液
↓ 等体积CH_2Cl_2洗涤
├─ 二氯甲烷层(树脂等脂溶性杂质)
└─ 水层
　　↓ 挥去残留二氯甲烷,等体积乙酸乙酯萃取
　　├─ 乙酸乙酯萃取液
　　│　↓ 减压回收溶剂至干
　　│　残留物
　　│　↓ 温热甲醇溶解,浓缩至适量,放置析晶,过滤
　　│　黄色针晶
　　│　↓ 水、甲醇、水反复重结晶
　　│　七叶内酯
　　└─ 水液
　　　　↓ 浓缩,析晶,过滤 甲醇、水反复重结晶
　　　　七叶苷(微黄色针晶)

(三) 操作步骤

1. 提取分离　称取秦皮粗粉 300g,加 95% 乙醇 500ml 回流 15 分钟,过滤。药渣再加 95% 乙醇 150ml,回流 10 分钟,再重复一次。三次滤液合并,减压回收乙醇至浸膏状,加蒸馏水 80ml,加热溶解,过滤。滤液冷却后,加 50ml 二氯甲烷洗涤两次。经二氯甲烷萃取过的水溶液冷却后,用 50ml 乙酸乙酯萃取 3 次,合并乙酸乙酯萃取液,放置,减压回收乙酸乙酯至干。残留物溶于温热甲醇中,经适当浓缩后放置过夜,析出黄色结晶,滤出结晶,用甲醇

反复重结晶,即得七叶内酯,测定熔点。

将乙酸乙酯萃取过的水溶液置于水浴上浓缩至适当体积,放置,析出微黄色结晶,滤过,用甲醇重结晶,即得七叶苷白色结晶,测定熔点。

2. 鉴定

(1)观察荧光:取七叶苷和七叶内酯的甲醇溶液分别滴一滴于滤纸上,于254nm的紫外光灯下观察荧光的颜色,然后在原斑点上滴加一滴 NaOH 溶液,观察荧光有何变化。

(2)异羟肟酸铁反应:取七叶苷和七叶内酯,分别置于试管内,加入盐酸羟胺甲醇溶液2~3滴,再加1% NaOH 溶液2~3滴,于水浴上加热数分钟,至反应完全,冷却,再用盐酸调至pH 3~4,加1% $FeCl_3$ 试液1~2滴,溶液呈红至紫红色。

(3)薄层色谱鉴定

样品:七叶苷、七叶内酯及其对照品。

色谱板:薄层硅胶板。

展开剂:乙酸乙酯 - 甲醇 -1% 乙酸水(7:3:0.1)。

显色剂:三氯化铁溶液。

紫外光灯254nm下观察荧光。

三、注意事项

1. 商品秦皮混杂品种较多,香豆素含量不一。

2. 秦皮由于品种和产地差异,含七叶苷和七叶内酯含量差别较大。

3. 萃取振摇时,注意防止乳化,以轻轻旋转式萃取为宜。

4. 香豆素在薄层色谱上紫外光灯下观察通常具有荧光,可用来鉴别香豆素类化合物。

四、实验指导

(一)实验安排

实验共16学时,分3次完成,见表5-1。

表 5-1　溶剂法提取分离七叶内酯实验安排

次序	学时数	实验内容
1	6	回流,提取;回收乙醇提取液,加热水溶,滤过。二氯甲烷萃取(回收二氯甲烷),乙酸乙酯萃取
2	4	回收乙酸乙酯,甲醇重结晶,得七叶内酯。水层浓缩,得七叶苷
3	6	重结晶,TLC 鉴定,测熔点

(二)实验讲解要点

1. 液 - 液萃取法选择溶剂的理论。

2. 香豆素苷和苷元的分离、纯化方法。

3. 香豆素类官能团鉴定方法。

(三)预习要求和思考题

1. 预习要求

(1)了解香豆素的性质和一般提取分离方法。

(2)熟悉操作程序及其原理。

2. 思考题

(1)萃取时,如何选择溶剂?

(2)一般情况下,都有哪几种方法用于分离苷和苷元?

(四) 实验报告格式要求

1. 实验报告格式应包括实验目的、实验步骤、实验结果和讨论。

2. 要求记录提取分离过程、结果、鉴定的现象和数据。

3. 得到两种纯化合物。

(五) 仪器及试剂

1. 仪器　回流装置 1 套、溶剂回收装置 1 套、过滤装置 1 套、500ml 分液漏斗 2 个、500ml 圆底烧瓶 1 个、500ml 锥形瓶 1 个、250ml 锥形瓶 2 个、50ml 锥形瓶 2 个、层析缸 1 个、硅胶薄层色谱板若干块、滤纸。

2. 试剂　秦皮 300g、95% 乙醇 800ml、三氯甲烷 150ml、乙酸乙酯 500ml、甲醇适量、三氯化铁反应试剂、乙酸乙酯 - 甲醇 -1% 乙酸水(7∶3∶0.1)展开剂。

实验二　鬼臼毒素的提取分离

一、实验目的和要求

1. 学习并掌握用溶解的方法提取分离木脂素类化合物。

2. 要求得到 1~2 个化合物的纯品,并鉴定。

二、实验方法

(一) 概述

窝儿七为小檗科植物南方山荷叶(*Diphylleia sinensis* H.L.Li)的根及根茎。

窝儿七为民间草药,分布于湖北、陕西、云南和四川。具有祛风除湿、活血祛瘀、解毒等功效。主治风湿痹痛、跌打损伤、月经不调、小腹疼痛、毒蛇咬伤、痈肿疮疖。药理实验表明,鬼臼毒素具有抗癌作用,但对人体正常细胞的毒性太大,故不用作抗癌剂,临床上用其衍生物。对小鼠有免疫抑制剂作用,但治疗指数低,没有应用价值。

窝儿七中主要含有木脂素类化合物鬼臼毒素(podophyllotoxin)、山荷叶素(diphyllin)、苦鬼臼毒素(picropodophyllotoxin)、去氢鬼臼毒素(dehydropodophyllotoxin)、4′- 去甲鬼臼毒素(4′-demethylpodophyllotoxin)、α,β- 盾叶鬼臼素(α,β-peltatin)、α- 盾叶鬼臼毒素 -5-O-β- 葡萄糖苷(α-peltatin-5-O-β-glucoside)、4′- 去甲去氧鬼臼毒素(4′-demethyldesoxypodophyllotoxin)、4′- 去甲鬼臼毒素 -4-O- 葡萄糖苷(4′-demethylpodophyllotoxin-4-O-glucoside)。其中代表性成分为鬼臼毒素、去氢鬼臼毒素、山奈酚等。另外,药材还含有黄酮化合物山奈酚(kaempferol)、槲皮素。

鬼臼毒素,分子式 $C_{22}H_{22}O_8$,分子量 414.40Da,mp.183~184 ℃,$[\alpha]_D^{29}$ –138(c 1.0,CHCl₃)。23 ℃水溶解度 120mg/L,溶于乙醇、三氯甲烷、丙酮。UV λ_{max}(EtOH)nm(lgε):292(3.60)。IR ν_{max}(CHCl₃)cm⁻¹:3 610、1 780、1 592、1 500、1 424、1 332、1 243、1 130、1 045、1 000、940。¹H-NMR(CDCl₃-DMSO-d_6)δ:7.12(s,1H,Ar-H)、6.50(s,1H,ArH)、6.37(s,

2H,ArH×2)、5.97(s,2H,—OCH₂O—)、4.16(m,2H,—CH₂)、4.12(m,1H,CH)、3.82(s,3H,—OCH₃)、3.76(s,6H,—OCH₃×2)、2.82(t,1H,—CH)、1.74(w,1H,OH)。MS *m/z*:414([M]⁺)、399([M]⁺—CH₃)、189、181、168。

去氢鬼臼毒素，微黄色针晶，mp.228~290℃（分解），分子式 $C_{22}H_{18}O_8$。

山柰酚，又名山柰黄酮醇，黄色针晶，mp.276~278℃，分子式 $C_{15}H_{10}O_6$。

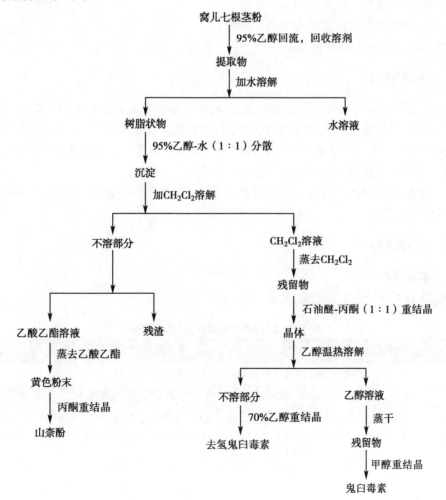

鬼臼毒素
podophyllotoxin

去氢鬼臼毒素
dehydropodophyllotoxin

（二）实验流程图

实验流程图如下。

窝儿七根茎粉
↓ **95%乙醇回流，回收溶剂**
提取物
↓ 加水溶解
├── 树脂状物
│　　↓ **95%乙醇-水（1:1）分散**
│　　沉淀
│　　↓ 加CH₂Cl₂溶解
│　　├── 不溶部分
│　　│　　├── 乙酸乙酯溶液
│　　│　　│　　↓ 蒸去乙酸乙酯
│　　│　　│　　黄色粉末
│　　│　　│　　↓ 丙酮重结晶
│　　│　　│　　山柰酚
│　　│　　└── 残渣
│　　└── CH₂Cl₂溶液
│　　　　　↓ 蒸去CH₂Cl₂
│　　　　　残留物
│　　　　　↓ 石油醚-丙酮（1:1）重结晶
│　　　　　晶体
│　　　　　↓ 乙醇温热溶解
│　　　　　├── 不溶部分
│　　　　　│　　↓ 70%乙醇重结晶
│　　　　　│　　去氢鬼臼毒素
│　　　　　└── 乙醇溶液
│　　　　　　　↓ 蒸干
│　　　　　　　残留物
│　　　　　　　↓ 甲醇重结晶
│　　　　　　　鬼臼毒素
└── 水溶液

（三）操作步骤

1. 提取分离　取窝儿七的干燥茎根粉末 300g 置于圆底烧瓶中，加 95% 乙醇浸没生药粉再多加 80ml 乙醇，加热回流 15 分钟，过滤。再向圆底烧瓶中加入 95% 乙醇 80ml 回流 10 分钟，过滤；重复一次，合并乙醇提取溶液，浓缩回收提取液至糖浆状，加入 80ml 水，即有黄棕色树脂状沉淀析出，静置 5 分钟使沉淀陈化。倒去上层上清液，加入 95% 乙醇 - 水（1∶1）混合液静置沉淀 5 分钟，过滤，干燥沉淀，得窝儿七树脂。将所得树脂研碎后用二氯甲烷 200ml 分三次分散溶解，分成二氯甲烷溶解部分和二氯甲烷不溶解部分。

将二氯甲烷溶解部分蒸去溶剂后，残渣在石油醚 - 丙酮（1∶1）混合液中重结晶，析出结晶，过滤收集晶体，加 50ml 乙醇加热溶解，把不溶物过滤，收集乙醇溶液并减压蒸干乙醇，得到的固体在甲醇中重结晶三次，得到白色针晶，为鬼臼毒素，测熔点，鉴定。乙醇不溶物在 70% 乙醇中重结晶三次，得微黄色针晶，即去氢鬼臼毒素，测熔点，鉴定。

另将二氯甲烷不溶部分用乙酸乙酯分散溶解，每次 50ml，共三次，合并乙酸乙酯溶液，回收乙酸乙酯，得到黄色固体，用丙酮重结晶，得到黄色晶体即山奈酚，测熔点，鉴定。

2. 色谱鉴定

样品：鬼臼毒素、去氢鬼臼毒素及其对照品。

吸附剂：硅胶 G 板。

展开剂：二氯甲烷 - 甲醇（9∶1）。

显色剂：20% 硫酸溶液，110℃加热 5 分钟。

紫外光灯 254nm 下观察荧光。

三、注意事项

1. 用二氯甲烷分散溶解树脂状物时要充分，保证木脂素和黄酮苷元的分离。

2. 二氯甲烷分散溶解，能将树脂状沉淀中的木脂素苷元溶解出来，而混在树脂状沉淀中的黄酮苷元则不溶于二氯甲烷，从而可以分开，这种方法可以用于其他木脂素类化合物的分离工作，因为往往在粗木脂素中夹杂有黄酮类成分。

3. 木脂素在植物体内常与大量的树脂状物共存，在用溶剂处理过程中容易树脂化，在分离过程中应注意。

四、实验指导

（一）实验安排

实验共 12 学时，分 3 次完成，见表 5-2。

表 5-2　鬼臼毒素提取分离的实验安排

次序	学时数	实验内容
1	4	回流，提取；回收乙醇提取液，加水溶解，过滤，干燥
2	4	二氯甲烷分散溶解，过滤；二氯甲烷溶解部分，回收溶剂，重结晶；乙醇温热溶解，过滤，滤液浓缩，多次重结晶；得鬼臼毒素
3	4	乙醇不溶物重结晶，得去氢鬼臼毒素；测熔点，鉴定；二氯甲烷不溶部分用乙酸乙酯溶解，浓缩，得山奈酚，鉴定，测熔点

(二) 实验讲解要点

1. 根据木脂素的亲脂性,介绍该类成分的常规分离方法。

2. 分散溶解的目的和方法。

3. 实验操作中应注意的问题。

(三) 预习要求和思考题

1. 预习要求

(1)复习教材中木脂素的性质、提取分离方法。

(2)预习实验提纲,领会操作过程中各步骤的目的、方法及注意事项。

2. 思考题

(1)亲脂性成分的分离方法是什么?

(2)根据木脂素的性质不同,可采取溶剂萃取、分级沉淀、重结晶等方法分离,如需进一步分离还可以采用什么方法?

(3)对于具有内酯结构的木脂素,可利用其溶于碱液的性质与其他亲脂性成分分离,但对于有旋光活性的木脂素不适用,为什么?

(四) 实验报告格式要求

1. 实验报告格式应包括实验目的、实验步骤、实验结果和讨论。

2. 要求记录提取分离过程、出现的现象、结果、鉴定的现象和数据。

3. 得到 1~2 个纯化合物。

(五) 仪器及试剂

1. 仪器　回流装置 1 套、溶剂回收装置 1 套、过滤装置一套、500ml 分液漏斗 2 个、500ml 锥形瓶 1 个、250ml 锥形瓶 2 个、50ml 锥形瓶 2 个、层析槽 1 个、色谱板、滤纸。

2. 试剂　窝儿七生药、95% 乙醇(根据需要加蒸馏水稀释至所需浓度)、石油醚、丙酮、二氯甲烷、乙酸乙酯、甲醇、20% 硫酸显色剂。

实验三　连翘叶中连翘苷的提取分离

一、实验目的和要求

1. 学习并掌握用吸附的方法提取分离木脂素类化合物。

2. 要求得到化合物的纯品,并鉴定。

二、实验方法

(一) 概述

连翘为木犀科植物连翘 [*Forsythia suspense* (Thunb.) Vahl.] 的干燥果实。连翘产自我国东北、华北、长江流域至云南。野生、栽培均有。连翘根及连翘叶亦供药用。

中药连翘是《中国药典》收载的常用中药材之一,广泛应用于众多的单、复方制剂中。连翘有清热解毒、消肿散结之功效。主治温热、丹毒、斑疹、疮疡肿毒、小便淋沥等症。连翘具有多种生理活性,体外药理实验表明,从连翘中分离到的连翘酯苷 A、连翘苷、(+)表松脂素 -4-β- 葡萄糖苷和连翘醇酯多有不同程度的抗病毒、抑菌作用。连翘酯苷 A 对 cAMP 磷酸二酯酶的活性有很强的抑制作用,对细胞免疫有增强作用。此外,连翘还具有降血压、抑制弹性蛋白酶活力、抗内毒素、镇吐、抗肝损伤、抗炎等作用。

连翘中主要含有木脂素类、三萜类化合物等,成分比较复杂。木脂素成分主要有连翘苷(forsythin,phillyrin)、连翘苷元(phillygenin)、右旋松脂素(pinoresinol)、右旋松脂素葡萄糖苷(pinoresinol-β-D-glucoside)、罗汉松脂素(matairesinol)、罗汉松脂苷(matairesinoside)、牛蒡子苷元(arctigenin)、牛蒡子苷(arctiin)、松脂素单甲基醚(pinoresinol monomethyl ether)、松脂素单甲基醚-β-D-葡萄糖苷(pinoresinol monomethyl ether-β-D-glucoside)、表松脂素(epipinoresinol)、表松脂素-4′-β-D-葡萄糖苷(epipinoresinol-4′-β-D-glucoside)、落叶松脂素(lariciresinol)、裂环异落叶松脂素(secoisolariciresinol)等。三萜类成分主要有白桦脂酸(betulinic acid)、齐墩果酸(oleanolic acid)、熊果酸(ursolic acid)等。苯乙醇苷类成分主要有连翘酯苷A、B、C、D、E(forsythoside A、B、C、D、E)、acteoside、β-hydroxyacteoside等。另外还含有黄酮类化合物芦丁(rutin)、苯乙烷类衍生物、乙基环己醇类等多种类型化学成分。其中连翘酯苷A和连翘苷为抗病毒、抗菌的主要活性成分。早期以齐墩果酸、熊果酸、芦丁等为指标成分监控连翘的质量,但均不能确切反映连翘药材的内在质量,现在主要用连翘苷、连翘酯苷A等为指标监控连翘药材的质量。

连翘苷,分子式$C_{27}H_{34}O_{11}$,分子量534Da。α型,针状结晶(稀乙醇),mp.154~155℃,$[\alpha]_D$ +48.4(乙醇);β型,针状结晶,mp.184~185℃,$[\alpha]_D$ +48.5(乙醇)。UV λ_{max}(EtOH)nm($\lg\varepsilon$):229(4.23)、277(3.76)。IR ν_{max}(KBr)cm^{-1}:3 422(—OH)、2 937、2 840(ν C—H)、1 592、1 517(苯环骨架振动)。^{1}H-NMR(DMSO-d_6)δ:6.85~7.06(6H,m,芳香质子)、4.88(1H,d,J=7.2Hz,葡萄糖端基质子)、4.80(1H,d,J=5.8Hz,H-7′)、4.37(1H,d,J=6.8Hz,H-7)、4.09(1H,d,J=9.1Hz,H-9ax)、3.75(9H,s,3×OCH$_3$)、3.34(2H,m,H-9′ax,H-8′)、2.87(1H,br dd,H-8)。^{13}C NMR(DMSO-d_6)δ:135.19(C-1)、131.09(C-1′)、110.33(C-2)、109.33(C-2′)、148.83(C-3)、148.36(C-3′)、145.81(C-4)、147.50(C-4′)、115.11(C-5)、111.44(C-5′)、118.04(C-6)、117.45(C-6′)、86.56(C-7)、81.14(C-7′)、53.90(C-8)、49.20(C-8′)、70.22(C-9)、68.84(C-9′)、55.36(—OCH$_3$)、55.36(—OCH$_3$)、55.58(—OCH$_3$)、100.05(Glc-1″)、73.12(Glc-2″)、76.76(Glc-3″)、69.59(Glc-4″)、76.92(Glc-5″)、60.58(Glc-6″)。EI-MS m/z:372 [M-Glc]$^+$、219、205、165、151、137、91、73、60、31。

连翘苷
phillyrin

连翘酯苷A
forsythoside A

连翘酯苷(forsythosides)是一类化合物,包括连翘酯苷A、B、C、D、E等。这些化合物均系咖啡酰基苯乙醇苷。连翘酯苷A,分子式$C_{28}H_{34}O_{15}$,分子量610Da,浅黄色粉末,mp.133~135℃,IR ν_{max}(KBr)cm^{-1}:3 600~3 100(—OH)、1 698(共轭酯羰基)、1 605(苯环骨架振动)。

(二)实验流程图

实验流程图如下。

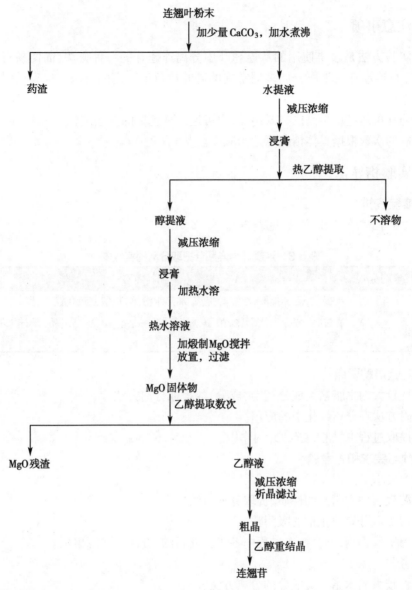

(三) 操作步骤

1. 提取分离　取连翘叶粉末 300g, 混入碳酸钙 10g, 加水煮沸 15 分钟, 趁热过滤, 滤渣再加水煮沸 10 分钟, 提取 3 次, 合并滤液, 减压浓缩至浸膏状。向浸膏中加入热乙醇 50ml, 提取两次, 合并乙醇提取液, 减压浓缩。残余物用热水溶解, 趁热加入煅制氧化镁, 搅拌均匀, 放置过夜, 过滤, 收集固体物, 用乙醇提取数次, 合并乙醇提取液, 减压浓缩, 放置, 有连翘苷结晶析出, 用乙醇重结晶, 可得纯品。

2. 色谱鉴定

样品:连翘苷及其对照品。

吸附剂:薄层硅胶板。

展开剂:乙酸乙酯 - 甲醇(19∶1)或苯 - 乙醇(9∶1)。

显色剂:20% 浓硫酸溶液, 加热。

或紫外光灯 254nm 下观察。

三、注意事项

1. 本实验方法是较早使用的从连翘叶中分离连翘苷的一种方法,简便易行,适用于大量生产。现在连翘苷的提取分离多用常规的硅胶柱色谱分离的方法。但实验时间较长,有机溶剂用量大。

2. 连翘苷可通过重结晶的方式纯化,也可通过柱色谱的方法纯化。

3. 提取的次数根据具体情况可适当减少。

四、实验指导

(一) 实验安排

实验共 8 学时,分 2 次完成,见表 5-3。

表 5-3　连翘叶中连翘苷提取分离的实验安排

次序	学时数	实验内容
1	4	水提取,乙醇提取,浓缩醇提液,加热水溶解,加煅制氧化镁,放置
2	4	滤过,乙醇提取固形物,浓缩,放置,结晶;滤过,乙醇重结晶;得连翘苷;测熔点,鉴定

(二) 实验讲解要点

1. 极性较大的木脂素类成分(苷类成分)的提取分离方法。

2. 吸附方法在分离纯化中的应用。

3. 在提取过程中,加入 $CaCO_3$ 的作用。

(三) 预习要求和思考题

1. 预习要求

(1) 复习教材中木脂素的性质、提取分离方法。

(2) 预习提取分离纯化中的吸附法。

(3) 预习实验提纲,领会操作过程中各步骤的目的、方法及注意事项。

2. 思考题

(1) 极性较大的木脂素类成分的分离方法?

(2) 如何分离木脂素苷和木脂素苷元?

(3) 在提取分离过程中,使用碳酸钙和氧化镁的作用和目的?

(四) 实验报告格式要求

1. 实验报告格式应包括实验目的、实验步骤、实验结果和讨论。

2. 要求记录提取分离过程,出现的现象,结果,鉴定的现象、结果和数据。

3. 提交纯化合物。

(五) 仪器及试剂

1. 仪器　回流装置 1 套、减压浓缩装置 1 套、过滤装置 1 套、500ml 锥形瓶 1 个、250ml 锥形瓶 2 个、50ml 锥形瓶 2 个、层析缸 1 个、色谱板、紫外光灯 1 台、滤纸、搅拌棒。

2. 试剂　连翘叶生药、$CaCO_3$、煅制 MgO、95% 乙醇、乙酸乙酯、甲醇、20% 硫酸显色剂。

(穆　青)

参 考 文 献

［1］王峥涛.中药化学.上海：上海科学技术出版社,1997.

［2］国家中医药管理局《中华本草》编委会.中华本草：3卷.上海：上海科学技术出版社,1999.

［3］裴月湖.天然药物化学实验指导.4版.北京：人民卫生出版社,2016.

第六章　醌类化合物

醌类化合物是天然药物中一类具有醌式结构的化学成分,主要分为苯醌、萘醌、菲醌和蒽醌四种类型,是许多中草药中的有效成分。醌类化合物有多方面的生物活性,如大黄中游离的羟基蒽醌类化合物具有抗菌作用,番泻叶中的番泻苷具有较强的致泻作用等。通过本章实验,希望同学们能掌握醌类化合物常用的提取分离鉴定方法和理化性质。

实验一　大黄中蒽醌成分的提取、分离和鉴定

一、实验目的和要求

1. 掌握蒽醌苷元的提取方法——酸水解法。
2. 掌握 pH 梯度萃取法的原理及操作技术。
3. 熟悉蒽醌类化合物的性质及鉴定方法。

二、实验方法

(一) 概述

大黄为蓼科植物掌叶大黄(*Rheum palmatum* L.)、唐古特大黄(*Rheum tanguticum* Maxim. ex Balf.)或药用大黄(*Rheum officinale* Baill.)的干燥根和根茎。

大黄为常用中药,早在《神农本草经》上就有记载,其性苦、寒。具有泻下攻积、清热泻火、凉血解毒、逐瘀通经、利湿退黄等功效。用于实热积滞便秘、血热吐衄、目赤咽肿、痈肿疔疮、瘀血经闭、跌打损伤、湿热痢疾、黄疸尿赤等症,外治烧烫伤。现代药理研究表明,大黄具有泻下作用,产生泻下的有效成分为番泻苷类,游离蒽醌类的泻下作用较弱,具有抗菌作用,其中以芦荟大黄素、大黄素及大黄酸作用较强,表现在对多种细菌有不同程度的抑制作用;此外,还有抗肿瘤、利胆保肝、利尿、止血作用等。

大黄的主要成分为蒽醌衍生物,总含量约 2%~5%,其中游离的羟基蒽醌类化合物仅占 1/10~1/5,主要为大黄酚、大黄素、大黄酸、芦荟大黄素、大黄素甲醚等;大多数羟基蒽醌类化合物是以苷的形式存在,如大黄酚葡萄糖苷、大黄素葡萄糖苷、大黄酸葡萄糖苷、芦荟大黄素葡萄糖苷、一些双葡萄糖链苷及少量的番泻苷 A、B、C、D。大黄中除了上述成分外,还含有鞣质、脂肪酸及少量的土大黄苷和土大黄苷元。鞣质的含量在 10%~30%。土大黄苷属于二苯乙烯类成分,一般认为在大黄中土大黄苷的含量越高则质量越差,在多个国家的药典中规定不得检出这一成分。

土大黄苷元　R = H
土大黄苷　　R = Glc

大黄中主要成分的理化性质如下。

1. 大黄酸（rhein）　$C_{15}H_8O_6$，黄色针状结晶，mp.321~322℃，330℃分解。能溶于碱、吡啶，微溶于乙醇、苯、三氯甲烷、乙醚和石油醚，不溶于水。UV（EtOH）λ nm（lg ε）：226（1.99）、258（1.21）、287（sh）、433（0.52）。IR ν_{max} cm^{-1}：1 701、1 637。

2. 大黄素（emodin）　$C_{15}H_{10}O_5$，橙黄色针状结晶（乙醇），mp.256~257℃（乙醇或冰醋酸），能升华。易溶于乙醇、碱液，微溶于乙醚、三氯甲烷，不溶于水。UV λ nm（lg ε）：220、225（4.31）、265（4.29）、290（4.30）、439（4.14）。IR ν_{max} cm^{-1}：3 450、3 000（br）、1 669、1 624、1 580、1 465、1 380、1 340、1 270、1 200、1 160。

3. 芦荟大黄素（aloe-emodin）　$C_{15}H_{10}O_5$，橙色针状结晶（甲苯），mp.223~224℃，能升华。易溶于热乙醇，可溶于乙醚和苯，并呈黄色；溶于碱液。IR ν_{max} cm^{-1}：3 400（br）、1 680、1 630、1 580。

4. 大黄素甲醚（physcion）　$C_{16}H_{12}O_5$，砖红色单斜针状结晶，mp.203~207℃（苯）。溶于苯、三氯甲烷、吡啶及甲苯，微溶于乙酸及乙酸乙酯，不溶于甲醇、乙醇、乙醚和丙酮。UV λ nm（lg ε）：226（4.45）、255（4.22）、267（4.25）、288（4.22）、440（4.02）。IR ν_{max} cm^{-1}：3 400、1 668、1 625、1 570。

5. 大黄酚（chrysophanol）　$C_{15}H_{10}O_4$，橙黄色六方形或单斜形结晶（乙醇或苯），mp.196~197℃（乙醇或苯），能升华。易溶于沸乙醇，可溶于丙酮、三氯甲烷、苯、乙醚和冰醋酸，微溶于石油醚、冷乙醇，不溶于水。UV λ nm（lg ε）：224（4.73）、257（4.48）、277（4.18）、287（4.18）、429（4.14）。IR ν_{max} cm^{-1}：1 680、1 630、1 607、1 560、1 478。

6. 羟基蒽醌苷类　大黄素甲醚葡萄糖苷（physcion monoglucoside），黄色针状结晶，mp.235℃；芦荟大黄素葡萄糖苷（aloe-emodin monoglucoside），mp.239℃；大黄素 -8-O-β-D- 葡萄糖苷（emodin-8-O-monoglucoside），浅黄色针状结晶，mp.190~191℃；大黄素 -1-O-β-D- 葡萄糖苷（1-O-β-D-glucopyranosyl emodin），mp.239~241℃；大黄酸葡萄糖苷（rhein-8-O-monoglucoside），mp.266~267℃；大黄酚葡萄糖苷（chrysophanol monoglucoside），mp.245~246℃；等等。

大黄酸	R_1 = H	R_2 = COOH
大黄素	R_1 = CH_3	R_2 = OH
芦荟大黄素	R_1 = H	R_2 = CH_2OH
大黄素甲醚	R_1 = CH_3	R_2 = OCH_3
大黄酚	R_1 = CH_3	R_2 = H

大黄素 -8-O-β-D-葡萄糖苷	R_1 = H	R_2 = Glc
大黄素 -1-O-β-D-葡萄糖苷	R_1 = Glc	R_2 = H

大黄中羟基蒽醌类化合物多数以苷的形式存在,故可用稀酸溶液将蒽醌苷水解成苷元,利用游离蒽醌可溶于三氯甲烷的性质,用三氯甲烷将它们提取出来。由于各羟基蒽醌结构上的不同所表现的酸性不同,用 pH 梯度萃取法分离它们。

(二) 实验流程图

实验流程图如下。

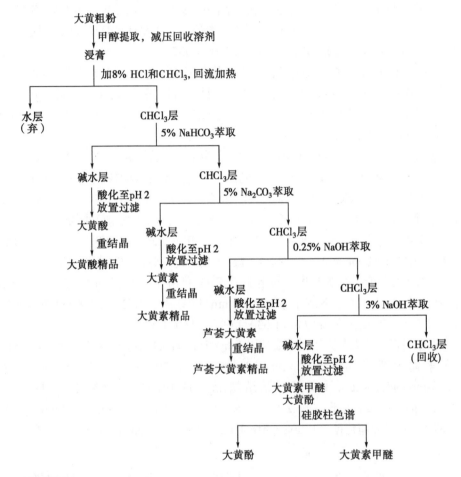

(三) 实验操作

1. 总蒽醌苷元的提取 称取大黄粗粉 100g,加甲醇 600ml 回流提取 1 小时,摇匀,过滤。滤液减压回收甲醇至干,加 8% HCl 500ml,超声 5 分钟,加三氯甲烷 500ml,回流 1 小时,分出酸水层,三氯甲烷液为总蒽醌苷元(游离蒽醌),留作进一步分离和精制。

2. 蒽醌苷元的分离和精制

(1) 强酸性成分大黄酸的分离和精制:将上述三氯甲烷液移至分液漏斗中,用 5% NaHCO₃ 水溶液(测定 pH)萃取 3 次(100ml×3),合并碱液置烧杯中,在搅拌下慢慢滴加 6mol/L HCl 调 pH 为 2。放置,抽滤,水洗沉淀至近中性,干燥,得深褐色粉末。将粉末加适量冰醋酸加热溶解,趁热过滤,滤液放置析晶,过滤,用少量冰醋酸淋洗结晶,得黄色针晶为大黄酸。

(2) 中等酸性成分大黄素的分离和精制:以上用 NaHCO₃ 萃取过的三氯甲烷液用 5% Na₂CO₃(测定 pH)萃取 3~5 次(100ml×5)。碱液用量视碱水层萃取液色较浅为止。合并碱液置烧杯中,加 HCl 调 pH 为 2。稍放置。抽滤。沉淀以水洗至中性,干燥,称重,用适量丙酮热溶,趁热过滤,滤液静置,析出橙色针晶,过滤后,用少量丙酮淋洗结晶,得大黄素。

(3)芦荟大黄素的分离与精制:以上用 Na₂CO₃ 溶液萃取过三氯甲烷液用 0.25% NaOH 溶液萃取 3~5 次(100ml×5),碱液用量视碱水层萃取液色较浅为止。合并碱液置烧杯中,加浓 HCl 调 pH 为 2。稍放置,得橙色沉淀。抽滤,沉淀以水洗至中性,干燥,再用乙酸乙酯精制,得橙黄色针晶,为芦荟大黄素。

(4)弱酸性成分大黄酚和大黄素甲醚的分离:萃取除去芦荟大黄素后余下的三氯甲烷液,用 3% NaOH 溶液萃取 2~3 次(100ml×3),碱液用量视碱水层萃取液色较浅为止。合并碱液置烧杯中,加浓 HCl 调 pH 为 2,析出黄色沉淀,过滤,水洗至中性,干燥,为大黄酚和大黄素甲醚混合物,留作硅胶柱色谱分离的样品。余下三氯甲烷液水洗至中性,减压回收三氯甲烷。

3. 大黄酚和大黄素的分离与精制　大黄酚与大黄素甲醚的极性不同,可用硅胶吸附柱色谱进行分离。

【柱色谱分离条件】

吸附剂:硅胶 200~300 目,装柱 15cm(色谱柱:1.5cm×20cm)。

样品:拌样上样,大黄酚和大黄素甲醚混合物 100mg,用少量乙酸乙酯溶解后,于吸附剂中分散均匀,边加热挥去乙酸乙酯。

装柱:湿法装柱。

洗脱剂:环己烷 - 乙酸乙酯(10:1)。

将样品加于柱顶,倒入洗脱剂,洗脱开始,流速控制在 5ml/min,收集各流分(10~15ml/份),各流分回收溶剂,用硅胶 TLC 检查,合并相同流分,回收溶剂至干,分别用乙酸乙酯重结晶 1~2 次,可得大黄酚和大黄素甲醚精品。

【附】

(1)湿法装柱法:取吸附剂 15g 左右于烧杯中,加洗脱剂完全浸润,搅匀,排除气泡,于色谱柱中加入小块棉花,并用洗脱剂润湿(排除气泡),打开色谱柱活塞,将吸附剂缓缓倒入柱内,待其自然沉降后即可。柱顶留 5ml 左右洗脱剂,倒入拌好的样品,敲平(此时洗脱剂不能被样品吸干,应有余量),即可开始色谱。

(2)硅胶薄层色谱板制备与色谱:铺板,玻璃板规格 5cm×15cm,一块板用吸附剂 1.5g,每克吸附剂用 0.5% CMC-Na 溶液 3ml,在乳钵中研匀后铺板,自然干燥后用前在 100~105℃ 活化 30 分钟。

【色谱条件】

对照品:大黄酚和大黄素甲醚。

展开剂:环己烷 - 乙酸乙酯(7:2)。

显色:在可见光下观察,记录黄色斑点出现的位置,然后用浓氨水熏或喷 5% 醋酸镁甲醇溶液,斑点显红色。

4. 蒽醌类化合物的检识

(1)色谱检识

薄层板:硅胶 G-CMC-Na 板。

样品:pH 梯度萃取法分离得到的样品及硅胶柱色谱分离得到的样品。

对照品:大黄酸、大黄素、芦荟大黄素、大黄素甲醚及大黄酚。

展开剂：环己烷 - 乙酸乙酯(7∶3)。

显色：先在紫外光灯下观察，再用氨气熏后显色。

观察记录：记录图谱并计算 R_f。

(2)定性反应

1)碱液试验：分别取各蒽醌成分 1~2mg 置于小试管中，加 2% 氢氧化钠溶液 1ml，观察颜色变化。凡有互成邻位或对位羟基的蒽醌呈蓝紫至蓝色，其他羟基蒽醌呈红色。此反应即为检查羟基蒽醌类化合物的 Bornträger's 反应。

2)醋酸镁试验：分别取各蒽醌成分 1~2mg 置于小试管中，各加乙醇 1ml 使溶解，滴加 0.5% 醋酸镁 / 乙醇溶液，观察颜色变化。

三、注意事项

1. 大黄中蒽醌类化合物的种类、含量与大黄的品种、采集季节、加工方法及贮存时间均有关系。由于蒽醌类衍生物主要以苷的形式存在，所以新鲜的原药材蒽醌类成分含量高，如果是贮存时间长的饮片，则蒽醌类成分含量低，实验选材要注意。

2. 冰醋酸较难挥发，不可多加，否则难浓缩。冰醋酸有腐蚀性，操作时避免触及皮肤。

3. HCl 酸化时产生大量 CO_2 气体，小心防止气体产生时内容物溢出。

4. 当用碱液萃取三氯甲烷溶液时，碱水层变为红色，即是因为发生了 Bornträger's 反应，加酸后溶液变为黄色。

5. 薄层色谱的展开剂也可采用石油醚(60~90℃) - 甲酸乙酯 - 甲酸(15∶5∶1)的上层溶液。

四、实验指导

(一) 实验安排

本实验共 30 学时，分 4 次完成，见表 6-1。

表 6-1　大黄中蒽醌成分提取、分离和鉴定的实验安排

次序	学时数	实验内容
1	8	回流提取，水解，得到总蒽醌苷元
2	8	pH 梯度萃取，得到大黄酸、大黄素、芦荟大黄素、大黄酚和大黄素甲醚
3	8	硅胶柱色谱，得到大黄酚和大黄素甲醚
4	6	各样品的精制、检识和鉴定

(二) 实验讲解要点

1. 酸水解步骤　大黄中蒽醌类化合物分为游离型蒽醌(蒽醌苷元)和结合型蒽醌(蒽醌苷)，其中结合型蒽醌的含量远大于游离型蒽醌，为提高蒽醌苷元的含量，可以用稀酸将蒽醌苷水解成蒽醌苷元。

2. 蒽醌苷元(游离蒽醌)因分子中羧基的有无及酚羟基的数目与位置不同，酸性强弱有显著差异，可采用 pH 梯度萃取法进行分离。

3. 利用化合物极性不同，采用吸附色谱进行分离。

(三) 预习要求和思考题

1. 预习要求

(1)掌握大黄蒽醌化合物的主要性质、酸性与结构的关系、重要的显色反应及其应用。

(2)掌握大黄蒽醌类成分的分离方法及其原理。

2. 思考题

(1)如何检识中药中是否存在蒽醌类成分?

(2)大黄中 5 种羟基蒽醌化合物的酸性和极性大小应如何排列? 为什么?

(3)pH 梯度萃取法的原理是什么? 适用于哪些中药成分的分离?

(4)蒽醌类化合物及其苷的薄层色谱用什么作吸附剂、展开剂和显色剂?

(5)蒽醌类与醋酸镁颜色反应的必要条件是什么? 其颜色反应与羟基所在的位置有何关系?

(四) 实验报告形式要求

1. 实验报告格式应包括实验目的、实验流程、实验步骤、实验结果和讨论。

2. 要求记录提取分离过程,出现的现象,结果,鉴定的现象、结果和数据。

(五) 仪器及试剂

1. 仪器　回流装置 1 套、溶剂回收装置 1 套、过滤装置 1 套、500ml 分液漏斗 2 个、1 000ml 烧杯 1 个、500ml 烧杯 1 个、250ml 烧杯 1 个、可调电炉、500ml 量杯、100ml 和 10ml 量筒各 1 个、50ml 锥形瓶 10 个、500ml 和 250ml 锥形瓶各 1 个、直型冷凝管、蒸馏弯管、真空尾接管、色谱柱 1 根、蒸发皿 1 个、研钵 1 套、层析缸 1 个、薄层板 4 块、滤纸、棉花、pH 试纸等。

2. 试剂　大黄药材、甲醇、三氯甲烷、盐酸、5% 碳酸氢钠溶液、5% 碳酸钠溶液、0.25% 氢氧化钠溶液、3% 氢氧化钠溶液、环己烷、乙酸乙酯、醋酸镁、氨水、200~300 目硅胶、薄层色谱硅胶等。

实验二　虎杖蒽醌类成分及白藜芦醇苷的提取和鉴定

一、实验目的和要求

1. 掌握用 pH 梯度萃取法分离酸性不同的蒽醌类成分的原理和操作。

2. 熟悉亲脂性成分和亲水性成分的分离方法。

3. 熟悉亲水性苷类成分的纯化方法。

4. 了解蒽醌类成分及白藜芦醇苷的一般性质和鉴别反应。

二、实验方法

(一) 概述

虎杖系蓼科植物虎杖(*Polygonum cuspidatum* Sieb.et Zucc.)的干燥根茎和根。又名阴阳莲。性微苦,微寒。具有利湿退黄、清热解毒、散瘀止痛、止咳化痰的功效。民间用于湿热黄疸、淋浊、风湿痹痛、痈肿疮毒、水火烫伤、闭经、跌打损伤、肺热咳嗽等。近年来用于烫伤、止血、消结石和降血脂均有疗效。现代药理研究表明,虎杖具有抗菌、抗病毒及镇咳平喘作用,常用来治疗急性炎症、烧烫伤、肝炎、气管炎等。

虎杖主要含有蒽醌类成分,此外还含有二苯乙烯类、黄酮类、水溶性多糖和鞣质等成分。蒽醌类成分包括大黄酚、大黄素、大黄酸、大黄素甲醚、大黄素甲醚葡萄糖苷、大黄素葡萄糖苷等,二苯乙烯类成分有白藜芦醇及白藜芦醇苷,该类成分具有降低血脂的作用。

虎杖中主要成分的理化性质如下。

1. 大黄酸 $C_{15}H_8O_6$,黄色针状结晶,mp.321~322℃,330℃分解。能溶于碱、吡啶,微溶于乙醇、苯、三氯甲烷、乙醚和石油醚,不溶于水。UV(EtOH)λ nm(lg ε):226(1.99)、258(1.21)、287(sh)、433(0.52)。IR ν_{max} cm^{-1}:1 701、1 637。

2. 大黄素 $C_{15}H_{10}O_5$,橙黄色针状结晶(乙醇),mp.256~257℃(乙醇或冰醋酸),能升华。易溶于乙醇、碱液,微溶于乙醚、三氯甲烷,不溶于水。UV λ nm(lg ε):220、225(4.31)、265(4.29)、290(4.30)、439(4.14)。IR ν_{max} cm^{-1}:3 450、3 000(br)、1 669、1 624、1 580、1 465、1 380、1 340、1 270、1 200、1 160。

3. 大黄素甲醚 $C_{16}H_{12}O_5$,砖红色单斜针状结晶,mp.203~207℃(苯)。溶于苯、三氯甲烷、吡啶及甲苯,微溶于乙酸及乙酸乙酯,不溶于甲醇、乙醇、乙醚和丙酮。UV λ nm(lg ε):226(4.45)、255(4.22)、267(4.25)、288(4.22)、440(4.02)。IR ν_{max} cm^{-1}:3 400、1 668、1 625、1 570。

4. 大黄酚 $C_{15}H_{10}O_4$,橙黄色六方形或单斜形结晶(乙醇或苯),mp.196~197℃(乙醇或苯),能升华。易溶于沸乙醇,可溶于丙酮、三氯甲烷、苯、乙醚和冰醋酸,微溶于石油醚、冷乙醇,不溶于水。UV λ nm(lg ε):224(4.73)、257(4.48)、277(4.18)、287(4.18)、429(4.14)。IR ν_{max} cm^{-1}:1 680、1 630、1 607、1 560、1 478。

5. 羟基蒽醌苷类 大黄素甲醚葡萄糖苷,黄色针状结晶,mp.235℃;大黄素-8-O-β-D-葡萄糖苷,浅黄色针状结晶,mp.190~191℃;大黄素-1-O-β-D-葡萄糖苷,mp.239~241℃;大黄酸葡萄糖苷,mp.266~267℃;大黄酚葡萄糖苷,mp.245~246℃;等等。

大黄酸	R_1 = H	R_2 = COOH
大黄素	R_1 = CH$_3$	R_2 = OH
大黄素甲醚	R_1 = CH$_3$	R_2 = OCH$_3$
大黄酚	R_1 = CH$_3$	R_2 = H

大黄素-8-O-β-D-葡萄糖苷	R_1 = H	R_2 = Glc
大黄素-1-O-β-D-葡萄糖苷	R_1 = Glc	R_2 = H

6. 白藜芦醇(resveratrol) $C_{14}H_{12}O_3$,无色针状结晶,mp.256~257℃,216℃升华,易溶于乙醚、三氯甲烷、甲醇、乙醇、丙酮等。

7. 白藜芦醇苷(polydatin) 又名虎杖苷、云杉新苷(peceid),$C_{20}H_{22}O_8$,无色结晶,mp.223~226℃(分解),易溶于甲醇、丙酮、热水,可溶于乙酸乙酯,稍溶于冷水,但可溶于

Na_2CO_3 和 NaOH 水溶液,难溶于乙醚。此化合物具顺、反两种异构体,能够互相转化,所得常是两者的混合物,以反式为多。

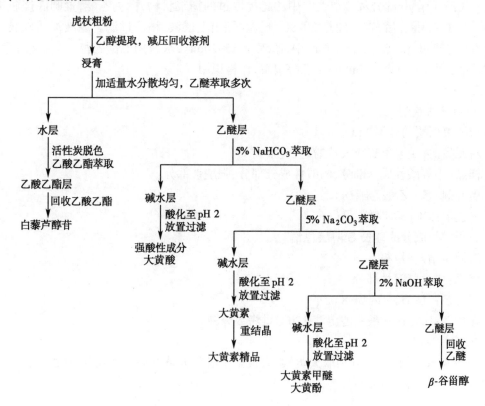

白藜芦醇	R = H
白藜芦醇苷	R = Glc

8. β-谷甾醇(β-sitosterol) $C_{29}H_{50}O$,无色针状结晶,mp.139~140℃,难溶于水,可溶于乙醇,易溶于苯、三氯甲烷等亲脂性溶剂。

虎杖中的蒽醌类成分由于结构中羧基和酚羟基数目及位置不同而呈现不同强度的酸性,根据此性质,在乙醚萃取出亲脂性成分后,利用碱度递增的水溶液(5% $NaHCO_3$、5% Na_2CO_3、2% NaOH)自乙醚中提出游离蒽醌类成分,达到分离目的。

(二) 实验流程图

(三) 实验操作

1. 乙醇总提取物的制备　取虎杖粗粉 150g,用 95% 乙醇回流提取二次(500ml 回流 1 小时,450ml 回流 30 分钟)。合并乙醇液。放置如有沉淀,抽滤一次,减压回收乙醇至糖浆状(要求乙醇回收至无醇味)。

2. 总游离蒽醌的提取　将上述糖浆状物转移至锥形瓶中,加入 30ml 水,分散均匀后加 100ml 乙醚,不断振摇后放置。将上层乙醚液倾入另一个 500ml 锥形瓶中(切勿将水倒出),或用吸管吸出,瓶中糖浆状物再以乙醚多次萃取,每次萃取的乙醚用量顺序为 50ml、40ml、40ml、40ml、40ml,合并乙醚液为总游离蒽醌,乙醚提取的剩余物中含水溶性成分,继续分离。

3. 游离蒽醌的分离

(1) 强酸性成分大黄酸的分离:上述乙醚液转移至分液漏斗中,用 5% $NaHCO_3$ 水溶液(测定 pH)萃取 3~4 次(40ml、30ml、30ml 或 30ml×3),合并碱液层,在搅拌下慢慢滴加 6mol/L HCl 调 pH 为 2。放置,抽滤,水洗沉淀至近中性,干燥,得深褐色粉末,为强酸性部分。

(2) 中等酸性成分大黄素的分离:以上用 $NaHCO_3$ 萃取过的乙醚液用 5% Na_2CO_3(测定 pH)萃取 5~9 次(40ml×3、30ml×4)。碱液用量视碱水层萃取液色较浅为止。合并碱液。加浓 HCl 调 pH 为 2。稍放置,抽滤,沉淀以水洗至中性,干燥,称重,用甲醇重结晶(1:25~1:30)。得大黄素结晶。mp.256~257℃。

(3) 弱酸性成分大黄酚和大黄素甲醚的分离:以上用 Na_2CO_3 萃取过的乙醚液用 2% NaOH(测 pH)萃取 4~5 次。每次 20ml,合并 NaOH 液。同(2)法处理。

(4) 中性成分植物甾醇类化合物的分离:上述 NaOH 萃取过的乙醚液,用水洗至中性,以无水 Na_2SO_4 脱水,回收乙醚得残留物,即得 β-谷甾醇粗品。

用甲醇溶解少量 β-谷甾醇,作 TLC 检识用。

4. 白藜芦醇苷的分离　取"2"中乙醚提取过的糖浆状物,挥去乙醚,置圆底烧瓶中加 500ml 水,搅拌混合后,直火加热 20~30 分钟。倾出上层液,稍冷过滤。滤液加活性炭煮沸 10 分钟,趁热过滤。滤液置蒸发皿中,浓缩至 15~20ml。水液用乙酸乙酯(15ml×2)萃取。回收乙酸乙酯,残留物用 5ml 95% 乙醇溶解,作检识用。

5. 检识

(1) 色谱法鉴定

1) 游离蒽醌的硅胶 TLC

对照品:大黄素甲醚或大黄酚、大黄素。

样品:中等酸性成分部分、弱酸性成分部分、强酸性部分。

展开剂:苯-乙酸乙酯(8:2)。

显色剂:5% KOH 喷雾显色。

2) 甾醇类成分的硅胶 G 薄层色谱

对照品:β-谷甾醇。

样品:中性脂溶性部分。

展开剂:环己烷-丙酮(8:2)。

显色剂:10% 磷钼酸乙醇溶液 120℃烘烤数分钟。

(2) 定性反应

1) 游离蒽醌的反应:分别取大黄素、大黄素甲醚和大黄酚混合物及强酸性部分少许,用乙醇(或甲醇)溶解,做如下反应。

a.Bornträger's 反应：取试液 1ml，滴加 2% NaOH 液观察颜色。

b. 醋酸镁试验：取试液 1ml，加入 0.5% 醋酸镁 / 乙醇溶液 2~3 滴，观察颜色。

2）甾醇类显色反应（Liebermann-Burchard 实验）：取样品少许，加 1ml 醋酐溶解，加浓硫酸 1 滴，观察颜色变化（此试验可在蒸发皿或点滴板上进行）。

3）白藜芦醇苷的呈色反应：取样品少许，用乙醇溶解，做如下反应。

a. 荧光反应：将试液滴在滤纸上，在紫外光下观察荧光。

b. 三氯化铁 - 铁氰化钾反应：将试液用毛细管滴在滤纸上，喷三氯化铁 - 铁氰化钾试剂观察颜色。

c. 偶合反应：取试液 1ml，加 0.5ml 5% Na_2CO_3，然后滴入新配制的重氮化试剂 1~2 滴，观察颜色。

d. Molisch 反应：取试液 1ml，加入等体积的 10% α- 萘酚乙醇液，摇匀，沿试管壁滴加 2~3 滴浓 H_2SO_4，观察两液界面颜色。

e. Gibbs 反应：取试液 1ml，滴加 0.5% 2,6- 二氯苯醌氯亚胺的乙醇溶液 2~3 滴，并加 Na_2CO_3 调 pH 至 10 左右，观察颜色（Gibbs 试剂须临用前配制）。

三、注意事项

1. 虎杖中蒽醌类化合物的种类、含量与虎杖采集季节和贮存时间有关。由于游离蒽醌类衍生物部分有升华性，所以新鲜的原药材蒽醌类成分含量高，如果是贮存时间长的饮片，则蒽醌类成分含量低，实验选材要注意。

2. HCl 酸化时产生大量 CO_2 气体，小心防止气体产生时内容物溢出。

3. 当用碱液萃取乙醚溶液时，碱水层变为红色，即是因为发生了 Bornträger's 反应，加酸后溶液变为黄色。

4. 大黄酚和大黄素甲醚二者相互分离比较困难，在本实验薄层色谱条件下在同一位置出现斑点。进一步分离可用磷酸氢钙柱色谱，以石油醚展开，下层黄色带洗脱后以甲醇重结晶可得大黄酚，上层黄色带洗脱后以甲醇重结晶可得大黄素甲醚。

四、实验指导

（一）实验安排

本实验共 24 学时，分 4 次完成，见表 6-2。

表 6-2 虎杖蒽醌类成分及白藜芦醇苷提取和鉴定的实验安排

次序	学时数	实验内容
1	6	回流提取，得到总提取物，将总提取物以乙醚萃取，分离亲脂性成分与亲水性成分
2	6	pH 梯度萃取，得到强酸性成分、中等酸性成分、弱酸性成分和亲脂性中性成分
3	6	以活性炭脱色，纯化亲水性成分——白藜芦醇苷
4	6	大黄素的精制，各样品的检识和鉴定

（二）实验讲解要点

1. 虎杖中游离蒽醌及白藜芦醇苷提取分离方法依据的原理及注意事项。

2. 蒽醌苷元（游离蒽醌）因分子中羧基的有无及酚羟基的数目与位置不同，酸性强弱有显著差异,可采用 pH 梯度萃取法进行分离。

3. 检识反应的目的、意义及注意事项。

(三) 预习要求和思考题

1. 预习要求

(1)掌握虎杖蒽醌化合物的主要性质、酸性与结构的关系、重要的显色反应及其应用。

(2)掌握虎杖中亲水性成分——白藜芦醇苷的纯化方法及其性质。

(3)试说明各显色反应的机制。

2. 思考题

(1)此实验在操作方面应注意什么?

(2)试总结萃取操作程序及注意事项。

(3)结晶与重结晶操作的关键步骤是什么?

(4)过滤方式有几种? 怎样选用?

(5)活性炭脱色在什么溶剂中效率最高?

(四) 实验报告形式要求

1. 实验报告格式应包括实验目的、实验流程、实验步骤、实验结果和讨论。

2. 要求记录提取分离过程,出现的现象,结果,鉴定的现象、结果和数据。

(五) 仪器及试剂

1. 仪器　回流装置 1 套、溶剂回收装置 1 套、过滤装置 1 套、500ml 分液漏斗 1 个、1 000ml 烧杯 1 个、500ml 烧杯 1 个、250ml 烧杯 1 个、可调电炉、500ml 量杯、100ml 和 10ml 量筒各 1 个、250ml 锥形瓶 2 个、直型冷凝管、蒸馏弯管、真空尾接管、研钵 1 套、层析缸 1 个、薄层板 2 块、滤纸、pH 试纸等。

2. 试剂　虎杖药材、95% 乙醇、无水乙醚、盐酸、5% 碳酸氢钠溶液、5% 碳酸钠溶液、2% 氢氧化钠溶液、苯、乙酸乙酯、醋酸镁、氨水、α-萘酚、浓硫酸、2,6-二氯苯醌氯亚胺、活性炭、三氯化铁、铁氰化钾、醋酐、磷钼酸、薄层色谱硅胶等。

(邱　峰　王莉宁)

参 考 文 献

[1] 肖培根. 新编中药志:第一卷. 北京:化学工业出版社,2002.

[2] 国家中医药管理局《中华本草》编委会. 中华本草:6 卷. 上海:上海科学技术出版社,1999.

[3] 徐任生. 天然产物化学. 北京:科学出版社,1993.

[4] 王素贤,华会明,吴立军,等. 茜草中蒽醌类成分的研究. 药学学报,1992(10):743-747.

[5] 乔雅芳,王素贤,吴立军,等. 茜草中抗菌活性成分的研究. 药学学报,1990(11):834-839.

[6] 胡军,屠鹏飞,果德安,等. 秦岭大黄化学成分研究. 西北药学杂志,1997(04):153-155.

第七章　黄酮类化合物

　　黄酮类化合物广泛存在于自然界,是一类重要的天然有机化合物。一般而言,黄酮类化合物的提取分离可根据待研究化合物的性质进行,如黄酮苷类以及极性稍大的苷元(如羟基黄酮、双黄酮、橙酮、查耳酮等)通常采用丙酮、乙酸乙酯、乙醇、甲醇、水或某些极性较大的混合溶剂进行提取。其中用得最多的是甲醇或甲醇-水(1∶1)。一些寡糖苷类可以用沸水提取。在提取花青素类化合物时,可加入少量酸(如0.1%盐酸)。而大多数黄酮苷元宜用极性较小的溶剂,如用三氯甲烷、乙醚、乙酸乙酯等提取,而对多甲氧基黄酮的游离苷元,甚至可用苯进行提取。其分离方法主要有重结晶、柱色谱、纸色谱、制备性薄层色谱、葡聚糖凝胶色谱(sephadex)、高效液相色谱等。结构鉴定除了包括核磁在内的四种谱学之外,当前作为一种有效鉴别少量或微量黄酮类成分的HPLC-MS^{n}技术在分析、定性鉴别黄酮类成分上发挥了很好的作用,并已有很多研究报道,读者可自行参考学习。

　　通过本章的实验希望同学们能进一步了解并掌握黄酮类化合物的提取、精制、分离、结构鉴定等方面的常用技术和方法。

实验一　碱-酸法提取芦丁

一、实验目的和要求

(一) 实验目的

1. 通过芦丁的提取与精制掌握碱-酸法提取黄酮类化合物的原理及基本操作。

2. 通过芦丁结构的解析,了解黄酮及苷类结构研究的一般程序和方法。

3. 掌握聚酰胺、纸色谱等薄层定性分析技术。

4. 熟悉NMR等谱学技术在黄酮类化合物结构鉴定中的应用。

(二) 实验要求

1. 要获得三个化合物:芦丁、槲皮素、芦丁的全乙酰化产物。

2. 结合实验结果对芦丁及其衍生物在聚酰胺上的色谱行为进行分析。

3. 能够根据实验及NMR数据初步推断出芦丁的结构,并对黄酮类化合物结构测定有一定的认识。

二、实验方法

(一) 概述

　　芦丁(rutin),又称芸香苷,广泛存在于植物界中。现已发现含芦丁的植物有70种以上,如烟叶、槐花、荞麦和蒲公英中均含有。尤以槐米（为植物 *Sophora japonica* L. 的未开放花蕾）和荞麦中含量最高,可作为大量提取芦丁的原料。芦丁是由槲皮素（quercetin）3-OH 与芸香糖（rutinose）（为 1 分子的葡萄糖与 1 分子的鼠李糖以 1-6 连接组成的双糖）脱水而成的苷。

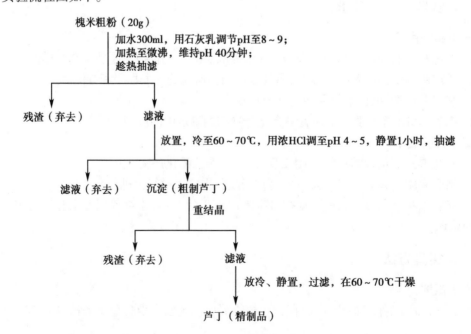

芦丁为浅黄色粉末或极细的针状结晶,含有 3 分子的结晶水,熔点为 174~178℃,无水物 188~190℃。溶解度:冷水中约为 1∶10 000;热水中约为 1∶200;冷乙醇中约为 1∶650;热乙醇中约为 1∶60;冷吡啶中约为 1∶12。微溶于丙酮、乙酸乙酯,不溶于苯、乙醚、三氯甲烷、石油醚,溶于碱而呈黄色。

提取芦丁的方法有很多,目前我国多采用碱提取酸沉淀的方法,其提取原理是:因芦丁的结构中含有酚羟基,具有酸性,与碱成盐后溶于水,向此盐溶液中加入酸,调节溶液至适当的 pH,则芦丁又会重新游离析出,从而获得粗制芦丁。

除此方法之外,还可以采用沸水提取或醇提法。

芦丁具有维生素 P 样作用,有助于保持及恢复毛细血管的正常弹性,主要用作防治高血压的辅助治疗剂,亦可用于防治因缺乏芦丁所致的其他出血症。多作口服,亦可用作注射用。

(二) 实验流程图

实验流程图如下。

```
                    槐米粗粉（20g）
                         │ 加水300ml，用石灰乳调节pH至8~9；
                         │ 加热至微沸，维持pH 40分钟；
                         │ 趁热抽滤
        ┌────────────────┴────────────────┐
    残渣（弃去）                        滤液
                                         │ 放置，冷至60~70℃，用浓HCl调至pH 4~5，静置1小时，抽滤
                         ┌───────────────┴───────────────┐
                    滤液（弃去）                   沉淀（粗制芦丁）
                                                      │ 重结晶
                                      ┌───────────────┴───────────────┐
                                 残渣（弃去）                    滤液
                                                                  │ 放冷、静置、过滤，在60~70℃干燥
                                                             芦丁（精制品）
```

(三) 操作步骤

1. 芦丁的提取　称取槐米 20g，置于干燥的研钵中用钵杵挤压成粗粉备用，取 1~1.5g 的石灰粉（CaO）置于干净的小研钵中，加入 10ml 水后研成乳液备用。将粉碎的槐米置于 500ml 烧杯中，加水 300ml，在搅拌下加入上述制备的石灰乳，调节 pH 至 8~9，加热至微沸，维持 pH 40 分钟，趁热抽滤。弃去滤渣，冷至 60~70℃，用浓 HCl 调至 pH 4~5，静置 1 小时，析出粗制芦丁，抽滤，弃去滤液，收集粗制芦丁。将粗制芦丁悬浮于蒸馏水中，加热煮沸 15 分钟，然后趁热过滤，弃去不溶物，充分静置，过滤，收集芦丁结晶，在 60~70℃干燥，得精品芦丁。

2. 芦丁的鉴定　取芦丁 3~4mg，加乙醇 5~6ml 使其溶解，分成 3 份做下述试验。

（1）盐酸 - 镁粉反应：取上述溶液 1~2ml，加浓盐酸，再加少许镁粉，注意观察颜色变化情况。

（2）$ZrOCl_2$/ 柠檬酸反应：取上述溶液 1~2ml，然后滴加 2% $ZrOCl_2$/ 甲醇溶液，注意观察颜色变化情况，再继续向试管中加入 2% 柠檬酸 / 甲醇溶液，并详细记录颜色变化情况。

（3）Molisch 反应：取上述溶液 1~2ml，然后再加入 2 滴 10% α- 萘酚 / 乙醇溶液，摇匀，沿管壁滴加等体积的浓硫酸，注意观察两液面产生的颜色变化。

3. 芦丁的 NMR 波谱解析

芦丁的（三甲基硅烷为内标）NMR 谱的解析：取干燥好的精品芦丁 7~10mg，溶于 0.5ml 的 DMSO-d_6 中，测定 NMR 谱图（图 7-1~ 图 7-3），对其部分碳、氢信号归属如下。

^{1}H-NMR（300MHz DMSO-d_6）δ：12.61（5-OH）、10.87（7-OH）、9.70（4′-OH）、9.23（3′-OH）、6.20（H-6）、6.39（H-8）、7.53（H-2′）、6.84（H-5′）、7.55（H-6′）、5.33（Glc-H-1″）、5.33（Rham-H-1‴）、0.99（Rham 6‴-CH$_3$）、3.0~5.0（糖上的其他质子信号）。

^{13}C-NMR（75MHz，DMSO-d_6）δ：156.5（C-2）、133.4（C-3）、177.5（C-4）、156.7（C-5）、98.8（C-6）、164.2（C-7）、93.7（C-8）、161.3（C-9）、104.1（C-10）、121.7（C-1′）、115.3（C-2′）、144.8（C-3′）、148.5（C-4′）、116.4（C-5′）、121.3（C-6′）；Glc 101.3（C-1″）、74.2（C-2″）、76.5（C-3″）、70.5（C-4″）、76.0（C-5″）、67.1（C-6″）；Rham 100.8（C-1‴）、70.1（C-2‴）、70.6（C-3‴）、71.9（C-4‴）、68.4（C-5‴）、17.8（C-6‴）。

（注：本实验选用的是 DMSO-d_6 作为测试溶剂，是因为考虑到溶剂的黏度较高，在氢谱中可以看到一些活泼质子信号，参考者可根据自己的实际情况选用不同的测试溶剂和 NMR 仪器，也可以补做或选做十乙酰化芦丁的核磁谱图，和芦丁的作对比进行结构分析。在此测定的氢谱中，葡萄糖的端基氢信号与鼠李糖端基氢信号有重叠，因此在判断葡萄糖的端基碳构型上有困难，实验指导教师可选择适当的溶剂重新做一遍氢谱。）

4. 芦丁的水解、乙酰化及糖与苷元的鉴定

（1）水解方法：精密称取芦丁 1g（±0.01g），加 1% 硫酸 100ml，加热 40 分钟，放冷静置，过滤。所得沉淀用少许水洗除酸，干燥称重，然后用乙醇（95% 乙醇大约 10ml）进行重结晶，即得苷元。

（2）糖的鉴定：取上述水解母液 10ml，小心用 Ba（OH）$_2$（大约 1~1.5g，并预先用 10ml 水调至成乳液）中和至中性，过滤出生成的 BaSO$_4$ 沉淀，滤液用热水浴小心浓缩至小体积（1ml）备用。取 1 张圆形滤纸，用铅笔画出通过圆心的 3 条直线将滤纸等分为 6 份，对角点样法 2 次，将样品、葡萄糖、鼠李糖标准品点于距圆心一定距离（>0.5mm）处，并用其他滤纸卷成的滤纸芯通过圆滤纸的圆心，借助滤纸芯的毛细作用用正丁醇 - 乙酸 - 水（4∶1∶5）上层溶液做径向展开。

显色剂：邻苯二甲酸 / 苯胺，喷洒后在 105℃下加热数分钟，观察结果并记录。

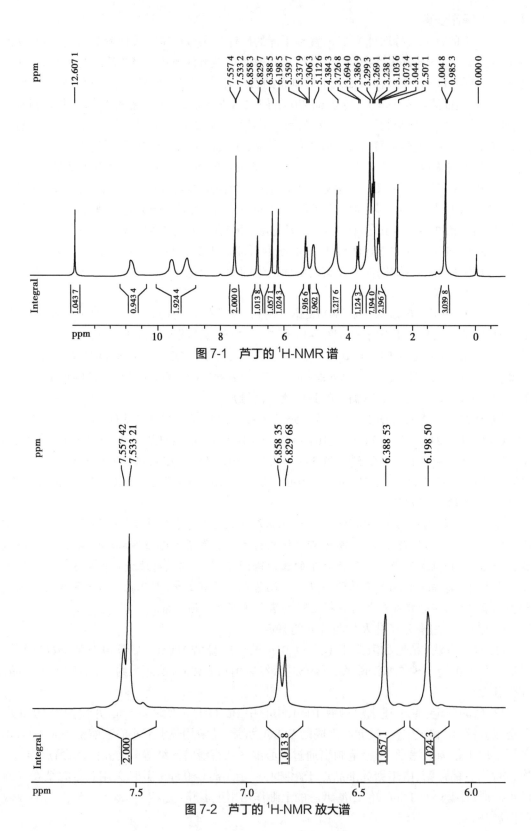

图 7-1 芦丁的 ^{1}H-NMR 谱

图 7-2 芦丁的 ^{1}H-NMR 放大谱

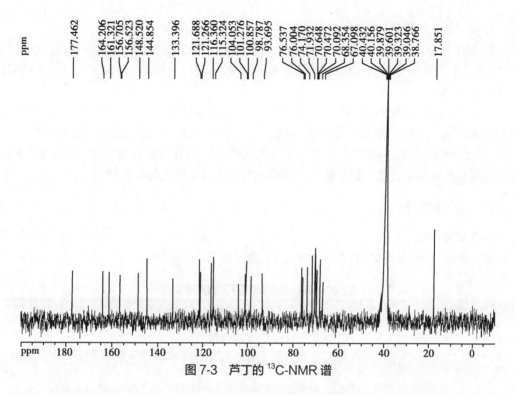

图 7-3 芦丁的 ^{13}C-NMR 谱

（3）芦丁的乙酰化：取芦丁 100mg，置于干燥的 50ml 锥形瓶中，加 8ml 醋酐和 2ml 吡啶振摇使之完全溶解，接空气冷凝管，水浴加热 30 分钟，放冷，在搅拌下将反应液倾入 70ml 冰水中，一直搅拌至油滴消失为止，抽滤并洗涤沉淀，干燥后以 95% 乙醇重结晶，测得芦丁的乙酰化物。

（4）芦丁、乙酰化产物及苷元的聚酰胺薄层色谱：取聚酰胺薄层板，分别点上芦丁、乙酰化产物及苷元样品，同时以标准品（或已知对照品）芦丁、槲皮素作为对照，用 75% 乙醇液进行展开，待展开一定距离后，取出吹干，分别在日光、紫外光灯下观察样品斑点的颜色与荧光，并记录，再将薄层板用氨蒸气熏一下，观察颜色和荧光变化，再用 2% AlCl₃ 对薄层板进行显色，观察样品斑点的颜色和荧光变化，将结果添入表 7-1，对比化合物颜色、紫外特征与结构的关系；对聚酰胺分离黄酮类化合物的原理和引起待分离组分 R_f 差异的原因等进行讨论。

表 7-1　芦丁、乙酰化产物及苷元的聚酰胺薄层色谱结果

样品	不加显色剂		氨蒸气		2% AlCl₃	
	日光	紫外光	日光	紫外光	日光	紫外光
芦丁						
槲皮素						
全乙酰化芦丁						

三、注意事项

1. 芦丁粉碎的不可过细，以免过滤时速度过慢。

2. 加入石灰乳即可达到碱溶解提取芦丁的目的，还可以除去槐米中含有的大量多糖类黏液质，但 pH 不能过高，否则钙能与芦丁形成螯合物而使其沉淀析出。

3. pH 过低会使芦丁形成锌盐重新溶解,降低收率(最佳 pH 为 4)。

4. 利用芦丁在冷、热水中的溶解度差别来达到重结晶的目的。得到的沉淀要经过粗称,按照芦丁在热水中约为 1∶200 的溶解度加蒸馏水进行重结晶。也可以用冷、热乙醇进行重结晶、精制。

5. 在样品溶液中加入 2% $ZrOCl_2$ 甲醇溶液之后,如溶液呈黄色,表示可能有 3-OH 和 / 或 5-OH。如再加入 2% 柠檬酸甲醇溶液,黄色不褪,示有 3-OH;如黄色褪去,加水稀释后转为无色,示无 3-OH,但有 5-OH(上述两种条件生成的锆络合物对酸的稳定性不同,其中 3-OH 与 4 位羰基形成的络合物的稳定性大于 5-OH 与 4 位羰基形成的络合物)。

四、实验指导

(一) 实验安排
本实验设计为 18 个学时,分 3 次完成,见表 7-2。

表 7-2　碱 - 酸法提取芦丁的实验安排

次序	学时数	实验内容及全排顺序
1	6	提取分离、芦丁的定性反应、芦丁的精制
2	6	苷的水解、糖的鉴定、紫外光谱解析
3	6	芦丁的乙酰化、三种产物的聚酰胺薄层色谱鉴别、芦丁的 NMR 波谱解析

(二) 实验讲解要点
1. 芦丁提取方法重点介绍碱 - 酸法的原理及注意事项。
2. 定性实验的目的、意义及注意事项。
3. NMR 波谱在芦丁结构检识中的应用。

(三) 预习要求和思考题
1. 预习要求
(1)掌握碱 - 酸法提取芦丁的原理及注意事项。
(2)化学定性鉴别反应的机制。
(3)了解黄酮类化合物的 NMR 波谱特点。
(4)乙酰化反应的实验方法及注意事项。
2. 思考题
(1)苷类结构检识的大致程序如何?
(2)苷类水解有几种催化方法?
(3)怎样确定芦丁分子中只含有 1 分子葡萄糖及 1 分子鼠李糖?
(4)怎样确定芦丁结构中糖基是连接在槲皮素的 3 位上?
(5)苷元的结构怎样确定?
(6)怎样确定苷键的构型?
(7)芦丁的全乙酰化物的制备过程中为什么要保证无水条件?

(四) 实验报告的格式要求
1. 详细记录定性反应结果。
2. 绘制色谱结果模拟图及计算 R_f。

3. 分析 NMR 谱图。

4. 讨论实验结果(成功、失败原因)。

(五) 仪器、药品的规格和数量(1 组计)

1. 仪器规格和数量(1 组计)

仪器名称	规格	数量	仪器名称	规格	数量
烧杯	500ml	2	空气冷凝器	2~3cm	1
烧杯	250ml	2	玻璃漏斗	小号	1
锥形瓶	50ml	2	枪式干燥器		1
锥形瓶	15~25ml	3	水浴锅		1
布氏漏斗	中号	1	滴管		2
布氏漏斗	小号	1	分液漏斗	250ml	1
试管	10~15ml	3	展开槽		1
玻璃棒		1	冷凝管		1

2. 药品规格和数量(1 组计)

药品名称	规格	数量	药品名称	规格	数量	药品名称	规格	数量
槐米		20g	95% 乙醇	分析纯		浓硫酸	分析纯	
镁粉	化学纯	少许	$Ba(OH)_2$	化学纯	1~1.5g	浓盐酸	化学纯	
CaO	化学纯	1~1.5g	葡萄糖	标准品	少许	1% H_2SO_4		100ml
无水吡啶	化学纯	3ml	鼠李糖	标准品	少许			
醋酐	化学纯	1~15ml						

实验二　沸水法提取黄芩苷

一、实验目的和要求

(一) 实验目的

1. 通过黄芩苷的提取与精制掌握沸水法提取酸性黄酮类化合物的原理及操作。

2. 通过黄芩苷结构的解析,了解黄酮及其苷结构研究的一般程序和方法。

(二) 实验要求

1. 要获得黄芩苷、黄芩素(黄芩苷苷元)两个化合物。

2. 能够根据化学实验及 NMR 数据初步推断出黄芩苷的结构,并对黄酮类化合物的结构测定有一般了解。

二、实验方法

(一) 概述

黄芩是唇形科植物黄芩(*Sculellaria baicalensis* Gcorgi)的干燥根,具有清热泻火、治疗痈肿疔疮的功效。现代药理研究表明,黄芩具有镇静、解热和利尿的作用,其中黄芩苷

(baicalin)是其主要有效成分(含量可达 4% 以上),是抗菌消炎注射剂银黄注射液的主要成分。其结构为 5,6,7- 三羟基黄酮的 7 位羟基与葡萄糖醛酸缩合成的苷,结构如下。

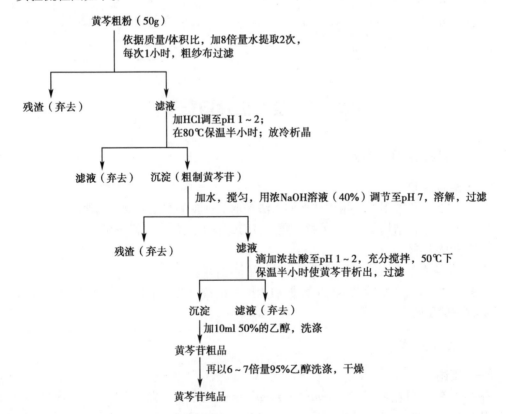

黄芩苷为黄色针状结晶,mp.218~220℃,易溶于 N,N- 二甲基甲酰胺、吡啶,微溶于热的冰醋酸,难溶于甲醇、乙醇、丙酮,几乎不溶于水、乙醚、三氯甲烷、苯等溶剂。在稀酸条件下比较稳定,在 2% 的 H_2SO_4 水溶液下不会发生水解,但硫酸浓度增大、反应温度加高,则会发生水解。因黄芩苷分子中含有羧基,在植物中常以盐的形式存在。

提取黄芩苷方法的原理在于黄芩苷因显一定的酸性而能成盐,通常采用沸水法提取,再将提取液调制酸性,黄芩苷将在酸性溶液中析出并在加热中产生凝聚而使其他的杂质溶于酸性溶液中,经过滤处理就可和其他杂质分开。

黄芩素(baicalein)为黄芩苷的苷元,黄色针晶,mp.264~265℃,易溶于甲醇、乙醇、丙酮、乙酸乙酯,微溶于乙醚、三氯甲烷,较难溶于苯。黄芩素溶于碱液不稳定,易氧化呈绿色。

(二) 实验流程图

实验流程图如下。

黄芩粗粉(50g)

依据质量/体积比,加8倍量水提取2次,
每次1小时,粗纱布过滤

残渣(弃去)　　　滤液

加HCl调至pH 1~2;
在80℃保温半小时;放冷析晶

滤液(弃去)　　沉淀(粗制黄芩苷)

加水,搅匀,用浓NaOH溶液(40%)调节至pH 7,溶解,过滤

残渣(弃去)　　　滤液

滴加浓盐酸至pH 1~2,充分搅拌,50℃下
保温半小时使黄芩苷析出,过滤

沉淀　　滤液(弃去)

加10ml 50%的乙醇,洗涤

黄芩苷粗品

再以6~7倍量95%乙醇洗涤,干燥

黄芩苷纯品

(三) 操作步骤

1. 提取与精制

(1) 称取黄芩粗粉 50g(实验前可由实验教师完成粉碎工作),置 1 000ml 烧杯中,加 8 倍量水(400ml),加热煮沸 1 小时,提取 2 次,合并提取液。

(2) 将提取液加浓盐酸酸化至 pH 1~2,加热至 80℃左右保温半小时后,放冷析晶,然后进行抽滤。

(3) 收集粗品,加入 8 倍量水,搅匀,用浓 NaOH 溶液(40%)调节至 pH 7,溶解,过滤,加等量乙醇,使黄芩苷成钠盐溶解,滤除杂质。

(4) 往滤液中滴加浓盐酸至 pH 1~2,充分搅拌,50℃下保温半小时使黄芩苷析出,滤取沉淀,以 10ml 的 50% 乙醇洗涤,干燥,得黄芩苷。再以 6~7 倍量 95% 乙醇洗涤,干燥,得较纯的黄芩苷。

2. 黄芩苷的鉴定

显色反应:取黄芩苷 2mg,加甲醇 5~6ml 使其溶解,分成 3 份做下述实验。

1) 盐酸 - 镁粉反应:取上述溶液 1~2ml,加 2 滴浓盐酸,再加少许镁粉,注意观察颜色变化情况。

2) $ZrOCl_2$/ 柠檬酸反应:取上述溶液 1~2ml,然后滴加 2% 柠檬酸 / 甲醇溶液,注意观察颜色变化情况,再继续向试管中加入 2% $ZrOCl_2$/ 甲醇溶液,并详细记录颜色变化情况。

3) Molisch 反应:取上述溶液 1~2ml,然后再加入等体积的 10% α- 萘酚 / 乙醇溶液,摇匀,沿管壁滴加浓硫酸,注意观察两液面产生的颜色变化。

3. 黄芩苷的 NMR 波谱解析　黄芩苷的(三甲基硅烷为内标)NMR 谱的解析:取干燥好的黄芩苷 5~7mg,溶于 0.5ml 的 DMSO-d_6 或 CD_3OD 中,测定 NMR 谱图,分析结果并对碳、氢信号作以归属。

4. 黄芩苷水解、单糖与苷元的鉴定

(1) 水解方法:精密称取黄芩苷 0.1g,置于干燥的 25ml 锥形瓶中,加入浓硫酸 3ml,用玻璃棒搅拌均匀,滴加蒸馏水 2ml,溶液发热,得透明呈红色溶液,放置 30 分钟,将此溶液倒入 20ml 冰水中,边加边搅拌,则析出黄色沉淀,抽滤洗涤 2~3 次,沉淀物用乙醇(95% 乙醇大约 10ml)进行重结晶,即得苷元。

(2) 糖的鉴定:取上述水解母液 2ml,小心用 $Ba(OH)_2$(大约 2~3g,并预先用 10ml 水调至成乳液)中和至中性,过滤出生成的 $BaSO_4$ 沉淀,滤液用热水浴小心浓缩至小体积(1ml)备用。取 1 张圆形滤纸,用铅笔画出通过圆心的两条直线将滤纸等分为 4 份,对角点样法 2 次,将样品、葡萄糖醛酸点于距圆心一定距离(>0.5mm)处,并用其他滤纸卷成的滤纸芯通过圆滤纸的圆心,借助滤纸芯的毛细作用用正丁醇 - 乙酸 - 水(4∶1∶5)上层溶液做径向展开。

显色剂:邻苯二甲酸苯胺,喷洒后在 105℃下加热数分钟,观察结果并记录。

(3) 黄芩苷及苷元的聚酰胺薄层色谱:取聚酰胺薄层板,分别点上黄芩苷及苷元样品,同时以标准品(或对照品)黄芩苷、黄芩素作为对照,用 75% 乙醇液进行展开,待展开一定距离后,取出吹干,分别在日光、紫外光灯下观察样品斑点的颜色与荧光,并记录,再将薄层板用氨蒸气熏一下,观察颜色和荧光变化,再用 2% $AlCl_3$ 对薄层板进行显色,观察样品斑点的颜色和荧光变化,将结果填入表 7-3。并对化合物颜色、紫外特征与结构的关系,聚酰胺分离黄酮类化合物的原理和引起待分离组分 R_f 差异的原因等进行讨论。

表 7-3　黄芩苷及苷元的聚酰胺薄层色谱实验结果

样品	无显色剂		氨蒸气		2% AlCl₃	
	日光	紫外光	日光	紫外光	日光	紫外光
黄芩苷						
苷元						

三、注意事项

1. 黄芩苷的酸水解采用的是浓硫酸,这是由于糖部分为糖醛酸不易水解,普通酸水解条件不能使水解反应完全。

2. 黄芩苷及苷元由于结构含有邻三氧取代模式,因此在处理样品时尽可能保持其稳定性,避免长期置于空气中。

四、实验指导

(一) 实验安排

本实验设计为 18 个学时,分 3 次完成,见表 7-4。

表 7-4　沸水法提取黄芩苷的实验安排

次序	学时数	实验内容及全排顺序
1	6	沸水提取两次;第一次加酸调 pH 1~2,80℃下保温半小时,放冷析晶
2	6	苷的精制、纯化、定性鉴别;水解
3	6	糖的鉴定、苷元及苷的聚酰胺薄层色谱鉴别、黄芩苷的 UV 光谱解析、NMR 波谱解析

(二) 实验讲解要点

1. 黄芩苷提取方法重点介绍提取、精制方法的原理及注意事项。

2. 定性试验的目的、意义及注意事项。

3. NMR 波谱在黄芩苷结构鉴定中的应用。

(三) 预习要求和思考题

1. 预习要求

(1) 掌握沸水提取黄芩苷的原理及注意事项。

(2) 定性反应的反应机制。

(3) 了解黄酮类化合物的 NMR 波谱特点。

2. 思考题

(1) 苷类结构的鉴定大致程序如何?

(2) 苷类水解有几种催化方法?

(3) 怎样确定黄芩苷分子中只含有 1 分子葡萄糖醛酸基?

(4) 怎样确定黄芩苷结构中糖基是连接在黄芩素 7-OH 上?

(5) 苷元的结构是怎样确定的?

(6) 怎样确定苷键的构型?

（四）实验报告格式要求

1. 详细记录定性反应结果。

2. 绘制色谱结果模拟图及计算 R_f。

3. 分析 NMR 谱图。

4. 讨论实验结果（成功、失败原因）。

（五）仪器、药品的规格和数量（1 组计）

1. 仪器规格和数量（1 组计）

仪器名称	规格	数量	仪器名称	规格	数量
烧杯	1 000ml	1	蒸发皿	50ml	1
烧杯	500ml	2	玻璃漏斗	小号	1
烧杯	250ml	2	干燥器		1
锥形瓶	50ml	3	水浴锅		1
锥形瓶	15~25ml	1	滴管		2
布氏漏斗	中号	1	分液漏斗	250ml	1
试管	10~15ml	3	展开槽		1
玻璃棒		1	托盘天平		

2. 药品规格和数量（1 组计）

药品名称	规格	数量	药品名称	规格	数量
黄芩	粗粉	50g	浓硫酸	分析纯	
镁粉	化学纯	少许	浓盐酸	化学纯	
10% α- 萘酚 / 乙醇溶液			10% H_2SO_4		100ml
95% 乙醇	分析纯		40% NaOH		
Ba(OH)$_2$	化学纯	1~1.5g	葡萄糖醛酸	标准品	少许
2% AlCl$_3$/ 乙醇溶液					

实验三　金银花苷的提取分离与鉴定

一、实验目的和要求

（一）实验目的

1. 通过金银花苷的提取与精制掌握金属络合法提取黄酮类化合物的原理及操作。

2. 通过对金银花苷结构的解析，了解苷类结构研究的一般程序和方法。

3. 了解 NMR 在黄酮类化合物结构鉴定中的应用。

（二）实验要求

1. 要获得 3 个化合物：金银花苷、木犀草素、金银花苷的全乙酰化产物。

2. 能够根据化学实验及 NMR 数据初步推断出金银花苷的结构，并对黄酮类化合物的结构测定有一般的了解。

二、实验方法

(一) 概述

金银花苷是忍冬科植物金银花(*Lonicera japonica* Thunb.)的主要有效成分之一,具有广泛的抗菌活性,对溶血性链球菌、伤寒杆菌、大肠埃希菌、志贺菌、肺炎球菌等有较强的抑制作用。临床上常用的解热、抑菌、消炎的银黄注射液就是由金银花苷与黄芩苷配制而成的。金银花苷的结构为木犀草素的 7-OH 与葡萄糖形成的单糖苷。金银花苷能溶于水和醇溶液,不溶于三氯甲烷等非极性溶剂。结构如下所示。

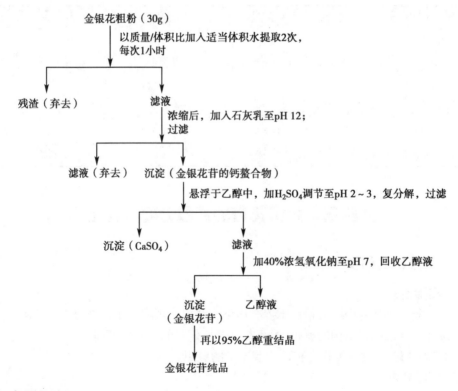

提取金银花苷的方法为金属络合法,原理为使金银花苷与金属钙离子(Ca^{2+})形成金属螯合物沉淀,其他杂质则留在水溶液中,将沉淀悬浮于乙醇中,并加入硫酸除去 Ca^{2+},而金银花苷溶于乙醇中,蒸去乙醇即得金银花苷。

(二) 实验流程图

金银花粗粉(30g)
↓ 以质量/体积比加入适当体积水提取2次,
  每次1小时

残渣(弃去)   滤液
                      ↓ 浓缩后,加入石灰乳至pH 12;
                        过滤

滤液(弃去)   沉淀(金银花苷的钙螯合物)
                      ↓ 悬浮于乙醇中,加H_2SO_4调节至pH 2～3,复分解,过滤

沉淀($CaSO_4$)   滤液
                      ↓ 加40%浓氢氧化钠至pH 7,回收乙醇液

                沉淀   乙醇液
             (金银花苷)
                ↓ 再以95%乙醇重结晶
            金银花苷纯品

(三) 操作步骤

1. 提取与精制

(1)称取金银花粗粉 30g,置于 500ml 烧杯中,加 6～8 倍量水(180～240ml),加热煮沸 1 小

时,如此方法提取 2 次,合并提取液。

(2)将提取液浓缩后,加入 20%~30% 的石灰乳至 pH 12,过滤。

(3)收集沉淀,悬浮于乙醇中,加 H_2SO_4 调节至 pH 2~3,进行复分解,过滤,沉淀为 $CaSO_4$。

(4)往滤液中滴加 40% 浓氢氧化钠至 pH 7,回收乙醇液,蒸发至干得粗金银花苷。再以 95% 乙醇重结晶,过滤得金银花苷纯品。

2. 金银花苷的鉴定(设计实验同实验一中芦丁鉴定的相关内容)

(1)定性鉴别反应。

(2)金银花苷的 NMR 波谱测定。

(3)金银花苷的水解、糖的鉴定与 TLC 检测。

1)水解方法。

2)糖的鉴定。

3)金银花苷的全乙酰化。

4)金银花苷、乙酰化产物及苷元的聚酰胺薄层色谱。

三、注意事项

1. 金银花粉碎时粒度不可过细,以免过滤时影响速度。

2. 加入石灰乳即可达到碱溶解金银花苷的目的,还可以除去金银花中含有的大量多糖类黏液质,但 pH 不能过高,否则会造成金银花苷的氧化破坏。

3. pH 过低会使金银花苷形成锌盐重新溶解,降低收率。

4. 在样品溶液中加入 2% $ZrOCl_2$ 的甲醇溶液之后,如溶液呈黄色,示可能有 3-OH 和 / 或 5-OH。如再加入 2% 柠檬酸甲醇溶液,黄色不褪,示有 3-OH;如黄色褪去,加水稀释后转为无色,示无 3-OH,但有 5-OH(上述两种条件生成的锆络合物对酸的稳定性不同,其中 3-OH 与 4 位羰基形成的络合物的稳定性大于 5-OH 与 4 位羰基形成的络合物)。

四、实验指导

(一) 实验安排

本实验设计为 18 个学时,分 3 次完成,见表 7-5。

表 7-5 金银花苷的提取分离与鉴定的实验安排

次序	学时数	实验内容及全排顺序
1	6	水煎煮、生成钙螯合物、钙螯合物的复分解
2	6	金银花苷的精制、金银花苷的定性反应、酸水解
3	6	金银花苷的乙酰化、糖的纸色谱、3 种产物的聚酰胺薄层色谱鉴别及解析 NMR 波谱

(二) 实验讲解要点

1. 金银花苷提取方法依据的原理及注意事项。

2. 定性实验的目的、意义及注意事项。

3. NMR 波谱在金银花苷结构鉴定中的应用。

(三) 预习要求和思考题

1. 预习要求

(1)掌握金属络合法提取金银花苷的原理及注意事项。

(2)定性反应的反应机制。

(3)了解黄酮类化合物的 NMR 波谱特点。

2. 思考题

(1)苷类结构的鉴定大体程序如何？

(2)苷类水解有几种催化方法？

(3)怎样确定金银花苷分子中只含有 1 分子葡萄糖基？

(4)怎样确定金银花苷结构中糖基是连接在木犀草素的 C-7 位上？

(5)苷元的结构是怎样确定的？

(6)怎样确定苷键的构型？

(四) 实验报告的格式和要求

1. 详细记录定性反应结果。

2. 绘制色谱结果模拟图及计算 R_f。

3. 分析 NMR 谱图。

4. 讨论实验结果。

(五) 仪器、药品的规格和数量(1 组计)

1. 仪器的规格和数量(1 组计)

仪器名称	规格	数量	仪器名称	规格	数量
烧杯	500ml	2	冷凝管	50cm	1
烧杯	250ml	2	玻璃漏斗	小号	1
锥形瓶	50ml	2	干燥器		1
锥形瓶	15~25ml	3	水浴锅		1
布氏漏斗	中号	1	滴管		2
布氏漏斗	小号	1	分液漏斗	250ml	1
试管	10~15ml	3	层析缸		1
玻璃棒		1			

2. 药品的规格和数量(1 组计)

药品名称	规格	数量	药品名称	规格	数量	药品名称	规格	数量
金银花		30g	95% 乙醇	分析纯		浓硫酸	分析纯	
镁粉	化学纯	少许	$Ba(OH)_2$	化学纯	1~1.5g	浓盐酸	化学纯	
CaO	化学纯	1~1.5g	葡萄糖	标准品	少许	2% H_2SO_4		100ml
无水吡啶	化学纯	3ml	40% NaOH			10% α- 萘酚		
醋酐	化学纯	10ml				2% $AlCl_3$		

实验四 葛根素的提取分离与鉴定

一、实验目的和要求

1. 掌握异黄酮类化合物的性质和柱色谱分离方法的一般操作。
2. 了解异黄酮类化合物的波谱解析程序和特征。

二、实验方法

(一) 概述

葛根素提自于葛根,葛根是豆科植物野葛 [*Pueraria lobata* (Willd) Ohwi] 的干燥根,为中医常用祛风解表药,主要用于发热无汗、头痛颈强及斑疹不透等症。葛根乙醇浸膏片与葛根素用于治疗伴有颈强的高血压、心绞痛及突发性耳聋等症状,疗效显著。

葛根中主要成分为异黄酮类化合物。所含非黄酮类成分有芳香族化合物、香豆素类、甾体类、三萜皂苷及蔗糖等。从葛根中分出的异黄酮类化合物主要有以下几种,见表 7-6。

大豆素：$R_1 = R_2 = R_3 = H$

大豆苷：$R_1 = R_2 = H$;$R_3 =$ 吡喃葡萄糖

葛根素：$R_2 = R_3 = H$;$R_1 =$ 吡喃葡萄糖

大豆素 -4',7-二葡萄糖苷：$R_1 = H$;$R_2 = R_3 =$ 葡萄糖

表 7-6 葛根中的异黄酮类化合物

名称	形状	m.p(℃)	旋光 $[\alpha]_D$	分子式	溶解度
葛根素 (puerarin)	白色针状结晶 (CH₃OH-HOAc)	203~205	+18 (CH₃OH)	$C_{21}H_{20}O_9$	溶于热水、CH₃OH、乙醇,不溶于 EtOAc、CHCl₃、C₆H₆
大豆素 (daidzein)	白色针状结晶 (CH₃OH-H₂O)	320(d.)		$C_{15}H_{10}O_4$	溶于热 CH₃OH、乙醇、(CH₃)₂CO,不溶于热水、CHCl₃、C₆H₆
大豆苷 (daidzin)	白色针状结晶 (H₂O)	221~222	−42 (0.06mol/L NaOH)	$C_{21}H_{20}O_9$	溶于热水、CH₃OH、乙醇、(CH₃)₂CO,不溶于 CHCl₃、C₆H₆
大豆素 4', 7-二葡萄糖苷 (daidzein-4', 7-diglucoside)	白色针状结晶 (85% EtOH)	241		$C_{27}H_{30}O_{14}$	

葛根素:白色至微黄色结晶性粉末,易溶于甲醇,微溶于水,熔点:187~189℃。
其光谱数据:
UV λ_{max} (EtOH) nm (logε):248(4.51)、305(4.02,sh)。

IRγ（KBr）cm^{-1}：3 226、1 626、1 587、1 515、1 445。

葛根素的乙酰化合物：mp.120~122℃。

MS：m/z 688［M］$^+$、626、584、524、482、404、362、267、149、118。

^{1}H-NMR δ：8.10（s，1H）、7.13（2H，d，J=9.0Hz）、7.16（1H，d，J=10.0Hz）、7.54（2H，d，J=9.0Hz）、8.13（1H，d，J=10.0Hz）、2.32、2.45（3H，均 s）、1.76、2.05、2.05、2.09（3H，均 s）。

（二）实验操作

1. 葛根素的提取与精制　称取葛根粗粉 150g，加体积质量比 4 倍量 95% 乙醇，回流提取 1 小时，倒出上清液，再回流提取 1 次。合并提取液，减压回收乙醇至原来体积的 1/3，放置过夜，过滤除去沉淀物。将滤液回收乙醇至无醇味，置于培养器中加热将水挥干，搅拌研细，100℃烘烤 2 小时得葛根总黄酮提取物。加入所得固体 6 倍量的无水乙醇，加热溶解，放冷，滤去沉淀。滤液回收乙醇至 1/3 量，于冰箱内放置过夜，次日过滤去糖。向滤液加入等量冰醋酸。放置待结晶完全析出后，过滤，收集得葛根素粗品。

在粗品中加 3~5 倍量无水乙醇，加热溶解，放冷过滤。将滤液回收溶剂至 1/2~1/3 量，后加等量冰醋酸放置，使析晶完全。过滤，用少量丙酮 - 冰醋酸（1∶1）混合溶剂洗涤结晶，自然干燥，得葛根素精品。

2. 葛根素的分离　称取 200mg 葛根素精品，1~2ml 甲醇溶解，用 0.3g 200~300 目柱色谱用硅胶拌样，挥干溶剂，干法上样，称取 5g 的 200~300 目柱色谱硅胶进行装柱，用 CHCl$_3$-CH$_3$OH（5∶1）作洗脱剂进行柱色谱洗脱。每 10ml 为 1 个流分。所用洗脱剂总体积约为 150ml，用硅胶 TLC 检测（具体条件见鉴定部分），将含葛根素单一斑点的流分合并，回收溶剂至干，加入少量无水乙醇溶解，然后加入等量冰醋酸，放置析晶，过滤得葛根素纯品，60℃真空干燥。

（三）葛根素的鉴定

1. 色谱鉴定

PC 展开剂：5% NaCO$_3$ 水溶液。

硅胶 GF$_{254}$ 薄层展开剂：CHCl$_3$∶CH$_3$OH（5∶1）。

聚酰胺 TLC 展开剂：① CHCl$_3$∶CH$_3$OH（9∶1）；② 50% EtOH。

样品：葛根素标准品、纯品、精品及粗品。

显色：① FeCl$_3$-K$_3$Fe（CN）$_6$ 显色剂；② 365nm 紫外光灯下观察。

2. 熔点测定与波谱测定

（1）制备乙酰化物：用醋酐 - 吡啶制备葛根素的乙酰化物（具体操作参照本章实验一）。EtOH-HOAc 混合溶剂重结晶，干燥，测定其熔点。

（2）波谱鉴定：测定葛根素的 UV、IR 光谱及葛根素乙酰化物的 MS 和 ^{1}H-NMR 谱。

三、实验指导

（一）实验讲解要点

1. 硅胶吸附色谱分离黄酮类化合物的原理和操作。

2. 黄酮的结构与其在色谱柱中保留时间的关系。

3. 本实验待分离组分为异黄酮，因此定性实验和结构解析应注意选择与结构相对应的鉴定方法。

（二）预习要求和思考题

1. 预习要求

(1)掌握硅胶吸附色谱分离黄酮类、异黄酮化合物的原理与结构的相互关系。

(2)了解定性反应的反应机制。

(3)了解异黄酮类化合物的 NMR 波谱特点。

2. 思考题

(1)聚酰胺色谱的实验方法及注意事项。

(2)葛根素与一般黄酮类化合物性质有哪些异同，为什么？

(3)分析葛根素的光谱数据。

（高慧媛）

参 考 文 献

［1］徐任生,赵维民,叶阳.天然产物活性成分分离.北京:科学出版社,2012.

［2］吴立军.天然药物化学.6 版.北京:人民卫生出版社,2011.

［3］裴月湖.天然药物化学实验指导.4 版.北京:人民卫生出版社,2016.

第八章　萜类化合物和挥发油

萜类化合物(terpenoids)在自然界分布广泛,主要分布于植物中,近来在海洋生物中也发现了大量萜类化合物,现已发现种类超过 50 000 种。萜类化合物虽都由活性异戊二烯基衍变而来,但种类繁多、骨架庞杂,其中低分子萜类多为挥发油,单萜中的环烯醚萜多为苷类;倍半萜除构成挥发油的组分外,以内酯多见;乌头烷型二萜却以二萜生物碱的形式存在;还有具芳香性的草酚酮和薁类。萜类化合物的结构千变万化,因此,提取分离的方法也就因其结构类型的不同而呈现多样化。通过本章实验,希望同学们能够灵活掌握萜类化合物和挥发油的提取、分离及鉴定等方面的技术和方法。

实验一　丹参酮 II_A 磺酸盐的制备及鉴定

一、实验目的和要求

1. 掌握菲醌类成分的提取分离方法。
2. 掌握总丹参酮的鉴定方法。
3. 熟悉丹参酮 II_A 磺酸盐的制备方法。
4. 熟悉总丹参酮的柱色谱分离方法。
5. 了解丹参酮类化合物的理化特征及溶解度。

二、实验方法

(一) 概述

丹参来源于唇形科植物丹参(*Salvia miltiorriza* Bge.)的根及根茎,是常用的活血化瘀药。其味苦、性微寒,归心、肝经,具有祛瘀止痛、活血通经、清心除烦的功效。

丹参中含有多种醌类成分,其中包括丹参酮 I(tanshinone I)、丹参酮 II_A(tanshinone II_A)、丹参酮 II_B(tanshinone II_B)、丹参酮 V(tanshinone V)、丹参酮 VI(tanshinone VI)、隐丹参酮(cryptotanshione)等脂溶性成分;丹参酸甲(salianic acid A,也称丹参素)、丹参酸乙(salianic acid B,也称丹酚酸 B)、丹参酸丙(salianic acid C)等水溶性成分。目前丹参制剂较多,如丹参注射液、复方丹参注射液、丹参酮 II_A 磺酸钠注射液、复方丹参胶囊、复方丹参片、精制冠心片、精制冠心颗粒等,其中,复方丹参胶囊、复方丹参片、精制冠心片和精制冠心颗粒为 2020 年版《中国药典》收录。

1. 丹参中主要成分的结构与性质

(1)丹参酮 I(tanshinone I),亮棕色柱状结晶,mp.233~234℃。UV λ_{max}(EtOH)nm(log ε):

244.5(4.62)、266(4.31)、325(3.68)、417(3.70)。IR ν_{max}(KBr)cm^{-1}:1 690、1 670。

(2) 丹参酮Ⅱ$_A$(tanshinone Ⅱ$_A$),红色小片状结晶,mp.198~200℃。UV λ_{max}(EtOH)nm (log ε):225(4.29)、251(4.30)、268(4.42)、348(3.24)、460(3.47)。IR ν_{max}(KBr)cm^{-1}:3 157、1 701、1 650、1 584、1 539、1 505。

(3) 隐丹参酮(cryptotanxyinone),橙红色片状结晶,mp.184~185℃。UV λ_{max}(EtOH)nm (log ε):221(4.26)、263(4.77)、272(4.41)、290(3.96)、355(3.41)、477(3.48)。IR ν_{max}(KBr)cm^{-1}: 1 680、1 664。

以上化合物均易溶于乙醇、丙酮、乙醚、苯等有机溶剂,微溶于水。

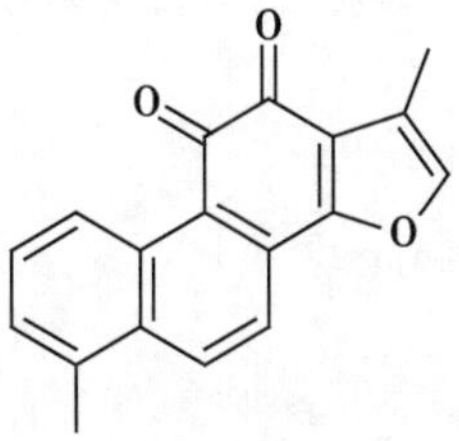

丹参酮Ⅰ 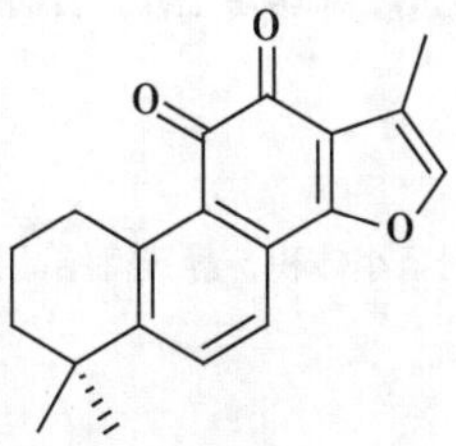　　　　　　丹参酮Ⅱ$_A$ 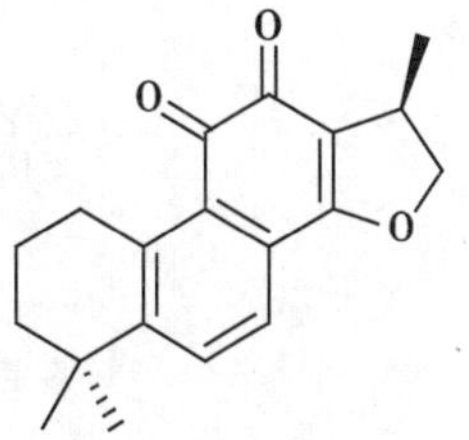　　　　　　隐丹参酮

(4) 丹参酸甲(salianic acid A,也称丹参素),分子式为 $C_9H_{10}O_5$,白色长针状结晶, mp.84~86℃。

(5) 丹参酸乙(salianic acid B,也称丹酚酸B),分子式为 $C_{36}H_{30}O_{16}$,白色无定型粉末。

(6) 丹参酸丙(salianic acid C)易吸收水。

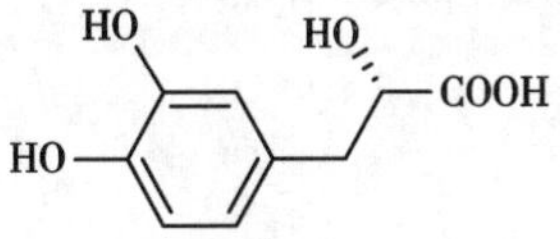

丹参酸甲

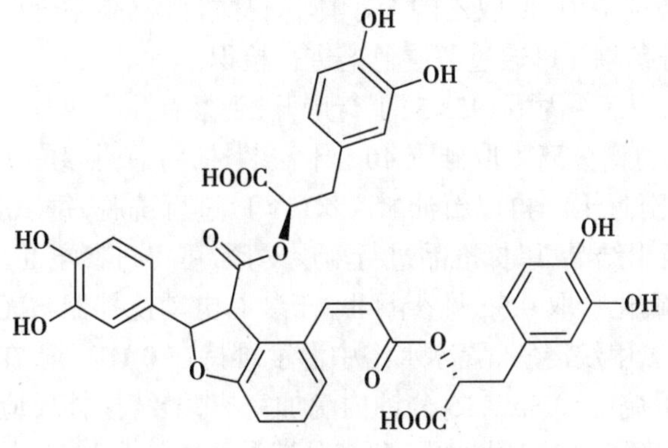

丹参酸乙

2. 实验原理　丹参酮类化合物,根据其易溶于乙醇、乙醚、苯等有机溶剂的特点,可采用乙醇提取总丹参酮;根据其化学结构不同而引起的吸附能力差异,采用柱色谱分离出丹参酮Ⅱ$_A$;为了增加丹参酮Ⅱ$_A$的水溶性,可将其磺化成磺酸盐。

（二）实验流程图

实验流程如下。

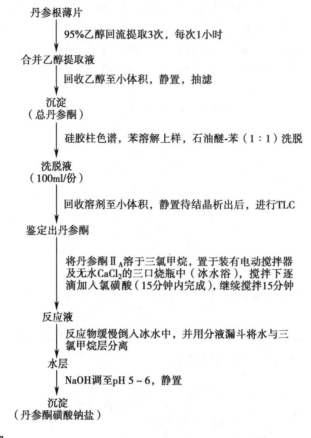

（三）操作步骤

1. **总丹参酮的提取**　取 100g 丹参根薄片，以 5~7 倍量 95% 乙醇加热回流提取 3 次，每次 1 小时，合并乙醇提取液，回收乙醇至小体积，静置待析晶完全后，抽滤得赭红色粉末，80℃下干燥，即得总丹参酮。可通过薄层色谱进行检识。

吸附剂为硅胶 G，以苯 - 丙酮(95:5)上行展开，观察有几个成分及各成分含量的多少。

2. **总丹参酮的柱色谱分离**　取硅胶 40g，干法装柱，将总丹参酮 1g 溶于适量苯中，加到色谱柱上直至苯液流至近干。再以石油醚 - 苯(1:1)进行洗脱，每 100ml 为一组分，回收溶剂至小体积，静置可析出结晶，以标准品进行薄层对照，可得丹参酮 II$_A$。

3. **丹参酮 II$_A$ 的磺化**　取 0.5g 丹参酮 II$_A$ 于装有电动搅拌器与无水氯化钙干燥管的三口烧瓶中，加 10ml 三氯甲烷溶解，置冰水浴中温度维持在 0℃以下，在搅拌下逐滴加入氯磺酸(可溶于 5ml 三氯甲烷中)0.8ml，15 分钟内滴加完毕，继续搅拌反应 15 分钟，待反应完成后，将反应物仔细缓慢倾入 10ml 冰水中，移于分液漏斗中待水与三氯甲烷分层后收集水层，然后用 2mol/L 氢氧化钠调 pH 5~6，静置，可析出丹参酮磺酸钠盐。滤取沉淀在 80℃下干燥，即可得丹参酮磺酸钠盐，称重，计算收率。

磺化反应过程如下。

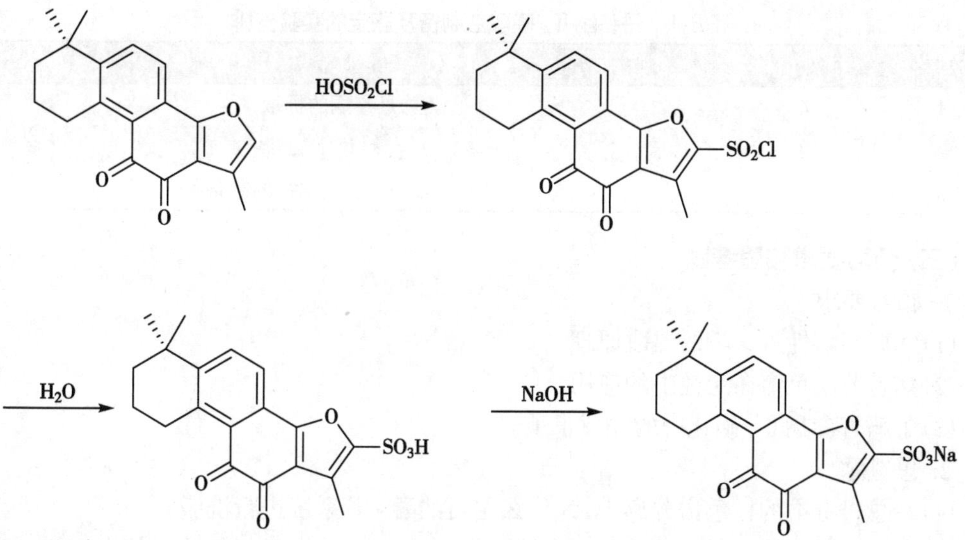

4. 鉴定

(1) 化学检识：取样品少许,加浓硫酸 2 滴,丹参酮 I 显蓝色,丹参酮 II_A 显绿色,隐丹参酮显棕色。

(2) 薄层色谱鉴定

吸附剂：硅胶 4.5g 经盐酸处理,加石膏 0.5g,加 0.5% 碳酸钾水溶液 13ml 铺板,晾干后 105℃活化 30 分钟。

样品：丹参酮 I、丹参酮 II、隐丹参酮的 1mg/ml 三氯甲烷溶液。

展开剂：苯 - 甲醇(9∶1)。

结果：红黄色带为隐丹参酮,紫红色带为丹参酮 II_A。

三、注意事项

1. 丹参根和根茎不宜制成粉末,以免影响过滤速度。

2. 丹参酮脂溶性较强,故多用有机溶剂提取。影响其提取效率的因素依次为：醇浓度>溶剂用量>提取时间>提取次数。

3. 丹参酮 II_A 在水溶液中受热会发生降解,故在磺化中注意防水,以免副产物的产生。

4. 丹参酮磺酸钠盐制备过程中,氯磺酸要逐滴加入并搅拌充分,以使丹参酮与氯磺酸充分接触而反应完全。

5. 薄层色谱鉴定时必须充分晾干及活化,以免影响展开效果。

四、实验指导

(一) 实验安排
本实验共 12 学时,分 3 次完成,见表 8-1。

(二) 实验讲解要点
1. 总丹参酮的提取及分离方法。

2. 丹参酮 II_A 的磺化方法及操作要点。

3. 薄层色谱在丹参酮检识中的应用。

表 8-1 丹参酮ⅡA磺酸盐制备及鉴定的实验安排

次序	学时数	实验内容
1	4	总丹参酮的提取
2	4	丹参酮ⅡA的制备
3	4	丹参酮ⅡA磺酸钠盐的制备

(三) 预习要求和思考题

1. 预习要求

(1) 掌握脂溶性丹参酮的提取原理。

(2) 熟悉薄层色谱在定性中的应用。

(3) 了解丹参酮ⅡA磺化中的注意事项。

2. 思考题

(1) 在总丹参酮的柱色谱分离中，为什么用石油醚-苯系统进行洗脱？

(2) 在 TLC 中，丹参酮Ⅰ、丹参酮ⅡA、隐丹参酮的 R_f 大小顺序如何？为什么？

(3) 制备丹参酮磺酸钠盐的目的是什么？

(四) 实验报告格式要求

1. 绘制薄层色谱结果模拟图及计算 R_f。

2. 记录丹参酮ⅡA及隐丹参酮的化学检识现象。

3. 计算总丹参酮及丹参酮ⅡA磺酸钠盐的产率。

(五) 仪器、药品的规格和数量

1. 仪器规格和数量（1 组计）

仪器名称	规格	数量	仪器名称	规格	数量
烧瓶	1 000ml	1	冷凝管	50cm	1
烧瓶	250ml	1	水浴锅	台	1
硅胶板	10cm×10cm	若干	层析缸	个	1
玻璃漏斗	500ml	1	布氏漏斗	500ml	1
分液漏斗	500ml	1	干燥器	台	1
干燥箱	台	1	玻璃柱	小	3
锥形瓶	500ml	3	三口烧瓶	个	1
电动搅拌器	台	1	干燥管	个	1

2. 药品规格和数量（1 组计）

药品名称	规格	数量	药品名称	规格	数量
丹参	薄片	100g	95% 乙醇	500ml	适量
硅胶 G	500g	适量	苯	500ml	适量
无水 $CaCl_2$	500g	适量	丙酮	500ml	适量
三氯甲烷	500ml	适量	氯磺酸	100ml	少量
NaOH	2mol/L	适量	浓硫酸	500ml	少量
盐酸	500ml	适量	碳酸钾	0.5%	适量
石膏	500g	0.5g	甲醇	500ml	适量

实验二 莪术中莪术醇的提取及鉴定

一、实验目的和要求

1. 掌握莪术挥发油的提取方法。
2. 掌握莪术醇的分离及鉴定方法。

二、实验方法

(一) 概述

本品为姜科植物蓬莪术（*Curcuma phaeocaulis* Val.）、广西莪术（*Curcuma kwangsiensis* S.G.Lee et C.F.Liang）或温郁金（*Curcuma wenyujin* Y.H.Chen et C.Ling）的干燥根茎。莪术性温，味苦、辛，归肝、脾经。能行气破瘀、消积止痛。用于治疗癥瘕痞块，瘀血经闭，胸痹心痛，食积胀痛等病症。

莪术根茎中含挥发油 1%~2.5%，多为倍半萜及其衍生物。其中以莪术醇、莪术烯酮为主要成分。此外还含有莪术烯、焦莪术呋喃烯酮、莪术烯醇、原莪术醇、莪术双酮、去氢莪术双酮、呋喃二烯酮等。目前已开发的制剂有莪术油注射液、莪术油葡萄糖注射液、复方莪术油栓等，主要应用于抗病毒、抗菌及抗肿瘤等领域。

1. 莪术挥发油中主要成分的结构与性质

(1) 莪术醇（curcumol）：无色针状结晶（无水乙醇），mp.141~142℃。$[\alpha]_D^{19}$ −40.5（*c* 1.75，乙醇），易溶于乙醚、三氯甲烷，微溶于石油醚，几乎不溶于水。

(2) 去氢莪术双酮（dehydrocurdione）：$[\alpha]_D^{19}$ +67.9（CHCl$_3$）。

(3) 呋喃二烯酮（furanodienone）：mp.89.5~90.5℃。

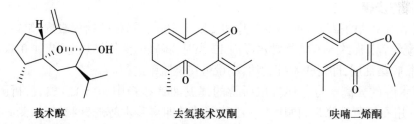

| 莪术醇 | 去氢莪术双酮 | 呋喃二烯酮 |

(4) 莪术烯醇（curcumenol）：mp.118.5~119.5℃。

(5) 莪术双酮（curdione）：mp.61.5~62℃。

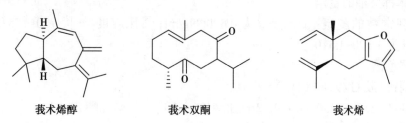

| 莪术烯醇 | 莪术双酮 | 莪术烯 |

(6) 其他成分：包括莪术烯（curzerene）、莪术呋喃烯酮（curzerenone）、异莪术烯醇（isocurcumenol）、焦莪术呋喃烯酮（pyrocurzerenone）、原莪术烯醇（procurcumenol）等。

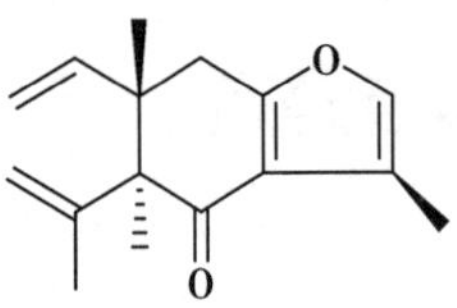

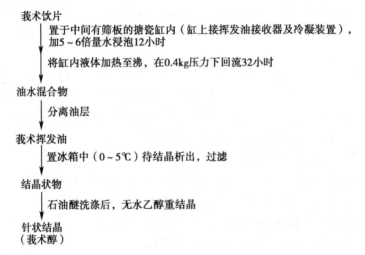

莪术呋喃烯酮 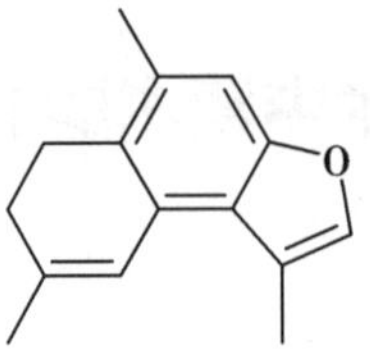   焦莪术呋喃烯酮 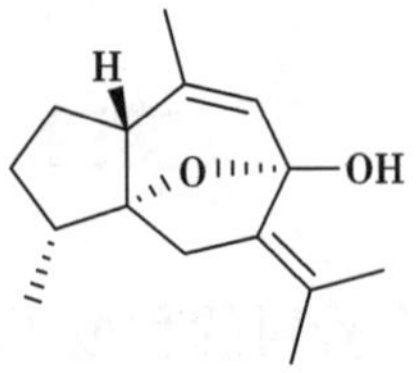   原莪术醇

2. 实验原理　莪术中的莪术醇等挥发成分具有挥发油的通性,受热可随水蒸气蒸馏,故可用水蒸气蒸馏法进行提取;莪术醇在低温下可析出结晶,故可用低温析脑法将莪术醇从挥发油中分离出来。

(二) 实验流程图

实验流程如下。

莪术饮片
│　置于中间有筛板的搪瓷缸内（缸上接挥发油接收器及冷凝装置）,
│　加5～6倍量水浸泡12小时
│　将缸内液体加热至沸,在0.4kg压力下回流32小时
↓
油水混合物
│　分离油层
↓
莪术挥发油
│　置冰箱中（0～5℃）待结晶析出,过滤
↓
结晶状物
│　石油醚洗涤后,无水乙醇重结晶
↓
针状结晶
（莪术醇）

(三) 操作步骤

1. 莪术挥发油的提取　取莪术饮片 8kg 置于中间有筛板的搪瓷缸内(缸内接挥发油接收器及冷凝装置),加约 5~6 倍量常水浸泡 12 小时,将缸内液体加热至沸,在 0.4kg 压力下回流 32 小时,收集油层,即得莪术挥发油,小量可在烧瓶中进行。

2. 莪术醇的分离　将上述提取所得的挥发油置冰箱中(0~5℃)放置,析脑,过滤,得结晶状物;用石油醚洗涤后,再用无水乙醇重结晶即得莪术醇的针状结晶,测其熔点,应为 141~142℃,析脑后的母液称脱脑油。

3. 鉴定

(1)莪术挥发油的鉴定

1)物理常数的测定:①比重 d 为 0.6~0.99g/ml;②比旋度 $[\alpha]_D^{25}$ +20~+25(5% EtOH);③折光率 n 为 1.500~1.510。

2)薄层色谱

吸附剂:硅胶 G 板,80℃烘 0.5 小时。

展开剂:①石油醚(30~60℃);②石油醚(30~60℃)-乙酸乙酯(9:1)。

显色剂:香草醛-高氯酸溶液喷后,烘烤显色。

样品:①供试品溶液,自提莪术挥发油的 2% 石油醚(30~60℃)溶液;②对照品溶液,莪术挥发油对照品的 2% 石油醚(30~60℃)溶液(应是符合上述物理条件者)。

点样量：2μl。

结果：两种展开剂展开的主要斑点及颜色均应与对照品相同。

3)气相色谱鉴定

样品：①自提莪术挥发油的 10% 石油醚(30~60℃)溶液。②对照品的 10% 石油醚(30~60℃)溶液。

色谱柱：20% 聚乙二醇 20mol/L 的釉化 6201 柱(2m 长螺旋形铜管)。

柱温：170℃。

气化室温度：350℃。

氮气流速：29ml/min；空气流速：310ml/min。

检测：氢火焰离子化检测器。

结果：自提莪术挥发油的主色谱峰的位置应与对照品相同。

(2)莪术醇的鉴定

1)熔点测定：mp.143.5~144℃

2)薄层色谱

吸附剂：硅胶 G。

展开剂：石油醚 - 乙酸乙酯(85∶5)。

显色剂：10% 香草醛浓硫酸

结果：样品中含有与莪术醇 R_f 相同的成分。

三、注意事项

1. 莪术在搪瓷缸内加热过程中要防止焦化。

2. 挥发油析脑过程要在低温下进行。

四、实验指导

(一)实验安排

本实验共 12 学时，分 2 次完成，见表 8-2。

表 8-2　莪术中莪术醇提取及鉴定的实验安排

次序	学时数	实验内容
1	6	莪术挥发油的提取
2	6	莪术醇的分离、莪术挥发油和莪术醇的鉴定

(二)实验讲解要点

1. 水蒸气蒸馏法的操作方法及其应用范围。

2. 重结晶的操作要点。

3. 挥发油的鉴定方法。

(三)预习要求和思考题

1. 预习要求

(1)掌握水蒸气蒸馏法的原理。

(2)掌握挥发油的分离方法。

(3)熟悉挥发油的鉴定方法。

2. 思考题

(1)水蒸气蒸馏法的适用范围？

(2)挥发油的分离方法有哪些？

(四) 实验报告的格式和要求

1. 记录莪术醇的熔点。

2. 记录莪术挥发油的物理常数（比重、比旋度及折光率）。

3. 记录莪术醇在薄层色谱中的 R_f。

(五) 仪器、药品的规格和数量

1. 仪器规格和数量（1 组计）

仪器名称	规格	数量	仪器名称	规格	数量
有筛板的搪瓷缸	1 000ml	1	挥发油接收器	250ml	1
冷凝装置	套	1	冰箱	台	1
温度计	个	1	层析缸	个	1
硅胶板	20cm×20cm	若干	布氏漏斗	500ml	1
比重计	个	1	旋光仪	台	1
阿贝折射仪	台	1	气相色谱	台	1

2. 药品规格和数量（1 组计）

药品名称	规格	数量	药品名称	规格	数量
莪术	饮片	8kg	无水乙醇	500ml	适量
硅胶 G	500g	适量	石油醚	500ml	适量
乙酸乙酯	500ml	适量	高氯酸	500ml	适量
香草醛	100g	适量	浓硫酸	500ml	适量

实验三 山道年的提取及鉴定

一、实验目的和要求

1. 掌握山道年的提取方法。

2. 熟悉山道年的鉴定方法。

3. 了解蛔蒿中主要化学成分的理化常数。

二、实验方法

(一) 概述

山道年是从菊科植物蛔蒿[*Seriphidium cinum* (Berg.ex Poljak.) Poljak.]的花蕾中提取的驱蛔有效成分。蛔蒿除含有山道年以外，还含有伪山道年、苦艾内酯及挥发油、酸性树脂、果胶等。我国东北还产一种东北蛔蒿[*Seriphidium finitum* (Kitag.) Ling et Y.R.Ling]，其成分主要为山道年、东北蛔蒿素等。

1. 蛔蒿中主要化学成分的结构与性质

(1) α-山道年 (α-santonin)：无色结晶，有升华性，mp.171~172℃，$[\alpha]_D^{25}$ –175.4 (90% 乙醇)。可溶于乙醇 (1:46)、沸乙醇 (1:65)、三氯甲烷等有机溶剂，微溶于沸水 (1:25)。UV λ_{max} (EtOH) nm (log ε)：240 (4.12)、260 (3.93)。IR ν_{max} (KBr) cm^{-1}：1 780、1 665、1 635、1 615、1 135 (O=C—C)、1 030 (C—OCO)。^{1}H-NMR (CDCl$_3$) δ：8.67、7.93、4.01、3.75、3.38、3.13。MS m/z (%)：246 (M$^+$, 100)、231 (31)、173 (91)、172 (42)、135 (65)、91 (49)、41 (74)、39 (33)。

(2) β-山道年 (β-santonin)：β-山道年是 α-山道年的立体异构体，mp.216~218℃，$[\alpha]_D^{25}$ –137.2 (CHCl$_3$)。α-山道年在苯溶液中与氢氧化钾共热，能转变为 β-山道年。

α-山道年在空气中无变化，在日光下即变黄色，加氢氧化钾乙醇溶液即显粉红色，放置后渐变为橙红色，β-山道年不显色，可与 α-山道年区别。

山道年加酸加热可转变成变质山道年，带有酚羟基，能与铁离子反应显色，鉴定和测定山道年时可利用此性质。

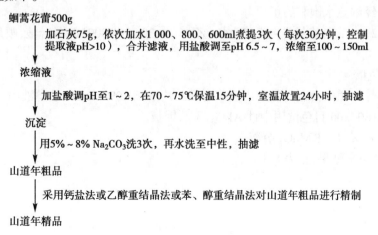

(3) 苦艾内酯 (artemisin)：mp.203℃，$[\alpha]_D^{25}$ –84.3 (EtOH)。

苦艾内酯　　　　　　　　　传山道年

2. 实验原理　本实验采用碱提取酸沉淀法对山道年进行提取分离。山道年中的内酯环结构可在氢氧化钙碱性溶液中开环，形成山道年酸的钙盐，增加其在水中的溶解度；加酸酸化 (pH 1~2) 山道年酸钙盐酸化成山道年酸，而后环合成山道年不溶于水而形成沉淀。

（二）实验流程图

实验流程如下。

蛔蒿花蕾500g

　　加石灰75g，依次加水1 000、800、600ml煮提3次（每次30分钟，控制提取液pH>10），合并滤液，用盐酸调至pH 6.5~7，浓缩至100~150ml

浓缩液

　　加盐酸调pH至1~2，在70~75℃保温15分钟，室温放置24小时，抽滤

沉淀

　　用5%~8% Na$_2$CO$_3$洗3次，再水洗至中性，抽滤

山道年粗品

　　采用钙盐法或乙醇重结晶法或苯、醇重结晶法对山道年粗品进行精制

山道年精品

(三) 操作步骤

1. 山道年的提取、精制

(1) 提取：取蛔蒿花蕾 500g，加石灰 75g，依次加水 1 000、800、600ml 煮提 3 次（每次 30 分钟，控制提取液 pH>10），合并滤液，加盐酸调至 pH 6.5~7，再浓缩到 100~150ml（原料 1~1.5 倍），所得浓缩液加盐酸调至 pH 1~2，在 70~75℃保温 15 分钟，室温放置 24 小时，抽滤。沉淀用 5%~8% 的 Na_2CO_3 洗 3 次（洗除树脂等杂质），再水洗至中性，抽干，在 70℃以下干燥，即得粗品山道年。

(2) 粗品山道年的精制

1) 钙盐法：将粗品山道年加 20ml 石灰水煮 20 分钟（控制 pH>10，并注意补充水），过滤，残渣再各加 20ml 石灰水煮 2 次（分别 20 分钟、15 分钟），合并 3 次滤液，加少许活性炭煮沸 5 分钟，过滤。滤液用饱和草酸溶液调 pH 6.5~7，过滤，滤液用盐酸调至 pH 1~2，在 70~75℃保温 15 分钟，放置过夜，滤取结晶，水洗至中性，70℃干燥，即为山道年精品。

2) 乙醇重结晶法：取山道年粗品置于烧瓶中，加粗品 15 倍量的 95% 乙醇和 0.15‰ 活性炭，加热回流 40 分钟，趁热过滤。残渣加等量 95% 乙醇再回流 20 分钟，过滤，合并 2 次乙醇液，水浴上回收醇至刚刚有结晶析出时，加入计算量的沸水中，使醇量达 15% 以下，放置过夜，滤取结晶。若色黄，可用乙醇再重结晶 1~2 次。

3) 苯、醇重结晶法：取山道年粗品置于烧瓶中，加粗品 2 倍量苯回流 30 分钟，过滤。残渣用适量苯洗 2~3 次，合并苯液。将苯液置分液漏斗中以 5% 的碳酸钠溶液洗 3 次（洗除树脂等杂质），再用水洗至中性，水浴上回收苯，残渣以 3ml 乙醇溶解，加于 20ml 热水中（90℃以上）放置过夜，过滤，结晶于 70℃以下干燥，即为山道年精品（若色黄可同法再精制 1~2 次）。

2. 山道年的鉴定

(1) 物理常数：mp.171~174℃。

(2) 化学检识

1) 取样品少许，加 10% 的 KOH 乙醇溶液 1ml，即呈紫红色。

2) 取样品少许，加 50% 的硫酸液 2ml，加热至沸，加 10% $FeCl_3$ 水溶液 1 滴即显紫色。

(3) 纸色谱

样品溶液的配制：山道年自制样品与山道年对照品均溶于 10% NaOH 乙醇液中。

滤纸：新华 1 号层析滤纸。

展开剂：经浓氨水饱和的正丁醇。

显色剂：2,4- 二硝基苯肼 - 硫酸 - 水 - 乙醇（4∶30∶20∶800）的混合液，喷后放置一段时间即显色。

(4) 薄层色谱

样品配制：山道年自制样品与山道年对照品均溶于 10% NaOH 乙醇液中。

吸附剂：160~200 目色谱用中性 Al_2O_3，干法铺板。

显色剂：0.5%~1% $KMnO_4$ 溶液。

展开剂及色谱结果，见表 8-3。

表 8-3　薄层色谱展开剂及色谱结果

溶剂系统	R_f	
	α- 山道年	β- 山道年
三氯甲烷 - 苯 - 乙醇(5∶4∶1)	5.63	0.58
三氯甲烷 - 苯 - 甲醇(5∶4∶1)	0.65	0.60
三氯甲烷 - 乙酸乙酯(1∶1)	0.63	0.53
三氯甲烷 - 乙酸乙酯 - 甲醇(9∶9∶2)	0.85	0.75

三、注意事项

蛔蒿用石灰乳提取时碱性不宜过强,否则易引起结构改变。

四、实验指导

(一) 实验安排

本实验共 12 学时,分 2 次完成,见表 8-4。

表 8-4　山道年提取及鉴定的实验安排

次序	学时数	实验内容
1	6	粗品山道年的制备
2	6	粗品山道年的精制

(二) 实验讲解要点

1. 酸碱法的应用及适用范围。

2. 重结晶的操作要点。

3. 纸色谱及薄层色谱的应用。

(三) 预习要求和思考题

1. 预习要求

(1)掌握碱提取酸沉淀法的原理及应用。

(2)重结晶注意事项。

(3)纸色谱及薄层色谱的操作。

2. 思考题

(1)用石灰水提取山道年的原理是什么?

(2)如何鉴别变质山道年?

(3)粗品山道年可用哪些方法精制?

(四) 实验报告格式要求

1. 记录山道年的熔点。

2. 记录山道年的化学检识现象。

3. 记录山道年在纸色谱及薄层色谱中的 R_f。

（五）仪器、药品的规格和数量

1. 仪器规格和数量（1 组计）

仪器名称	规格	数量	仪器名称	规格	数量
水浴锅	1 000ml	1	循环水泵	台	1
冷凝装置	套	1	烧瓶	500ml	1
温度计	个	1	层析缸	个	1
硅胶板	10cm×10cm	若干	布氏漏斗	500ml	1
回流装置	套	1	旋光仪	台	1
恒温水浴箱	台	1	酸度计	个	1

2. 药品规格和数量（1 组计）

药品名称	规格	数量	药品名称	规格	数量
茵蒿	饮片	500g	石灰	500g	75g
活性炭	500g	适量	乙醇	500ml	适量
正丁醇	500ml	适量	碳酸钠	5%~8%	适量
苯	500ml	适量	草酸	500g	适量
KOH	10%		浓硫酸	50%	少量
盐酸	10%		甲醇	500ml	适量
2,4-二硝基苯肼	500g	少量	新华 1 号层析滤纸	盒	1
氨水	500ml	适量	$FeCl_3$ 溶液	10%	适量
Al_2O_3	500g	适量	$KMnO_4$ 溶液	0.5%~1%	适量
三氯甲烷	500ml	适量	乙酸乙酯	500ml	适量

实验四　穿心莲内酯的提取、分离、鉴定及亚硫酸氢钠加成物的制备

一、实验目的和要求

1. 掌握穿心莲内酯的一种提取分离方法。
2. 掌握活性炭脱叶绿素的方法。
3. 掌握鉴别二萜内酯的方法。
4. 熟悉穿心莲内酯的鉴定方法。
5. 了解穿心莲内酯类化合物结构，以及利用其极性和溶解度进行分离的原理。
6. 了解穿心莲中主要成分理化性质的区别。

二、实验方法

（一）概述

穿心莲为爵床科植物穿心莲［*Andrographis paniculata*（Burm.f.）Ness］的干燥地上部

分。味苦,性寒。归心、肺、大肠、膀胱经。能清热解毒、凉血、消肿、燥湿。用于治疗感冒发热、咽喉肿痛、顿咳劳嗽、泄泻痢疾、热淋涩痛、痈肿疮疡、毒蛇咬伤等症。

穿心莲中含有多种苦味素,主要为二萜内酯类化合物,其中包括去氧穿心莲内酯(穿心莲甲素,deoxyandrographolide)、穿心莲内酯(穿心莲乙素,andrographolide)、新穿心莲内酯(穿心莲丙素,*neo*-andrographolide)、高穿心莲内酯(homoandrographolide)、潘尼内酯(panicolide)、穿心莲烷(andrographan)、穿心莲酮(andrographon)、穿心莲甾醇(andrographosterin)等。其中穿心莲内酯、新穿心莲内酯是穿心莲抗菌、消炎的主要有效成分。穿心莲中还含有穿心莲甾醇、*β*-谷甾醇-D-葡萄糖苷及5-羟基-7,8,2′,4′-四甲氧基黄酮、5-羟基-7,8,2′-三甲氧基黄酮、5,2′-二羟基-7,8-二甲氧基黄酮、芹菜素-7,4′-二甲醚、*β*-谷甾醇等。还含有14-去氧-11-氧代穿心莲内酯、14-去氧-11,12-二去氢穿心莲内酯、甾体皂苷、糖类、缩合鞣质、叶绿素、无机盐等。

1. 穿心莲中主要成分的结构及性质

(1) 穿心莲内酯(andrographolide):$C_{20}H_{30}O_6$,又称穿心莲乙素,为无色方形或长方形结晶,mp.230~232℃,$[\alpha]_D^{20}$ –126(MeOH)。味极苦,可溶于甲醇、乙醇、丙醇、吡啶中,微溶于三氯甲烷、乙醚,难溶于水及石油醚。UV λ_{max} nm:223。IR ν_{max}(KBr)cm^{-1}:3 390、1 760、1 724、900。ESI-MS(positive)m/z:373[M+Na]$^+$、389[M+K]$^+$、723[2M+Na]$^+$;ESI-MS(negitive)m/z:349[M-H]$^-$、331[M-H-H$_2$O]$^-$。^{1}H-NMR(C_5H_5N)δ:7.18(1H,td,J=7.0、1.5Hz,H-12)、5.37(1H,br m,H-14)、4.88(1H,br d,J=1.0Hz,H-17b)、4.85(1H,br d,J=1.0Hz,H-17a)、4.60(1H,dd,J=10.0、6.0Hz,H-15b)、4.50(1H,dd,J=10.5、2.5Hz,H-15a)、4.43(1H,d,J=10.5Hz,H-19b)、3.60~3.64(2H,m,H-19a,H-3)、2.73(br t,J=7.0Hz,H-11)、1.90(overlapped,H-9)、1.51(3H,s,CH_3-18)、0.70(3H,s,CH_3-20)。^{13}C-NMR(C_5H_5N)δ:37.4、29.1、80.0、43.3、55.5、24.5、38.3、148.0、56.5、39.3、25.1、147.0、130.3、66.1、75.4、170.7、108.8、23.8、64.2、15.3。

(2) 去氧穿心莲内酯(deoxyandrographolide):$C_{20}H_{30}O_4$,又叫穿心莲甲素,为无色片状或长方形结晶,mp.175~176.5℃,$[\alpha]_D^{25}$ 20~26(1% 三氯甲烷)。味稍苦,可溶于甲醇、乙醇、丙醇、吡啶、三氯甲烷、乙醚、苯,微溶于水。

(3) 新穿心莲内酯(*neo*-andrographolide):$C_{26}H_{40}O_8$,又称穿心莲丙素、穿心莲苷。为无色柱状结晶,mp.167~168℃,$[\alpha]_D^{25}$ 22.5~45(无水乙醇)。无苦味,可溶于甲醇、乙醇、丙醇、吡啶,微溶于三氯甲烷和水,不溶于乙醚和石油醚。

穿心莲内酯　　　　　　去氧穿心莲内酯　　　　　　新穿心莲内酯

(4) 脱水穿心莲内酯(14-deoxy-11,12-didehydro-andrographolide):$C_{20}H_{23}O_4$,即 14- 脱氧 -11,12- 二脱氢穿心莲内酯。为无色针晶,mp.203~204℃。易溶于乙醇、丙酮,可溶于三氯甲烷,微溶于苯,几乎不溶于水。本品与去氧穿心莲内酯极性相似,但用硝酸银溶液饱和的薄层板进行色谱,可以将它们分开。

(5) 14- 去氧 -11- 氧代穿心莲内酯(14-deoxy-11-oxoandrographoide):$C_{20}H_{28}O_6$,为无色针状结晶,mp.98~100℃。

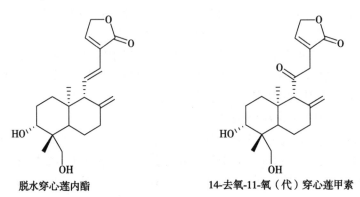

脱水穿心莲内酯　　　　　　　　　14-去氧-11-氧(代)穿心莲甲素

(6) 高穿心莲内酯(homoandrographolide):$C_{22}H_{32}O_6$,mp.115℃。

(7) 穿心莲烷(andrographan):$C_{40}H_{82}$,mp.67~68℃。

(8) 穿心莲酮(andrographon):$C_{32}H_{64}O$,mp.85℃。

(9) 穿心莲甾醇(andrographosterin):mp.135℃。

(10) 5- 羟基 -7,8,2',4'- 四甲氧基黄酮:mp.150~151℃。

(11) 5- 羟基 -7,8,2'- 三甲氧基黄酮:橙黄色结晶,mp.190~191℃。

5-羟基-7,8,2',4'-四甲氧基黄酮　　　　　　　5-羟基-7,8,2'-三甲氧基黄酮

(12) 5,2'- 二羟基 -7,8- 二甲氧基黄酮(panicolin):浅黄色绒毛状针晶(三氯甲烷),mp.263~264℃。

(13) 芹菜素 -7,4'- 二甲醚:mp.174~174.5℃。

5,2'-二羟基-7,8-二甲氧基黄酮　　　　　　　芹菜素-7,4'-二甲醚

(14) 穿心莲新苷苷元(3,14-dideoxyandrographolide):$C_{20}H_{30}O_3$,mp.92~94℃。

(15) 去氧穿心莲内酯苷(deoxyandrographiside):$C_{26}H_{40}O_9$,mp.199~200℃。

(16)穿心莲内酯苷(andrographiside)：$C_{26}H_{40}O_{10}$，mp.203~204℃。

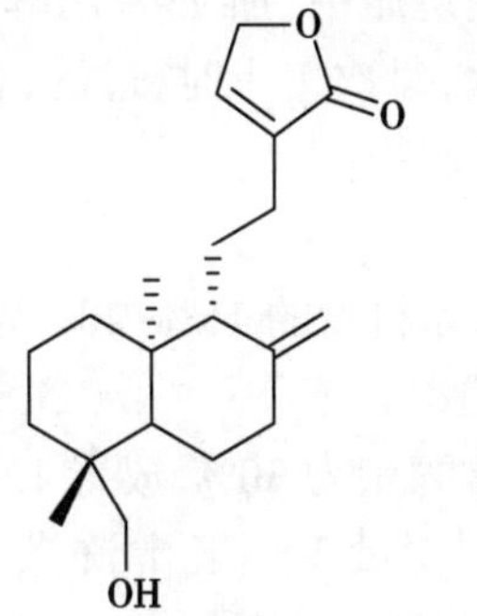

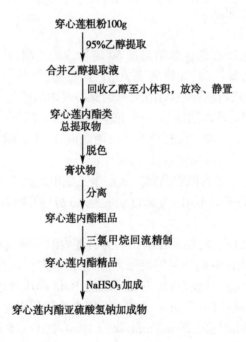

穿心莲新苷苷元 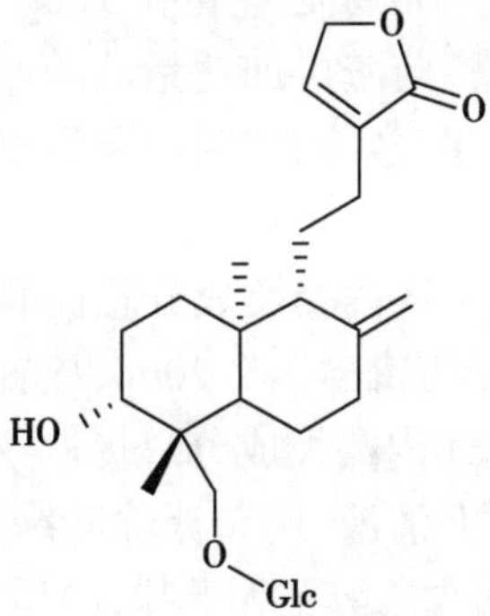　　　　　　去氧穿心莲内酯苷

2. 实验原理　穿心莲中的内酯类化合物易溶于甲醇、乙醇、丙酮等溶剂,故利用此性质,采用乙醇对其进行提取;利用穿心莲内酯与脱氧穿心莲内酯在三氯甲烷中溶解度不同,将两者初步分离;再利用穿心莲内酯与脱氧穿心莲内酯结构上的差异,用氧化铝柱分离二者;将穿心莲内酯制成亚硫酸氢钠加成物以增加其在水中的溶解性。

(二) 实验流程图
实验流程如下。

穿心莲粗粉100g
↓ 95%乙醇提取
合并乙醇提取液
↓ 回收乙醇至小体积,放冷、静置
穿心莲内酯类
总提取物
↓ 脱色
膏状物
↓ 分离
穿心莲内酯粗品
↓ 三氯甲烷回流精制
穿心莲内酯精品
↓ NaHSO₃加成
穿心莲内酯亚硫酸氢钠加成物

(三) 操作步骤

1. 内酯类成分的提取

(1)提取

1)渗漉法:取穿心莲全草粗粉100g,加1~1.5倍量95%乙醇拌匀,30分钟后装入渗漉筒内,加95%乙醇至刚过药粉1~2cm,浸泡24小时后开始渗漉,控制流速1~2ml/min,收集10倍量的渗漉液(V/W),将提取液回收乙醇至400ml左右,即为内酯类成分总提取物。

2)冷浸法:取穿心莲粗粉100g,加95%乙醇800ml冷浸24小时,过滤,药渣加400ml

乙醇,同法冷浸 1 次,合并浸出液,浓缩至适量,即为内酯类成分总提取物。

3)回流提取法:称取穿心莲粗粉 100g,置圆底烧瓶中,加 95% 乙醇以浸过药粉 2cm 为度,回流 1 小时,过滤,药渣再加适量乙醇回流 2 次,每次 1 小时,过滤,合并 3 次滤液,回收乙醇至总体积的 1/5 量,放冷,即为内酯类成分总提取物。

(2)脱色

1)活性炭法:将上述内酯类成分总提取物加入原料量的 15%~20% 活性炭,加热回流 30 分钟,脱色后的溶液再浓缩至 15~20ml,放置析晶。

2)稀醇法:将上述内酯类成分总提取物调整含醇量为 30%,放置 12~24 小时,析出叶绿素和部分内酯,倾出上清液,用布滤除叶绿素,并用少量 30% 乙醇洗涤 2 次,洗液与滤液合并,得浅棕色液体,回收乙醇至无醇味,冷后析出膏状物,分离膏状物。

2. 分离、精制

(1)穿心莲内酯的分离

1)结晶法:将活性炭脱色后的浓缩液放置析晶,滤取结晶,并用少量水洗涤即得穿心莲粗品(含少量去氧穿心莲内酯)。母液待分离去氧穿心莲内酯。

2)萃取法:由稀醇法脱色得到的膏状物,加 100ml 三氯甲烷,加热回流使其溶解,冷倒入 1 个分液漏斗中,加入一定量的水振摇,放置 24 小时以上,分为 3 层,上层为水层,中层为不溶物层,下层为三氯甲烷层,分取中间 1 层,用少量丙酮洗涤黏稠物,即为穿心莲内酯部分。干燥即为穿心莲内酯粗品。

(2)穿心莲内酯的精制

1)乙酸乙酯法:将粗穿心莲内酯结晶加 60 倍量乙酸乙酯(V/W),加热回流 30 分钟,过滤不溶物再加 40 倍量乙酸乙酯,加热回流 30 分钟,过滤,合并二次滤液,回收乙酸乙酯至 1/4 量,室温放置析晶,滤取白色颗粒状结晶,即为穿心莲内酯精品,进行薄层鉴定。

2)丙酮法:将粗品穿心莲内酯结晶加 40 倍量丙酮,加热回流 10 分钟,过滤,不溶物再加 20 倍量丙酮,加热回流 10 分钟,过滤,合并 2 次丙酮液,回收丙酮至 1/3 量,放置析晶,滤取白色颗粒状结晶,即为穿心莲内酯精品,做薄层鉴定。

3)三氯甲烷法:将穿心莲内酯粗品加入 3 倍量三氯甲烷回流 2 小时,过滤,不溶物用 15 倍量 95% 乙醇重结晶(必要时再用 1% 活性炭脱色 30 分钟),即得穿心莲内酯精品,做薄层鉴定。

(3)去氧穿心莲内酯分离:将结晶法析出的穿心莲内酯母液或萃取法的下层三氯甲烷及三氯甲烷法精制穿心莲内酯时的三氯甲烷回流液,水浴蒸发至稠膏状,再加三氯甲烷 70ml,尽力搅拌后滤出三氯甲烷层,残渣再加三氯甲烷层 10ml 同法处理,合并 2 次滤液,水浴回收至 5ml,将此浓缩液上氧化铝柱(2cm×30cm)。用中性氧化铝约 30~35g,三氯甲烷湿法装柱,用三氯甲烷洗脱,控制流速为 2~3ml/min,每份 10ml,收 12~15 份。各流分浓缩后薄层鉴定,合并相同流分,蒸干三氯甲烷,用丙酮结晶 2 次,得白色结晶,即为去氧穿心莲内酯,做薄层鉴定。

3. 穿心莲内酯亚硫酸氢钠加成物的制备　取穿心莲内酯精制品 0.5g,置 50ml 圆底烧瓶中,加 95% 乙醇 5ml 及计算量的 4% 亚硫酸氢钠水溶液,加热回流 30 分钟,转入蒸发皿中蒸发至无醇味,再加 5ml 水溶解,冷却后过滤,滤液用少量三氯甲烷洗涤 3 次,水层减压蒸发至近干。加乙醇 10~20ml 溶解,滤除不溶物,乙醇溶液浓缩放置或抽干,得白色粉末。测熔点(m.p.226~227℃或分解)。

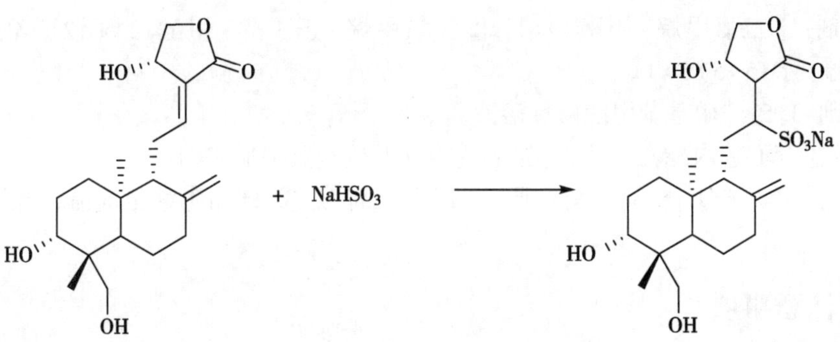

4. 鉴定

（1）穿心莲内酯的鉴定

1）物理常数：mp.230~232℃。

2）薄层色谱

吸附剂：硅胶 G-CMC 板。

展开剂：三氯甲烷 - 无水乙醇（20∶1）。

显色剂：碘蒸气。

结果：穿心莲内酯在常量下为一个斑点。

3）显色反应

a. 亚硝酰铁氰化钠碱液反应（Legal reagent）：取穿心莲内酯结晶少许放在比色板（白色具穴磁板）上，加乙醇 0.2ml 溶解，加 0.3% 亚硝酰铁氰化钠溶液 2 滴，10% 的氢氧化钠溶液 2 滴。

b. 3,5- 二硝基苯甲酸碱液反应（Kedde reagent）：取穿心莲内酯结晶少许于比色板上，加乙醇 0.2ml 溶解，加 3,5- 二硝基苯甲酸碱液 2 滴，呈紫色。

c. 50% 氢氧化钾反应：穿心莲内酯结晶遇氢氧化钾甲醇溶液呈紫色。

d. 浓硫酸的反应：穿心莲内酯遇浓硫酸呈橙红色。

4）穿心莲内酯中去氧穿心莲内酯的限量检查

样品的制备：取 10mg 精制穿心莲内酯溶于 2ml 丙酮中。

薄层板的制备：取色谱用硅胶 G-CMC 适量加 2.8 倍量水调糊后，铺 10cm×15cm 板晾干后 105℃活化 30 分钟。

点样：用微量注射器吸取样品，依次点 5μl、10μl、15μl、20μl、25μl、30μl 六个点及标准品一个点，用三氯甲烷 - 无水乙醇（20∶1）展开。

显色：展开后，取出薄层板，挥去溶剂后于碘缸内显色，5 分钟内，30μl 处可微显去氧穿心莲内酯斑点，25μl 处不得显去氧穿心莲内酯斑点。

（2）去氧穿心莲内酯的鉴定

1）测熔点：mp.175~176.5℃。

2）薄层鉴定：条件同穿心莲内酯。

（3）穿心莲内酯亚硫酸氢钠加成物的鉴定

1）测熔点：mp.226~227℃。

2）薄层鉴定

吸附剂：硅胶 G-CMC 板。

展开剂:①三氯甲烷-甲醇(9:1);②三氯甲烷-正丁醇-甲醇(2:1:2);③三氯甲烷-丙酮-乙醇-水(5:5:5:1)。

显色剂:3,5-二硝基苯甲酸碱性溶液。

样品:①穿心莲内酯乙醇液;②穿心莲内酯亚硫酸氢钠加成物。

结果:用展开剂①,样品②留在原点;用展开剂②、③,样品①移至前沿,样品②的 R_f 在 0.5 左右。

三、注意事项

1. 穿心莲内酯类化合物为二萜内酯,性质不稳定,易于氧化、聚合而树脂化。因此提取用的穿心莲原料应是当年产品,在保存运输过程中应注意防潮,否则内酯含量将明显下降。

2. 提取时,如用热乙醇温浸或加热回流提取,能同时提出大量叶绿素、树脂以及无机盐等杂质,而导致析晶和精制较为困难,因此本实验可采用冷浸法提取。

3. 穿心莲内酯与亚硫酸氢钠加成反应摩尔比为1:1,但亚硫酸氢钠溶液不稳定,故在临用前新鲜配制,且用量稍大于理论计算为宜。

四、实验指导

(一) 实验安排

本实验共 20 学时,分 4 次完成,见表 8-5。

表 8-5　穿心莲内酯提取、分离、鉴定及亚硫酸氢钠加成物制备的实验安排

次序	学时数	实验内容
1	6	穿心莲内酯类成分的提取
2	4	穿心莲内酯的脱色及分离
3	4	穿心莲内酯的精制
4	6	穿心莲内酯的加成反应及鉴定

(二) 实验讲解要点

1. 穿心莲内酯结构的特点及提取方法。

2. 不同组分按极性大小分离。

3. 穿心莲内酯加成反应的原理。

(三) 预习要求和思考题

1. 预习要求

(1)穿心莲内酯类化合物极性大小的判断。

(2)重结晶注意事项。

(3)加成反应操作步骤。

2. 思考题

(1)如何用化学法确定所得的二萜内酯是苷还是苷元?

(2)穿心莲内酯为水难溶性成分,用什么方法可制备水溶性的穿心莲内酯衍生物?

(四) 实验报告的格式和要求

1. 记录穿心莲内酯的熔点。

2. 记录穿心莲内酯的显色反应现象。

3. 记录穿心莲内酯在薄层色谱中的 R_f。

(五) 仪器、药品的规格和数量

1. 仪器规格和数量（1 组计）

仪器名称	规格	数量	仪器名称	规格	数量
渗漉装置	套	1	循环水泵	套	1
圆底烧瓶	1 000ml	1	色谱柱	根	1
温度计	个	1	层析缸	个	1
硅胶薄层板	10cm×15cm	若干	抽滤装置	套	1
回流装置	套	1	旋光仪	台	1
恒温水浴箱	台	1	紫外光灯	台	

2. 药品规格和数量（1 组计）

药品名称	规格	数量	药品名称	规格	数量
穿心莲叶	粉末	100g	乙醇	500ml	适量
活性炭	1%	适量	三氯甲烷	500ml	适量
甲醇	500ml	适量	碳酸钠	500g	适量
苯	500ml	适量	草酸	500g	适量
KOH	500g	适量	浓硫酸	500ml	适量
盐酸	500ml	适量	甲醇	500ml	适量
$NaHSO_3$	500g	适量	正丁醇	500ml	适量
氨水	500ml	适量	$FeCl_3$	500g	适量
中性 Al_2O_3	500g	适量	$KMnO_4$	500g	适量
丙酮	500ml	适量	乙酸乙酯	500ml	适量

实验五　陈皮挥发油的提取与鉴定

一、实验目的和要求

掌握挥发油的一般提取和鉴定方法。

二、实验方法

(一) 概述

陈皮为芸香科植物橘（*Citrus reticulata* Blanco）及其栽培变种的干燥成熟果皮。药材分为"陈皮"和"广陈皮"。本品为理气健脾、燥湿化痰的中药。

陈皮所含的化学成分较多，主要活性物质包括黄酮类、挥发油类、生物碱类、多糖类等。其中挥发油是重要的药效成分，陈皮含挥发油 1.5%~2%，主要包括 *d*-柠檬烯、*γ*-松油烯、*β*-月桂烯、*α*-蒎烯等，其中主要成分为 *d*-柠檬烯（约 80% 以上）。

陈皮挥发油有刺激性祛痰作用,对胃肠道有温和的刺激作用,能促进消化液分泌和排出肠内积气。对肺炎双球菌、甲型链球菌等有很强的抑制作用。

陈皮挥发油主要集中于外果皮中,属于柑橘类精油,气味芳香宜人,作为一种重要的香料和抗氧化剂被广泛应用于食品、药品、卫生等领域。

1. 陈皮挥发油中主要成分的结构与性质

(1) d- 柠檬烯(d-limonene):$C_{10}H_{16}$,柠檬味液体,不溶于水,易与乙醇混合,通常以 d- 异构体(d-isomer)形式存在。沸点 170~180℃,密度 0.86g/ml,折射率 1.473。

(2) γ- 松油烯(γ-terpinene):$C_{10}H_{16}$,无色液体,溶于乙醇和大多数非挥发性油,不溶于水。沸点 183℃,密度 0.85g/ml,折射率 1.474。

(3) β- 月桂烯(β-myrcene):$C_{10}H_{16}$,无色或淡黄色液体,具清淡的香脂香气,溶于乙醇、乙醚、三氯甲烷、冰醋酸和大多数非挥发性油,不溶于水。沸点 167℃,密度 0.79g/ml,折射率 1.465。

(4) α- 蒎烯(α-pinene):$C_{10}H_{16}$,无色透明液体,有松节油的气味,微溶于水,不溶于丙二醇、甘油,溶于乙醇、乙醚、三氯甲烷、冰醋酸等多数有机溶剂。沸点 156℃,相对密度 0.86g/ml,折射率 1.466。

(5) β- 蒎烯(β-pinene):$C_{10}H_{16}$,无色至淡黄色液体,具有特有的松节油香气。不溶于水,溶于乙醇,几乎不溶于丙二醇、甘油。沸点 164~166℃,相对密度 0.86g/ml,折射率 1.465。

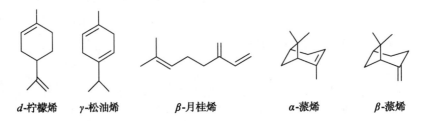

d-柠檬烯　　　γ-松油烯　　　　　β-月桂烯　　　　　α-蒎烯　　　　　β-蒎烯

2. 实验原理　挥发油与水不相混溶,在加热后当两者蒸气压的总和与大气压相等时,溶液即开始沸腾,继续加热则挥发油可随水蒸气蒸馏出来。因此,含挥发油的中草药可以利用水蒸气蒸馏法来提取挥发油。

(二) 实验流程图

实验流程如下。

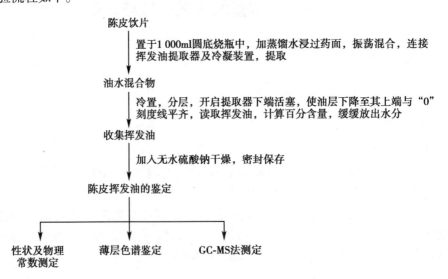

(三) 操作步骤

1. 陈皮挥发油提取　称取陈皮 100g，置于 1 000ml 圆底烧瓶中，加蒸馏水浸过药面，振荡混合，连接挥发油提取器与回流冷凝管。直火回流至提取器中油量不再增加(约 1.5 小时)，冷置，分层，开启提取器下端活塞，使油层下降至其上端与"0"线平齐，读取挥发油，计算百分含量，缓缓放出水分，接收挥发油，加入无水硫酸钠干燥，密闭保存。

2. 鉴定

(1) 性状和物理常数的测定

1) 记录陈皮挥发油的色泽、气味。淡黄色液体，气味独特的陈皮香气。

2) 测定折光率 $n=1.474$。

3) 比重 d 为 0.838~0.852g/ml。

4) 油斑试验：将挥发油滴于滤纸上，加温烘烤，观察油斑是否消失。陈皮挥发油油斑消失。

(2) 薄层色谱鉴定

吸附剂：硅胶 G 板，105℃烘 0.5 小时活化，干燥器内保存备用。

展开剂：石油醚 - 乙酸乙酯 (9∶21)。

显色剂：2% 的高锰酸钾水溶液。

样品：

1) 供试品溶液：自提陈皮挥发油的 2% 石油醚 (30~60℃) 溶液。

2) 对照品溶液：柠檬烯对照品的 2% 石油醚 (30~60℃) 溶液。

点样量：2μl。

结果：在对照品色谱相应的位置上显相同颜色斑点。

(3) GC-MS 法鉴定

1) 样品：自提陈皮挥发油的 2% 石油醚 (30~60℃) 溶液。

2) 气相色谱 - 质谱条件

色谱柱：DB-5 毛细管柱 (30m × 0.25m × 0.25μm)。

电离方式：EI 源；电子能量：70eV；质量范围 (m/z)：20~500amu。

柱室温度：初始温度 70℃，保持 1 分钟后，以 4℃/min 速率升至 250℃ (保持 10 分钟)；进样口温度 270℃，离子源温度 250℃，传输线温度 250℃。

载气：高纯氦气，恒流模式，流速 0.8ml/min。

3) 陈皮挥发油成分分析：采用 GC-MS 联用技术，得到各成分的质谱图，直接用该机的数据系统进行检索(谱库)，确定其成分，鉴定了挥发油中主要的 5 个成分，见表 8-6、图 8-1~图 8-6。

表 8-6　陈皮中主要的挥发性成分

序号	化学名	分子量 /Da	分子式	含量 /%
1	α-pinene (α- 蒎烯)	136	$C_{10}H_{16}$	0.70
2	β-pinene (β- 蒎烯)	136	$C_{10}H_{16}$	1.12
3	(+)-4-carene [(+)-4- 蒈烯]	136	$C_{10}H_{16}$	0.16
4	d-limonene (d- 柠檬烯)	136	$C_{10}H_{16}$	94.67
5	γ-terpinene (γ- 松油烯)	136	$C_{10}H_{16}$	3.35

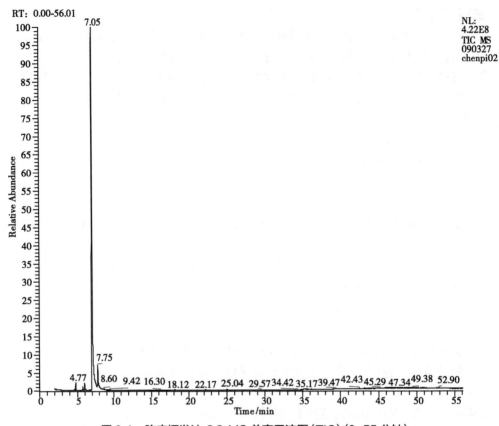

图 8-1　陈皮挥发油 GC-MS 总离子流图（TIC）（0~55 分钟）

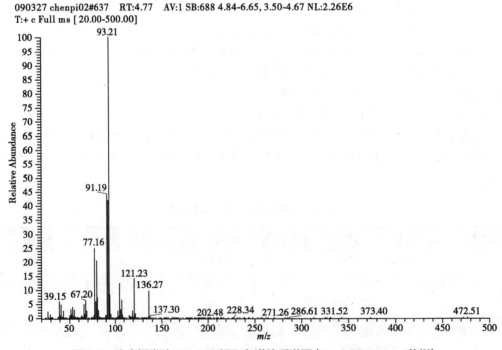

图 8-2　陈皮挥发油 GC-MS 提取色谱峰质谱图（t_R=4.77min，α-蒎烯）

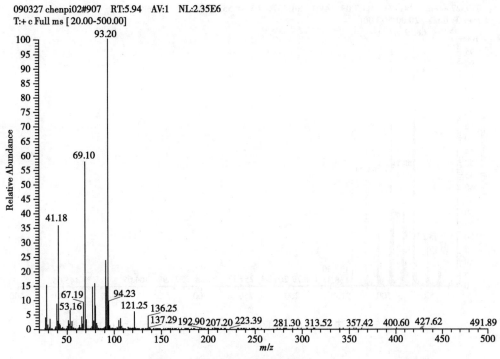

图 8-3　陈皮挥发油 GC-MS 提取色谱峰质谱图（t_R=5.94min，β-蒎烯）

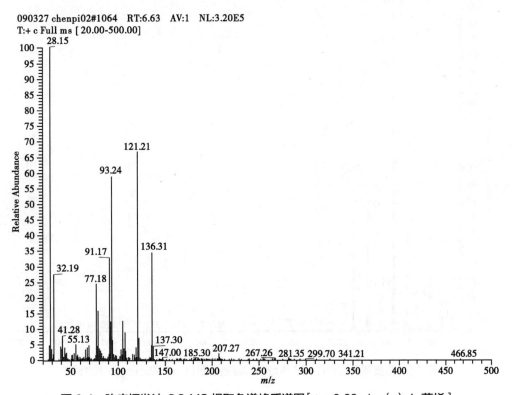

图 8-4　陈皮挥发油 GC-MS 提取色谱峰质谱图［t_R=6.63min，（+）-4-蒈烯］

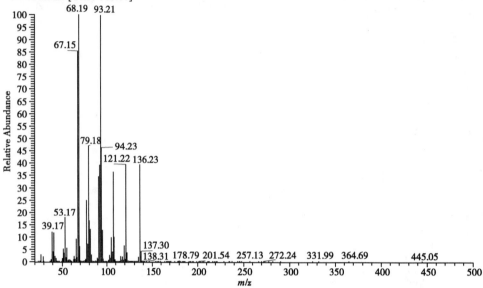

图 8-5　陈皮挥发油 GC-MS 提取色谱峰质谱图（t_R=7.05min，d-柠檬烯）

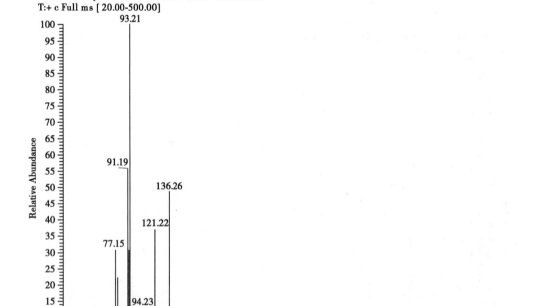

图 8-6　陈皮挥发油 GC-MS 提取色谱峰质谱图（t_R=7.75min，γ-松油烯）

三、注意事项

1. 陈皮在圆底烧瓶内加热过程中注意防止暴沸。

2. 油水不易分离时，可采用盐析或低沸点有机溶剂（乙醚、石油醚等）萃取等方法分离挥发油。

3. LC-MS 仪器厂家不一样，可能结果不同。

四、实验指导

(一) 实验安排

本实验共 8 学时，分 1~2 次完成，见表 8-7。

表 8-7　陈皮挥发油提取与鉴定的实验安排

次序	学时数	实验内容
1	4	陈皮挥发油的提取
2	4	陈皮挥发油的鉴定

(二) 实验讲解要点

1. 水蒸气蒸馏法的操作方法及应用范围。

2. 挥发油的鉴定方法。

(三) 预习要求和思考题

1. 预习要求

(1) 掌握水蒸气蒸馏法的原理。

(2) 熟悉挥发油的鉴定方法。

2. 思考题

(1) 水蒸气蒸馏法的适用范围是什么？

(2) 挥发油的贮藏应当注意什么？

(3) 挥发油的提取还有什么方法？

(四) 实验报告的格式和要求

1. 记录陈皮挥发油的物理常数（比重、折光率）。

2. 记录柠檬烯在薄层色谱中的 R_f。

(五) 仪器、药品的规格和数量

1. 仪器规格和数量（1 组计）

仪器名称	规格	数量	仪器名称	规格	数量
圆底烧瓶	1 000ml	1	挥发油提取器	1 000ml	1
冷凝装置	套	1	冰箱	台	1
温度计	个	1	层析缸	个	1
硅胶板	20cm×20cm	若干	电热套	个	1
比重计	个	1	旋光仪	台	1
阿贝折射仪	台	1	烘箱	台	1
锥形瓶	25ml	1	烧杯	100ml	1

2. 药品规格和数量（1 组计）

药品名称	规格	数量	药品名称	规格	数量
陈皮	饮片	100g	柠檬烯	对照品	适量
硅胶 G	500g	适量	石油醚	500ml	适量
乙酸乙酯	500ml	适量	CMC-Na	500ml	适量
高锰酸钾	2%	适量	无水硫酸钠	500g	适量

（张勇慧　杨官娥）

参 考 文 献

［1］李俊健,林锦铭,高杰贤,等.陈皮挥发油提取、成分分析及应用的研究进展.中国调味品,2021,46(8):
169-173.

［2］易伦朝,梁逸曾,曾仲大,等.GC-MS 与交互移动窗口因子分析法（AMW FA）用于 3 种陈皮挥发油成分
的比较分析.高等学校化学学报,2006,27(9):1626-1630.

［3］梁敬钰.天然药物化学实验与指导.2 版.北京:中国医药科技出版社,2003.

［4］裴月湖,娄红祥.天然药物化学.7 版.北京:人民卫生出版社,2016.

第九章 三萜类化合物及其苷类

三萜类化合物(triterpenoids)广泛存在于自然界,有的以苷元形式存在,有的与糖结合成苷。多数三萜是由 30 个碳原子组成,根据"异戊二烯定则",三萜由 6 个异戊二烯(30 个碳原子)缩合而成。三萜苷类化合物多数可溶于水,水溶液振摇后产生类似肥皂水溶液样泡沫,故又被称为三萜皂苷(triterpenoid saponins)。三萜苷类化合物成苷位置多为 C-3 位或 C-28 位(28 位多为酯苷),也有 C-16、C-21、C-23、C-29、C-30 等位置成苷的;既有单糖链苷,也有双糖链苷和三糖链苷等,糖的数目多达 10 余个。三萜及其苷类化合物具有广泛的生物活性,是某些天然药物发挥作用的主要活性成分,如灵芝三萜、人参皂苷、三七皂苷、甘草皂苷、远志皂苷、柴胡皂苷、酸枣仁皂苷、合欢皂苷等。三萜苷元主要存在于菊科、豆科、大戟科、楝科、卫矛科、茜草科、橄榄科、唇形科等植物中,三萜苷则主要存在于豆科、五加科、毛茛科、伞形科、鼠李科、葫芦科、报春花科等植物中。三萜苷元多为脂溶性成分,而苷尤其含糖数目较多的苷则水溶性较好。

本章实验主要目的在于让学生能够进一步掌握并理解三萜及其苷类化合物的理化性质、提取分离及其结构鉴定方法。

实验一 甘草次酸及其甲酯的提取分离与结构鉴定

一、实验目的和要求

1. 学习并掌握天然药物中三萜苷元类化合物的提取分离和结构鉴定方法。
2. 学习并掌握苷类化合物常用的苷键裂解方法及其应用。
3. 学习并掌握低压柱色谱以及制备性薄层色谱的特点及操作方法。
4. 学习并掌握齐墩果烷型三萜类化合物的波谱特征及其在结构鉴定中的作用。
5. 分离得到甘草次酸及其甲酯的纯品并鉴定其结构。

二、实验方法

(一) 概述

甘草为豆科甘草属植物甘草(又称乌拉尔甘草)(*Glycyrrhiza uralensis* Fisch.)、胀果甘草(*Glycyrrhiza inflata* Bat.)或光果甘草(*Glycyrrhiza glabra* L.)的干燥根及根茎,目前市场上所售商品甘草的主要来源为乌拉尔甘草。甘草是一味重要的常用中药,其性平、味甘,具有补脾益气、清热解毒、止咳祛痰、缓急定痛、调和诸药的功效,用于脾胃虚弱、倦怠乏力、心悸气短、咳嗽痰多、脘腹、四肢挛急疼痛、痈肿疮毒、缓解药物毒性烈性等。据不完全统计,60% 的中药复方处方中含有甘草,另外由于其具有甜味,甘草也被广泛用于食品等作为调味剂或矫味剂。

甘草所含化学成分主要有三萜类、黄酮类、香豆素类、香豆苯醚类、苯骈呋喃类等。甘草中三萜类化合物主要为齐墩果烷型五环三萜,其中产生甘草甜味的成分主要是三萜苷类化合物。甘草酸(glycyrrhizic acid)又称甘草甜素(约含 10% 左右),是甘草甜味的代表成分,具有起泡性,但溶血作用弱,在生药中以钾盐或钙盐形式存在,水解得两分子葡萄糖醛酸和甘草次酸(glycyrrhetinic acid)。甘草酸和甘草次酸均具有抗炎、抗肿瘤和肾上腺皮质激素样作用等,是甘草重要的有效成分。甘草次酸可制成抗炎、抗过敏制剂,用于治疗风湿性关节炎、气喘、过敏性及职业性皮炎、眼耳鼻喉科炎症及溃疡等。

到目前为止已从甘草中分离得到多种三萜皂苷和苷元,本实验涉及的甘草主要化学成分结构见图 9-1,性质见表 9-1。

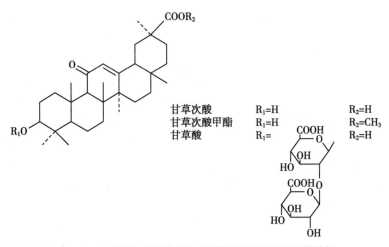

图 9-1   甘草酸、甘草次酸以及甘草次酸甲酯的化学结构

表 9-1   甘草中主要化合物的物理性质

中文名称	英文名称	性状	熔点 /℃	旋光度 (溶剂)	分子式	溶解度
甘草次酸甲酯	methyl glycyrrhetate	白色针晶	257~258		$C_{31}H_{48}O_4$	溶于三氯甲烷、乙酸乙酯、甲醇、乙醇等,不溶于水
18α- 甘草次酸	18α-glycyrrhetinic acid	片状结晶	283	+140.0 (乙醇)	$C_{30}H_{46}O_4$	易溶于三氯甲烷、甲醇和乙醇
18β- 甘草次酸	18β-glycyrrhetinic acid	针状结晶	296	+86.0 (乙醇)	$C_{30}H_{46}O_4$	易溶于三氯甲烷、甲醇和乙醇
甘草酸	glycyrrhizic acid	柱状结晶	220 (分解)	+46.2 (乙醇)	$C_{42}H_{62}O_{16}$	易溶于热水,可溶于热稀乙醇,几乎不溶于无水乙醇
甘草酸单钾盐	monopotassium glyc-yrrhizinate	针状结晶	212~217 (分解)	+46.9 (40% 乙醇)	$C_{42}H_{61}KO_{16}$	易溶于稀碱溶液,可溶于冷水(约 1:50),难溶于甲醇

(二) 实验流程图

实验流程如下。

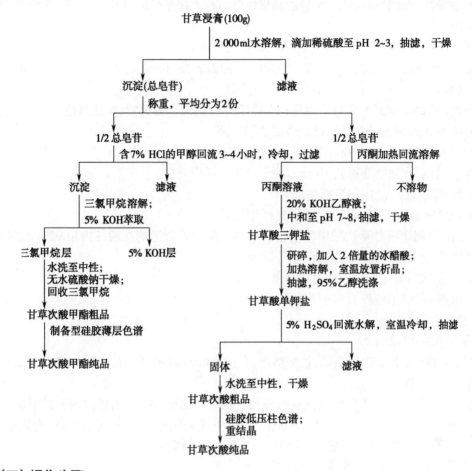

(三) 操作步骤

1. 甘草总皂苷的提取 称取 100g 甘草浸膏,乳钵研碎,分次加入 2 000ml 蒸馏水溶解,在搅拌下滴加稀硫酸(1:8,V/V)至 pH 2~3,析出大量棕黄色沉淀,静置,待沉淀完全后,除去上清液,抽滤,得棕黄色沉淀。将沉淀用蒸馏水洗至中性,干燥,得甘草总皂苷。

2. 甘草次酸甲酯粗品的制备 上述所得总皂苷称重后,取一半量,乳钵研成细粉,加 100ml 甲醇回流溶解,过滤,滤渣再用 50ml 甲醇回流,合并滤液,加浓盐酸至滤液含 7% HCl,水浴回流 3~4 小时,冷却,过滤得棕黑色沉淀,通风橱内放置干燥。用 80ml 三氯甲烷回流溶解,冷至室温,将三氯甲烷溶液倾入分液漏斗中,用 5% 氢氧化钾水溶液萃取 3~5 次,水洗三氯甲烷层至中性,三氯甲烷溶液用无水硫酸钠干燥,回收三氯甲烷至干,得甘草次酸甲酯粗品。

3. 甘草次酸粗品的制备 取另一半量甘草总皂苷,乳钵研成细粉,分别用丙酮 150ml、100ml、100ml 回流提取 2 小时、1 小时、1 小时,每次回流液趁热过滤,滤液放冷后用 20% KOH乙醇液中和至 pH 7~8,析出大量褐红色粉末状沉淀,抽滤,干燥,得甘草酸三钾盐粗品。

将甘草酸三钾盐粗品称重后,乳钵研成细粉,加入约 2 倍量的冰醋酸(约 40ml),加热使其全部溶解,室温放置 24 小时,析晶,抽滤,用 95% 乙醇洗涤,得甘草酸单钾盐。

称取 3g 甘草酸单钾盐置 100ml 圆底烧瓶中,加入 5% 硫酸 30ml,加热回流水解 1.5 小时,冷却至室温后抽滤,用蒸馏水洗至中性,干燥,得甘草次酸粗品。

4. 甘草次酸及甘草次酸甲酯硅胶薄层色谱溶剂系统条件的寻找

吸附剂:硅胶 GF_{254}。

样品:甘草次酸及甘草次酸甲酯的二氯甲烷溶液。

溶剂:石油醚、环己烷、苯、二氯甲烷、三氯甲烷、乙醚、丙酮、乙酸乙酯、乙醇、甲醇、水、冰醋酸、氨水等。

显色:(1)254nm 紫外光灯下观察;(2)喷雾 10% 硫酸乙醇溶液,加热显色。

5. 甘草次酸甲酯的制备型硅胶薄层色谱分离

薄层板:制备型硅胶 HF_{254} 薄层板(20cm × 20cm)。

样品:甘草次酸甲酯粗品 100mg,溶于少量二氯甲烷中。

溶剂系统:上述选定的溶剂系统。

定位:254nm 紫外光灯下观察色带,标记位置。

洗脱:用钢铲将甘草次酸甲酯色带刮下,研碎,装入合适的洗脱柱内用 95% 乙醇洗脱,收集洗脱液,回收溶剂后得甘草次酸甲酯纯品。

6. 甘草次酸的低压硅胶柱色谱分离

吸附剂:薄层用硅胶 H 30g(湿法装柱)。

色谱柱:2.5cm × 50cm。

压力:0.3~0.5kg/cm²。

样品:200mg 甘草次酸粗品,乙醇溶解,拌入 400mg 硅胶中,置通风橱中挥干乙醇,将硅胶研细,干法上样。

洗脱:三氯甲烷 - 丙酮梯度洗脱。先用三氯甲烷 50ml 洗脱,后依次用三氯甲烷 - 丙酮(10:1)100ml、三氯甲烷 - 丙酮(8:1)100ml、三氯甲烷 - 丙酮(6:1)适量洗脱,收集流分,每份 10ml,检识后合并单一斑点,浓缩,稀醇重结晶得甘草次酸纯品。

7. 甘草次酸甲酯及甘草次酸的结构鉴定

(1)甘草次酸甲酯

1)甘草次酸甲酯的乙酰化:称取甘草次酸甲酯 20mg,加入 1ml 无水吡啶溶解,再加入 1ml 新蒸醋酐,室温放置 48 小时,将反应液逐滴加入 10ml 碎冰水中,边滴加边搅拌,将产生的白色固体沉淀过滤,以蒸馏水洗数次至无吡啶味,甲醇重结晶即得甘草次酸甲酯乙酰化物。

2)甘草次酸甲酯及其乙酰化物的薄层鉴定

吸附剂:硅胶 GF_{254}。

溶剂系统:自选(三种溶剂系统)。

样品:甘草次酸甲酯及甘草次酸甲酯乙酰化物的二氯甲烷溶液;甘草次酸甲酯和甘草次酸甲酯乙酰化物标准品的二氯甲烷溶液。

显色:254nm 紫外光灯下观察;喷雾 10% 硫酸乙醇溶液,加热显色。

3)甘草次酸甲酯及其乙酰化物的物理常数和波谱测定:测定甘草次酸甲酯及其乙酰化物的熔点及其 UV、IR、MS、^{1}H-NMR(图 9-2)和 ^{13}C-NMR(图 9-3)等波谱数据,并与文献对照,进行数据分析与结构鉴定。

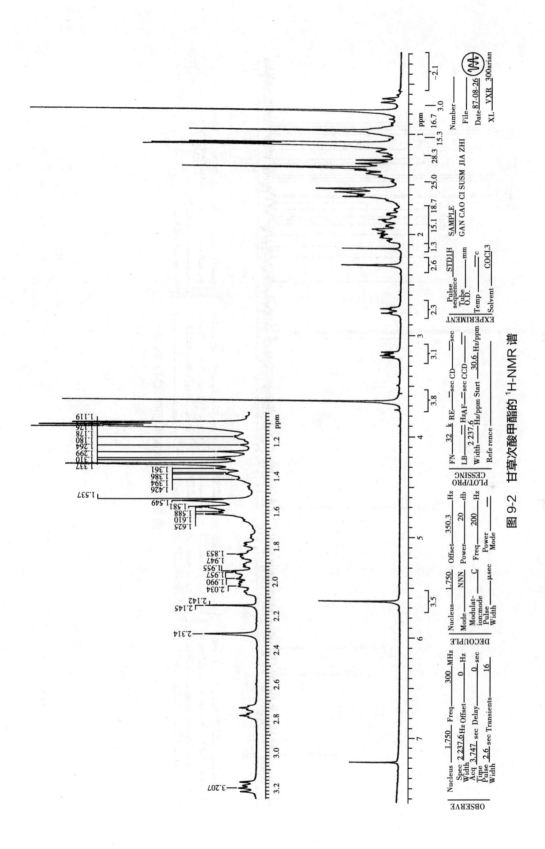

图 9-2　甘草次酸甲酯的 ¹H-NMR 谱

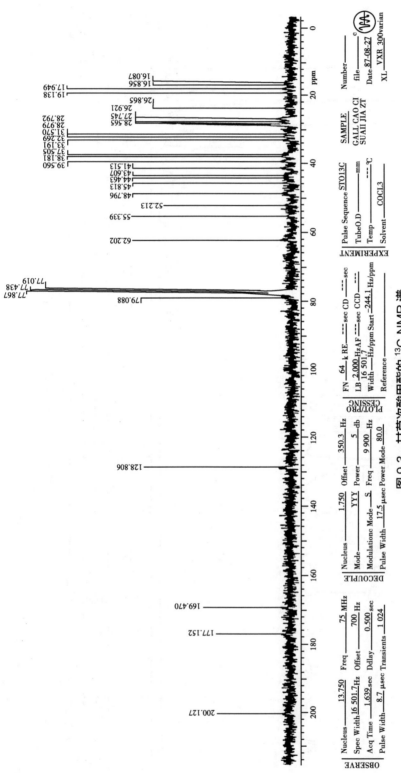

图 9-3 甘草次酸甲酯的 ^{13}C-NMR 谱

(2)甘草次酸

1)甘草次酸的薄层鉴定

吸附剂:硅胶 GF_{254}。

溶剂系统:自选(三种溶剂系统)。

样品:柱色谱所得甘草次酸纯品的二氯甲烷溶液;甘草次酸标准品的二氯甲烷溶液。

显色:254nm 紫外光灯下观察;喷雾 10% 硫酸乙醇溶液,加热显色。

2)甘草次酸的物理常数和波谱测定:测定甘草次酸的熔点及其 UV、IR、^{1}H-NMR 和 ^{13}C-NMR 等波谱数据,并与文献对照,进行数据分析与结构鉴定。

三、注意事项

1. 用无水硫酸钠干燥的过程应该足够长(至少 2 小时以上),而且在干燥过程中应不断振摇以保证充分干燥。

2. 低压柱色谱时一定注意要将玻璃柱固定密封好,并且压力不要过大,以防玻璃柱破裂。

四、实验指导

(一)实验安排

本实验共 28 学时,分 7 次完成,见表 9-2。

表 9-2　甘草次酸及其甲酯提取分离与结构鉴定的实验安排

次序	学时数	实验内容
1	4	甘草总皂苷的提取
2	4	甘草次酸甲酯粗品的制备
3	4	甘草酸三钾盐粗品的制备;硅胶薄层色谱溶剂系统
4	4	甘草酸单钾盐粗品的制备;制备型硅胶薄层色谱分离纯化
5	4	甘草次酸粗品的制备;减压柱色谱及溶剂系统的选择
6	4	甘草次酸低压硅胶柱色谱分离
7	4	甘草次酸及甘草次酸甲酯的结构鉴定

(二)实验讲解要点

1. 皂苷的结构特点、苷键裂解常用的方法、原理及应用。

2. 制备型薄层色谱的操作方法、特点和注意事项。

3. 低压柱色谱的操作方法、特点和注意事项。

(三)预习要求和思考题

1. 预习要求

(1)皂苷的结构特点以及苷类化合物裂解的常用方法。

(2)硅胶色谱的原理以及柱色谱和薄层色谱的操作方法。

2. 思考题

(1)甘草总皂苷的提取原理是什么? 皂苷还有哪些提取方法?

(2) 如果甘草总皂苷因抽滤不彻底导致含水量较高时(大于 20%),其在甲醇解时对甘草次酸甲酯的收率会有什么影响? 为什么? 如以 7%HCl 水溶液水解,推测所得苷元的可能结构。

(3) 甘草酸三钾盐用冰醋酸处理得甘草酸单钾盐,请解释其反应原理。

(4) 为什么甘草酸三钾盐须制成甘草酸单钾盐后再水解,而不是由甘草酸三钾盐直接水解?

(5) 如何判断甘草酸单钾盐是否水解完全? 为什么?

(6) 如何确定甘草酸中糖的结构类型? 请设计具体实验方法。

(7) 分析甘草次酸、甘草次酸甲酯及其乙酰化物的波谱数据,并总结其波谱特征。

(四) 实验报告形式要求

1. 实验报告格式应包括实验目的、实验流程、实验步骤、实验结果和讨论。

2. 要求记录提取分离过程,出现的现象、结果,鉴定的现象、结果和数据。

(五) 仪器、药品的规格和数量

1. 仪器规格和数量(1 组计)

仪器名称	规格	数量	仪器名称	规格	数量
布氏漏斗	套	1	圆底烧瓶	1 000ml	1
冷凝装置	套	1	圆底烧瓶	250ml	2
分液漏斗	个	1	圆底烧瓶	100ml	1
硅胶板	2.5cm × 7.5cm	若干	试管	20ml	若干
硅胶板	20cm × 20cm	若干	烧杯	100ml	1
层析缸	套	1	紫外光灯	台	1
具塞三角瓶	100ml	3	烘箱	台	1
三角瓶	3 000ml	1	色谱柱	2.5cm × 50cm	1
三角瓶	250ml	3	加压泵	个	1
具塞三角瓶	500ml	1	量筒	100ml	1

2. 药品规格和数量(1 组计)

药品名称	规格	数量	药品名称	规格	数量
甘草浸膏		100g	丙酮	500ml	适量
H_2SO_4	5%	适量	甲醇	500ml	适量
KOH 乙醇液	20%	适量	三氯甲烷	500ml	适量
冰醋酸	500ml	适量	无水硫酸钠	500g	适量
浓盐酸	500ml	适量	KOH 溶液	5%	适量
薄层用硅胶 H	1kg	30g			

实验二　酸枣仁皂苷的提取分离与结构鉴定

一、实验目的和要求

1. 学习并掌握酸碱法分离黄酮苷和三萜皂苷的方法、优缺点及其注意事项。

2. 学习并掌握硅胶、Sephadex LH-20 以及大孔吸附树脂的结构及性质、分离原理、使用方法、应用范围及注意事项。

3. 学习并掌握达玛烷型三萜类化合物的波谱特征及其在结构鉴定中的作用。

4. 分离得到酸枣仁皂苷 A 和酸枣仁皂苷 B 的纯品并鉴定其结构。

二、实验方法

(一) 概述

酸枣仁为鼠李科枣属植物酸枣［*Ziziphus jujuba* Mill var. *spinosa*(Bunge) Hu ex. H. F. Chou］的干燥成熟种子，在陕西、辽宁、内蒙古、河北、河南、山东等地均有分布。酸枣仁性甘、酸、平，具宁心、安神、养肝、敛汗等功效，主要用于治疗虚烦不眠、惊悸多梦、体虚多汗、津伤口渴等症。现代药理研究证明，酸枣仁对中枢神经系统有镇静、催眠、镇痛及抗惊厥作用，近来报道酸枣仁有抗心律失常、抗心肌缺血以及降压等作用。

酸枣仁含有大量的脂肪油(高达 30% 左右)和蛋白质，并含有黄酮苷、三萜苷、生物碱等多种类型化学成分。酸枣仁黄酮苷主要以碳苷形式存在，含量较高，其中以酸枣仁素(spinosin)和 6‴- 阿魏酰酸枣仁素(6‴-feruloylspinosin)的含量最高；三萜苷以酸枣仁皂苷 A(jujuboside A)和酸枣仁皂苷 B(jujuboside B)的含量最高，其苷元为达玛烷型三萜。酸枣仁中主要化合物的结构见图 9-4，性质见表 9-3。

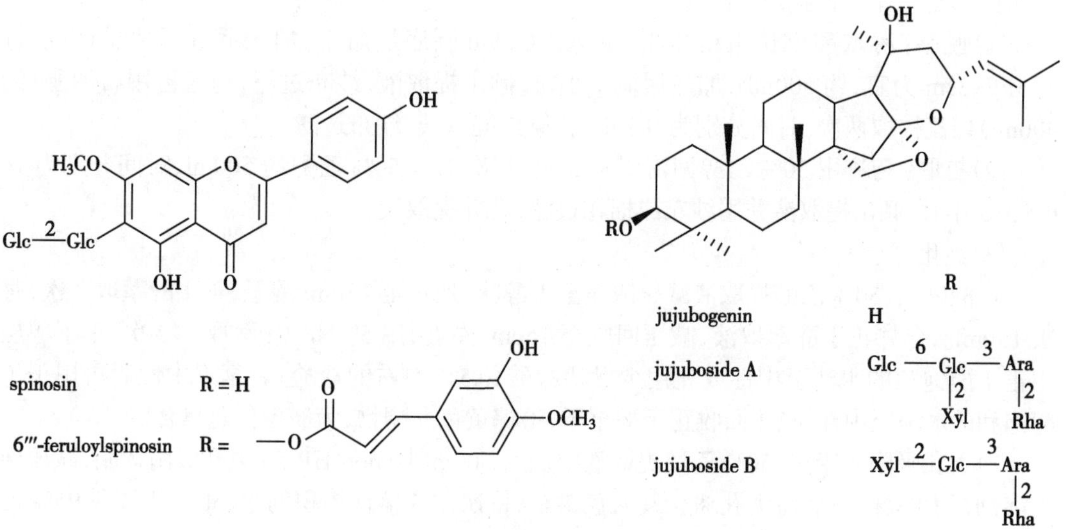

图 9-4　酸枣仁中主要黄酮和皂苷类化合物的结构

表 9-3   酸枣仁中主要黄酮和皂苷类化合物的物理性质

中文名称	英文名称	性状	分子式	熔点/℃	溶解度	旋光度([α]$_D^{23}$, CH$_3$OH)
酸枣仁皂苷 A	jujuboside A	白色粉末	C$_{58}$H$_{94}$O$_{26}$	243~246	溶于醇、稀醇、水	−20.5
酸枣仁皂苷 B	jujuboside B	白色粉末	C$_{52}$H$_{84}$O$_{21}$	228~231	溶于醇、稀醇、水	−14.5
酸枣仁素	spinosin	黄色粉末	C$_{28}$H$_{32}$O$_{15}$	237~240	微溶于醇、稀醇，溶于碱水	
6‴-阿魏酰酸枣仁素	6‴-feruloylspinosin	黄色粉末	C$_{38}$H$_{40}$O$_{19}$	224（分解）	微溶于醇、稀醇，溶于碱水	

（二）实验流程图

实验流程如下。

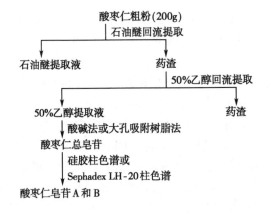

（三）操作步骤

1. 酸枣仁皂苷的提取与纯化

（1）脱脂：称取酸枣仁粗粉 200g，装入 1 000ml 圆底烧瓶中，加入适量石油醚（以没过药材 2~3cm 为宜，约 500ml），加热回流 1 小时，倾出提取液，纱布过滤，药渣再用石油醚（约400ml）回流提取两次，时间分别为 0.5 小时，倾出提取液，纱布过滤。

（2）提取：药渣用 50% 乙醇回流提取 3 次，每次加入 50% 乙醇约 500ml，时间分别为 1、0.5、0.5 小时，倾出提取液并用纱布或棉花过滤，合并提取液。

（3）纯化

1）酸碱法：50% 乙醇提取液减压浓缩至无醇味，加水至 150ml 混悬，正丁醇萃取 3 次，每次 150ml。合并正丁醇萃取液，减压回收至 150ml 左右，用 5%NaOH 萃取 1~2 次，正丁醇层用正丁醇饱和的水洗至中性或先用少量稀盐酸（0.5% 左右的盐酸）调至近中性后再用正丁醇饱和的水洗至中性，减压回收正丁醇至干，得棕黄色黏稠物，为酸枣仁总皂苷。

2）大孔吸附树脂法：50% 乙醇提取液中加入 500ml Diaion HP-20 大孔吸附树脂，减压回收溶剂至无醇味，然后将大孔树脂装入色谱柱，依次用 5 倍柱体积的水、50% 乙醇和 95% 乙醇洗脱，将 95% 乙醇洗脱液减压回收溶剂得总皂苷。

2. 酸枣仁皂苷的薄层色谱检识与硅胶柱色谱分离条件的寻找

吸附剂：硅胶 GF$_{254}$。

样品：酸枣仁总皂苷的甲醇溶液，酸枣仁皂苷 A 和酸枣仁皂苷 B 对照品的甲醇溶液。

溶剂系统：①三氯甲烷 - 甲醇 - 水（65∶35∶10，下层）；②水饱和的正丁醇；③其他溶剂系统。

显色剂：10% 硫酸乙醇溶液或三氯化锑（或五氯化锑）三氯甲烷饱和溶液，喷雾后加热显色。

3. 酸枣仁皂苷 A 和酸枣仁皂苷 B 的分离

（1）硅胶柱色谱：取酸枣仁总皂苷 2g，用乙醇溶解后吸附在 4g 硅胶上，挥去溶剂后制成柱色谱用样品。取 4.0cm × 50cm 玻璃柱一根，底端放一片棉花以防硅胶漏出，装入柱色谱用硅胶（200~300 目）100g，轻敲色谱柱使其沉降均匀，然后加入拌好样品的硅胶，并在样品上覆一层保护硅胶，用三氯甲烷 - 甲醇 - 水（65∶35∶10，下层）洗脱，收集洗脱液，每份 20ml，至酸枣仁皂苷 A 全部洗出即停止洗脱。TLC 检识，合并相同 R_f 的流分，回收至干，得酸枣仁皂苷 A 和酸枣仁皂苷 B 纯品。

（2）Sephadex LH-20 柱色谱：取 50g Sephadex LH-20，50% 甲醇充分浸泡溶胀（3 小时以上），湿法装柱（1.5cm × 100cm 玻璃柱），使其沉降均匀。取酸枣仁总皂苷 100mg，用 50% 甲醇溶解，滤除不溶性杂质后，取滤液湿法上样，50% 甲醇洗脱，收集洗脱液，每份 10ml，至酸枣仁皂苷 B 全部洗出即停止洗脱。TLC 检识，合并相同 R_f 的流分，减压回收至干，得酸枣仁皂苷 A 和酸枣仁皂苷 B 纯品。Sephadex LH-20 用甲醇洗涤干净，回收。

4. 酸枣仁皂苷 A 和酸枣仁皂苷 B 的结构鉴定

（1）纯度检查：TLC 法，溶剂系统自选。

（2）显色反应：① Liebermann-Burchard 反应；② Molisch 反应。

（3）酸枣仁皂苷 A 和酸枣仁皂苷 B 的水解：取酸枣仁皂苷 A 和酸枣仁皂苷 B 纯品各 20mg，用 10% 盐酸甲醇溶液 10ml 回流水解 1 小时，加入 5ml 水，回收甲醇，水层用三氯甲烷萃取 3 次，回收三氯甲烷后用硅胶薄层检识（石油醚 - 乙酸乙酯，65∶35），与标准品伊比邻内酯（ebelin lactone，为酸枣仁 A 和酸枣仁皂苷 B 的次生苷元）R_f 对照一致。三氯甲烷萃取后的水层用碳酸钡中和至中性，过滤，取滤液置水浴上浓缩至干，甲醇溶解，用纸色谱进行糖的鉴定。

（4）糖的纸色谱

纸色谱：6cm × 30cm 色谱用滤纸。

样品：水解后糖样品的甲醇溶液，葡萄糖、鼠李糖、木糖和阿拉伯糖标准品的甲醇溶液。

展开剂：正丁醇 - 乙酸 - 水（6∶2.5∶1）。

显色剂：草酸苯胺显色剂，喷雾后加热显色。

（5）酸枣仁皂苷 A 和酸枣仁皂苷 B 物理常数和波谱测定

测定酸枣仁皂苷 A 和酸枣仁皂苷 B 物理常数如熔点、比旋光度以及 UV、IR、MS、^{1}H-NMR 和 ^{13}C-NMR（图 9-5~ 图 9-8）等波谱数据，并与文献对照，进行数据分析与结构鉴定。

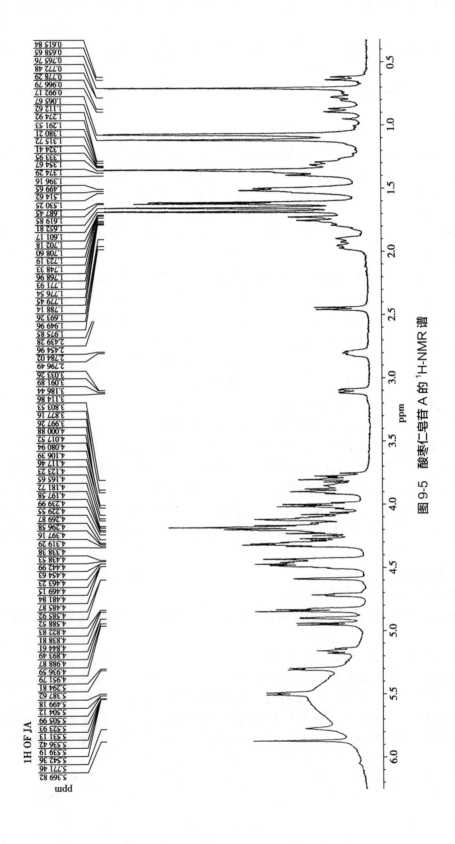

图 9-5   酸枣仁皂苷 A 的 ¹H-NMR 谱

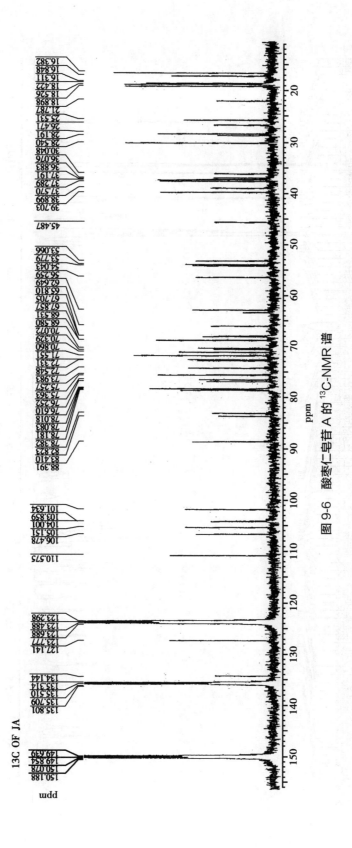

图 9-6　酸枣仁皂苷 A 的 ^{13}C-NMR 谱

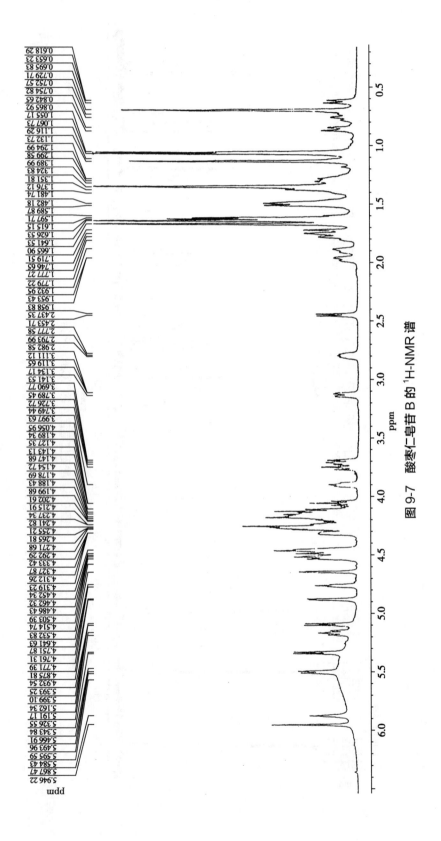

图 9-7　酸枣仁皂苷 B 的 ^{1}H-NMR 谱

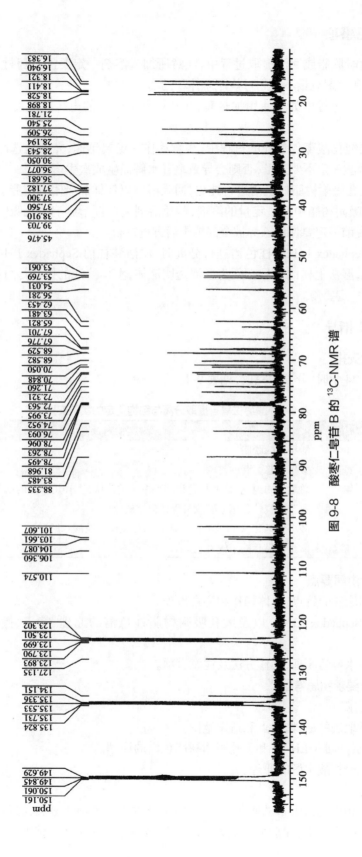

图 9-8　酸枣仁皂苷 B 的 ^{13}C-NMR 谱

三、注意事项

1. 在石油醚脱脂或回流提取过程中,注意所加入溶剂一定要没过药材 2~3cm,且圆底烧瓶内的药材和溶剂总量不要超过烧瓶总体积的 2/3。

2. 回流提取过程中如果使用加热套,注意控制加热套的电压或温度以防止底部药材糊化。

3. 酸碱法纯化酸枣仁皂苷的过程中,注意动作一定要迅速,尤其是选用稀酸将正丁醇洗至中性时,盐酸一定不要过量,否则会导致皂苷水解而生成次生产物。

4. 采用大孔吸附树脂柱色谱进行纯化,回收溶剂以使样品吸附到树脂上时一定要随时注意保持大孔吸附树脂中有一定量的溶剂,避免溶剂完全挥干影响大孔吸附树脂色谱纯化效果;而水洗脱前一定要保证乙醇被全部挥干后方可进行。

5. 采用 Sephadex LH-20 柱色谱进行分离时,湿法装柱前 Sephadex LH-20 务必用洗脱溶剂充分溶胀,湿法上样的样品必须为澄清透明液体,上样溶液的体积尽可能小,而且上样和洗脱时流速一定要慢。

四、实验指导

(一)实验安排

本实验共 24 学时,分 6 次完成,见表 9-4。

表 9-4 酸枣仁皂苷提取分离与结构鉴定的实验安排

次序	学时数	实验内容
1	4	酸枣仁的脱脂
2	4	酸枣仁总皂苷的提取
3	4	总皂苷的纯化;硅胶柱色谱溶剂系统的确认;上样用样品的制备
4	4	皂苷硅胶柱色谱分离或凝胶柱色谱的分离
5	4	酸枣仁皂苷 A 和酸枣仁皂苷 B 的纯度检识及酸水解反应
6	4	酸枣仁皂苷的结构鉴定

(二)实验讲解要点

1. 酸碱萃取法的特点、具体操作和注意事项。

2. 硅胶、Sephadex LH-20 以及大孔吸附树脂柱色谱的原理、特点、操作方法和注意事项。

3. 皂苷酸水解的原理、操作方法及注意事项。

(三)预习要求和思考题

1. 预习要求

(1)酸碱萃取法的原理、特点和适用范围。

(2)硅胶、Sephadex LH-20 和大孔吸附树脂色谱的原理。

(3)苷类化合物酸水解的原理。

2. 思考题

(1)酸枣仁由于含有大量的脂肪油,会影响皂苷的进一步纯化分离,必须首先进行脱脂,除了本实验中采用的石油醚脱脂方法外,还可以采取哪些方法进行脱脂?

(2)将酸枣仁皂苷和黄酮苷有效分离还可以采取什么方法？

(3)大孔吸附树脂色谱的分离原理是什么？如何进行大孔吸附树脂的预处理和再生？

(4)酸枣仁皂苷 A 和酸枣仁皂苷 B 经硅胶柱色谱和 Sephadex LH-20 柱色谱分离,洗脱顺序有何不同？为什么？

(5)分析总结酸枣仁皂苷 A 和酸枣仁皂苷 B 的 ^{1}H-NMR 和 ^{13}C-NMR 的波谱特征。

(四) 实验报告形式要求

1. 实验报告格式应包括实验目的、实验流程、实验步骤、实验结果和讨论。

2. 要求记录提取分离过程,出现的现象,结果,鉴定的现象、结果和数据。

(五) 仪器、药品的规格和数量

1. 仪器规格和数量(1 组计)

仪器名称	规格	数量	仪器名称	规格	数量
冷凝装置	套	1	圆底烧瓶	1 000ml	1
分液漏斗	个	1	圆底烧瓶	500ml	2
GF254 硅胶板	2.5cm × 7.5cm	若干	试管	20ml	若干
层析缸	套	1	烧杯	500ml	1
三角瓶	2 000ml	1	紫外光灯	台	1
三角瓶	500ml	2	色谱柱	4.0cm × 50cm	1
具塞三角瓶	500ml	2	色谱柱	1.5cm × 100cm	1

2. 药品规格和数量(1 组计)

药品名称	规格	数量	药品名称	规格	数量
酸枣仁粗粉		200g	石油醚	500ml	适量
稀盐酸	0.5%	适量	正丁醇	500ml	适量
Diaion HP-20 大孔吸附树脂		500ml	三氯甲烷	500ml	适量
10% 硫酸乙醇溶液	10%	适量	乙酸	500ml	适量
三氯化锑(或五氯化锑)三氯甲烷饱和溶液		适量	NaOH 溶液	5%	适量
盐酸甲醇溶液	10%	适量	95% 乙醇	500ml	适量
伊比邻内酯		适量	甲醇	500ml	适量
色谱用滤纸	6cm × 30cm	1	柱层硅胶	200~300 目	100g
草酸苯胺显色剂		适量	乙酸乙酯	500ml	适量
凝胶 Sephadex LH-20	500g	50g	BaCO₃	500g	适量
木糖	500g	适量	葡萄糖	500g	适量
阿拉伯糖	500g	适量	鼠李糖	500g	适量

实验三　柴胡皂苷的提取分离与结构鉴定

一、实验目的和要求

1. 学习并掌握大孔吸附树脂色谱的结构性质、原理、使用方法及应用范围。

2. 学习并掌握中压和高压液相色谱仪的仪器结构组成及操作方法。

3. 学习并掌握反应薄层色谱的原理、方法及其在苷类化合物结构鉴定中的应用。

4. 学习并掌握齐墩果烷型三萜类化合物的波谱特征及其在结构鉴定中的作用。

5. 分离得到柴胡皂苷 a、c 和 d 的纯品并鉴定其结构。

二、实验方法

(一) 概述

柴胡系伞形科柴胡属植物柴胡(*Bupleurum chinense* DC.)或狭叶柴胡(*Bupleurum scorzonerifolium* Willd.)的干燥根,其性苦、微寒,具有和解表里、疏肝、升阳之功效,主要用于治疗感冒、发热、寒热往来、胸肋苦满、胸胁胀痛等症。现代药理实验证明,柴胡有解热、抗炎、镇静、保肝等作用,由柴胡中提取的挥发油、皂苷也已用于临床。

柴胡的化学成分以挥发油、三萜皂苷及黄酮类成分为主,此外还含有多元醇、香豆素、脂肪酸、多糖等。柴胡中的三萜皂苷的苷元为齐墩果烷型,多为双糖苷或三糖苷,其中以柴胡皂苷 a、c、d 的含量较高,为柴胡的主要活性成分。柴胡皂苷 a、c、d 的苷元结构中具有 13β,28- 环氧醚键,在酸性条件下极易断裂形成齐墩果 -11,13- 二烯或齐墩果 -12- 烯结构的皂苷,因此在提取分离过程中要特别注意避免酸性成分的存在。柴胡中主要三萜皂苷的结构见图 9-9,性质见表 9-5。

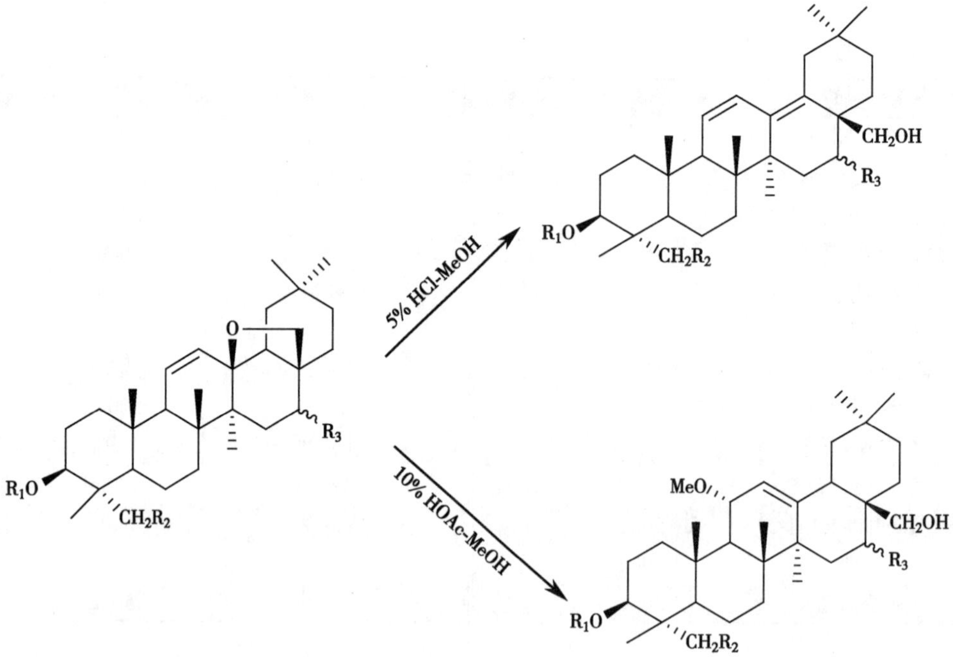

A:$R_1=\beta$-D-Glc(1→3)-β-D-Fuc, R_2=OH, $R_3=\beta$-OH
B:$R_1=\beta$-D-Glc(1→3)-β-D-Fuc, R_2=OH, $R_3=\alpha$-OH
C:$R_1=\beta$-D-Glc(1→3)[-L-Rham(1→4)]-β-D-Fuc, R_2=H, $R_3=\beta$-OH

图 9-9　柴胡皂苷 a、c、d 的结构及其酸性条件下苷元的结构转化

表 9-5　柴胡皂苷 a、c、d 的物理性质

中文名称	英文名称	性状	mp./℃	旋光 $[\alpha]_D$	分子式	溶解度
柴胡皂苷 a	saikosaponin a	白色粉末	230~232	+46（EtOH）	$C_{42}H_{68}O_{13}$	易溶于甲醇、乙醇、水
柴胡皂苷 c	saikosaponin c	白色粉末	208~210	+4.3（EtOH）	$C_{48}H_{78}O_{17}$	同上
柴胡皂苷 d	saikosaponin d	白色粉末	216~218	+37（EtOH）	$C_{42}H_{68}O_{13}$	同上

(二) 实验流程图

实验流程如下。

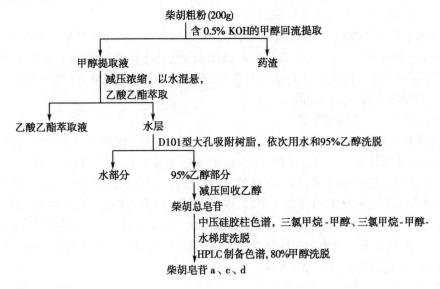

(三) 操作步骤

1. 柴胡皂苷的提取　取柴胡根粗粉(200g)，装入 1 000ml 圆底烧瓶中，加入 600ml 含 0.5% KOH 的甲醇回流 2 小时，倾滤，药渣分别用 400ml 含 0.5% KOH 的甲醇再回流提取 2 次，每次 1 小时。滤除提取液不溶性杂质后合并，减压浓缩至干，得红棕色黏稠物，150ml 蒸馏水溶解后用 50ml 乙酸乙酯萃取 3 次，除去水层中的乙酸乙酯，柴胡皂苷存在于水溶液中。

2. 柴胡皂苷的纯化

(1) 大孔吸附树脂的预处理：取 D101 型大孔吸附树脂 100ml，加入 95% 乙醇 200ml，装入 3.0cm × 30cm 色谱柱中，控制流速以液滴不成串为宜，用 95% 乙醇洗涤，至所接收 500ml 洗脱液回收后无残渣，加蒸馏水置换柱中的乙醇至无醇。

(2) 柴胡皂苷的纯化：将柴胡皂苷水溶液通过 D101 型大孔吸附树脂柱，用蒸馏水洗脱树脂柱至流出液无明显 Molisch 反应后再用 95% 乙醇洗脱，收集洗脱液。合并 95% 乙醇洗脱液，减压回收溶剂至少量，然后通过 40g Al_2O_3 吸附柱，95%EtOH 洗脱后合并洗脱液，减压浓缩，抽干，得柴胡总皂苷。

3. 柴明皂苷的薄层色谱检识与中压硅胶柱色谱分离条件的寻找

吸附剂：硅胶 G。

样品：柴胡总皂苷甲醇溶液。

溶剂系统：①三氯甲烷 - 甲醇 - 水 (30∶10∶1)；②乙酸乙酯 - 乙醇 - 水 (8∶2∶1)；③其他

自选溶剂系统条件。

显色剂:20%硫酸乙醇溶液或三氯化锑(或五氯化锑)饱和三氯甲烷溶液,喷雾后加热显色。

4. 柴胡皂苷的中压硅胶柱色谱分离　称取柴胡总皂苷 300mg 溶于 95% 乙醇中,加入 900mg 硅胶,置通风橱中挥干溶剂,研碎后待用。取 26mm × 460mm 的硼硅玻璃柱,装入硅胶 H(10~40μm),加入用硅胶拌好并研碎的样品,上面覆以少量保护硅胶。将色谱柱接入中压液相色谱系统中,先以 300ml 三氯甲烷饱和色谱柱,然后用三氯甲烷 - 甲醇(4:1)500ml、三氯甲烷 - 甲醇 - 水(30:10:1)600ml 梯度洗脱,收集洗脱液,每份 20ml。经硅胶薄层色谱检识,合并 R_f 相同的洗脱液,减压浓缩至干,然后用少量甲醇溶解,滴加乙醚得白色沉淀,抽滤,少量乙醚洗涤沉淀,分别得到柴胡皂苷 a、c、d 的纯品。

5. 柴胡皂苷的高效液相色谱分离　同时含有柴胡皂苷 a 和 d 的样品用 80% 甲醇溶解,经高效液相色谱 RP-18 制备色谱(22mm × 250mm),色谱柱流速为 10ml/min,流动相为 80% 甲醇,紫外检测器波长设定为 210nm。收集相应保留时间的洗脱液,洗脱液经减压浓缩至干,分别得到柴胡皂苷 a、d 的纯品。

6. 柴胡皂苷 a、c、d 的结构鉴定

(1)反应薄层色谱(reaction thin layer chromatography)鉴定柴胡皂苷中的糖:分别取少量柴胡皂苷 a、c、d 样品溶于无水乙醇中,在 5cm × 14cm 硅胶 GF$_{254}$ 薄层板上点样。在 1 000ml 烧杯中放入盛有盐酸的结晶皿,将点好样的薄层板放入,用一层滤纸封好烧杯后再用保鲜膜密封烧杯上口,置 70℃水浴中保温 1 小时,取出薄层板挥去 HCl 后,点样呋糖、葡萄糖与鼠李糖标准品于薄层板上,用三氯甲烷 - 甲醇 - 水(30:12:4 下层液)15ml 加冰醋酸 1ml 配成的溶剂展开,苯胺邻苯二甲酸正丁醇溶液喷雾加热显色,将被水解的柴胡皂苷斑点与糖标准品的 R_f 比较,确定柴胡皂苷中糖的种类。

(2)柴胡皂苷 a、c、d 的薄层色谱鉴定

吸附剂:硅胶 G。

样品:柴胡皂苷 a、c、d 样品的甲醇溶液,柴胡皂苷 a、c、d 标准品的甲醇溶液。

溶剂系统:①三氯甲烷 - 甲醇 - 水(30:10:1);②乙酸乙酯 - 乙醇 - 水(8:2:1)。

显色剂:20%硫酸乙醇溶液或三氯化锑(或五氯化锑)饱和三氯甲烷溶液,喷雾后加热显色。

(3)柴胡皂苷 a、c、d 物理常数和波谱测定:测定柴胡皂苷 a、c、d 的熔点、旋光度以及 UV、IR、MS、^{1}H-NMR 和 ^{13}C-NMR 等波谱数据(表 9-6,图 9-10 和图 9-11),并与文献对照,进行数据分析与结构鉴定。

表 9-6　柴胡皂苷 a、c、d 的波谱数据

化合物	UV($\lambda_{MeOH\ max}$)/nm	IR(υ_{KBr})/cm^{-1}	FAB-MS/(m/z)	^{1}H-NMR, ^{13}C-NMR
柴胡皂苷 a	203.0	3 415、1 641、1 075、920、906、886	780、617	见参考文献[3]
柴胡皂苷 d	204.2	3 422、1 631、1 076、910、890、870	780、617	见参考文献[3]
柴胡皂苷 c	205.4	3 409、1 637、1 060、920、912、885	949、763、582	见参考文献[3]

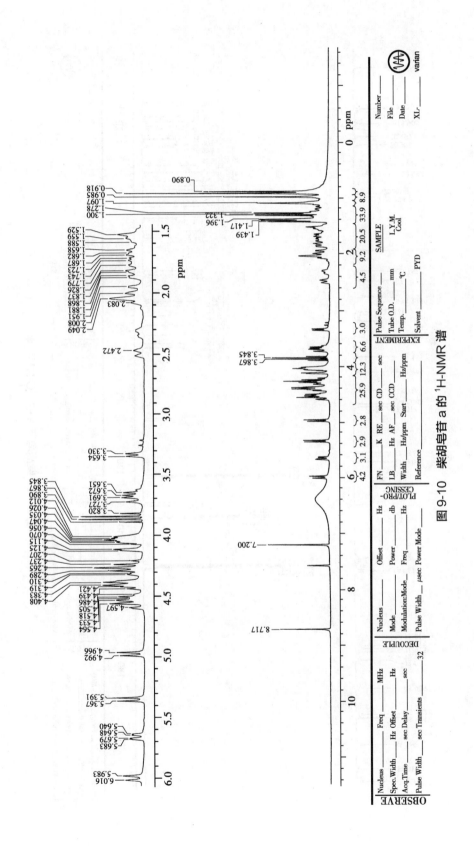

图 9-10 柴胡皂苷 a 的 ¹H-NMR 谱

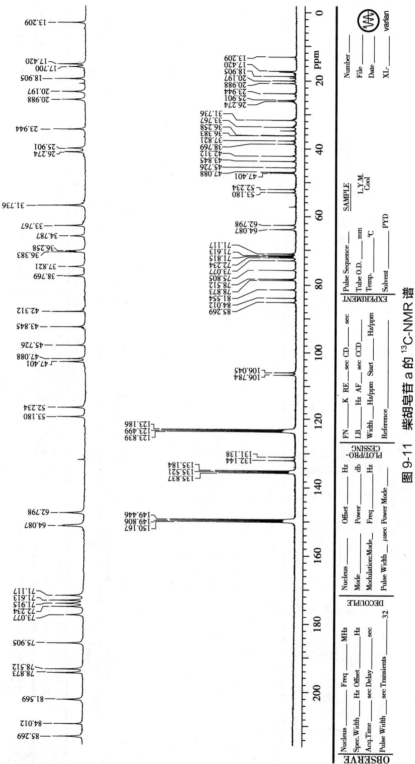

图 9-11   柴胡皂苷 a 的 ^{13}C-NMR 谱

三、注意事项

1. 在回流提取过程中，注意所加入溶剂一定要没过药材 2~3cm，且圆底烧瓶内的药材和溶剂总量不要超过烧瓶总体积的 2/3；如果使用加热套，注意控制加热套的电压或温度以防止底部药材糊化。

2. 进行反应薄层色谱时在保鲜膜封口前，应先用一层滤纸封好烧杯后再用保鲜膜密封，否则在水解过程中盐酸蒸气会滴到薄层板上影响实验结果。另外，薄层板上吸附的盐酸应彻底挥发干净后再点糖的标准品。

3. 注意中压液相色谱仪和高压液相色谱仪的正确操作方法和注意事项。

四、实验指导

(一) 实验安排

本实验共 24 学时，分 6 次完成，见表 9-7。

表 9-7　柴胡皂苷提取分离及结构鉴定的实验安排

次序	学时数	实验内容
1	4	柴胡皂苷的提取
2	4	柴胡皂苷的纯化
3	4	柴胡皂苷的检识以及中压硅胶柱色谱干法上样用样品的制备
4	4	柴胡皂苷的中压硅胶柱色谱分离
5	4	柴胡皂苷 a 和 d 的 HPLC 制备分离
6	4	柴胡皂苷的结构鉴定

(二) 实验讲解要点

1. 柴胡皂苷提取时溶剂选择的原理。
2. 大孔吸附树脂和 RP-C$_{18}$ 柱色谱的结构、特点、色谱原理、操作方法和注意事项。
3. 中压和高压液相色谱仪的仪器组成、原理、特点、操作方法及注意事项。
4. 反应薄层色谱的操作方法及应用。

(三) 预习要求和思考题

1. 预习要求

(1) 大孔吸附树脂和 RP-C$_{18}$ 色谱的原理、特点及应用。

(2) 中压和高压液相色谱仪的仪器组成和原理。

(3) 请根据柴胡皂苷的结构设计提取柴胡皂苷的其他可行方法。

(4) 由于柴胡皂苷元结构不稳定，因此往往在提取分离和结构鉴定时很难得到其原生苷元，请查阅相关文献总结获得柴胡皂苷原生皂苷元的方法。

2. 思考题

(1) 柴胡乙醇提取物在经大孔吸附树脂处理前为何要先用乙酸乙酯萃取？水层又为何要除去乙酸乙酯后才可经大孔树脂色谱？

(2) 柴胡皂苷经硅胶柱层色谱分离后常常与少量酚类成分混在同一流分中，使得到的皂苷样品外观发黄，并干扰结构鉴定，请设计除去这些杂质的方法，并尽可能避免产品的破坏或损失。

(3)分析柴胡皂苷 a、c、d 的 ^{1}H-NMR 和 ^{13}C-NMR 谱特征。

(4)除柴胡皂苷 a、c、d 外,柴胡中尚含有糖链末端葡萄糖羟基单乙酰或双乙酰化的皂苷类成分,请问含乙酰化糖的皂苷类成分在波谱上有什么特征? 如何确定乙酰基在糖链上而不是在皂苷元骨架上?

(四) 实验报告形式要求

1. 实验报告格式应包括实验目的、实验流程、实验步骤、实验结果和讨论。

2. 要求记录提取分离过程,出现的现象、结果,鉴定的现象、结果和数据。

(五) 仪器、药品的规格和数量

1. 仪器规格和数量(1 组计)

仪器名称	规格	数量	仪器名称	规格	数量
冷凝装置	套	1	圆底烧瓶	1 000ml	1
分液漏斗	个	1	圆底烧瓶	500ml	1
硅胶 G 板	2.5cm × 7.5cm	若干	烧杯	1 000ml	1
硅胶 GF$_{254}$ 板	5cm × 15cm	1	紫外光灯	台	1
层析缸	套	1	色谱柱	3.0cm × 30cm	1
三角瓶	2 000ml	1	硼硅玻璃柱	26mm × 460mm	1
三角瓶	500ml	2	RP-18 制备柱	22mm × 250mm	1
具塞三角瓶	500ml	2	中压液相系统	套	1
布氏漏斗	套	1	高效液相系统	套	1

2. 药品规格和数量(1 组计)

药品名称	规格	数量	药品名称	规格	数量
柴胡根粗粉		200g	三氯甲烷	500ml	适量
盐酸	500ml	适量	冰醋酸	500ml	适量
D101 大孔吸附树脂		100ml	KOH 甲醇溶液	0.5%	适量
20% 硫酸乙醇溶液	20%	适量	95% 乙醇	500ml	适量
苯胺 / 邻苯二甲酸正丁醇溶液		适量	甲醇	500ml	适量
Al$_2$O$_3$	1kg	40g	硅胶 H	10 ~ 40mm	100g
呋糖	500g	适量	乙酸乙酯	500ml	适量
鼠李糖	500g	适量	无水乙醇	500ml	适量
三氯化锑(或五氯化锑) 三氯甲烷饱和溶液		适量	葡萄糖	500g	适量

(姜 勇)

参 考 文 献

[1] 白焱晶, 程功, 陶晶, 等. 酸枣仁皂苷 E 的结构鉴定. 药学学报, 2003, 38 (12): 934.

[2] CHENG G, BAI Y, ZHAO Y Y, et al. Flavonoids from *Ziziphus jujuba* Mill var. *spinosa*. Tetrahedron, 2000, 56 (45): 8915.

[3] 程功, 白焱晶, 赵玉英. 枣属植物化学成分及药理活性研究概况. 国外医药- 植物药分册, 1999, 14 (4): 15.

甾体化合物是天然广泛存在的一类化学成分,种类很多,结构中都具有环戊烷骈多氢菲的甾核。一般根据甾核 C-17 位侧链的不同,天然甾类成分又分为许多类型,常见的类型有强心苷类、甾体皂苷类、C_{21} 甾类、植物甾醇类、昆虫变态激素及胆酸类等。

强心苷是存在于植物中具有强心作用的甾体苷类化合物,苷元 C-17 位侧链为不饱和内酯环,有为五元环的 $\Delta^{\alpha\beta}$-γ- 内酯,称为甲型强心苷元;也有为六元环的 $\Delta^{\alpha\beta,\gamma\delta}$-$\delta$- 内酯,称为乙型强心苷元,都属于 β- 构型。强心苷主要分布于玄参科、夹竹桃科、百合科、萝藦科、十字花科、卫矛科、豆科、桑科、毛茛科、梧桐科、大戟科等植物中。目前,强心苷仍是临床上治疗心力衰竭不可缺少的重要药物,但强心苷的安全范围小,一般治疗量已接近中毒量的 60%。为保持临床用药安全,应检测血浓度,做到剂量个体化。

甾体皂苷是指苷元为螺甾烷类化合物的皂苷,在植物中分布广泛,迄今发现的甾体皂苷类化合物已达一万种以上,主要分布在薯蓣科、百合科、玄参科、菝葜科、龙舌兰科等植物中。二十世纪六七十年代国内外学者对甾体皂苷做了大量研究,寻找开发甾体皂苷元用于合成甾体避孕药和激素类药物的原料。近年来,随着甾体皂苷化学的发展,许多新的生物活性逐渐被发现,一些新的甾体皂苷类药物开始进入临床,并取得满意的结果。通过本次实验,进一步掌握甾体及其苷类化合物的性质及提取分离方法。

实验一　穿山龙中薯蓣皂苷及薯蓣皂苷元的提取、分离及检识

一、目的与要求

1. 实验目的　学习中草药中甾体皂苷及苷元的提取、精制及鉴别方法。
2. 实验要求
(1)掌握甾体皂苷及苷元的提取、分离方法。
(2)掌握甾体皂苷及苷元的检识方法。
(3)掌握索氏提取器的应用。

二、实验方法

(一) 概述

穿山龙为薯蓣科植物穿龙薯蓣(*Dioscorea nipponica* Makino)的干燥根茎,《中国药典》收载品种,具有祛风除湿、活血通络、清肺化痰等多种功效,主治风湿痹痛、肢体麻木、胸痹心痛、慢性气管炎、跌打损伤、疟疾、痈肿等病,其主要有效成分为甾体皂苷。现代药理研究表

明,穿山龙总皂苷提取物具有降低兔动脉压、减慢心率、增大心肌收缩力、改善冠脉循环、增加冠脉流量、抗动脉粥样硬化、降血脂及抗炎等作用,其中水溶性皂苷具有镇咳作用,水不溶性皂苷具有祛痰作用。水不溶性皂苷主要有薯蓣皂苷(dioscin)、纤细薯蓣皂苷(gracillin)、穗菝葜皂苷(asperin)等,其皂苷元均为薯蓣皂苷元(diosgenin)。研究表明薯蓣皂苷及薯蓣皂苷元具有明显的抗肿瘤活性,其作用机制主要有诱导肿瘤细胞向正常细胞分化、直接杀伤肿瘤细胞及提高免疫系统功能等三个方面。

薯蓣皂苷元是合成多种甾体激素和甾体避孕药比较理想的前体,世界各国生产的甾体激素(如可的松)60%以上以它为原料,从1958年开始,我国也建立了以薯蓣皂苷元为主要原料的甾体激素药物工业,目前国内有众多厂家生产甾体激素药物和甾体口服避孕药,是药品生产中仅次于抗生素的一个重要领域。薯蓣皂苷元主要分布在薯蓣科薯蓣属(*Dioscorea*)植物中,我国的薯蓣属植物有80余种,其中只有薯蓣根茎组(Stenophora)的17种、1亚种及1变种才含有甾体皂苷元,其他则含有多量淀粉,而无皂苷元。目前,工业上大量生产利用的只有穿龙薯蓣、盾叶薯蓣和小花盾叶薯蓣。其中,由于穿龙薯蓣具有薯蓣皂苷元含量高(1.5%~2.6%)、易于栽培等特点而成为重要研究对象。近年,由于国外合成甾体激素类药物迅速发展,需求量也在不断增加。目前,全世界年产薯蓣皂素3 500吨,其中我国年产1 700吨,薯蓣市场的供求缺口很大。当前,科研人员通过加强穿龙薯蓣栽培技术的研究与推广,建立稳产、高产、优质的穿龙薯蓣规范化种植基地,扩大穿龙薯蓣资源,缓解供求矛盾,满足社会需求,保护生态环境,提高穿龙薯蓣药材整体质量。

同时,穿山龙又是治疗心血管疾病药物的主要药源,以此为原料,研制成治疗冠心病、抗动脉粥样硬化的药物"穿龙冠心宁",经临床试验效果良好。

薯蓣皂苷(dioscin)　　　　　　　　　　　　　薯蓣皂苷元(diosgenin)

薯蓣皂苷(dioscin),白色针状结晶(甲醇),易溶于吡啶、热甲醇及三氯甲烷-甲醇(3:1)混合液,稍溶于乙醇,不溶于水。分子式 $C_{45}H_{72}O_{16}$,分子量868Da,mp.275~277℃(分解),$[\alpha]_D^{13}$ −115(c 0.373,乙醇)。UV λ_{max}(MeOH)nm:201。IR γ(KBr)cm^{-1}:3 417(—OH)、2 937、2 902、1 046、982、917<899、860、838、812。^{1}H-NMR(300MHz,C_5D_5N)δ:0.76(3H,d,J=5.1Hz,H-27)、0.89(3H,s,H-18)、1.12(3H,s,H-19)、1.21(3H,d,J=6.6Hz,H-21)、1.73(3H,d,J=6.5Hz,CH$_3$-Rha)、4.95(1H,d,J=6.5Hz,Glc-1)、5.38(1H,d,J=3.0Hz,Rha-1)、5.86(1H,d,J=3.0Hz,Rha-1)。^{13}C-NMR(75MHz,C_5D_5N)δ:苷元部分,140.9(C-5)、122.0(C-6)、109.4(C-

22）、81.3（C-16）、77.9（C-3）、67.0（C-26）、61.4（C-17）、56.8（C-14）、50.4（C-9）、42.1（C-20）、40.6（C-4）、40.0（C-13）、39.1（C-12）、37.6（C-1）、37.3（C-10）、32.5（C-7）、32.4（C-15）、32.0（C-8）、31.8（C-23）、30.7（C-25）、30.3（C-2）、29.4（C-24）、21.3（C-11）、19.6（C-19）、17.5（C-27）、16.5（C-18）、15.2（C-21）；Glc，100.5（C-1）、77.6（C-2）、77.3（C-3）、77.3（C-4）、77.4（C-5）、61.4（C-6）；Rha，101.0（C-1）、72.8（C-2）、72.7（C-3）、73.2（C-4）、69.0（C-5）、18.8（C-6）；Rha，101.0（C-1）、72.8（C-2）、72.7（C-3）、73.2（C-4）、69.0（C-5）、18.7（C-6）。MALDI-MS m/z：891［M+Na］。其波谱图见图10-1~图10-5。

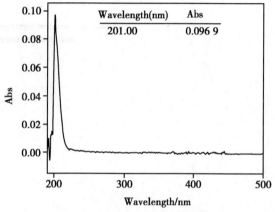

图 10-1　薯蓣皂苷的 UV 图谱（CH₃OH）

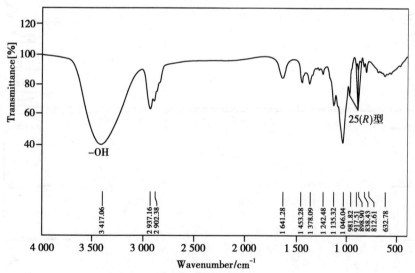

图 10-2　薯蓣皂苷的 IR 图谱（KBr 压片）

　　薯蓣皂苷元（diosgenin），白色结晶（丙酮），不溶于水，可溶于一般有机溶剂和乙酸。分子式 $C_{27}H_{42}O_3$，分子量 414.61Da，mp.204~207℃，$[\alpha]_D^{25}$–129（c 1.4，CHCl₃）。UV λ_{max}（MeOH）nm：202。IR γ（KBr）cm⁻¹：3 450（—OH）、2 951、2 872、2 846、1 456、1 376、1 242、1 173、1 053、980、962、919<898、866、835、796。¹H-NMR（600MHz，CDCl₃）δ：0.78（3H，d，J=4.4Hz，H-27）、

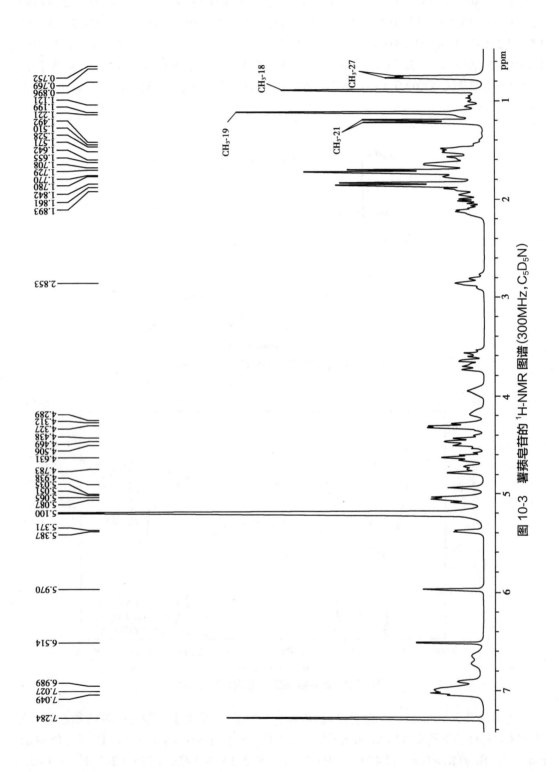

图 10-3 薯蓣皂苷的 ^{1}H-NMR 图谱（300MHz，C$_5$D$_5$N）

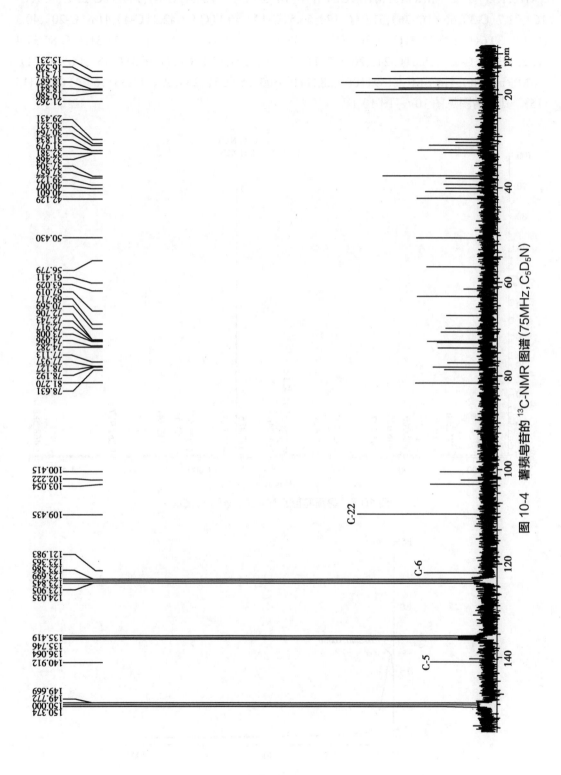

图 10-4　薯蓣皂苷的 ^{13}C-NMR 图谱（75MHz，C_5D_5N）

0.79（3H，s，H-18）、0.97（3H，d，$J=4.4$Hz，H-21）、1.03（3H，s，H-19）、4.41（1H，dd，$J=10.0$、5.4Hz，H-3）。^{13}C-NMR（150MHz，CDCl$_3$）δ：140.8（C-5）、121.4（C-6）、109.3（C-22）、80.8（C-16）、71.7（C-3）、66.8（C-26）、61.9（C-17）、56.5（C-14）、50.1（C-9）、42.3（C-4）、41.6（C-20）、40.3（C-13）、39.6（C-12）、37.2（C-1）、36.6（C-10）、32.0（C-7）、31.9（C-15）、31.6（C-2）、31.4（C-8）、31.4（C-23）、30.3（C-25）、28.8（C-24）、20.9（C-11）、19.4（C-19）、17.1（C-27）、16.3（C-18）、14.5（C-21）。EI-MS m/z（%）：414［M$^+$］、139（100）、282（41）、300（25）、271（20）、69（17）、55（16）、41（15）、115（15）。其波谱图见图 10-6~ 图 10-11。

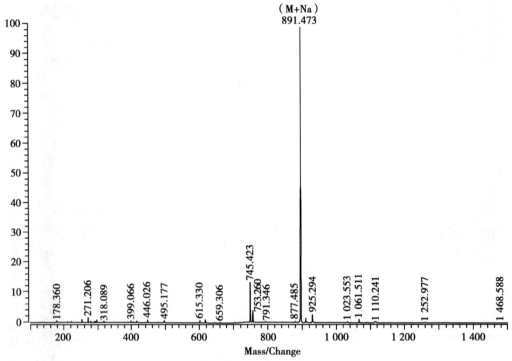

图 10-5　薯蓣皂苷的 MALDI-MS（+）图谱

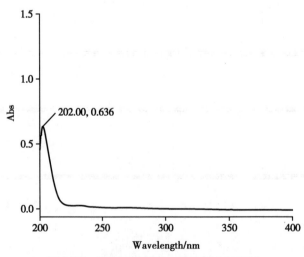

图 10-6　薯蓣皂苷元的 UV 图谱（CHCl$_3$）

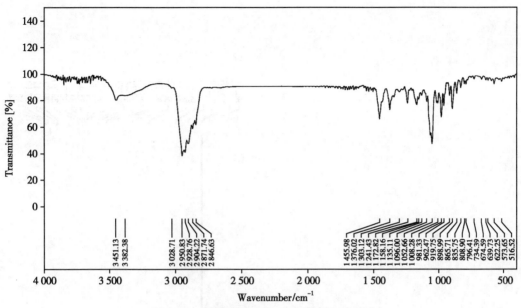

图 10-7　薯蓣皂苷元的 IR 图谱(KBr 压片)

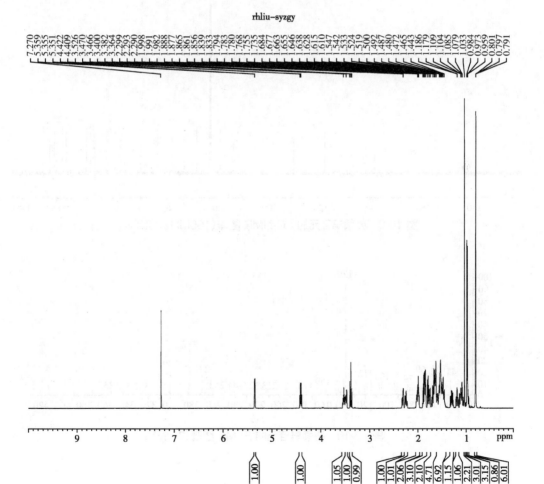

图 10-8　薯蓣皂苷元的 ^{1}H-NMR 图谱(600MHz, CDCl$_3$)

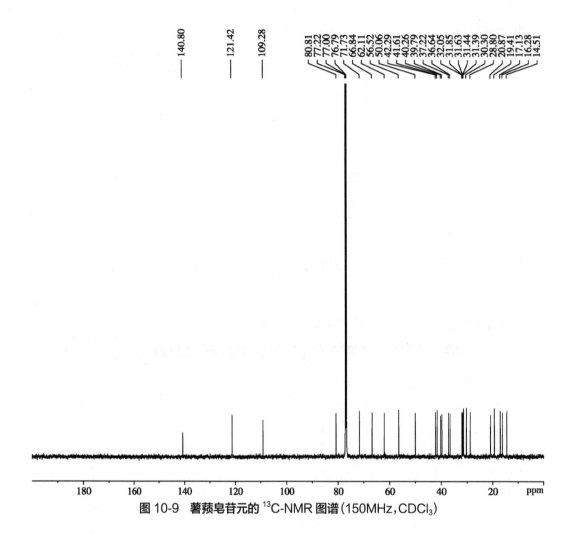

图 10-9   薯蓣皂苷元的 ^{13}C-NMR 图谱（150MHz，CDCl$_3$）

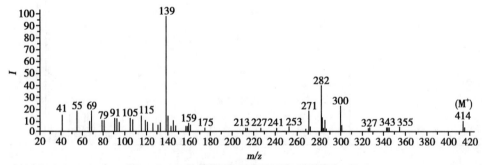

图 10-10   薯蓣皂苷元的 EI-MS 图谱（70ev）

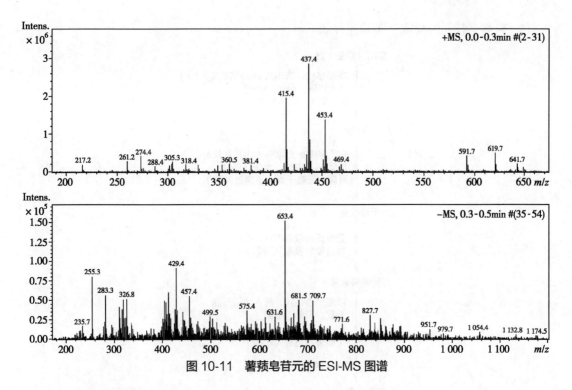

图 10-11　薯蓣皂苷元的 ESI-MS 图谱

（二）实验流程图

1. 薯蓣皂苷的提取　实验流程如下。

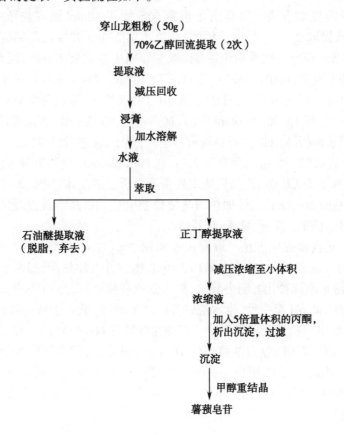

2. 薯蓣皂苷元的提取　实验流程如下。

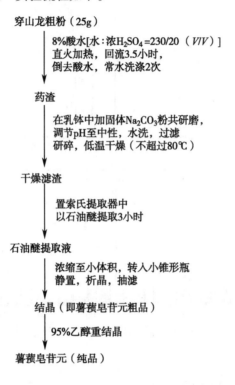

穿山龙粗粉（25g）

8%酸水[水：浓H₂SO₄=230/20（V/V）]
直火加热，回流3.5小时，
倒去酸水，常水洗涤2次

药渣

在乳体中加固体Na₂CO₃粉共研磨，
调节pH至中性，水洗，过滤
研碎，低温干燥（不超过80℃）

干燥滤渣

置索氏提取器中
以石油醚提取3小时

石油醚提取液

浓缩至小体积，转入小锥形瓶
静置，析晶，抽滤

结晶（即薯蓣皂苷元粗品）

95%乙醇重结晶

薯蓣皂苷元（纯品）

（三）操作步骤

1. 薯蓣皂苷的提取方法　取穿山龙粗粉50g，置于500ml圆底烧瓶中，用70%乙醇250ml水浴上回流提取2小时，稍冷后抽滤，药渣再加250ml 70%乙醇回流1小时，合并乙醇提取液（保留10ml作皂苷性质检识用），提取液经减压浓缩至无醇味，浸膏加适量蒸馏水溶解，水液用石油醚脱脂，再用100ml水饱和正丁醇提取，提取液减压浓缩至小体积，于浓缩液中加入5倍量丙酮，即析出沉淀，过滤，沉淀用水洗涤数次，得粗薯蓣皂苷，烘干，称重，计算得率。取粗薯蓣皂苷1g，加50~60ml甲醇，加热溶解，趁热抽滤，将滤液浓缩至20~30ml，放置过夜析晶（或放冷析晶），抽滤，得精制薯蓣皂苷，烘干，称重，计算得率。

2. 薯蓣皂苷的水解　取粗薯蓣皂苷0.5g，加20ml 2mol/L盐酸甲醇溶液，回流2小时，加40ml水稀释，减压蒸去甲醇，冷却后滤取残留液中析出的晶体（保留滤液20ml，以检查其中所含单糖），结晶加20~30ml乙醇加热回流使薯蓣皂苷元粗晶溶解，趁热抽滤，放置析晶，抽滤，得精制薯蓣皂苷元。烘干，称重，计算得率。

3. 薯蓣皂苷元直接提取方法　取穿山龙粗粉25g（过40目筛），置于500ml圆底烧瓶中，加8%酸水（水-浓硫酸=230：20，V/V）250ml，然后直火加热（石棉网上），回流3.5小时（开始时用小火，防止泡沫冲出），倒去酸水，加入常水洗涤2次，然后将药渣倒在乳钵内，加固体碳酸钠粉研磨，调pH至中性，常水洗，过滤，滤渣研碎，低温干燥（不超过80℃）。将该干燥滤渣装入滤纸筒后置索氏提取器中，用石油醚（沸程60~90℃）300ml，在水浴上回流提取3小时。提取液经常压回收石油醚至约10~15ml时停止，用滴管将浓缩液转入50ml锥形瓶中，冷却，析出结晶，抽滤，用少量新鲜石油醚洗涤2次，即得薯蓣皂苷元粗品。粗品用20~30ml 95%乙醇加热溶解（色深时可加1%~2%活性炭脱色），抽滤，滤液放置，析出结晶。滤集结晶，得精制薯蓣皂苷元。烘干，称重，计算得率。

4. 皂苷、皂苷元及糖的检识

(1)皂苷的检识

1)泡沫试验：取穿山龙的乙醇提取液 2ml 置小试管中。用力振摇 1 分钟,如产生多量泡沫,放置 10 分钟,泡沫没有显著消失,即表明含有皂苷。另取试管 2 支,各加入穿山龙乙醇提取液 1ml,一管内加入 2ml 0.1mol/L 氢氧化钠溶液,另一管加入 2ml 0.1mol/L 盐酸溶液,将两管塞紧用力振摇 1 分钟,观察两管出现泡沫的情况,如两管的泡沫高度相近,表明为三萜皂苷,如含碱液管比含酸液管的泡沫高过数倍,表明含有甾体皂苷。

2)溶血试验：取清洁试管 2 支,其中一支加入蒸馏水 0.5ml,另一支试管加入穿山龙的乙醇提取液 0.5ml,然后分别加入 0.5ml 0.8% NaCl 水溶液,摇匀,再加入 1ml 2% 红细胞悬浮液,充分摇匀,观察溶血现象。

根据下列标准判断实验结果：

全溶——试管中溶液透明为鲜红色,管底无红色沉淀物。

不溶——试管中溶液透明为无色,管底沉着大量红细胞,振摇立即发生浑浊。

(2)皂苷及皂苷元的颜色反应

将所提取的薯蓣皂苷、薯蓣皂苷元进行下列实验：

1)三氯乙酸试剂(Rosen-Heimer reaction)：取薯蓣皂苷及薯蓣皂苷元结晶少许分别置于干燥试管中,加同量固体三氯乙酸放在 60~70℃恒温水浴中加热。

2)硫酸 - 醋酐试剂(Liebermann-Burchard reaction)：取薯蓣皂苷及薯蓣皂苷元结晶少许,分别置白瓷板上,加硫酸 - 醋酐试剂 2~3 滴,观察颜色变化。

3)三氯甲烷 - 浓硫酸反应(Salkowski reaction)：薯蓣皂苷元结晶少许溶于三氯甲烷,沿管壁滴加浓硫酸,观察三氯甲烷层及浓硫酸层颜色变化。

(3)薯蓣皂苷元的薄层色谱

薄层板：硅胶 CMC-Na 板。

样品：精制薯蓣皂苷元、薯蓣皂苷元重结晶母液、薯蓣皂苷水解制得薯蓣皂苷元。

对照品：薯蓣皂苷元标准品乙醇溶液。

展开剂：石油醚 - 乙酸乙酯(14∶3)。

显色剂：5% 磷钼酸乙醇液,喷雾后加热。

(4)薯蓣皂苷的薄层色谱

薄层板：硅胶 CMC-Na 板。

样品：薯蓣皂苷甲醇液、薯蓣皂苷水解母液。

对照品：薯蓣皂苷标准品甲醇溶液。

展开剂：三氯甲烷 - 甲醇 - 水(65∶35∶10,下层)

显色剂：5% 磷钼酸乙醇液,喷雾后加热。

(5)糖的检出——纸色谱法

将上述水解后滤去固体时保留的水溶液 20ml,用碳酸钠中和后,浓缩至约 1ml,供纸色谱点样用。

新华一号色谱滤纸。

展开剂：正丁醇 - 乙酸 - 水(4∶1∶5,上层)。

对照品：葡萄糖、鼠李糖标准品水溶液。

显色剂：苯胺邻苯二甲酸盐试剂,喷后 105℃加热 10 分钟。

(6)糖的检出——薄层色谱法

样品处理同"本部分(5)项"下内容。

薄层板:硅胶 CMC-Na 板。

展开剂:乙酸乙酯 - 吡啶 - 水(8:2:1)

对照品:葡萄糖、鼠李糖标准品水溶液

显色剂:10% 硫酸二乙胺试剂,喷后 120℃加热 10 分钟,在紫外光灯下观察荧光斑点。

5. 薯蓣皂苷元乙酰化物的制备　取薯蓣皂苷元样品 100mg 溶于 3ml 吡啶中,加入 20ml 醋酐,煮沸 0.5~1 小时后,将反应物倒入冰水中(冬季操作使用冷水即可)。静置 20 分钟,待析出白色晶体后,抽滤,析出物丙酮重结晶即得。mp.193~196℃。

6. 薯蓣皂苷元的 HPLC 色谱鉴定

色谱柱:TOSOH TSKgel OSD-100V 柱(4.6mm × 250mm,5μm)。

流动相:甲醇。

检测波长:203nm。

流速:0.8ml/min。

柱温:25℃。

取薯蓣皂苷元对照品约 5mg,精密称定,置于 10ml 容量瓶中,甲醇溶解定容,得浓度为 500μg/ml 的对照品溶液。自制薯蓣皂苷元样品 5mg 同法制备样品溶液。对照品及样品溶液浓缩过 0.45μm 微孔滤膜,吸取 10μl 滤液,注入高效液相色谱仪,采用上述色谱条件,记录色谱图。对照品及样品均在 9.886 分钟处出现色谱峰(图 10-12)。

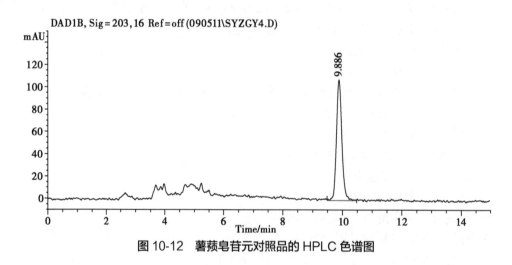

图 10-12　薯蓣皂苷元对照品的 HPLC 色谱图

三、注意事项

1. 回流提取时水浴温度不宜过高,以免溶剂挥发严重。

2. 萃取时应充分振摇,以确保萃取完全。

3. 原料经酸水解后,应充分洗涤至中性,以免烘干时炭化。

4. 使用石油醚时因其极易挥发和燃烧,故应以水浴加热,水浴温度不宜过高,回流速度不宜过快,应注意防火。

5. 使用索氏提取器回流提取前,烧瓶内要加止爆剂。

6. 可用 Liebermann-Burchard 反应检查薯蓣皂苷元是否提取完全。

7. 索氏提取器为实验室中常用的提取仪器,通过溶剂蒸发、冷凝及仪器中的虹吸使药渣中的有效成分每次经受纯净溶剂的溶解而被提取,效率极高,同时可节省溶剂。一般受热易分解或变色的物质和高沸点溶剂提取,本仪器不适用。

滤纸筒的制法:如图 10-13 所示。

滤纸筒高度以超过索氏提取器的虹吸管 1~2cm 为准。

滤纸筒内径应小于索氏提取器的内径。

提取药材滤渣(含皂苷元)应倒入滤纸筒内,不要散在筒外,装入滤纸筒的量应低于虹吸管,轻轻压实,然后上盖一层薄层脱脂棉。

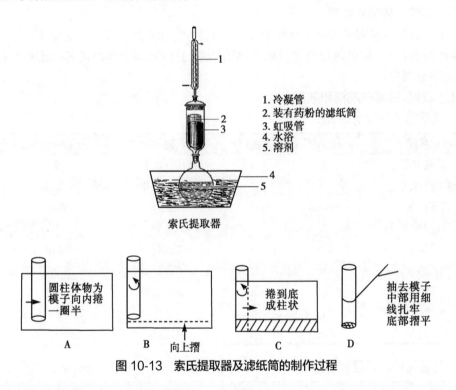

1. 冷凝管
2. 装有药粉的滤纸筒
3. 虹吸管
4. 水浴
5. 溶剂

索氏提取器

A　圆柱体物为模子向内捲一圈半
B　向上摺
C　捲到底成柱状
D　抽去模子中部用细线扎牢底部摺平

图 10-13　索氏提取器及滤纸筒的制作过程

四、实验指导

(一)实验安排

本实验共 24 学时,分 3 次完成,见表 10-1。

表 10-1　薯蓣皂苷及薯蓣皂苷元的提取、分离及检识的实验安排

次序	学时数	实验内容
1	8	薯蓣皂苷的提取,制成过饱和溶液,放置,待析晶
2	8	薯蓣药材的酸水解,将酸水解后的药材滤渣干燥,备用
3	8	薯蓣皂苷的水解、薯蓣皂苷元的精制及性质检识

(二)实验讲解要点

简单介绍本次实验的目的、要求、原理及方法。

（三）预习要求和思考题

1. 预习要求

（1）甾体皂苷的结构特点及理化鉴别方法。

（2）甾体皂苷的提取分离方法及原理。

2. 思考题

（1）重结晶操作应注意哪些问题？如何制成过饱和溶液？

（2）萃取过程中出现乳化应如何处理？

（3）使用索氏提取器有什么优点？应注意哪些问题？

（4）三萜化合物和甾体类化合物在理化性质上有哪些不同之处？如何鉴别？

（四）实验报告格式要求

要求写清楚本次实验的目的与要求、原理、实验流程图、操作步骤及注意事项等；计算实验所得产品的得率；记录薄层色谱及纸色谱的结果，并计算每个样品的 R_f；记录性质检识的结果；回答思考题。

（五）仪器、药品的规格和数量

1. 仪器规格和数量（1 组计）

仪器名称	规格	数量	仪器名称	规格	数量
索氏提取器	套	1	减压回收装置	套	1
球形冷凝管	个	2	分液漏斗	250ml	1
圆底烧瓶	500ml	2	锥形瓶	50ml	5
两孔水浴锅	个	1	电炉	个	1
滴管	个	3	试管	15ml	6
乳钵	个	1	石棉网	个	1
铁架台(含铁圈,铁夹)	套	3	pH 试纸	张	若干
电吹风	个	1	滤纸	张	若干
布氏漏斗	500ml	1	硅胶板	5cm×2cm	3

2. 药品规格和数量（1 组计）

药品名称	规格	数量	药品名称	规格	数量
穿山龙	粗粉	50g	碳酸钠	500g	50g
95% 乙醇	500ml	适量	氢氧化钠溶液	0.1mol/L	适量
石油醚	500ml	适量	盐酸溶液	0.1mol/L	适量
正丁醇	500ml	100ml	NaCl 水溶液	0.8%	适量
丙酮	500ml	60ml	红血球悬浮液	2%	适量
甲醇	500ml	100ml	三氯乙酸	500ml	适量
盐酸甲醇溶液	2mol/L	适量	浓硫酸 - 醋酐试剂		适量
硫酸水溶液	8%	250ml	浓硫酸	500ml	适量
磷钼酸乙醇液	5%	适量	苯胺邻苯二甲酸盐试剂		适量
硫酸二乙胺试剂	10%	适量	葡萄糖	1g	适量
鼠李糖	1g	适量			

实验二　重楼中甾体皂苷及薯蓣皂苷元的提取、分离及检识

一、目的与要求

1. 实验目的　学习中草药中甾体及其苷类化合物的提取、精制及鉴别方法。
2. 实验要求
(1) 掌握甾体及其苷类化合物的提取方法。
(2) 掌握甾体及其苷类化合物的检识方法。

二、实验方法

(一) 概述

重楼是常用中药，又名七叶一枝花、蚤休、独脚莲等，原植物为百合科重楼属植物，药用部分为根茎。2020 版《中国药典》收载的重楼为百合科植物云南重楼[*Paris polyphylla* Smith var. *yunnanensis*（Franch.）Hand.-Mazz.］或七叶一枝花［*Paris polyphylla* Smith var. *chinensis*（Franch.）Hara］的干燥根茎。中药重楼药用历史悠久，以蚤休之名首载于《神农本草经》，列为下品，味苦、性微寒，有小毒，归肝经；具有清热解毒、消肿止痛、凉肝定惊之功效；主要用于治疗疗肿痈肿、咽喉肿痛、毒蛇咬伤、跌打伤痛、惊风抽搐等。现代药理学研究表明，重楼具有抗癌、抗生育、止血、平喘止咳、解毒、镇静、镇痛、雌激素样作用、抗菌及抗病毒等多种作用。重楼的主要有效成分为甾体皂苷类化合物，其根茎含多种甾体皂苷，苷元主要为薯蓣皂苷元和偏诺皂苷元，其中薯蓣皂苷元的含量比较高，此外还含有生物碱、植物甾醇、植物蜕皮激素及氨基酸等。

重楼为多年生草本植物，主产于云南、贵州、四川等地，其药理活性强，药效独特显著。近年来对重楼资源需求量逐年增加，加之主产区乱采滥挖，忽视对重楼资源的保护和繁育，野生种质资源遭到严重破坏，供需矛盾突出。许多学者在重楼种植技术及组织培养技术方面开展了广泛的研究，为重楼高产栽培和提高重楼品质提供科学依据。目前在云南等产区已形成一定规模的人工种植重楼，有力缓解了重楼药材的供需矛盾。

薯蓣皂苷元（diosgenin）

薯蓣皂苷元（diosgenin），白色结晶（丙酮），不溶于水，可溶于一般有机溶剂和乙酸。分子式 $C_{27}H_{42}O_3$，分子量 414Da，mp.204~207℃，$[\alpha]_D^{25}$ –129（c 1.4，$CHCl_3$）。UV λ_{max}（MeOH）nm：202。IR γ（KBr）cm^{-1}：3 450（—OH）、2 951、2 872、2 846、1 456、1 376、1 242、1 173、1 053、980、962、919＜898、866、835、796。^{1}H-NMR（200MHz，$CDCl_3$）δ：0.78（3H，d，J=4.4Hz，H-

27)、0.79(3H,s,H-18)、0.97(3H,d,J=4.4Hz,H-21)、1.03(3H,s,H-19)、4.41(1H,dd,J=10.0、5.4 Hz,H-3)。^{13}C-NMR(50MHz,CDCl$_3$)δ:140.7(C-5)、121.2(C-6)、109.2(C-22)、80.7(C-16)、71.4(C-3)、66.7(C-26)、61.9(C-17)、56.4(C-14)、49.9(C-9)、42.1(C-4)、41.5(C-20)、40.1(C-13)、39.6(C-12)、37.1(C-1)、36.5(C-10)、31.9(C-7)、31.7(C-15)、31.4(C-2)、31.3(C-8)、31.2(C-23)、30.2(C-25)、28.7(C-24)、20.7(C-11)、19.3(C-19)、17.1(C-27)、16.2(C-18)、14.4(C-21)。EI-MS m/z(%):414[M$^+$]、139(100)、282(41)、300(25)、271(20)、69(17)、55(16)、41(15)、115(15)。

(二) 实验流程图

实验流程如下。

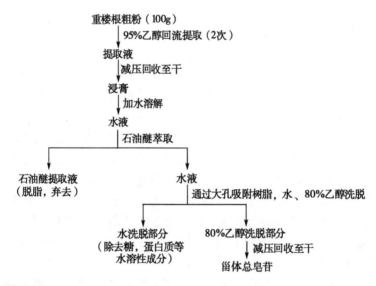

(三) 操作步骤

1. **总皂苷的提取方法**　取重楼粗粉100g,置于500ml圆底烧瓶中,用95%乙醇250ml回流提取2小时,稍冷后抽滤,滤渣再加250ml 70%乙醇回流1小时,合并乙醇提取液,提取液经减压浓缩至干得浸膏;浸膏加适量蒸馏水溶解,水液先用100ml石油醚萃取,再将水液通过100g大孔吸附树脂柱(5cm × 50cm),先用蒸馏水洗至流出液色淡,再用80%乙醇洗脱至振摇无泡沫为止,洗脱液(保留10ml作皂苷性质检识用)减压回收乙醇,水浴上蒸发浓缩至干,60℃烘干,即得甾体总皂苷。

2. **总皂苷的水解**　取甾体总皂苷2g,加入40ml 2mol/L盐酸溶液,回流2小时,放冷后用石油醚萃取3次,每次40ml,合并萃取液,水洗至中性,回收石油醚至干,石油醚萃取物加20~30ml乙醇加热回流使溶解,趁热抽滤,放置析晶,抽滤,得薯蓣皂苷元。

3. **甾体皂苷及薯蓣皂苷元的检识**

(1)皂苷的检识

1)泡沫试验:取前述80%乙醇洗脱液2ml置于小试管中。用力振摇1分钟,如产生多量泡沫,放置10分钟,泡沫没有显著消失,即表明含有皂苷。另取试管2支,各加入80%乙醇洗脱液1ml,一管内加入2ml 0.1mol/L氢氧化钠溶液,另一管加入2ml 0.1mol/L盐酸溶液,将两管塞紧用力振摇1分钟,观察两管出现泡沫的情况,如两管的泡沫高度相近,表明为三萜皂苷,如含碱液管比含酸液管的泡沫高过数倍,表明含有甾体皂苷。

2）溶血试验：取清洁试管 2 支，其中一支加入蒸馏水 0.5ml，另一支试管加入 70% 乙醇洗脱液 0.5ml，然后分别加入 0.5ml 0.8% NaCl 水溶液，摇匀，再加入 1ml 2% 红细胞悬浮液，充分摇匀，观察溶血现象。

根据下列标准判断实验结果：

全溶——试管中溶液透明为鲜红色，管底无红色沉淀物。

不溶——试管中溶液透明为无色，管底沉着大量红细胞，振摇立即发生浑浊。

（2）薯蓣皂苷元的颜色反应：将所提取的薯蓣皂苷元进行下列试验。

1）三氯乙酸试剂：取薯蓣皂苷元结晶少许置于干燥试管中，加同量固体三氯乙酸放在 60~70℃恒温水浴中加热，观察颜色变化。

2）硫酸 - 醋酐试剂：取薯蓣皂苷元结晶少许，置白磁板上，加硫酸 - 醋酐试剂 2~3 滴，观察颜色变化。

3）浓硫酸试剂：取薯蓣皂苷元结晶少许，置白磁板上，加浓硫酸 2 滴，观察颜色变化。

（3）甾体皂苷的薄层色谱

薄层板：硅胶 CMC-Na 板。

样品：制备的甾体总皂苷的甲醇溶液（0.5mg/ml）。

展开剂：三氯甲烷 - 甲醇 - 水（65：35：10，下层）。

显色剂：5% 磷钼酸乙醇液，喷雾后加热，显色，检查总皂苷中共有几个皂苷类成分。

（4）薯蓣皂苷元的薄层色谱

薄层板：硅胶 CMC-Na 板。

样品：自制薯蓣皂苷元、薯蓣皂苷元乙醇重结晶母液。

对照品：薯蓣皂苷元标准品乙醇溶液。

展开剂：石油醚 - 乙酸乙酯（7：3）。

显色剂：5% 磷钼酸乙醇液，喷雾后加热。

三、注意事项

1. 回流提取时水浴温度不宜过高，以免溶剂挥发严重。

2. 常压回收石油醚前，烧瓶内要加止爆剂。

3. 大孔吸附树脂色谱

（1）大孔吸附树脂的特点：大孔吸附树脂是一种不含交换基团、具有大孔结构的高分子吸附剂，也是一种亲脂性物质。它可以有效地吸附具有不同化学性质的各种类型化合物。以范德瓦耳斯力从很低浓度的溶液中吸附有机物。通常大孔吸附树脂的比表面积可达 100~600m²/g，因此它又具有吸附容量大的特点。大孔吸附树脂具有选择性好、机械强度高、再生处理方便、吸附速度快等优点，因此适用于从水溶液中分离低极性或非极性化合物，组分间极性差别越大，分离效果越好。混合物被大孔吸附树脂吸附后，一般依次用水、含水甲醇、乙醇或 10%、20%……（V/V）丙酮洗脱，最后用 100% 甲醇、乙醇或丙酮洗脱。

（2）大孔吸附树脂的预处理及再生：新购买的大孔吸附树脂用甲醇浸泡 24 小时，湿法装柱，先用甲醇洗清至流出液加水不浑浊为止，再用蒸馏水洗至水液澄清，浸泡在甲醇或乙醇中备用。用过的大孔吸附树脂用甲醇或乙醇浸泡洗涤即可，必要时可用 1mol/L 盐酸或氢氧化钠溶液依次浸泡，然后用蒸馏水洗涤至中性，浸泡在甲醇或乙醇中备用，使用前用蒸馏水洗涤除尽醇即可。

四、实验指导

(一) 实验安排

本实验共 16 学时,分 2 次完成,见表 10-2。

表 10-2   甾体皂苷及甾体皂苷元的提取、水解及检识的实验安排

次序	学时数	实验内容
1	8	药材提取,大孔吸附树脂进行预处理,提取液浓缩后加水溶解,先用石油醚萃取,水液进行大孔吸附树脂柱色谱,收集 80% 乙醇洗脱部分,蒸干,备用 薯蓣皂苷的提取,制成过饱和溶液,放置,待析晶
2	8	甾体皂苷的水解及皂苷元的性质实验

(二) 实验讲解要点

简单介绍本次实验的目的、要求、原理及方法。

(三) 预习要求和思考题

1. 预习要求

(1)甾体皂苷的结构特点及理化鉴别方法。

(2)甾体皂苷的提取分离方法及原理。

2. 思考题

(1)皂苷酸水解不完全会产生什么结果?

(2)甾体皂苷和甾体皂苷元在理化性质上有哪些不同之处? 如何鉴别?

(3)重结晶操作应注意哪些问题? 如何制成过饱和溶液?

(四) 实验报告格式要求

要求写清楚本次实验的目的与要求、原理、流程图、操作步骤及注意事项等;计算实验所得产品的得率;记录薄层色谱的结果,并计算 R_f;记录检识实验的结果;回答思考题。

(五) 仪器、药品的规格和数量

1. 仪器规格和数量(1 组计)

仪器名称	规格	数量	仪器名称	规格	数量
玻璃色谱柱	5cm×50cm	1	减压回收装置	套	1
球形冷凝管	个	2	分液漏斗	250ml	1
圆底烧瓶	500ml	2	锥形瓶	50ml	5
两孔水浴锅	个	1	试管	15ml	6
滴管	个	3	pH 试纸	张	若干
铁架台(含铁圈、铁夹)	套	2	滤纸	张	若干
电吹风	个	1	硅胶板	5cm×2cm	2
布氏漏斗	套	1			

2. 药品规格和数量(1 组计)

药品名称	规格	数量	药品名称	规格	数量
重楼根	粗粉	100g	红血球悬浮液	2%	适量
95% 乙醇	500ml	500ml	三氯乙酸	500ml	适量
石油醚	500ml	100ml	浓硫酸 - 醋酐试剂		适量
盐酸溶液	2mol/L	50ml	浓硫酸	500ml	适量
盐酸溶液	0.1mol/L	适量	苯胺邻苯二甲酸盐试剂		适量
氢氧化钠溶液	0.1mol/L	适量	磷钼酸乙醇液	5%	适量
NaCl 水溶液	0.8%	适量			

实验三 夹竹桃中夹竹桃苷的提取、分离及检识

一、目的与要求

1. 实验目的 学习中草药中强心苷类化合物的提取、精制及鉴别方法。
2. 实验要求
(1)掌握强心苷类化合物的提取方法。
(2)掌握强心苷类化合物的检识方法。

二、实验方法

(一) 概述

夹竹桃(*Nerium indicum* Mill.)为夹竹科植物,常绿直立大灌木,世界各地均有栽培,尤其是西南亚地区。夹竹桃的叶在世界各地(尤其在印度和中国)被用作传统药物,属于强心类中药,味苦、性寒、有毒,归心经。具有强心利尿、祛痰定喘、镇痛、祛瘀之功效,临床用于治疗心力衰竭、哮喘、跌打损伤、癫痫、鸡眼、肿瘤等疾病。夹竹桃中含有强心甾内酯型强心苷和孕甾烯酮型苷,其中强心苷类成分主要为夹竹桃苷(oleandrin)、欧夹竹桃苷甲(neriantin)、欧夹竹桃苷乙(adynerin)等,在开花期含量最高。

夹竹桃苷(oleandrin)   欧夹竹桃苷甲(neriantin)

夹竹桃苷(oleandrin),针状结晶(稀甲醇),易溶于三氯甲烷和乙醇,几乎不溶于水。分

子式 $C_{32}H_{48}O_9$，分子量 576Da，mp.250℃，$[\alpha]_D^{25}$ –48.0（c 1.3，甲醇）。UV λ_{max}（MeOH）nm：217。
IR γ（KBr）cm^{-1}：3 549（—OH）、2 972、2 924、2 893、
2 861、1 781、1 748、1 632、1 445、1 383、1 286、1 246、
1 145、1 096、1 083、1 056、1 034。^{1}H-NMR（400MHz，
C_5D_5N）δ：0.90（3H，s，H-18）、1.10（3H，s，H-19）、1.60
（3H，d，J=6.0Hz，6'-CH_3）、1.86（3H，s，16-$COCH_3$）、
3.40（1H，d，J=9.0Hz，H-17）、3.47（3H，s，3'-OCH_3）、
3.58（1H，td，J=9.0、4.0Hz，H-4'）、3.96（1H，m，H-3'）、
4.09（1H，brs，H-3）、4.17（1H，m，H-5'）、5.18（1H，d，
J=3.0Hz，H-1'）、5.23、5.43（1H each，dd，J=18.0、
2.0Hz，H-21 α,β）、5.68（1H，s，14-OH）、5.71（1H，td，
J=9.0、2.0Hz，H-16）、6.34（1H，brs，H-22）、6.77（1H，
d，J=4.0Hz，4'-OH）。^{13}C-NMR（75MHz，C_5D_5N）δ：
苷元部分，174.4（C-23）、170.5（C-20）、121.2（C-22）、
84.1（C-14）、75.8（C-21）、75.8（C-16）、74.1（C-3）、23.8
（C-19）、16.0（C-21）；L-夹竹桃糖，95.4（C-1'）、34.7（C-
2'）、78.5（C-3'）、67.7（C-4'）、71.4（C-5'）、17.9（C-6'）、
56.4（OCH₃）。FAB-MS m/z：577［(M+H)⁺，20.5］、559
（6.8）、433（5.7）、399（13.6）、145（Ole，100）、113（61.4）。
其波谱图见图 10-14~ 图 10-18。

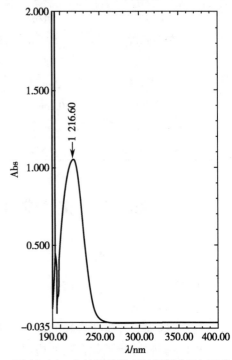

图 10-14　夹竹桃苷的 UV 图谱（CH₃OH）

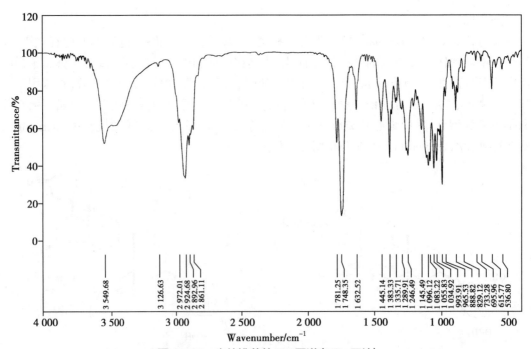

图 10-15　夹竹桃苷的 IR/ 图谱（KBr 压片）

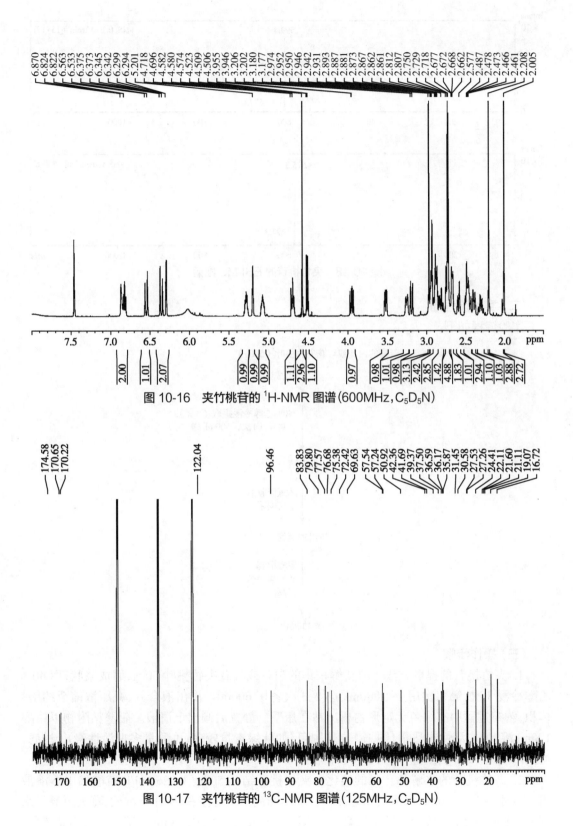

图 10-16 夹竹桃苷的 ^{1}H-NMR 图谱(600MHz, C_5D_5N)

图 10-17 夹竹桃苷的 ^{13}C-NMR 图谱(125MHz, C_5D_5N)

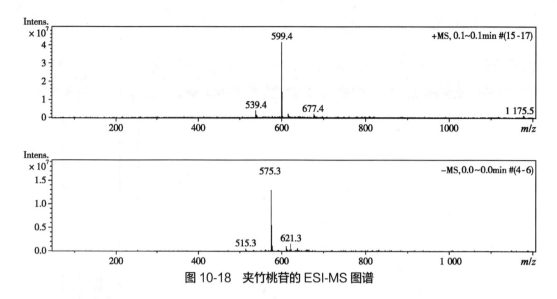

图 10-18 夹竹桃苷的 ESI-MS 图谱

（二）实验流程图

实验流程如下。

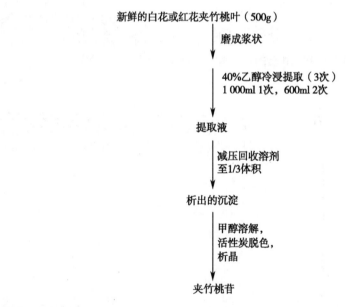

（三）操作步骤

1. 夹竹桃苷的提取方法 取新鲜采集的白花或红花夹竹桃叶 500g，磨成浆状，用 40% 乙醇冷浸 3 次，第 1 次用量 1 000ml，第 2、3 次各用 600ml。浸出液合并，减压浓缩至约 1/3 体积，浓缩过程中有绿色无定形物析出粘在瓶壁。静置后倾出上清液。瓶壁粘附物以甲醇 100ml 溶解，加活性炭适量（约 1g）加热脱色（如叶绿素量较多，可酌量多加活性炭）。过滤，滤液浓缩至 15ml 后放置，析晶，得夹竹桃苷。

2. 夹竹桃苷的水解和苷元的纯化 夹竹桃苷结晶 50mg，0.025mol/L 硫酸稀甲醇溶液（甲醇 - 水 =3∶2）10ml，水浴上（85℃以上）加热回流 1 小时左右，减压下浓缩，蒸去甲醇和水部分，有沉淀析出。放冷后过滤收集。用水洗涤至水液对 Keller-Kiliani 试剂上层不显蓝色。

沉淀用乙醇重结晶,可得夹竹桃苷元(oleandrigenin),进行薄层色谱鉴定。

滤去苷元后的母液,加固体 $BaCO_3$ 除去硫酸,过滤,滤液浓缩至糖浆状。加乙醇溶解,除去不溶无机盐,乙醇液浓缩后进行糖的纸色谱鉴定。

另取夹竹桃苷 50mg,加 3.5% 盐酸乙醇液 10ml,在水浴上(85℃以上)加热回流 3 小时,减压浓缩蒸去乙醇,加水少许,过滤出不溶物,以甲醇重结晶,可得白色细针状结晶,为 Δ^{16} -3,14- 二羟强心甾内酯的脱水苷元。

3. 强心苷、强心苷元及去氧糖的检识

(1)强心苷、强心苷元的颜色反应:将所提取的夹竹桃苷、夹竹桃苷元进行下列试验。

1)Liebermann-Burchard 反应:样品 0.1~0.2mg,溶于少量三氯甲烷中,加浓硫酸乙酸酐(1∶20)混合液数滴,观察颜色变化。

2)Legal 反应:取样品 1~2mg,溶于 2~3 滴吡啶中,加入 0.3% 亚硝酰铁氰化钠溶液 1~2 滴,混匀,再滴加 10% 氢氧化钠溶液,观察颜色变化。

3)Kedde 反应:取样品 1~2mg,加乙醇数滴溶解,加入 Kedde 试剂(1g 3,5- 二硝基苯甲酸溶于甲醇 50ml 与 2mol/L 氢氧化钠溶液 50ml 的混合液),观察颜色变化。

4)Keller-Kiliani 反应:取样品结晶数粒,溶于 0.5ml 的试剂甲液(5% 硫酸铁 1ml 加冰醋酸 99ml 溶解)中,沿管壁注入等体积的乙液(5% 硫酸铁 1ml 加浓硫酸 99ml 溶解)。使分层静置,观察界面上下两层扩展的颜色变化。

(2)夹竹桃苷的薄层色谱

薄层板:硅胶 CMC-Na 板。

样品:精制夹竹桃苷甲醇液、夹竹桃苷水解母液、混合苷乙醇液。

对照品:夹竹桃苷标准品乙醇溶液。

展开剂:CH_2Cl_2-CH_3OH(20∶1)。

显色剂:0.5% 香草醛浓硫酸乙醇溶液,喷雾后加热。

(3)夹竹桃苷元的薄层色谱

薄层板:硅胶 CMC-Na 板。

样品:精制夹竹桃苷元三氯甲烷液、夹竹桃苷元重结晶母液。

对照品:夹竹桃苷元标准品三氯甲烷溶液。

展开剂:无水乙醚。

显色剂:0.5% 香草醛浓硫酸乙醇溶液,喷雾后加热。

(4)去氧糖的检出——纸色谱法

新华一号色谱滤纸。

样品:上述水解后处理过的去氧糖乙醇溶液。

展开剂:正丁醇 - 吡啶 - 水(3∶1∶3)。

显色剂:对二甲氨基苯甲醛试剂,90℃加热 30 秒。

三、注意事项

1. 本实验应采用新鲜的红花夹竹桃叶或白花夹竹桃叶,先使用匀浆机将叶匀成浆状再进行提取,以提高提取效率。

2. 在使用活性炭脱色素的同时,一部分样品也会被活性炭吸附而损失,且随着活性炭含量的增加样品的损失就越大。因此,活性炭的用量并不是越多越好,一般使用 1%~2% 的活性炭除色素效果最佳。

3. 水解时温度一定要达到85℃以上,温度低较难获得 Δ^{16}-3,14-二羟强心甾内酯的脱水苷元。

四、实验指导

(一) 实验安排

本实验共 16 学时,分 2 次完成,见表 10-3。

表 10-3　夹竹桃苷的提取、酸水解及检识的实验安排

次序	学时数	实验内容
1	8	药材用稀醇冷浸提取,操作时间长,因此可与其他实验套作
2	8	夹竹桃苷的温和酸水解和苷元的纯化,浓酸水解制得脱水苷元。完成强心苷、强心苷元及去氧糖的检识

(二) 实验讲解要点

每次实验的目的,涉及的相关原理,初次遇到的实验装置和操作上的注意事项。

(三) 预习要求和思考题

1. 预习要求

(1)强心苷的结构特点及理化性质。

(2)强心苷的提取分离方法及原理。

2. 思考题

(1)强心苷类化合物的颜色反应按其作用原理可以分为几类? 各有哪些?

(2)强心苷有几种结构类型? 如何检识区别?

(3)为什么早期提取得到的强心苷都是次级苷? 要想获得原生苷应注意哪些问题?

(四) 实验报告格式要求

1. 要求写清楚本次实验的目的与要求、原理、实验流程图、操作步骤及注意事项等。

2. 详细记录测试结果:计算实验所得产品的得率;记录薄层色谱及纸色谱的结果,并计算每个样品的 R_f。

3. 对实验结果进行分析讨论。

4. 回答思考题。

(五) 仪器、药品的规格和数量

1. 仪器规格和数量(1 组计)

仪器名称	规格	数量	仪器名称	规格	数量
圆底烧瓶	1 000ml	1	减压回收装置	套	1
球形冷凝管	个	1	分液漏斗	250ml	1
圆底烧瓶	2 000ml	1	锥形瓶	50ml	5
两孔水浴锅	个	1	试管	15ml	6
滴管	个	3	pH 试纸	张	若干
铁架台(含铁圈,铁夹)	套	2	滤纸	张	若干
电吹风	个	1	硅胶板	5cm×2cm	2
布氏漏斗	500ml 套	1			

2. 药品规格和数量（1 组计）

药品名称	规格	数量	药品名称	规格	数量
白花夹竹桃叶或红花夹竹桃叶		500g	吡啶	500ml	适量
95% 乙醇	500ml	600ml	蒸馏水		适量
二氯甲烷	500ml	适量	无水乙醚	500ml	适量
三氯甲烷	500ml	100ml	冰醋酸	500ml	适量
正丁醇	500ml	60ml	硫酸铁溶液	5%	适量
甲醇	500ml	100ml	浓硫酸 - 醋酐试剂		适量
3,5- 二硝基苯甲酸	1g	适量	浓硫酸	500ml	适量
硫酸水溶液	0.025mol/L	50ml	香草醛浓硫酸 / 乙醇溶液	0.5%	适量
氢氧化钠		适量	对二甲氨基苯甲醛试剂		适量
亚硝酰铁氰化钠溶液	0.3%	适量			

（张卫东）

参 考 文 献

［1］国家中医药管理局《中华本草》编委会. 中华本草: 8 卷. 上海: 科学技术出版社, 1999, 238-241.

［2］国家药典委员会. 中华人民共和国药典: 一部. 2020 年版. 北京: 中国医药科技出版社, 2020: 422.

［3］李媛媛, 周鸿铭. 穿山龙总皂苷的药理作用及机制研究进展. 中医药学报, 2020, 48 (5): 73-77.

［4］罗卓玛, 胡越高, 王璐红, 等. 薯蓣皂苷元抗肿瘤衍生物的合成及其生物活性的研究. 有机化学, 2018, 38 (4): 919-925.

［5］王佳慧, 高慧如, 关瑜, 等. 薯蓣属药材的研究和应用概况. 现代中药研究与实践, 2019, 33 (5): 83-86.

［6］陈亚琴, 曹拥军. 薯蓣皂苷的现代药理学研究进展. 现代中西医结合杂志, 2019, 28 (23): 2613-2617.

［7］四川省生物研究所薯蓣综合利用组. 治疗冠心病新药- 穿龙冠心宁研究成功. 医药工业, 1977, 2: 3-8.

［8］张园园, 潘激扬, 莫愁, 等. 穿龙薯蓣中甾体皂苷的分离与鉴定. 中南药学, 2012, 10 (6): 443-445.

［9］刘劲松, 高卫娜, 郑娟, 等. 黄独鲜块根化学成分研究. 中国中药杂志, 2017, 42 (3): 510-516.

［10］国家药典委员会. 中华人民共和国药典: 一部. 2020 年版. 北京: 中国医药科技出版社, 2020: 409.

［11］陶爱恩, 赵飞亚, 李若师, 等. 重楼产业现状及发展对策. 中草药, 2020, 51 (18): 4809-4815.

［12］杨远贵, 张霁, 张金渝, 等. 重楼属植物化学成分及药理活性研究进展. 中草药, 2016, 47 (18): 3301-3323.:

［13］刘玉雨, 徐福荣, 范敏, 等. 重楼属植物在少数民族医药中的应用. 世界科学技术- 中医药现代化, 2019, 21 (3): 449-456.

［14］赵飞亚, 陶爱恩, 管鑫, 等. 重楼非药用部位化学成分、药理作用和资源化利用模式的研究进展. 中草药, 2021, 52 (8): 2449-2457.

［15］陈美红, 梁梦园, 闻晓东, 等. 重楼地上部分化学成分和药理作用研究进展. 中国野生植物资源, 2018, 37 (1): 44-50.

［16］罗敏, 李娟, 章文伟, 等. 重楼种苗繁育研究进展. 中国中医药信息杂志, 2016, 23 (1): 120-124.

［17］OUYANG S H, JIANG T, ZHU L, et al. *Dioscorea nipponica* Makino: a systematic review on its ethnobotany, phytochemical and pharmacological profiles. Chemistry Central Journal, 2018, 12 (1): 57.

［18］徐任生, 赵维民, 叶阳. 天然产物活性成分分离. 北京: 科学出版社, 2012: 76.

［19］DEY P, CHAUDHURI T K. Pharmacological aspects of *Nerium indicum* Mill: A comprehensive review. Pharmacogn Rev, 2014, 8 (16): 156-162.

［20］ LIU R Y, SU B W, HUANG F Y, et al. Identification and analysis of cardiac glycosides in Loranthaceae parasites *Taxillus chinensis* (DC.) Danser and *Scurrula parasitica* Linn. and their host *Nerium indicum* Mill. Journal of Pharmaceutical and Biomedical Analysis, 2019, 174: 450-459.

［21］ 姚元成, 刘录, 徐胜平, 等. 夹竹桃科植物中强心苷的分布及其药理活性研究进展. 天然产物研究与开发, 2013, 25 (5): 722-727.

［22］ BANERJEE A A, VASU K K, PANCHOLI H, et al. Detoxification of *Nerim indicum* roots based on Indian system of medicine: phytochemical and toxicity evaluations. Acta Poloniac Pharmaceutiea, 2011, 68 (6): 905-911.

第十一章　生物碱类化合物

生物碱是一类广泛分布于自然界的天然有机含氮化合物,许多天然药物如鸦片、麻黄、三尖杉、乌头、长春花、苦参、洋金花、金鸡纳、秋水仙等都含有生物碱类成分。目前发现的生物碱已达 13 万多种,其中许多具有重要的生物活性。生物碱又是天然有机化合物研究的主要领域之一,在生物碱研究中创立和发现了不少的新技术、新方法和化学反应,对天然有机化合物的研究和发展有着重要的促进作用。通过本章的实验,使同学们能够进一步掌握生物碱类化合物的性质及其提取分离和鉴定的方法。

实验一　防己中汉防己甲素、乙素的提取、分离和鉴定

一、目的与要求

1. 掌握生物碱的一般提取方法。
2. 掌握从总生物碱中分离、纯化酚性叔胺碱和非酚性叔胺碱的方法。
3. 巩固柱色谱、薄层色谱、纸色谱、萃取、重结晶等基本操作。

二、实验方法

(一) 概述

防己为防己科千金藤属植物粉防己(*Stephania tetrandra* S.Moore)的干燥根,具有祛风止痛、利水消肿的作用,主治风湿痹痛、水肿脚气、小便不利、湿疹疮毒等。其有效成分为生物碱,总生物碱含量为 1%~2%。防己中主要成分的物理性质如下。

1. 防己中主要成分的物理性质

(1)汉防己甲素(tetrandrine,又称为汉防己碱、粉防己碱):无色针晶,mp.217~218℃,有双熔点现象,自丙酮中结晶者150℃左右熔后加热又固化,至217~218℃复熔。难溶于水、石油醚,易溶于乙醇、丙酮、乙酸乙酯、乙醚、三氯甲烷等有机溶剂及稀酸水中,可溶于苯。

(2)汉防己乙素(fangchinoline,又称防己诺林碱、去甲粉防己碱):用不同溶剂结晶时,其晶形和熔点不同,见表 11-1。

表 11-1   汉防己乙素在不同溶剂中的不同晶形状态和熔点

溶剂	乙醇	甲醇	丙酮	吡啶 - 甲醇
晶形	细棒状	细棒状	六面体粒状	细棒状
熔点 /℃	238~240	177~179	134~136	121~122

溶解度与汉防己甲素相似。因多 1 个酚羟基,故极性较汉防己甲素稍大,在苯中的溶解度小于汉防己甲素,而在乙醇中大于汉防己甲素,借此可将其相互分离。

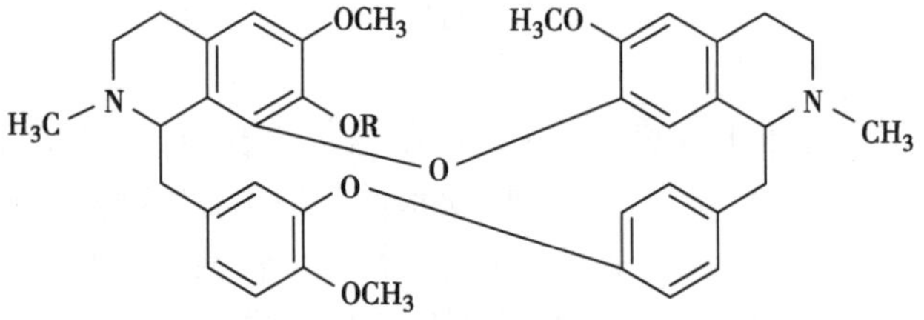

R=CH₃   汉防己甲素
R=H   汉防己乙素

(3) 轮环藤酚碱(cyclanoline):一种季铵生物碱,其氯化物为无色八面体状结晶,mp.214~216 ℃;碘化物为无色绢丝状结晶,熔点 185 ℃;苦味酸盐为黄色结晶,mp.154~156℃。易溶于水、甲醇、乙醇,难溶于苯、乙醚等低极性溶剂。

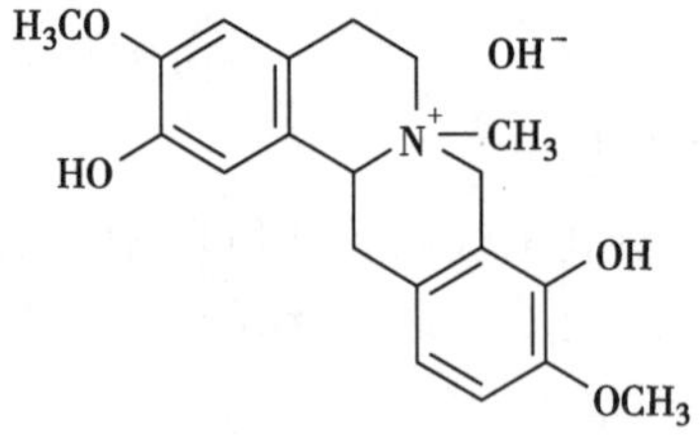

轮环藤酚碱

(4) 小檗胺(berbamine):分子式 $C_{37}H_{40}N_2O_6$,分子量 608.71Da。mp.197~210 ℃ (石油醚),$[\alpha]_D^{20}$+114.6(三氯甲烷)。微溶于水,溶于乙醇、乙醚、三氯甲烷。

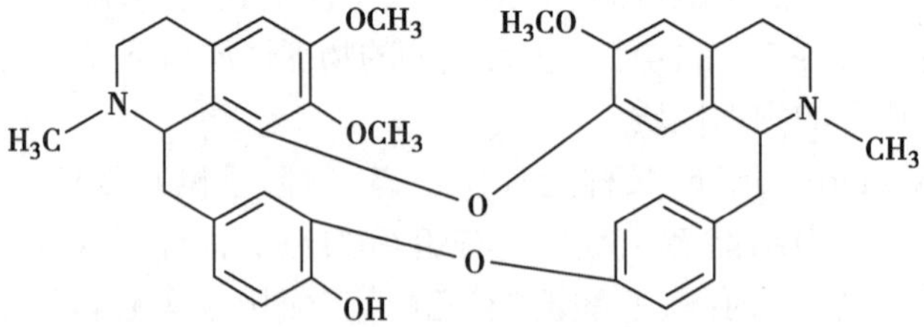

小檗胺

2. 实验原理   本实验利用生物碱及其盐的溶解性差异提取亲脂性生物碱,再利用其极性大小不同进行分离。汉防己甲素和汉防己乙素为中强碱性的叔胺碱,具有生物碱的一般通性,可以利用其游离生物碱易溶于有机溶剂而其盐易溶于水的性质,采用酸水或乙醇提取,碱溶酸沉法纯化处理,即可得到总生物碱。进一步利用二者极性的差异采用溶剂法或硅胶柱色谱法进行分离。

（二）实验流程图

1. 亲脂性叔胺总碱的提取　实验流程如下。

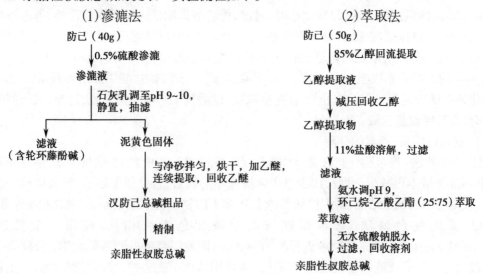

（1）渗漉法

防己（40g）
→ 0.5%硫酸渗漉
渗漉液
→ 石灰乳调至pH 9~10，静置，抽滤
　滤液（含轮环藤酚碱）　　泥黄色固体
泥黄色固体 → 与净砂拌匀，烘干，加乙醚，连续提取，回收乙醚
汉防己总碱粗品
→ 精制
亲脂性叔胺总碱

（2）萃取法

防己（50g）
→ 85%乙醇回流提取
乙醇提取液
→ 减压回收乙醇
乙醇提取物
→ 11%盐酸溶解，过滤
滤液
→ 氨水调pH 9，环己烷-乙酸乙酯（25:75）萃取
萃取液
→ 无水硫酸钠脱水，过滤，回收溶剂
亲脂性叔胺总碱

2. 汉防己甲素、乙素的分离

实验流程如下。

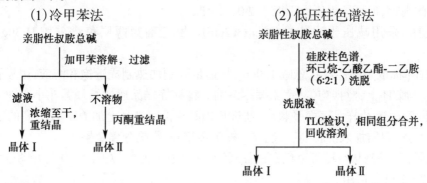

（1）冷甲苯法

亲脂性叔胺总碱
→ 加甲苯溶解，过滤
　滤液　　　　不溶物
滤液 → 浓缩至干，重结晶 → 晶体Ⅰ
不溶物 → 丙酮重结晶 → 晶体Ⅱ

（2）低压柱色谱法

亲脂性叔胺总碱
→ 硅胶柱色谱，环己烷-乙酸乙酯-二乙胺（6:2:1）洗脱
洗脱液
→ TLC检识，相同组分合并，回收溶剂
　晶体Ⅰ　　　　晶体Ⅱ

（三）实验操作

1. 预试　按第四章实验一"（八）生物碱的鉴别"项下的实验方法进行。若结果为明显阳性，则继续以下实验。

2. 亲脂性叔胺生物碱的提取

（1）渗漉法

1）提取：将40g防己药材粗粉与0.5%硫酸30~40ml拌匀，半小时后，均匀装入渗漉筒中，用0.5%硫酸渗漉提取，流速控制在2ml/min。当渗漉液体积为药材体积的8~10倍时，停止渗漉。将渗漉液用新鲜石灰乳调至pH 9~10，充分静置，小心倾掉部分上清液后（含有轮环藤酚碱，应予保留），抽滤，得泥黄色固体。将此固体与净砂拌匀，于60~70℃烘干后，将其置于索氏提取器中，以乙醚为溶剂，水浴加热，连续回流提取至生物碱提取完全（即取1ml提取液挥干，用1%盐酸0.5ml溶解，加1~2滴碘化铋钾试剂不产生沉淀或明显浑浊），停止提取，取出滤纸筒，回收乙醚，得乙醚提取物，即得总碱粗品。

2）精制：将所得乙醚提取物用95%乙醇20~30ml加热回流溶解，制成饱和溶液，将其倒入300ml水中，加20g食盐，在水浴上稍加热促使沉淀凝聚，待有沉淀析出时，室温静置，让其自然冷却,沉淀完全后,抽滤,得类白色固体,即得亲脂性叔胺总碱。

(2) 萃取法:将 50g 防己药材粗粉置于 250ml 圆底烧瓶中,分别用 85% 乙醇 150ml、100ml、100ml 回流提取 2 次,每次 2 小时,过滤,得乙醇提取液。减压回收乙醇,得乙醇提取物。提取物用 11% 盐酸 80ml 分 3 次溶解,于 50℃ 水浴中搅拌促溶,过滤除去树脂状物,合并滤液于分液漏斗中,浓氨水调至 pH=9,用环己烷 - 乙酸乙酯(25∶75)30ml 萃取,再以每次 10ml 同样的萃取剂萃取至完全(即取 1ml 萃取液,蒸干,用 1% 盐酸 1ml 溶解残留物,加 1~2 滴碘化铋钾试剂无明显沉淀为止)。合并萃取液,以适量无水硫酸钠干燥,过滤,减压回收溶剂,即得亲脂性叔胺总碱。

3. 汉防己甲素、乙素的分离

(1) 冷甲苯法:将亲脂性叔胺总碱称重后,置 25ml 锥形瓶中,加 5 倍量甲苯,搅拌使其溶解,至不溶物量不再减少,过滤,用少量甲苯洗涤不溶物后,合并甲苯溶液,回收甲苯并浓缩至干,残留物用丙酮重结晶,得细棒状晶体 I,甲苯不溶物用丙酮重结晶,得颗粒状晶体 II。

(2) 低压柱色谱法:基本原理与高效液相色谱法相同,柱压一般控制在 5.9×10^4~1.2×10^5Pa,填充剂颗粒直径为 10~40μm(即薄层色谱硅胶或氧化铝),分离效果介于开放柱色谱与高效液相色谱之间。该法通常采用减压干法装柱,柱体紧密均匀,色谱色带分布集中整齐,且可直接套用薄层色谱的最佳分离系统。因此,是一种分离效果较好、设备简单、操作简便且快速的方法,适用于天然产物的常量制备分离。色谱柱质地为玻璃,便于有色成分的观察,但可承受压力不低于 2.0×10^5Pa。

1) 装柱:采用减压干法装柱(30cm×2cm)。填充剂为薄层色谱硅胶 H 30g,柱高约 22cm。

2) 加样:称取亲脂性叔胺总碱 150mg,加适量丙酮加热制成近饱和溶液,用吸管逐滴滴加到 1.5g 硅胶 H 上,搅拌均匀,室温挥尽溶剂。将拌好样品通过长颈漏斗小心加于硅胶柱顶,轻轻垂直敲击,待样品表面平整后,通过长颈漏斗再在样品上加盖 1~2cm 高的硅胶 H 及圆形滤纸一张,以防加入洗脱剂后,造成上样带不整齐,影响分离效果。

3) 洗脱:先检查从空压机至色谱柱各阀门、管道是否正常,关闭各阀门,开动空压机至额定压力 5.7×10^4Pa,待用。

用滴管沿色谱柱内壁小心加入少量洗脱剂(环己烷 - 乙酸乙酯 - 二乙胺,6∶2∶1),当洗脱剂液面达到一定高度后,再缓缓倾入其余洗脱剂(共 250ml),迅速在柱顶装上与加压系统相连的玻璃扣塞接头,并用铁夹固定,以防加压时接头被冲开,十分小心地依次开启空压机阀门、针型阀、空气过滤减压器,调节压力在 5.9×10^4~1.2×10^5Pa,切勿过大。约 40 分钟后,洗脱液开始流出,控制流速为 1ml/min,每 10 分钟收集 12~15 份,薄层色谱检查(薄层色谱条件见鉴定法),合并含相同组分的流分,减压回收溶剂,分别得到晶体 I 和晶体 II,并用丙酮重结晶。

(四) 鉴定

1. 测定熔点 用显微熔点测定仪测定样品的熔点,并与文献对照进行鉴别。

2. 薄层色谱

样品:分离得到的晶体 I、晶体 II。

对照品:汉防己甲素、汉防己乙素对照品

吸附剂:硅胶 G。

展开剂:环己烷 - 乙酸乙酯 - 二乙胺(6∶2∶1)。

显色剂：改良碘化铋钾试剂(在喷显色剂之前应在 80℃左右完全挥干展开剂。注意甲素显色后呈淡棕色，且颜色 2 小时左右褪去；而乙素呈深棕色，久置不褪色)。

3. 生物碱沉淀反应

(1)碘化铋钾试剂反应：取试样的稀酸水溶液 1ml，加碘化铋钾试剂 1~2 滴，生成棕色至棕红色者为阳性反应，示有生物碱存在。

(2)碘 - 碘化钾试剂反应：取生物碱水溶液或稀酸溶液 1ml，加碘 - 碘化钾试剂 1~2 滴，生成褐色或暗褐色沉淀者为阳性反应，示有生物碱存在。

(3)雷氏铵盐试剂反应：取试样的稀酸水溶液(pH 3~4)1ml，加 2% 雷氏铵盐试剂数滴，生成黄红色沉淀者为阳性反应，示有生物碱存在。

(4)苦味酸试剂反应：取试样的中性水溶液，加苦味酸饱和水溶液 1 滴，生成黄色沉淀者为阳性反应，示有生物碱存在。

三、注意事项

注意调节低压柱压力为 0.6~1.2kg/cm^2(5.9 × 10^4~1.2 × 10^{5}Pa)，切勿过大。

四、实验指导

(一) 实验安排　实验安排见表 11-2。

表 11-2　防己中汉防己甲素、汉防己乙素提取、分离和鉴定的实验安排

次序	学时数	实验内容
1	6	选择提取方法；完成亲脂性叔胺生物碱的提取
2	6	选择分离方法；完成汉防己甲素、汉防己乙素的分离
3	4	汉防己甲素、汉防己乙素的鉴定

(二) 实验所用仪器和药品

仪器名称	规格	数量	备注
锥形瓶	1 000ml、50ml	2	
烧杯	250ml	1	
渗漉筒	500ml	1	
色谱柱	2cm×60cm	1	
索氏提取器	500ml	1套	
电水浴锅	2孔	1套	供两组用
显微熔点测定仪		1台	

药品名称	试剂规格	用量	备注
汉防己甲素、汉防己乙素	对照品	微量	中国食品药品检定研究院
硫酸	AR	适量	
氧化铝或硅胶	10~40μm	适量	
食盐	食用	20g	市售食盐

续表

药品名称	试剂规格	用量	备注
生石灰	工业	适量	自制
乙醚	AR	适量	
乙醇	AR	适量	
环己烷	AR	适量	
防己药材		100g	
乙酸乙酯	AR	适量	
无水硫酸钠	AR	适量	
丙酮	AR	适量	
二乙胺	AR	适量	

(三) 思考题

1. 简述从防己中提取分离汉防己甲素、汉防己乙素各主要步骤的原理。

2. 试根据汉防己甲素、汉防己乙素的化学结构,分析二者极性大小及低压柱色谱分离时流出的先后顺序。

实验二　氧化苦参碱的提取、分离和鉴定

一、目的与要求

1. 掌握渗漉法提取生物碱的原理、操作方法及影响因素。

2. 掌握离子交换树脂法提取纯化生物碱的原理和方法。

3. 掌握连续回流提取法的原理、操作方法及特点。

4. 掌握制备性薄层色谱和柱色谱法分离生物碱的原理和方法。

二、实验方法

(一) 概述

苦参为豆科植物苦参(*Sophora flavescens* Ait.)的干燥根,具有清热燥湿、杀虫、利尿之功效,主治热痢、便血、黄疸尿闭、赤白带下、阴肿阴痒、湿疹、湿疮、皮肤瘙痒、疥癣麻风,外治滴虫性阴道炎。苦参主要有效成分为多种生物碱,主要包括苦参碱、氧化苦参碱、槐定碱、槐果碱等。药理研究证明,苦参总生物碱有抗心律失常、抗癌等活性,氧化苦参碱有抗癌、抗衰老等活性。

1. 主要化学成分的结构和性质

(1) 苦参碱(matrine):分子式 $C_{15}H_{24}N_2O$,分子量 248.36Da。有 α、β、γ、δ 4 种异构体,常见者为 α-苦参碱,针状或棱柱状结晶,mp.76℃,$[\alpha]_D^{19}$+39.1(水)。溶于水、苯、三氯甲烷、乙醚和二硫化碳,微溶于石油醚。

(2) 氧化苦参碱(oxymatrine):分子式 $C_{15}H_{24}N_2O_2$,分子量 264.36Da。为无色方晶(丙酮),mp.208℃,$[\alpha]_D^{19}$+47.7(乙醇)。易溶于水、乙醇、甲醇、三氯甲烷,不溶于乙醚、苯。

(3) 槐定碱(sophoridine):分子式 $C_{15}H_{22}N_2O$,分子量 248.36Da。白色粗针状结晶或大棱柱

状结晶(石油醚),味苦,mp.108~109℃,$[\alpha]_D^{19}$+63.4(水)。易溶于水、甲醇、乙醇、四氯化碳等。

(4) 槐果碱(sophocarpine):分子式 $C_{15}H_{24}N_2O$,分子量 246.40Da。白色针状结晶(水),mp.80~81℃。$[\alpha]_D^{19}$-29.4(乙醇)。可溶于甲醇、乙醇、三氯甲烷、丙酮和苯,微溶于水,易溶于稀酸。

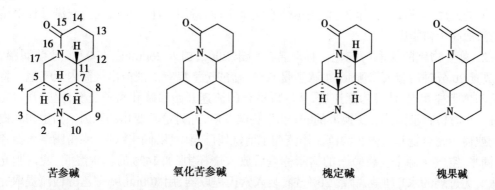

| 苦参碱 | 氧化苦参碱 | 槐定碱 | 槐果碱 |

2. 实验原理　利用生物碱盐易溶于水、游离生物碱易溶于有机溶剂的性质,药材用水、酸水或醇提取,粗提物用阳离子交换树脂法或酸溶碱沉法纯化,分离方法多用氧化铝或硅胶柱色谱。阳离子交换树脂法纯化生物碱的原理如下。

酸化:Alk(游离生物碱)+H$^+$/H$_2$O → AlkH$^+$

交换:RSO$_3^-$H$^+$+AlkH$^+$ → RSO$_3^-$AlkH$^+$+H$^+$

碱化:RSO$_3^-$AlkH$^+$+NH$_4$OH → RSO$_3^-$NH$_4^+$+Alk+H$_2$O

(二) 实验流程图

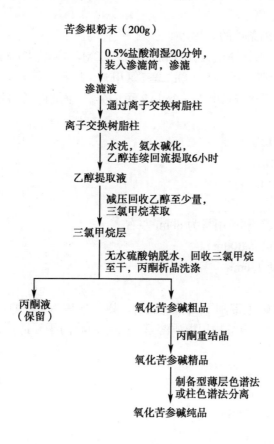

(三) 操作

1. **离子交换树脂的预处理**　将 70g 聚苯乙烯磺酸型树脂(交联度 3%)放入烧杯中,加 200ml 80℃的蒸馏水溶胀 30 分钟,倾出蒸馏水后加入 2mol/L 盐酸 300ml,充分搅拌,放置半小时(静态转型)后装入树脂柱(2cm×100cm),并使用全部酸水溶液通过树脂柱(动态转型),流出液的速度以液滴不成串为宜,用蒸馏水洗至中性,待用。注意从装柱到洗涤过程中始终保持液面高于树脂床。

2. **总生物碱的提取与纯化**　称取苦参粉末 200g,加入 260ml 左右 0.5% 盐酸润湿,搅匀,放置 20 分钟后装入渗漉筒,加入适量 0.5% 盐酸至下口有溶液流出且筒内无气泡。将渗漉筒与树脂柱相连,计算渗漉速度,然后以适合的流速开始渗漉和离子交换,实验开始时及每过 1 小时检查渗漉液和交换液的 pH 和生物碱反应,并讨论其变化的原因。当生物碱提取完全或树脂完全饱和时停止渗漉。用蒸馏水清洗树脂至中性,倾出水层,将树脂倒入搪瓷盘中,铺平,空气中晾干。将晾干的树脂称重后放入烧杯中,加 14% 的氨水湿润(使树脂充分溶胀又无过剩的水),加盖,静置 20 分钟,装入索氏提取器,用 300ml 95% 乙醇回流提取完全(约 6 小时,中间注意检查生物碱是否已被提取完全)。注意提取结束后,将树脂回收,提取液置 500ml 锥形瓶中保存。

3. **氯化苦参碱粗品的获得**　将乙醇提取液常压回收乙醇至少量(约 6ml),加入 70~80ml 三氯甲烷溶解,转入分液漏斗中,静置分层,分出三氯甲烷层,油状物另外保存。三氯甲烷溶液用无水硫酸钠干燥 1~2 小时(注意干燥过程中经常振摇),回收三氯甲烷至干。残留物加丙酮,即析出黄白色固体,放置,抽滤,用少量丙酮洗涤,得氧化苦参碱粗品,放干燥器中干燥,母液放置待用。氧化苦参碱粗品用丙酮重结晶可得其精品。

4. **氧化苦参碱的分离**

(1)粗品的检识(分离条件的寻找)

吸附剂:硅胶 HF_{254} 碱性薄层板,调和剂为 0.5% CMC 溶液 -4% NaOH(9∶1)。

展开剂:①三氯甲烷 - 甲醇(4∶1); ②三氯甲烷 - 甲醇 - 氢氧化铵(5∶0.6∶0.3)下层; ③三氯甲烷 - 甲醇 - 氢氧化铵(10ml∶1.2ml∶2 滴); ④苯 - 丙酮 - 乙酸乙酯 - 氢氧化铵(2∶3∶4∶0.2)。

(2)氧化苦参碱的分离

1)制备型薄层色谱法

玻璃板:20cm×20cm。

硅胶 HF_{254}:20g。

调和剂:同粗品检识项下,用量为 60ml 左右。

样品:氧化苦参碱粗品 300mg。

展开剂:自选,用量 250ml。

显色方法:自定。

洗脱:将氧化苦参碱色带刮下,装入洗脱柱,以三氯甲烷 - 甲醇(7∶3)混合溶剂洗脱至无生物碱为止,回收溶剂,残留物用丙酮溶解,过滤,回收丙酮至适量,放置,待析晶完全,滤集结晶,干燥。

2)柱色谱法

色谱柱规格:2cm×50cm。

吸附剂:230~400 目硅胶 35g。

压力：0.03~0.05MPa。

样品：120mg 氧化苦参碱精品溶于 1ml 三氯甲烷中，湿法上样。

洗脱剂：三氯甲烷 - 甲醇 - 氢氧化铵（5∶0.6∶0.3）下层（充分振摇均匀，静置分层后使用）。

洗脱：每 5ml 为一流分，用硅胶碱性薄层检识，合并单一斑点流分，回收溶剂，得氧化苦参碱纯品。

（四）氧化苦参碱的鉴定

1. 纯度检查 薄层色谱法鉴别，条件自选。
2. 测定熔点 用显微熔点测定仪测定样品的熔点，并与文献对照进行鉴别。
3. 测定产品的 IR、MS、^{1}H-NMR 谱。

三、注意事项

1. 有机溶剂易燃易爆，注意防火。
2. 薄层板展开前预饱和，可以改善展开效果。

四、实验指导

（一）实验安排

实验安排见表 11-3。

表 11-3 氧化苦参碱提取、分离和鉴定的实验安排

次序	学时数	实验内容
1	6	离子交换树脂预处理及总生物碱提取
2	6	总生物碱纯化提取
3	4	氧化苦参碱的分离精制
4	4	氧化苦参碱的鉴定

（二）实验所用仪器和药品

仪器名称	规格	数量	备注
锥形瓶	500ml	2	
烧杯	250ml	2	
渗漉筒	500ml	1	
色谱柱	2cm×60cm	1	
索氏提取器	250ml	1 套	
搪瓷盘	30cm×40cm	1	
广泛 pH 试纸		1	
显微熔点测定仪		1 台	

药品名称	试剂规格	用量	备注
氧化苦参碱	标准品	微量	中国食品药品检定研究院
磺酸型阳离子交换树脂	交联度 3%	70g	
食盐	食用	20g	市售食盐
氢氧化钠	分析纯	适量	
乙醇	分析纯	适量	95%
氨水	分析纯	适量	14%
苦参药材	分析纯	200g	
乙酸乙酯	分析纯	适量	
无水硫酸钠	分析纯	适量	
丙酮	分析纯	适量	
甲醇	分析纯	适量	

(三) 预习要求和思考题

1. 预习要求

(1) 苦参生物碱的化学结构特点。

(2) 苦参生物碱不同氮原子碱性大小。

(3) 渗漉法的原理和优缺点。

(4) 离子交换树脂法制备生物碱的操作过程和要点。

(5) 苦参生物碱的结构鉴定方法。

2. 思考题

(1) 简述酸水提取 - 离子交换树脂法提取纯化生物碱的原理。

(2) 应如何检查渗漉液中是否含有生物碱? 渗漉液中生物碱是否被交换在树脂上? 离子交换树脂是否已饱和?

(3) 简述索氏提取器提取天然化学成分的原理及特点。

(4) 简述制备薄层色谱分离化合物的方法和特点。

(5) 简述生物碱提取分离和鉴定的程序,并分析所测氧化苦参碱的各种波谱数据。

实验三　盐酸小檗碱的提取、分离和鉴定

一、目的与要求

1. 学习生物碱的初步提取分离方法。

2. 掌握利用化合物及其盐类溶解度的差异分离纯化生物碱的方法。

3. 掌握利用柱色谱分离纯化、薄层色谱鉴定药用植物成分的方法。

二、实验方法

(一) 概述

小檗碱又名黄连素,最先是从毛茛科黄连(*Coptis chinensis* Franch.)和芸香科黄皮树(黄

柏,*Phellodendron chinense* Schneid.)等植物中提出的一种黄色生物碱。黄连属(*Coptis*)植物的根茎、须根、叶等都含有小檗碱、黄连碱、药根碱、巴马亭等生物碱。进一步研究发现,唐松草属(*Thalictrum*)、小檗科的小檗属(*Berberis*)、十大功劳属(*Mahonia*)及防己科的天仙藤属(*Fibraurea*)等都可作为提取小檗碱的资源植物。本实验即是用小檗属植物三颗针(*Berberis sieboldii* Miq.)或黄连属黄连作为提取小檗碱的原料。三颗针及黄连中均含有小檗碱(分别为1%和5.1%)以及巴马亭(掌叶防己碱,palmatine)、药根碱(雅托碱,jatrorrhizine)等,它们均有明显的抗炎作用。

1. 主要化学成分的结构和性质

(1) 小檗碱(黄连素,berberine):本品系季铵生物碱,其游离碱为黄色长针状结晶,$C_{20}H_{20}O_4N \cdot OH \cdot 5\frac{1}{2}H_2O$,mp.145℃,在100℃干燥失去结晶水转为棕黄色。小檗碱能缓缓溶于水(1:20)、乙醇(1:100),较易溶于热水、热乙醇,微溶于丙酮、三氯甲烷、苯,几乎不溶于石油醚中。小檗碱与三氯甲烷、丙酮、苯均能形成加成物。小檗碱盐酸盐(berberine chloride),$C_{20}H_{18}NO_4Cl \cdot 2H_2O$,mp.205℃(分解),微溶于冷水,较易溶于沸水,其硝酸盐及氢碘酸盐极难溶于水(冷水约1:2 000),小檗碱的中性硫酸盐、磷酸盐、乙酸盐在水中溶解度较大。小檗碱的盐类在水中的溶解度如下。

盐酸小檗碱	1:500	硫酸小檗碱	1:30(酸性盐1:100)
枸橼酸小檗碱	1:125	磷酸小檗碱	1:15

(2) 巴马亭:本品系季铵生物碱,溶于水、乙醇,几乎不溶于三氯甲烷、乙醚、苯等溶剂。掌叶防己碱盐酸盐即氯化巴马亭(palmatine chloride),$C_{21}H_{22}O_4NCl \cdot 3H_2O$,为黄色针状结晶,mp.205℃(分解),其理化性质与盐酸小檗碱类似。巴马亭氢碘酸盐(palmatine hydroiodide),$C_{21}H_{22}O_4NI \cdot 2H_2O$,为橙黄色针状结晶,mp.241℃(分解)。

(3) 药根碱:本品系具酚羟基季铵盐,其理化性质与巴马亭似,但较易溶于苛性碱液中,其盐酸在水中的溶解度亦比盐酸巴马亭大,可借此性质予以分离。药根碱盐酸盐(jatrorrhizine chloride),$C_{20}H_{20}O_4NCl \cdot H_2O$,为铜色针状结晶,mp.204~206℃,其苦味酸盐(jatrorrhizine picrate),$C_{20}H_{20}O_4N \cdot C_6H_2O_7N_2$,为橙黄色柱状结晶,mp.217~220℃(分解)。

小檗碱　　　　　　　　巴马亭　　　　　　　　药根碱

2. 实验原理　小檗碱为季铵生物碱,溶于水和极性大的有机溶剂(如甲醇、乙醇等),所以可用甲醇、乙醇或水进行提取。然后通过盐析,降低其在水中的溶解度而沉淀,与其他杂质分离。

（二）实验流程图

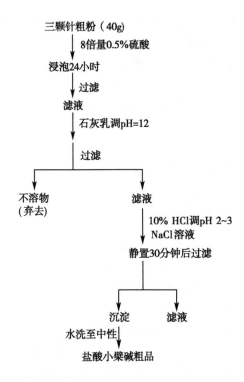

（三）操作

1. 小檗碱粗品的制备　取三颗针根粗粉 40g 置于 500ml 烧杯中，加入 8 倍量 0.5% 硫酸水溶液使之浸没药材，浸泡 24 小时。用脱脂棉过滤，滤液加石灰乳中和多余硫酸，调pH=12，静置 30 分钟。滤除沉淀，滤液用 10% 盐酸调至 pH 2~3，向滤液中加 10% 量（W/V）的食盐。搅拌使完全溶解后，继续搅拌至溶液出现混浊现象为止，静置 30 分钟，滤出沉淀。用少量水洗涤至中性，抽干，即为盐酸小檗碱粗品。

2. 盐酸小檗碱精制　所得小檗碱粗品还须精制。取所得粗品（未干燥）放入 20 倍量沸水中，搅拌溶解后，继续加热数分钟，趁热过滤。滤液滴加 1 滴浓盐酸，静置过夜。滤取结晶，用蒸馏水洗数次，抽干，即为精制盐酸小檗碱。

（四）盐酸小檗碱的鉴定

1. 纯度检查　薄层色谱法鉴别，硅胶 TLC，参考展开剂条件：三氯甲烷 - 甲醇（9∶1）。
2. 测定熔点　用显微熔点测定仪测定样品的熔点，并与文献对照进行鉴别。
3. 测定产品的 IR、MS、^{1}H-NMR 谱。

三、注意事项

1. 硫酸腐蚀性较强，注意不要沾染上皮肤。
2. 薄层板展开前预饱和，可以改善展开效果。

四、实验指导

（一）实验安排

实验安排见表 11-4。

表 11-4　盐酸小檗碱提取、分离和鉴定的实验安排

次序	学时数	实验内容
1	4	实验讲解及药材浸泡
2	6	总生物碱提取及小檗碱粗品制备
3	4	盐酸小檗碱精制
4	4	盐酸小檗碱的鉴定

(二) 实验所用仪器和药品

仪器名称	规格	数量	备注
烧杯	500ml	2	
渗漉筒	500ml	1	
研钵		1	
抽滤瓶	500ml	1	
搪瓷盘	30cm×40cm	1	
广泛 pH 试纸		1	
显微熔点测定仪		1 台	

药品名称	试剂规格	用量	备注
盐酸小檗碱	标准品	微量	中国食品药品检定研究院
食盐	食用	20g	市售食盐
生石灰	分析纯	适量	
浓盐酸	分析纯	适量	
硫酸	分析纯	适量	0.5%
三棵针药材	分析纯	40g	
三氯甲烷	分析纯	适量	
甲醇	分析纯	适量	

(三) 预习要求和思考题

1. 预习要求

(1) 小檗碱的化学结构。

(2) 含有小檗碱的天然药物。

(3) 从天然药物提取小檗碱的主要方法。

(4) 小檗碱的纯度检查方法。

(5) 小檗碱的结构鉴定方法。

2. 思考题

(1) 如何检查渗漉液中是否含有生物碱?

(2) 为什么盐酸小檗碱在水中的溶解度比游离碱小?

(3) 简述薄层色谱鉴定化合物的注意事项。

(4) 简述生物碱提取分离和鉴定的程序,并分析所测盐酸小檗碱的各种波谱数据。

实验四　洋金花生物碱的提取、分离和鉴定

一、目的与要求

1. 掌握生物碱及其盐类溶解度规律以及在生物碱提取分离中的应用。
2. 掌握酸溶碱沉法纯化总生物碱的原理和方法。
3. 掌握氧化铝色谱法纯化生物碱的原理和方法。
4. 学习生物碱沉淀反应及薄层色谱法在生物碱鉴定中的应用。

二、实验方法

(一) 概述

洋金花为茄科曼陀罗属植物白花曼陀罗(*Datura metel* L.)的干燥花。洋金花自古就是一种麻醉药,有毒,具有平喘止咳、解痉定痛之功效,用于哮喘咳嗽、脘腹冷痛、风湿痹痛、小儿慢惊及外科麻醉等。

白花曼陀罗植物各部分都含生物碱,但以花中含量最高,达 0.43%,其中以东莨菪碱为主,莨菪碱次之。东莨菪碱有显著的镇静作用,阿托品(莨菪碱的消旋体)有解痉镇痛作用,临床上还用于治疗慢性气管炎及精神分裂症。

1. 主要化学成分的结构和性质

(1)东莨菪碱(scopolamine):又称天仙子碱,分子式 $C_{17}H_{21}NO_4$,分子量 303.35Da。黏稠状液体,pK_a 7.50,分子水合物为针状结晶,mp.59℃。易溶于热水、乙醇、乙醚、三氯甲烷和丙酮,难溶于苯或四氯化碳。

东莨菪碱氢溴酸盐:分子式 $C_{17}H_{21}NO_4 \cdot HBr \cdot 3H_2O$,分子量 438.32Da。为白色或无色结晶,熔点 195~199℃ (分解),$[\alpha]_D^{20}$ –24~–26(c 5.0,H_2O)。

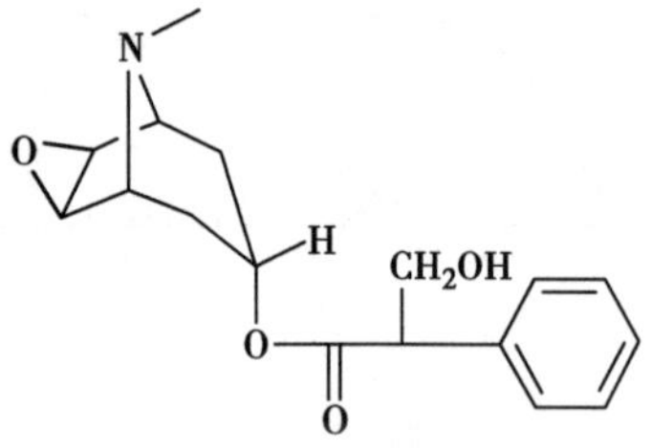

东莨菪碱 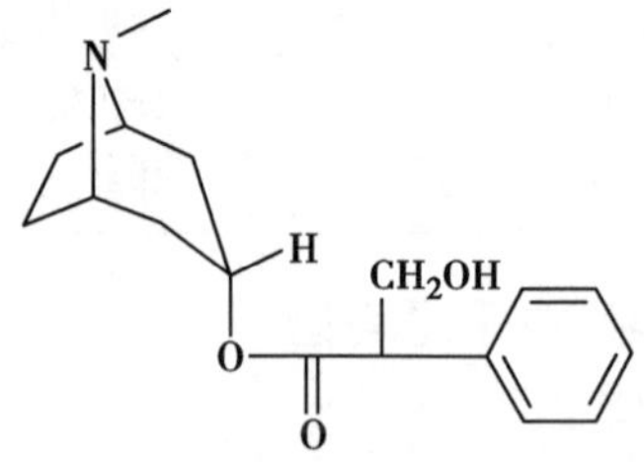　　　　　　莨菪碱

(2)莨菪碱(hyoscyamine):又称天仙子胺,分子式 $C_{17}H_{23}NO_3$,分子量 289.36Da。白色针晶,pK_a 9.65,mp.108.5℃,硫酸盐 mp.206℃,易溶于乙醇、三氯甲烷和苯,微溶于水或乙醚。

2. 实验原理　洋金花中生物碱属托品烷类生物碱,为中强碱性的叔胺碱。本实验利用生物碱盐易溶于水的性质进行提取,进一步利用东莨菪碱与莨菪碱碱性及极性的差异用溶剂萃取或柱色谱法进行分离。

(二) 实验流程图

1. 洋金花总生物碱的提取　实验流程如下。

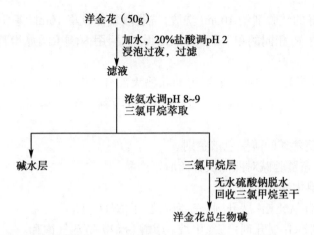

2. 莨菪碱和东莨菪碱的分离　实验流程如下。

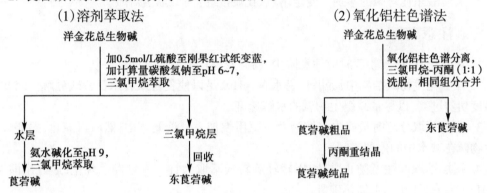

(三) 操作

1. 预试　按第四章实验一"(八)生物碱的鉴别"项下的实验方法进行,若结果为明显阳性,则继续以下实验。

2. 提取分离

(1)总碱的提取:取洋金花50g,粉碎,置于1000ml锥形瓶中,加入水约600ml,用20%盐酸调至pH 2,浸泡过夜,尼龙布过滤,得红棕色滤液,滤液用浓氨水调pH 8~9,然后迅速用三氯甲烷萃取得到黄色三氯甲烷液,无水硫酸钠脱水干燥,回收三氯甲烷至干,得总生物碱。

(2)莨菪碱和东莨菪碱的分离

1)溶剂萃取法:总碱加0.5mol/L硫酸至刚果红试纸变蓝为止,分次加入计算量的碳酸氢钠(pH 6~7),用三氯甲烷萃取,由于东莨菪碱碱性较弱,先游离析出而溶于三氯甲烷,莨菪碱仍以成盐状态留在水溶液中,减压回收三氯甲烷得东莨菪碱,水液用氨水碱化至pH 9,再用三氯甲烷萃取,减压回收三氯甲烷,即得莨菪碱。

2)氧化铝柱色谱法

吸附剂:色谱用碱性氧化铝(100~200目,活度Ⅱ级)。

洗脱剂:三氯甲烷-丙酮(1:1)。

显色剂:改良碘化铋钾试剂。

样品溶液:总生物碱的三氯甲烷溶液,供上样用。

装柱:取1.8cm×18cm玻璃色谱柱1根,称氧化铝20g,加入三氯甲烷,湿法装柱。

上样:将生物碱的三氯甲烷溶液上于柱顶。

洗脱:用配备好的洗脱剂约 100ml 洗脱,洗脱液每份收集 10ml,将所收集的各流分用氧化铝软板检查,合并 R_f 相同的单一组分,浓缩得粗品,用丙酮重结晶得莨菪碱,另一组分为液态东莨菪碱。

3. 氢溴酸东莨菪碱的制备 取所得油状物大部分,溶于 3 倍量丙酮中,滴加 40% 氢溴酸至刚果红试纸显蓝色,置冰箱放置后过滤,以少量丙酮洗涤,干燥,即得氢溴酸东莨菪碱。

(四) 鉴定

1. 莨菪碱、东莨菪碱的薄层色谱鉴别

样品:莨菪碱、东莨菪碱对照品及分离所得产品。

显色剂:改良碘化铋钾试剂。

(1)吸附剂:碱性氧化铝;展开剂:三氯甲烷 - 丙酮(1∶1)。

(2)吸附剂:硅胶 G;展开剂:三氯甲烷 - 甲醇(9∶1),氨蒸气饱和。

2. 氢溴酸东莨菪碱的鉴别 测定熔点、比旋度,并与文献值对照。

三、注意事项

1. 洋金花有毒,在粉碎时应注意防尘,粉碎及操作完后应立即洗手。

2. 洋金花生物碱结构中具酯键,易水解,pH 9 足以使莨菪碱和东莨菪碱分解。因此,溶液碱度切勿过高,以尽量减缓生物碱的水解速度。

3. 溶剂萃取分离时最好先将溶液及三氯甲烷加入分液漏斗中,然后再碱化,振摇,以减少生物碱在碱水中的停留时间。

4. 振摇萃取时注意防止乳化,以轻轻旋转式萃取为宜。一旦发生乳化,最好用酸调回至 pH=4 左右,于水浴上微热破乳。

四、实验指导

(一) 实验安排

实验安排见表 11-5。

表 11-5 洋金花生物碱提取、分离和鉴定的实验安排

次序	学时数	实验内容
1	6	洋金花总碱的提取
2	6	莨菪碱与东莨菪碱的分离
3	4	莨菪碱和东莨菪碱的鉴定

(二) 实验所用仪器和药品

仪器名称	规格	数量	备注
锥形瓶	1 000ml	1	
烧杯	250ml	1	
色谱柱	2cm×60cm	1	
广泛 pH 试纸		1	
刚果红试纸		1	

药品名称	试剂规格	用量	备注
莨菪碱、东莨菪碱	对照品	微量	中国食品药品检定研究院
碱性氧化铝	100~200目	适量	活度Ⅱ级
浓氨水	分析纯	适量	
碳酸氢钠	工业	适量	pH 6~7
甲醇	分析纯	适量	
三氯甲烷	分析纯	适量	
洋金花		50g	
无水硫酸钠	分析纯	适量	
丙酮	分析纯	适量	
氢溴酸	分析纯	适量	

(三) 预习要求和思考题

1. 预习要求

(1)洋金花生物碱提取分离的原理。

(2)洋金花生物碱结构特点和类型。

(3)洋金花生物碱常用的提取方法。

2. 思考题

(1)简述洋金花生物碱提取分离的原理。

(2)在洋金花生物碱提取过程中,为什么要避免强碱和加热?

(3)根据洋金花生物碱的结构性质,分析色谱结果。

实验五　一叶萩碱的提取与鉴定

一、目的与要求

1. 掌握离子交换树脂法提取分离一叶萩碱的原理和方法。

2. 掌握渗漉法提取分离一叶萩碱的方法。

3. 学习薄层色谱法鉴定一叶萩碱的方法。

二、实验方法

(一) 概述

一叶萩为大戟科植物叶底珠[*Securinega suffruticosa* (Pall.) Baill.]的叶及花,具有祛风活血、补肾强筋之功效,主治面神经麻痹、小儿麻痹后遗症、眩晕、耳聋、神经衰弱、嗜睡症、阳痿等。一叶萩在我国资源十分丰富,其根、叶和嫩枝中均含有多种生物碱,主要有一叶萩碱,二氢一叶萩碱,别一叶萩碱,右旋别一叶萩碱,右旋一叶萩碱,一叶萩亭宁,一叶萩醇碱A、B、C等,其中以一叶萩碱含量最高。

一叶萩碱及其衍生物具有兴奋中枢神经、增强心肌收缩、升高血压等作用,临床用硝酸一叶萩碱治疗面神经麻痹、小儿麻痹骶神经炎和股外侧神经炎感染引起的多发性神经炎,为神经科疾患的常用药物。

1. 主要化学成分的结构与性质

一叶萩碱(securinine):又名叶底珠碱,分子式 $C_{13}H_{15}NO_2$,分子量 217.26Da。黄色结晶(乙醇),mp.142~143℃,$[\alpha]_D^{20}$ –104.2(c 1,乙醇);盐酸盐 mp.230℃,$[\alpha]_D^{20}$ –259.2(乙醇);硝酸盐 mp.205℃,$[\alpha]_D^{20}$ –312.12(乙醇)。易溶于乙醇、三氯甲烷,较难溶于乙醚、石油醚,难溶于冷水,不溶于稀碱液。

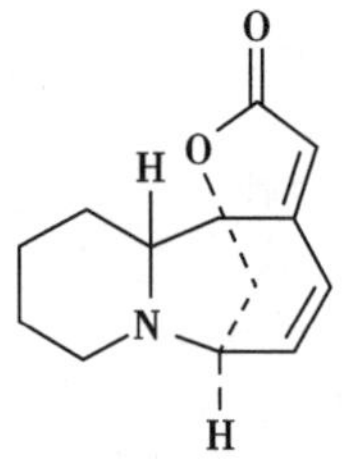

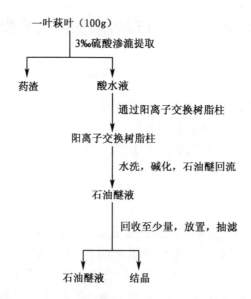

一叶萩碱

2. 实验原理　一叶萩碱为叔胺碱(pK_a 7.2),具有生物碱的一般通性。本实验利用生物碱盐易溶于水、游离生物碱易溶于有机溶剂的性质,将原料用酸水提取,提取液过强酸型阳离子交换树脂使生物碱被树脂吸附,再碱化树脂使生物碱游离,石油醚提取,回收溶剂即可得到生物碱,最后利用薄层色谱法鉴别一叶萩碱。

阳离子交换树脂法纯化生物碱的原理如下。

酸化:Alk+H^+ → AlkH$^+$(Alk 为生物碱)

交换:$RSO_3^-H^+$+AlkH$^+$ → RSO_3^-AlkH$^+$+H$^+$

碱化:RSO_3^-AlkH$^+$+NH$_4$OH → RSO_3^-NH$_4^+$+Alk+H$_2$O

(二) 实验流程图

一叶萩叶（100g）
↓ 3‰硫酸渗漉提取
药渣　　酸水液
↓ 通过阳离子交换树脂柱
阳离子交换树脂柱
↓ 水洗,碱化,石油醚回流
石油醚液
↓ 回收至少量,放置,抽滤
石油醚液　　结晶

(三) 操作

1. 树脂预处理　取新树脂(已用水溶胀过的)置烧杯中,用 5 倍量的 6%~7% HCl 浸泡过夜,先用离子水洗至 pH 3~4,改用蒸馏水洗至中性,再用 5% NaOH(约 2 倍)搅拌洗涤后,水洗至中性,最后用 6%~7% HCl 转型,蒸馏水洗至近中性。

2. 渗漉法提取 取渗漉筒,在其底部放一块脱脂棉(先用水湿润),将润湿过的药粉分次加入,分层填压,顶部盖一张滤纸压上洁净的鹅卵石。用 0.3‰ 硫酸水溶液 1 000ml,以 6~8ml/min 的速度进行渗漉,渗漉液直接进入阳离子交换树脂柱。

3. 离子交换树脂法纯化

(1)吸附:一叶萩的酸水提取液通过阳离子交换树脂柱(取 50g 阳离子交换树脂,动态装柱),以 6~8ml/min 的流速进行交换,测定交换液的 pH,绘出 pH 随时间变化的曲线图。

(2)碱化:酸水液全部交换完毕后,将树脂倾入烧杯中,水洗至澄明,抽干,放置培养皿中,室温风干。将树脂用氨水 10~12ml 碱化,放置 20 分钟后挥散多余的氨。

(3)提取:将树脂装入滤纸筒,置入索氏提取器中,用石油醚(30~60℃)120ml 水浴回流提取 3 小时,取出树脂筒。提取液回收至 20ml 左右转移到干燥的小锥形瓶中,加盖放置,结晶析出后抽滤。

(四)鉴定

1. 生物碱沉淀反应

(1)碘化铋钾试剂反应:取渗漉液 1ml,加碘化铋钾试剂 1~2 滴,生成棕色至棕红色者为阳性反应。

(2)碘 - 碘化钾试剂反应:取渗漉液 1ml,加碘 - 碘化钾试剂 1~2 滴,生成棕黄色沉淀者为阳性反应。

(3)硅钨酸试剂反应:取渗漉液 1ml,加硅钨酸试剂数滴,生成淡黄色沉淀者为阳性反应。

2. 薄层色谱鉴别

吸附剂:中性氧化铝展开剂:①三氯甲烷;②三氯甲烷 - 石油醚(1:1);③三氯甲烷 - 乙醇(9:1)。

样品溶液:一叶萩碱样品的三氯甲烷溶液。

对照品溶液:一叶萩碱对照品的三氯甲烷溶液。

显色剂:改良碘化铋钾试剂。

3. 熔点测定 用显微熔点测定仪测定样品的熔点,并与文献对照进行鉴别。

三、注意事项

1. 装树脂柱时用蒸馏水将已处理好的树脂悬浮起来,加到底部垫有脱脂棉的交换柱中,待树脂颗粒下沉后,其上覆盖一层棉花或一张滤纸,以免加入液体时冲散表面树脂;另外,在整个操作过程中树脂的上部要留有少量液体,以免进入空气,影响交换效果。

2. 在酸水渗漉提取和离子交换树脂吸附过程,一定要注意控制流速,避免流速过快而影响提取和交换效率。

四、实验指导

(一)实验安排

实验安排见表 11-6。

表 11-6   一叶萩碱提取与鉴定的实验安排

次序	学时数	实验内容
1	6	生物碱的提取；树脂的预处理
2	6	树脂的碱化、提取
3	4	一叶萩碱的理化鉴别及薄层色谱鉴定

(二) 实验所用仪器和药品

仪器名称	规格	数量	备注
锥形瓶	1 000ml、50ml	2	
烧杯	250ml	1	
培养皿	15cm	1	
色谱柱	2cm×60cm	1	
索氏提取器	250ml	1 套	
电热水浴锅	2 孔	1 套	供两组用

药品名称	试剂规格	用量	备注
一叶萩碱	对照品	微量	
硫酸	工业	5~100ml	
阳离子交换树脂	磺酸型	60g	湿重
氨水	分析纯	15~20ml	
三氯甲烷	分析纯	5ml	
乙醇	分析纯	5ml	
石油醚	分析纯	150ml	30~60℃
氧化铝	中性	5~10g	
一叶萩		100g	

(三) 预习要求和思考题

1. 预习要求

(1) 离子交换树脂提取生物碱的原理。

(2) 离子交换树脂法提取纯化生物碱的程序及注意事项。

(3) 如何判断提取所得一叶萩碱的纯度。

(4) 一叶萩碱的结构鉴定方法。

2. 思考题

(1) 离子交换树脂提取分离一叶萩生物碱的原理是什么？

(2) 离子交换树脂法提取纯化生物碱的程序及注意事项是什么？

(3) 用氨水碱化树脂的目的是什么？

(4) 如何用正交实验法选择最佳提取分离条件，包括酸水浓度、用量、渗漉速度、树脂用量等？

（何祥久   张小坡）

参 考 文 献

［1］李伯廷. 植物药有效成分的提取与分离. 太原: 山西高校联合出版社, 1993
［2］陈德昌. 中药化学对照品工作手册. 北京: 中国医药科技出版社, 2000.
［3］吴勇, 成丽. 现代药学实验教程. 成都: 四川大学出版社, 2008.

附录一 常用显色剂的配制及显色方法

一、通用显色剂

1. 碘

【检查物质】含有杂原子、双键、芳环等的一般有机化合物。

【方法】①在密闭色谱缸或其他密闭容器内预先放入少许碘结晶,然后放入展开后晾干的色谱板,数分钟后,大部分有机化合物呈现棕色斑点(对于不含杂原子、双键、三键、芳环等的有机化合物显色较困难)。为了增加碘的饱和蒸气、加快碘的显色速度,色谱缸可在恒温水浴上适当加热(在色谱缸内放 1 个盛水的小杯,增加缸内的湿度,也可提高显色的灵敏度),放置时间过长时整个色谱会呈现棕色。该方法为一种可逆性显色,显色后的色谱斑点暴露于空气中一段时间后,显色的斑点可褪去颜色。②在色谱板上喷洒 5% 碘的三氯甲烷溶液或将置入具有碘蒸气的色谱缸中的色谱板放置 5 分钟后取出,置于空气中待过量的碘蒸气全部挥发后,喷洒 1% 淀粉的水溶液,显蓝色斑点。

2. 硫酸

【检查物质】含有羟基、双键等的一般有机化合物。

【喷洒剂的配制方法】5% 的浓硫酸乙醇溶液,或 15% 浓硫酸的正丁醇溶液,或浓硫酸 - 正丁醇的 1：1 溶液。

【方法】在色谱板上喷洒显色剂后,置于空气中干燥 15 分钟,再在 110℃ 以上加热直至出现颜色或荧光(对于不含双键、三键、羟基等的化合物显色较困难)。

3. 重铬酸钾 - 硫酸

【检查物质】一般有机化合物。

【喷洒剂的配制方法】将 5g 重铬酸钾溶于 100ml 40% 的硫酸中。

【方法】在色谱板上喷洒显色剂后,置于 150℃ 加热直至斑点显色,不同的化合物会显不同的颜色。

4. 高锰酸钾

【检查物质】含有双键和三键的不饱和化合物。

【喷洒剂的配制方法】将 0.5g 高锰酸钾溶于 100ml 蒸馏水中。

【方法】在色谱板上喷洒显色剂后,在淡红色背景上显黄色斑点。

5. 碱性高锰酸钾溶液

【检查物质】含有双键和三键的不饱和化合物。

【喷洒剂的配制方法】溶液Ⅰ:将 1g 高锰酸钾溶于 100ml 水中;溶液Ⅱ:将 5g 碳酸钠溶于 100ml 水中。将溶液Ⅰ和溶液Ⅱ等量混合即可。

【方法】在色谱板上喷洒显色剂后,在淡红色背景上显黄色斑点。

6. 硝酸银 - 高锰酸钾试剂

【检查物质】具有还原性的化合物。

【喷洒剂的配制方法】溶液Ⅰ:0.1mol/L 硝酸银溶液、2mol/L 氢氧化铵溶液、2mol/L 氢氧化钠溶液的 1:1:2 的混合液(临用前配制);溶液Ⅱ:将 0.5g 高锰酸钾和 1g 碳酸钠溶于 100ml 水中。临用前将溶液Ⅰ和溶液Ⅱ等量混合即可。

【方法】在色谱板上喷洒显色剂后,还原性物质在蓝绿色背景上立即显黄色。

7. 荧光素 - 溴

【检查物质】含有双键和三键的不饱和化合物。

【喷洒剂的配制方法】将 0.1g 荧光素溶于 100ml 乙醇中。5g 溴溶于 100ml 四氯化碳中。

【方法】在色谱板上喷洒荧光素溶液后,将其置于含有溴溶液的色谱缸中,用荧光灯检测荧光,荧光素与溴反应形成曙红(eosin),曙红无荧光,而不饱和化合物则与溴形成溴加成物,保留了原来的荧光。如果点样量较大,则呈黄色斑点,红色背景。

8. 其他荧光显色剂

【检查物质】普通有机化合物。

【喷洒剂的配制方法】① 0.2% 的 2,7- 二氯荧光素乙醇溶液;② 0.01% 的荧光素乙醇溶液;③ 0.1% 的桑色素乙醇溶液;④ 0.05% 的罗丹明 B 乙醇溶液。

【方法】在色谱板上喷洒任何一种显色剂后,不同的物质在荧光背景上显示黑色或其他颜色的荧光斑点。

9. 铁氰化钾 - 三氯化铁试剂

【检查物质】具有还原性的化合物,特别是含有单个酚羟基又有吸电基团取代的酚类化合物(这类化合物往往与三氯化铁不显色)。

【喷洒剂的配制方法】溶液Ⅰ:将 1g 铁氰化钾溶于 100ml 水中。溶液Ⅱ:将 2g 三氯化铁溶于 100ml 水中。临用前将溶液Ⅰ和溶液Ⅱ等量混合即可。

【方法】在色谱板上喷洒显色剂后,还原性物质显蓝色。如再喷 2mol/L 盐酸溶液,则会使蓝色加深,纸色谱可用稀盐酸洗去喷洒液。

10. 2,4- 二硝基苯肼

【检查物质】含有羰基的化合物。

【喷洒剂的配制方法】取 2,4- 二硝基苯肼 1g 和浓盐酸 10ml,加 1 000ml 乙醇溶解。

【方法】在色谱板上喷洒显色剂后,显黄色斑点。

11. 硝酸银 - 氢氧化铵(Tollen-Zaffaroni)试剂

【检查物质】具有还原性的化合物。

【喷洒剂的配制方法】溶液Ⅰ:0.1mol/L 的硝酸银水溶液;溶液Ⅱ:5mol/L 的氢氧化铵水溶液。临用前溶液Ⅰ与溶液Ⅱ以 1:5 混合即可(注意:久放能形成具有爆炸性的叠氮化银)。

【方法】在色谱板上喷洒显色剂后,于 105℃加热 5~10 分钟,显深黑色斑点。

12. 磷钼酸

【检查物质】具有还原性的化合物、类脂体、生物碱、甾体等。

【喷洒剂的配制方法】将 5g 磷钼酸溶于 100ml 乙醇中。

【方法】在色谱板上喷洒显色剂后,于 120℃(烘箱、吹风机、红外灯均可)加热直至出现斑点,还原性物质显蓝色,再用氨气熏,则背景变为无色。

13. 硅钨酸

【检查物质】具有还原性的化合物、类脂体、生物碱、甾体等。

【沉淀试剂的配制方法】将 1g 硅钨酸溶解于 20ml 水中,用 10% 盐酸调至强酸性。

【方法】在色谱板上喷洒显色剂后,于 120℃(烘箱、吹风机、红外灯均可)加热直至出现斑点,还原性物质显蓝色。

14. 四唑兰试剂

【检查物质】具有还原性的化合物。

【喷洒剂的配制方法】溶液Ⅰ:将 0.5g 四唑兰溶于 100ml 甲醇中。溶液Ⅱ:6mol/L 的氢氧化钠水溶液。临用前将溶液Ⅰ和溶液Ⅱ等量混合即可。

【方法】在色谱板上喷洒显色剂后,微热或在室温下显紫色斑点。

15. 碘 - 碘化钾溶液

【检查物质】普通有机化合物。

【喷洒剂的配制方法】见第四章实验一"(八)生物碱的鉴别"部分。

【方法】在色谱板上喷洒显色剂后,很多有机化合物呈黄色斑点。

16. 碱式醋酸铅试剂

【检查物质】普通有机化合物。

【喷洒剂的配制方法】取醋酸铅 22g,加入蒸馏水 70ml,溶解后备用。另取氧化铅 14g,置于乳钵中,加蒸馏水 10ml,研磨成糊状后倒入玻璃瓶中,乳钵用 10ml 蒸馏水洗涤,洗液并入瓶中,加入上述醋酸铅溶液 70ml,用力振摇 5 分钟后,时时振摇,放置 7 天,过滤,并自滤器中添加适量新煮沸过的冷蒸馏水使其成 100ml 即得(本试剂既可做喷雾剂,也可做沉淀试剂)。

【方法】在色谱板上喷洒显色剂后,很多有机化合物均可呈现颜色。

二、糖类显色剂

1. 茴香醛 - 硫酸试剂

【检查物质】各种糖。

【喷洒剂的配制方法】在 50ml 1% 的茴香醛乙醇溶液中加入 1ml 浓硫酸(须临用前配制)。

【方法】在色谱板上喷洒显色剂后,在 100~105℃下烘烤,各种糖显不同的颜色。

2. 1,3- 二羟基苯 - 硫酸试剂

【检查物质】各种糖。

【喷洒剂的配制方法】将 1,3- 二羟基苯酚 3g 溶于 95ml 乙醇中,加入 5ml 浓硫酸。

【方法】先将色谱板在 110℃预热,然后喷洒显色剂,几分钟后在白色的背景上显不同的颜色。继续加热,颜色加深,背景也变深。

3. 苯胺 - 二苯胺 - 磷酸试剂

【检查物质】各种糖。

【喷洒剂的配制方法】取二苯胺 4g、苯胺 4ml、85% 磷酸 20ml,溶于 200ml 丙酮中。

【方法】于 85℃烘烤 10 分钟,各种糖显不同颜色。

4. 茴香醛 - 邻苯二甲酸试剂

【检查物质】各种糖。

【喷洒剂的配制方法】0.1mol/L 对茴香胺乙醇溶液和 0.1mol/L 邻苯二甲酸乙醇溶液的等量混合液。

【方法】在色谱板上喷洒显色剂后,于 100℃烘烤 10 分钟,戊糖显红紫色,糠醛酸显棕色,己糖和 6- 去氧糖显色。

5. 苯胺 - 邻苯二甲酸试剂

【检查物质】各种糖。

【喷洒剂的配制方法】取苯胺 0.93g 和邻苯二甲酸 1.66g,溶于 100ml 用水饱和的正丁醇中。

【方法】在色谱板上喷洒显色剂后,于 105~110℃烘烤 10 分钟,通常五碳醛糖和 2- 己酮糖酸呈红色,六碳醛糖和 5- 己酮糖酸呈棕色。

6. α- 萘酚 - 硫酸试剂

【检查物质】各种糖。

【喷洒剂的配制方法】取 15% α- 萘酚乙醇溶液 21ml、浓硫酸 13ml、乙醇 87ml 及水 8ml 混合后即得。

【方法】在色谱板上喷洒显色剂后,于 100℃烘烤 3~6 分钟,多数糖显蓝色。

7. 1,3- 二羟基萘 - 磷酸试剂

【检查物质】各种糖。

【喷洒剂的配制方法】0.2% 的 1,3- 二羟基萘乙醇溶液 100ml 与 85% 磷酸溶液 10ml 的混合溶液。

【方法】在色谱板上喷洒显色剂后,于 105℃烘烤 5~10 分钟,酮糖显红色,醛糖显淡蓝色。

8. 百里酚 - 硫酸试剂

【检查物质】各种糖。

【喷洒剂的配制方法】取百里酚 0.5g、浓硫酸 5ml,溶于 95ml 乙醇中。

【方法】在色谱板上喷洒显色剂后,于 120℃烘烤 15~20 分钟,大多数糖在白色背景上显暗红色,继续加热则变成浅紫色。

9. 双甲酮 - 磷酸试剂

【检查物质】各种酮糖。

【喷洒剂的配制方法】取双甲酮 30mg,溶于 90ml 乙醇中,慢慢加入 10ml 85% 磷酸。所制得的试剂放置于冷处能用几星期,但新配制的效果较好。

【方法】在色谱板上喷洒显色剂后,于 110℃烘烤 15~20 分钟,酮糖显暗绿灰色。

10. Keller-Kiliani 试剂

【检查物质】2- 去氧糖(其他详见第四章实验一 "(七)强心苷类成分的鉴别" 项下)。

11. 3,5- 二氨基苯甲酸磷酸试剂

【检查物质】2- 去氧糖。

【喷洒剂的配制方法】取 3,5- 二氨基苯甲酸二盐酸盐 1g 溶于 25ml 80% 的磷酸中,加水稀释至 60ml。

【方法】在色谱板上喷洒显色剂后,于 100℃烘烤 15 分钟,2- 去氧糖在日光下显棕色,在紫外光下显黄绿色荧光。

12. 苯酚 - 硫酸试剂

【检查物质】各种糖。

【喷洒剂的配制方法】取苯酚 3g、浓硫酸 5ml,溶于 95ml 乙醇中。

【方法】在色谱板上喷洒显色剂后,于 100℃烘烤 10~15 分钟,糖显棕色。

13. 对硝基苯胺 - 过碘酸试剂

【检查物质】去氧糖。

【喷洒剂的配制方法】溶液 I:取饱和偏高碘酸 1 份,加入 2 份水稀释。溶液 II:1% 对硝基苯胺的乙醇溶液 4 份与盐酸 1 份的混合液。

【方法】在色谱板上喷洒溶液 I,放置 10 分钟,再喷洒溶液 II,去氧糖显黄色,紫外光下显强荧光;再喷洒 5% 氢氧化钠的乙醇溶液,颜色转为绿色,乙二醇同样也显色。

14. 2,3,5-triphenyl-tetrazolium chloride(T.T.C.)试剂

【检查物质】还原糖和其他还原性物质。

【喷洒剂的配制方法】溶液 I:4% 2,3,5-triphenyl-tetrazolium chloride 的甲醇溶液。溶液 II:1mol/L 氢氧化钠的水溶液。临用前溶液 I 和溶液 II 等体积混合即可。

【方法】在色谱板上喷洒显色剂后,于 100℃烘烤 5~10 分钟,显红色斑点。

15. 费林试剂(Fehling)

【检查物质】还原糖。

【显色剂的配制方法】溶液 I:取 69.3g 结晶硫酸铜溶于 1 000ml 水中。溶液 II:取 349g 酒石酸钾钠、100g 氢氧化钠,溶于 1 000ml 水中。临用前溶液 I 和溶液 II 等体积混合即可。

【方法】取样品溶液 1ml,加入试剂,再在沸水浴上加热数分钟,产生红色的氧化亚铜沉淀。如果反应为阴性,加酸水解后反应为阳性,则可能为苷或非还原糖。

16. α- 萘酚试剂(Molisch 试剂)

【检查物质】糖类、苷类。

【显色剂的配制方法】取 10g α- 萘酚,用 100ml 乙醇溶解即得。

【方法】取 1ml 样品的稀乙醇或水溶液,加入试剂数滴,再沿管壁加入少量浓硫酸,与浓硫酸的接触面产生紫红色的环(反应很灵敏,有少量滤纸纤维或中药材粉末均可为阳性反应)。

17. 氨性硝酸银试剂

【检查物质】还原糖类。

【显色剂的配制方法】0.1mol/L 硝酸银溶液和 5mol/L 氨水的等量混合液。

【方法】同费林试剂。

18. 间苯二胺试剂

【检查物质】糖类。

【显色剂的配制方法】0.2mol/L 间苯二胺的 70% 乙醇溶液。

【方法】在色谱板上喷洒显色剂后,于 105℃烘烤 5 分钟,显黄色荧光斑点。

三、苯丙素类显色剂

1. 对氨基苯磺酸、重氮盐试剂（Pauly 试剂）

【检查物质】香豆素、酚类、芳香胺类及能偶合的杂环类化合物。

【喷洒剂的配制方法】取 4.5g 对氨基苯磺酸，加热溶于 45ml 12mol/L 的盐酸中，用水稀释至 500ml。取 10ml 稀释液用冰冷却，加 10ml 冷的 4.5% 亚硝酸钠水溶液，在 0℃放 15 分钟（次试剂在 0℃可保存 3 天），用前加等体积的 1% 碳酸钠水溶液。

【方法】在色谱板上喷洒显色剂后，香豆素显黄、橙、红、棕紫等颜色。

2. 重氮化对硝基苯胺试剂

【检查物质】香豆素、酚类、芳香胺类及能偶合的杂环类化合物。

【喷洒剂的配制方法】取 0.7g 对硝基苯胺，加热溶于 9ml 12mol/L 的盐酸中，用水稀释至 100ml，将此溶液逐渐滴加到冰冷的 5ml 1% 亚硝酸钠水溶液中，再用冰冷的水稀释到 100ml，须临用时新配。

【方法】香豆素显黄、橙、红、棕紫等颜色（试管反应显色剂）。

3. 4- 氨基安替比林 - 铁氰化钾试剂（Emerson 反应）

【检查物质】香豆素、酚类化合物。

【喷洒剂的配制方法】溶液 I：2% 4- 氨基安替比林的乙醇溶液。溶液 II：8% 铁氰化钾的水溶液（或用 0.9%4- 氨基安替比林的乙醇溶液和 5.4% 铁氰化钾的水溶液）。

【方法】在色谱板上先喷洒溶液 I，然后喷洒溶液 II 即显色，或再放入密闭缸内，缸内放 25% 氢氧化铵水溶液，即产生黄、橙、红、棕紫等颜色。

4. 稀氢氧化钠试剂

【检查物质】香豆素、酚类化合物。

【喷洒剂的配制方法】5% 氢氧化钠的甲醇溶液。

【方法】在色谱板上先喷洒显色剂后，在短波长的紫外光下观察荧光，比较喷洒前和喷洒后荧光的变化。

5. 异羟肟酸铁试剂

【检查物质】酯和内酯类化合物。

【喷洒剂的配制方法】溶液 I：取盐酸羟胺 5g，溶于 12ml 水中，再用乙醇稀释到 50ml，置于冷处保存备用；取氢氧化钾 10g，用很少量水溶解，再用乙醇稀释到 50ml，置于冷处保存备用；将盐酸羟胺备用液和氢氧化钾备用液以 1：2 混合，滤去氯化钾沉淀即得（所得滤液在冰箱中放置，可保存两星期）。溶液 II：取三氯化铁（$FeCl_3 \cdot 6H_2O$）10g，用 20ml 浓盐酸溶解，加入 200ml 乙醚，振摇溶解，得均匀溶液，密塞储存可长期使用。

【方法】在色谱板上先喷洒溶液 I，置于室温干燥后，再喷洒溶液 II，可显淡红色斑点。

6. 间二硝基苯试剂（Raymond 反应）

【检查物质】酯、内酯、强心苷等。

【喷洒剂的配制方法】试剂 I：2% 间二硝基苯的乙醇溶液。试剂 II：2.5mol/L 的氢氧化钾水溶液。

【方法】在色谱板上先喷洒试剂 I，置于室温干燥后，再喷洒试剂 II，于 70~100℃烘烤，显紫红色斑点。

四、醌类显色剂

1. 无色亚甲蓝试剂（leucomethylene blue）

【检查物质】苯醌类和萘醌类。

【喷洒剂的配制方法】取 100mg 亚甲蓝溶于 100ml 乙醇中，加入 1ml 冰醋酸及 1g 锌粉，缓缓振摇直至蓝色消失即可。

【方法】在色谱板上喷洒显色剂后，在白色背景上显蓝色斑点。

2. 醋酸镁

【检查物质】蒽醌类、黄酮类。

【喷洒剂的配制方法】取 0.5g 醋酸镁溶于 100ml 甲醇中。

【方法】在色谱板上喷洒显色剂后，于 100℃烘烤 5~10 分钟，显红色至紫色斑点（蒽醌类化合物 A、B 环上羟基取代方式不同，呈现的颜色不同）。

3. 氢氧化钾

【检查物质】香豆素类、蒽醌类、黄酮类等。

【喷洒剂的配制方法】取 5g 氢氧化钾溶于 100ml 甲醇中（其他碱性试剂如 3% 的氢氧化钠或碳酸钠溶液、50% 哌啶的苯溶液、饱和碳酸锂溶液、饱和硼砂溶液等也可使用）。

【方法】在色谱板上喷洒显色剂后，在日光和紫外光灯下检识斑点。

4. 牢固兰 B 试剂

【检查物质】香豆素类、蒽醌类、黄酮类、能偶氮化的酚类及芳胺类等。

【喷洒剂的配制方法】溶液Ⅰ：取 0.5g 牢固兰 B 盐溶于 100ml 水中。溶液Ⅱ：0.1mol/L 氢氧化钠溶液。

【方法】在色谱板上先喷洒溶液Ⅱ（也可喷洒氢氧化锂、氢氧化钾等碱溶液），再喷洒溶液Ⅰ，此时原来显荧光的斑点在可见光下显棕、紫或绿色。也可先喷洒溶液Ⅰ，然后再喷洒溶液Ⅱ。

五、黄酮类显色剂

1. 碱试剂

【检查物质】具有酚羟基的黄酮类等。

【喷洒剂的配制方法】氨水；10% 氢氧化钠或氢氧化钾溶液；1% 或 5% 碳酸钠溶液等。

【方法】在色谱板上喷洒显色剂后（可直接用氨水熏，不必喷洒），观察日光下和紫外光灯下斑点喷洒显色剂前后的变化。

2. 三氯化铝试剂

【检查物质】具有酚羟基的黄酮类等。

【喷洒剂的配制方法】1% 或 5% 三氯化铝的乙醇溶液。

【方法】在色谱板上喷洒显色剂后（必要时可在红外灯下烘烤），观察日光下和紫外光灯下斑点喷洒显色剂前后的变化。

3. 醋酸镁试剂

【检查物质】具有酚羟基的黄酮类等。

【喷洒剂的配制方法】2% 醋酸镁的甲醇溶液。

【方法】在色谱板上喷洒显色剂后(必要时可在红外灯下烘烤),观察日光下和紫外光灯下斑点喷洒显色剂前后的变化。

4. 三氯化锑试剂

【检查物质】具有酚羟基的黄酮类等。

【喷洒剂的配制方法】取 25g 三氯化锑,用 75g 三氯甲烷溶解(也可用三氯甲烷或四氯化碳的饱和溶液),临用前加 1/10~1/5 量的氯化亚砜。

【方法】在色谱板上喷洒显色剂后,于 100℃烘烤 5 分钟,观察日光下和紫外光灯下斑点喷洒显色剂前后的变化。

5. 硼氢化钾试剂

【检查物质】二氢黄酮类等。

【喷洒剂的配制方法】溶液Ⅰ:1%~2% 硼氢化钾(钠)的异丙醇溶液(必须新鲜配制)。溶液Ⅱ: 浓盐酸。

【方法】在色谱板上先喷洒溶液Ⅰ,5 分钟后,放入具有浓盐酸的蒸气槽中熏。二氢黄酮类化合物显红、橙红色等。

6. Shinoda 试剂

【检查物质】黄酮醇类等。

【喷洒剂的配制方法】6mol/L 的盐酸溶液。

【方法】以含有 2% 锌粉的硅胶制备薄层色谱板,展开后,取出,晾干,喷洒显色剂。如果展开剂含有酸,可先喷洒锌 - 丙酮的混悬液,然后再喷洒盐酸溶液,黄酮醇类化合物显红紫色。

7. 罗丹明 - 氨试剂

【检查物质】黄酮类等。

【喷洒剂的配制方法】溶液Ⅰ:0.1% 罗丹明 B 的 4% 盐酸溶液。溶液Ⅱ: 浓氨溶液。

【方法: 在色谱板上先喷洒溶液Ⅰ,然后将色谱板放入盛有溶液Ⅱ的蒸气槽中熏。

8. 对氨基苯磺酸试剂

【检查物质】黄酮类等。

【喷洒剂的配制方法】溶液Ⅰ: 取对氨基苯磺酸 0.3g,加入 100ml 8% 的盐酸溶液溶解。溶液Ⅱ:5% 亚硝酸钠的水溶液。取 25ml 溶液Ⅰ,用冰冷却,加入预先冷却的 1.5ml 溶液Ⅱ,混合即可。

【方法】在色谱板上喷洒显色剂,即可显色。

9. 硼酸 - 柠檬酸试剂

【检查物质】黄酮类等。

【喷洒剂的配制方法】溶液Ⅰ: 饱和硼酸的丙酮溶液。溶液Ⅱ: 柠檬酸的丙酮溶液。

【方法】在色谱板上先喷洒溶液Ⅰ,然后再喷洒溶液Ⅱ,即可显色。

10. 福林试剂(Folin-Cioalteu 试剂)

【检查物质】黄酮类等。

【喷洒剂的配制方法】取钨酸钠 10g 和钼酸钠 2.5g 溶于 70ml 水中,再缓缓加入 85% 的磷酸 5ml 和浓盐酸 10ml。将混合液回流煮沸 10 小时,然后加硫酸锂 15g、水 5ml 及溴 1 滴,再回流煮沸 15 分钟,所得溶液冷却后移至 100ml 容量瓶中,用水稀释至刻度,溶液应不显绿色(储备液)。

溶液Ⅰ:20% 碳酸钠的水溶液。溶液Ⅱ: 临用前取上述储备液 1 份用 3 份水稀释即可。

【方法】在色谱板上先喷洒溶液 I,稍干后再喷洒溶液 II,即可显色。

六、有机酸类显色剂

1. 甲红指示剂

【检查物质】有机酸类等。

【喷洒剂的配制方法】取甲红 0.1g,用 100ml 乙醇溶解。

【方法】在色谱板上喷洒显色剂后,有机酸即可显色。

2. 甲红 - 溴酚蓝混合指示剂

【检查物质】有机酸类等。

【喷洒剂的配制方法】取甲红 1g 和溴酚蓝 3g,用 1 000ml 乙醇溶解。

【方法】在色谱板上喷洒显色剂后,有机酸即可在黄色背景上显红色。如果展开剂中含有乙酸,在喷洒显色剂之前应在 120℃烘烤除去。

3. 溴酚蓝指示剂

【检查物质】有机酸类等。

【喷洒剂的配制方法】取溴酚蓝 0.04g,加入 100ml 乙醇溶解,用 0.1mol/L 氢氧化钠溶液调至微碱性。

【方法】在色谱板上喷洒显色剂后,有机酸即可显黄色。

4. 溴甲酚绿指示剂

【检查物质】有机酸类等。

【喷洒剂的配制方法】取溴甲酚绿 0.04g,加入 100ml 乙醇溶解,用 0.1mol/L 氢氧化钠溶液调至蓝色刚刚出现。

【方法】在色谱板上喷洒显色剂后,有机酸即可在蓝色背景上显黄色。如果展开剂中含有乙酸,在喷洒显色剂之前应在 120℃烘烤除去。

5. 溴甲酚紫指示剂

【检查物质】有机酸类等。

【喷洒剂的配制方法】取溴甲酚紫 0.04g,加入 100ml 50% 乙醇溶解,用 0.1mol/L 氢氧化钠溶液调至 pH 10。

【方法】将色谱板在 120℃烘烤 10 分钟,冷至室温后,喷洒显色剂,在蓝色背景上显黄色斑点。

6. 溴甲酚紫 - 柠檬酸指示剂

【检查物质】有机酸类等。

【喷洒剂的配制方法】取 0.04% 的溴甲酚紫 25ml 和柠檬酸 100mg,用丙酮 - 水(9∶1)的混合液 100ml 溶解。

【方法】在色谱板上喷洒显色剂后,有机酸即可显色。

7. 焦棓红碱溶液

【检查物质】有机酸类等。

【喷洒剂的配制方法】0.1% 焦棓红的水溶液与 2% 氢氧化钠水溶液的 1∶1 混合液。

【方法】在色谱板上喷洒显色剂后,在灰色或蓝色背景上显白色斑点。

8. 百里酚酞碱试剂

【检查物质】有机酸类等。

【喷洒剂的配制方法】取百里酚酞 50mg,溶解于 2% 氢氧化钠溶液 100ml 中。

【方法】在色谱板上喷洒显色剂后,在灰色或蓝色背景上显白色斑点。

9. 品红染料试剂

【检查物质】有机酸类等。

【喷洒剂的配制方法】0.005% 酸性或碱性的品红水溶液。

【方法】在色谱板上喷洒显色剂后,在玫瑰色或红色背景上显红色或白色斑点。

10. 二氯靛酚试剂

【检查物质】有机酸类等。

【喷洒剂的配制方法】取 0.1g 2,6- 二氯靛酚,用 100ml 乙醇溶解即得。

【方法】在色谱板上喷洒显色剂后,加热片刻,在天蓝色背景上显粉红色。如果加热时间延长,则酮酸变为白色,其他羧酸不变,故可用于识别酮酸。

11. 芳香胺 - 还原糖试剂

【检查物质】有机酸类等。

【喷洒剂的配制方法】取芳香胺(如苯胺)5g 和还原糖(如木糖)5g,溶于 50% 乙醇的水溶液中。

【方法】在色谱板上喷洒显色剂后,125~130℃加热至出现棕色斑点。

12. 碘化物淀粉试剂

【检查物质】有机酸类等。

【喷洒剂的配制方法】8% 碘化钾溶液、2% 碘酸钾溶液和 1% 淀粉液等量混合,用前新鲜配制。

【方法】在色谱板上喷洒显色剂后,在白色或浅蓝色背景上显深蓝色,灵敏度为 2μg。

13. 硝酸铈铵 - 吲哚乙醇试剂

【检查物质】有机酸类等。

【喷洒剂的配制方法】溶液 I:10% 硝酸铈铵溶液。溶液 II:0.25% 吲哚乙醇溶液。

【方法】在色谱板上先喷洒溶液 I,然后再喷洒溶液 II。

14. 联苯胺 - 亚硝酸钠试剂

【检查物质】有机酸类等。

【喷洒剂的配制方法】溶液 I:取联苯胺 2.5g,溶于 7ml 浓盐酸和 500ml 水中。溶液 II:10% 硝酸钠溶液。临用前取溶液 I 3 份和溶液 II 2 份混合即可。

【方法】在色谱板上喷洒显色剂后,在 254nm 紫外光灯下观察荧光。

15. 氧化还原试剂

【检查物质】有机酸类等。

【喷洒剂的配制方法】溶液 I:0.075% 溴甲酚绿和 0.025% 溴酚蓝的无水乙醇溶液。溶液 II:0.5% 高锰酸钾和 1% 碳酸钠(含 10 个结晶水)的蒸馏水溶液。临用前取溶液 I 和溶液 II 按等体积混合即可。

【方法】在色谱板上喷洒显色剂后,不同的有机酸在纸色谱上显不同的颜色(稳定时间为 5~10 分钟)。

16. 吖啶(Acridine)试剂

【检查物质】有机酸类等。

【喷洒剂的配制方法】取 5mg 吖啶,用 100ml 乙醇溶解。

【方法】在色谱板上喷洒显色剂后,在紫外光灯下显黄色荧光。

七、酚和鞣质显色剂

1. 三氯化铁试剂

【检查物质】酚类及羟肟酸等。

【喷洒剂的配制方法】1%~5% 三氯化铁的水溶液或乙醇溶液,并加盐酸少许。

【方法】在色谱板上喷洒显色剂后,酚类呈蓝色或绿色斑点,羟肟酸呈红色斑点。

2. 氯化钠明胶试剂

【检查物质】鞣质等。

【显色剂的配制方法】取明胶 1g,用 50ml 水溶解,然后加入 10g 氯化钠使溶解后,加水稀释至 100ml 即得。在 10℃左右可保存 2~3 个月。

【方法】试管反应。

3. 铁铵明矾试剂

【检查物质】鞣质等。

【显色剂的配制方法】取硫酸铁铵［$FeNH_4(SO_4)_2 \cdot 12H_2O$］结晶 1g,加蒸馏水 100ml 溶解即得。

【方法】试管反应。

4. 香草醛 - 盐酸试剂

【检查物质】具有间苯二酚或间苯三酚结构的化合物等。

【显色剂的配制方法】取 0.5g 香草醛,用 50ml 的盐酸溶解即得。

【方法】在色谱板上喷洒显色剂后,呈现不同程度的红色。

5. 快速蓝盐 -B 试剂(Fast blue salt-B)

【检查物质】酚类、鞣质等。

【显色剂的配制方法】试剂Ⅰ:取 0.5g 快速蓝盐 -B,加蒸馏水 100ml 溶解即得(须临用前新鲜配制)。试剂Ⅱ:0.1mol/L 氢氧化钠溶液。

【方法】在色谱板上先喷洒试剂Ⅰ,然后再喷洒试剂Ⅱ,立即显红色斑点。

八、挥发油显色剂

1. 茴香醛 - 浓硫酸试剂

【检查物质】萜类和挥发油等。

【喷洒剂的配制方法】将 1ml 浓硫酸加到 50ml 冰醋酸中,冷却后加入 0.5ml 茴香醛即得。必须临用前新鲜配制。

【方法】在色谱板上喷洒显色剂后,在 150℃烘烤,各成分显不同颜色。

2. 荧光素 - 溴试剂

【检查物质】含乙烯基的化合物等。

【喷洒剂的配制方法】将 0.1g 荧光素溶于 100ml 乙醇中。5g 溴溶于 100ml 四氯化碳中。

【方法】在色谱板上喷洒荧光素溶液后,将其置于含有溴溶液的色谱缸中,用荧光灯检测荧光,荧光素与溴反应形成曙红,曙红无荧光,而不饱和化合物则与溴形成溴加成物,保留了原来的荧光。如果点样量较大,则呈黄色斑点,红色背景。

3. 碘化钾 - 冰醋酸 - 淀粉试剂

【检查物质】过氧化物等。

【喷洒剂的配制方法】溶液Ⅰ:4% 的碘化钾溶液 10ml 与 40ml 冰醋酸混合,再加锌粉 1 小勺,过滤即得。溶液Ⅱ: 新配制的 1% 淀粉溶液。

【方法】在色谱板上先喷洒溶液Ⅰ,5 分钟后大量喷洒溶液Ⅱ,直喷到薄层色谱透明为止。过氧化物显蓝色斑点。

4. 对二甲氨基苯甲醛试剂(E.P. 试剂)

【检查物质】薁(azulene)及薁前体(proazulene)等。

【喷洒剂的配制方法】取对二甲氨基苯甲醛 0.25g,加冰醋酸 50g、85% 磷酸 5g、蒸馏水 20ml,混合溶解后即得。此试剂储存于棕色瓶中能稳定数日。

【方法】在色谱上喷洒显色剂后,薁在室温即能形成蓝紫色斑点,薁前体在 80℃加热 10 分钟显蓝紫色斑点。

5. 邻联二茴香胺冰醋酸试剂

【检查物质】醛和酮类化合物等。

【喷洒剂的配制方法】0.3% 邻联二茴香胺的冰醋酸溶液。

【方法】在色谱板上喷洒显色剂后,醛和酮类化合物可显不同的颜色斑点。

6. 硝酸铈试剂

【检查物质】醇类化合物等。

【喷洒剂的配制方法】取硝酸铈铵 6g,加 4mol/L 硝酸溶液 100ml 溶解即得。

【方法】在色谱板上喷洒显色剂后,醇类化合物在黄色背景上显棕色斑点。

7. 钒酸铵(钠)-8- 羟基喹啉试剂

【检查物质】醇类化合物等。

【喷洒剂的配制方法】取 1% 钒酸铵(钠)水溶液 1ml 和 25% 8- 羟基喹啉的 6% 乙醇溶液 1ml,用 30ml 苯振摇,分出灰蓝色的苯溶液即得。

【方法】在色谱板上喷洒显色剂后,醇类化合物在灰蓝色背景上显淡红色斑点(有时需要微微加热)。

九、三萜、甾体类显色剂

1. 磷钼酸试剂

【检查物质】三萜、甾体等。

【喷洒剂的配制方法】25% 磷钼酸的乙醇溶液。

【方法】在色谱板上喷洒显色剂后,在 140℃烘烤 5~10 分钟,显深蓝色斑点。

2. 三氯化锑试剂

【检查物质】三萜、甾体等。

【喷洒剂的配制方法】取 25g 三氯化锑,用 75g 三氯甲烷溶解(也可用三氯甲烷或四氯化碳的饱和溶液),临用前加 1/10~1/5 量的氯化亚砜。

【方法】在色谱板上喷洒显色剂后,在 90℃烘烤 10 分钟,在可见光或紫外光下显不同的颜色斑点。

3. 硫酸 - 甲醇试剂

【检查物质】三萜、甾体等。

【喷洒剂的配制方法】硫酸与甲醇 1∶2 的混合溶液。

【方法】在色谱板上喷洒显色剂后，在 100℃烘烤 10 分钟，可显红褐色、紫色、黄色等，所显颜色与烘烤温度有关。

4. 氯磺酸试剂

【检查物质】三萜、甾体等。

【喷洒剂的配制方法】氯磺酸与乙酸 1∶1 的混合溶液。

【方法】在色谱板上喷洒显色剂后，在 130℃烘烤 5 分钟，可显天蓝紫色、粉红色、淡棕色等，在紫外光下也显不同的荧光。

5. 三氯乙酸试剂

【检查物质】三萜、甾体等。

【喷洒剂的配制方法】三氯乙酸与乙酸 1∶2 的混合溶液。

【方法】在色谱板上喷洒显色剂后，在 100℃烘烤 20 分钟，显黄色斑点。

6. 五氯化锑试剂

【检查物质】三萜、甾体等。

【喷洒剂的配制方法】五氯化锑与三氯甲烷或四氯化碳的 1∶4 混合溶液，须用前新鲜配制。

【方法】在色谱板上喷洒显色剂后，在 120℃烘烤至出现斑点，并在荧光灯下观察荧光。

7. 香兰醛 - 硫酸

【检查物质】三萜、甾体、高级醇、酚类等。

【喷洒剂的配制方法】取 1g 香兰醛溶解于 100ml 浓硫酸中，或取 0.5g 香兰醛溶解于 100ml 硫酸与乙醇 4∶1 的混合溶液中。

【方法】在色谱板上喷洒显色剂后，在 120℃烘烤至出现斑点，或在室温下直接观察斑点。

8. 醋酐 - 浓硫酸反应（Liebermann-Burchard 反应）

【检查物质】三萜、甾体类等。

【方法】样品溶解或悬浮于 0.5ml 醋酐中，滴加 1 滴浓硫酸，呈现不同的颜色，根据最后呈现的颜色可区别甾体和三萜类。

9. 间二硝基苯试剂

【检查物质】甾体类等。

【显色剂的配制方法】2% 间二硝基苯的乙醇溶液和 14% 氢氧化钾的乙醇溶液的混合液（须临用前新鲜配制）。

【方法】在色谱板上喷洒显色剂后，置空气中干燥 10 分钟，显黄褐色或紫色斑点（强心苷也有类似反应）。

10. 三氯甲烷 - 浓硫酸反应（Salkowski 反应）

【检查物质】三萜、甾体类等。

【方法】用 1ml 三氯甲烷将样品溶解，加入 1ml 浓硫酸，三氯甲烷层呈现红色或青色，并呈现绿色荧光。

11. 冰醋酸 - 乙酰氯反应（Tschugaeff 反应）

【检查物质】三萜、甾体类等。

【方法】用 1ml 冰醋酸将样品溶解，加入 5 滴乙酰氯和数粒氯化锌，稍稍加热，呈现淡红色或紫红色。

十、强心苷显色剂

1. 氯胺 T- 三氯乙酸试剂

【检查物质】强心苷类等。

【喷洒剂的配制方法】溶液 I：取 3g 氯胺 T，溶于 100ml 水中（需要新鲜配制）。溶液 II：取 25g 三氯乙酸，用 100ml 乙醇溶解（能保存数日）。用前取溶液 I 10ml、溶液 II 40ml 混合或取溶液 II 10ml 加过氧化氢溶液 4 滴即可。

【方法】在色谱板上喷洒显色剂后，在 110℃烘烤 7 分钟，在紫外光灯下观察呈蓝色或黄色荧光斑点。

2. 亚硝酰铁氰化钠 - 氢氧化钠试剂（Legal 试剂）

【检查物质】不饱和内酯、甲基酮、活性次甲基等。

【喷洒剂的配制方法】取 1g 亚硝酰铁氰化钠，用 2mol/L 氢氧化钠与乙醇的等量混合液 100ml 溶解即得。

【方法】在色谱板上喷洒显色剂后，显红色或紫色斑点。

3. 3,5- 二硝基苯甲酸试剂（Kedde 试剂）

【检查物质】α,β- 不饱和内酯等。

【喷洒剂的配制方法】取 1g 3,5- 二硝基苯甲酸，用 50ml 甲醇溶解，加入 1mol/L 氢氧化钾溶液 50ml，混合即得。

【方法】在色谱板上喷洒显色剂后，显紫红色斑点，几分钟后褪色。

4. 三氯乙酸试剂

【检查物质】强心苷类等。

【喷洒剂的配制方法】取 25g 三氯乙酸，用 100ml 乙醇或三氯甲烷溶解（配制后可放置数日）。

【方法】在色谱板上喷洒显色剂后，在 110℃烘烤 7~10 分钟，在紫外光灯下观察呈蓝色或黄色荧光斑点。

5. 碱性间三硝基苯试剂

【检查物质】强心苷类等。

【喷洒剂的配制方法】溶液 I：取 100mg 间三硝基苯，用 40ml 二甲基甲酰胺溶解，加浓盐酸 3~4 滴，用水稀释至 100ml（避光能长期保存）。溶液 II：取 5g 碳酸钠，用 100ml 水溶解。

【方法】在色谱板上先喷洒溶液 I，然后再喷洒溶液 II，在 90~100℃烘烤 5 分钟，在浅橙色背景上显呈红色斑点。

6. 磷酸 - 溴试剂

【检查物质】强心苷类等。

【喷洒剂的配制方法】溶液 I：10% 磷酸溶液。溶液 II：溴化钾饱和溶液、溴酸钾饱和溶液、25% 盐酸溶液的 1：1：1 的混合溶液。

【方法】在色谱板上喷洒溶液 I 后，在 125℃烘烤 12 分钟（色谱板太湿时，可适当延长烘烤时间），然后在紫外光灯下观察斑点；再次将色谱板烤热，趁热喷洒溶液 II，再在紫外光灯下观察斑点。

7. Keller-Kiliani 试剂

【检查物质】α- 去氧糖。

【显色剂的配制方法】在 100ml 冰醋酸中加入 0.5ml 三氯化铁试剂,混匀即可。

【方法】取样品 1mg,加入 2ml 试剂,溶解后沿试管壁滴入浓硫酸 2ml,接触面即显棕色,逐渐变为浅绿、蓝色,最后冰醋酸层全部变成蓝色。

8. 3,5- 二氨基苯甲酸磷酸试剂

【检查物质】α- 去氧糖。

【喷洒剂的配制方法】取 3,5- 二氨基苯甲酸二盐酸盐 1g,溶于 25ml 80% 的磷酸中,加水稀释至 60ml。

【方法】在色谱板上喷洒显色剂后,于 100℃烘烤 15 分钟,2- 去氧糖在日光下显棕色,在紫外光下显黄绿色荧光。

9. 苦味酸试剂

【检查物质】活性次甲基。

【显色剂的配制方法】取 0.9g 苦味酸,用 25ml 甲醇溶解,加入 2.5ml 1% 氢氧化钠溶液,最后用蒸馏水稀释至 50ml 即得。

【方法】取样品 1mg,用少量甲醇溶解,加入 2ml 试剂,放置 15 分钟,呈现红色。

十一、生物碱显色剂

1. 改良碘化铋钾试剂(Dragendorff 试剂)

【检查物质】生物碱类、内酯化合物、生物胺类等。

【喷洒剂的配制方法】溶液Ⅰ:取次硝酸铋 0.85g,加入 10ml 冰醋酸和 40ml 水,混合溶解即得。溶液Ⅱ:取碘化钾 8g,加 20ml 水溶解即得。储存液:取溶液Ⅰ和溶液Ⅱ等量混合即得(置棕色瓶中可长期保存)。

【显色剂】取储存液 1ml,加入 2ml 冰醋酸和 10ml 水,混合即得(须临用前配制)。

【方法】在色谱上喷洒显色剂后,生物碱和某些含氮化合物显橙色斑点。

2. 碘化铂钾(碘铂酸)试剂

【检查物质】生物碱类。

【喷洒剂的配制方法】取 3ml 10% 六氯铂酸与 97ml 水混合,加入 100ml 6% 碘化钾溶液,混合均匀即得(须临用前配制)。

【方法】在色谱上喷洒显色剂后,不同的生物碱显不同的颜色。

3. 碘 - 碘化钾试剂(Wagner 试剂)

【检查物质】生物碱类。

【喷洒剂的配制方法】取碘 1g 和碘化钾 10g,用 50ml 水加热溶解,加入 2ml 冰醋酸,用水稀释至 100ml。

【方法】在色谱上喷洒显色剂后,生物碱显棕色斑点。

4. 改良碘化铋钾 - 碘 - 碘化钾试剂

【检查物质】生物碱类。

【喷洒剂的配制方法】改良碘化铋钾试剂与碘 - 碘化钾试剂 1:1 的混合溶液。

【方法】在色谱上喷洒显色剂后,生物碱和某些含氮化合物显不同颜色的斑点。

5. 硫酸铈 - 硫酸试剂(改良 Sonnensclein 试剂)

【检查物质】生物碱及含碘类化合物。

【喷洒剂的配制方法】取 0.1g 硫酸铈,混悬于 4ml 水中,加入 1g 三氯乙酸,加热至沸,逐渐加入浓硫酸至溶液澄清。

　　【方法】在色谱上喷洒显色剂后,于110℃烘烤数分钟至斑点出现,不同的生物碱显不同颜色的斑点。

　　6. 碘化汞钾试剂(Mayer 试剂)

　　【检查物质】生物碱类、内酯化合物、生物胺类等。

　　【喷洒剂的配制方法】依次称取 13.55g 氯化汞和 49.8g 碘化钾,分别用 20ml 水溶解,等体积混合后,用水稀释至 1 000ml。取上述溶液 10ml,加 1ml 17% 的盐酸混合即得。

　　【方法】在色谱上喷洒显色剂后,在日光和荧光灯下观察斑点。

　　7. 钒酸钠 - 浓硫酸试剂(Mandelin 试剂)

　　【检查物质】生物碱。

　　【喷洒剂的配制方法】取钒酸钠 1g,用 100ml 浓硫酸溶解即得。

　　【方法】在色谱上喷洒显色剂后,与多种生物碱能呈现不同的颜色斑点。

　　8. 硅钨酸试剂(Bertrand 试剂)

　　【检查物质】生物碱。

　　【沉淀试剂的配制方法】取硅钨酸 5g,加入 100ml 蒸馏水溶解,用 10% 盐酸调成酸性即得。

　　【方法】试液与试剂相遇,即产生灰白色或浅黄色沉淀。

　　9. 对二甲氨基苯甲醛试剂

　　【检查物质】吡咯啶类生物碱。

　　【显色剂的配制方法】取对二甲氨基苯甲醛 1g,加入 70ml 无水乙醇、30ml 二甘醇乙醚(diethylene glycol monoethyl ether)和 1.5ml 盐酸溶解即得。

　　【方法】在色谱板上喷洒显色剂后,在浅黄色或近乎无色的背景上显蓝色斑点。

　　10. 1- 氯 -2,4- 二硝基苯试剂

　　【检查物质】毒芹类生物碱。

　　【显色剂的配制方法】取 1- 氯 -2,4- 二硝基苯 0.5g,用 100ml 乙醇溶解即得。

　　【方法】在色谱板上喷洒显色剂后,在黄色背景上显蓝色斑点。

　　11. 溴麝香草酚蓝试剂

　　【检查物质】毒芹类生物碱。

　　【显色剂的配制方法】取溴麝香草酚蓝 0.04g,用 100ml 0.01mol/L 的氢氧化钠溶液溶解即得。

　　【方法】在色谱板上喷洒显色剂后,在黄色背景上显蓝色斑点。

　　12. 亚硝酰铁氰化钠试剂

　　【检查物质】γ- 去氢毒芹碱。

　　【显色剂的配制方法】溶液Ⅰ:1% 亚硝酰铁氰化钠溶液。溶液Ⅱ:10% 氢氧化钠溶液。取溴麝香草酚蓝 0.04g,用 100ml 0.01mol/L 的氢氧化钠溶液溶解即得。

　　【方法】在色谱板上先喷洒溶液Ⅰ,然后再喷洒溶液Ⅱ,γ- 去氢毒芹碱显红色斑点。

　　13. 氰化溴 - 对氨基苯甲酸试剂

　　【检查物质】至少含有一个 α 位游离的吡啶环的化合物。

　　【显色剂的配制方法】溶液Ⅰ:取对氨基苯甲酸 2g,加入 75ml 0.75mol/L 的盐酸,溶解后用乙醇稀释至 100ml。溶液Ⅱ:将饱和溴水溶液置于冰浴中,加入 10% 氰化钠溶液,直到

饱和溴水溶液无色为止(剧毒)。

　　【方法】将色谱板放在盛有溶液Ⅱ的密闭槽(溶液Ⅱ可放在一个小烧杯中)中1小时,然后喷洒溶液Ⅰ。

　　14. 联苯胺-氰化溴试剂

　　【检查物质】烟碱类生物碱。

　　【显色剂的配制方法】溶液Ⅰ:取联苯胺1g,用100ml乙醇溶解即得。溶液Ⅱ:将饱和溴水溶液置于冰浴中,加入10%氰化钠溶液,直到饱和溴水溶液无色为止(剧毒)。

　　【方法】在色谱板上先喷洒溶液Ⅰ,然后再将色谱板放在盛有溶液Ⅱ的密闭槽(溶液Ⅱ可放在一个小烧杯中)中熏,烟碱类生物碱显红色-紫红色斑点。

　　15. 硫酸-钼酸试剂

　　【检查物质】阿片类生物碱。

　　【显色剂的配制方法】取钼酸钠或钼酸铵1g,用100ml浓硫酸溶解即得。

　　【方法】在色谱板上喷洒显色剂。

　　16. 硫酸-硒酸试剂

　　【检查物质】阿片类生物碱。

　　【显色剂的配制方法】取硒酸0.5g,用100ml浓硫酸溶解即得。

　　【方法】在色谱板上喷洒显色剂。

　　17. 硫酸-钒酸试剂

　　【检查物质】阿片类生物碱。

　　【显色剂的配制方法】取钒酸铵1g,用100ml浓硫酸溶解即得。

　　【方法】在色谱板上喷洒显色剂。

　　18. 硫酸-甲醛试剂

　　【检查物质】阿片类生物碱。

　　【显色剂的配制方法】1ml浓硫酸中含30%甲醛溶液1滴。

　　【方法】在色谱板上喷洒显色剂。

　　19. 铁氰化钾-三氯化铁

　　【检查物质】阿片类生物碱。

　　【显色剂的配制方法】溶液Ⅰ:1%铁氰化钾溶液。溶液Ⅱ:2%的三氯化铁溶液。用前将溶液Ⅰ和溶液Ⅱ等量混合即得。

　　【方法】在色谱板上喷洒显色剂,吗啡显蓝色斑点。

　　20. Van Urk 试剂

　　【检查物质】吲哚类生物碱。

　　【显色剂的配制方法】取1g对二甲氨基苯甲醛,加入50ml 30%盐酸溶液,溶解后,再加入50ml乙醇,混匀即得。

　　【方法】先将薄层色谱板在50℃加热烘烤,除去展开剂中的挥发性碱,喷洒显色剂后将薄层色谱板置于王水的蒸气中熏,显不同颜色的斑点。

　　21. Ehrlich 试剂

　　【检查物质】吲哚类生物碱。

　　【显色剂的配制方法】取1g对二甲氨基苯甲醛,用100ml乙醇溶解即得。

　　【方法】在色谱板上喷洒显色剂,呈现不同的颜色(有时需要加热)。

22. Prochazka 试剂

【检查物质】吲哚类生物碱。

【显色剂的配制方法】取 35% 甲醛溶液 10ml、25% 盐酸溶液 10ml、乙醇 20ml,混合均匀即得(须临用前新鲜配制)。

【方法】在色谱板上喷洒显色剂后,于 105℃烘烤 5 分钟,在长波紫外光灯下观察呈现黄、橙、绿色荧光斑点,再用王水蒸气熏,荧光加强。

23. 过氯酸试剂

【检查物质】吲哚类生物碱。

【显色剂的配制方法】0.2mol/L 三氯化铁的 35% 过氯酸溶液。

【方法】在色谱板上喷洒显色剂,在日光和紫外光灯下观察斑点。

24. 硫酸铈试剂

【检查物质】长春花生物碱类。

【显色剂的配制方法】取硫酸铈铵 1g,用 100ml 85% 磷酸溶液溶解,与水等量混合均匀即得。

【方法】在色谱板上喷洒显色剂,长春花生物碱显不同颜色。

25. 酸性碘 - 碘化钾试剂

【检查物质】黄嘌呤生物碱类。

【显色剂的配制方法】分别取 2g 碘和 2g 碘化钾,用 50ml 乙醇溶解(需温热),加入 50ml 25% 盐酸溶液,混合均匀即得。

【方法】在色谱板上喷洒显色剂,咖啡因显棕色,茶碱显红紫色,可可豆碱显蓝紫色。

26. 三氯化铁 - 碘试剂

【检查物质】黄嘌呤生物碱类。

【显色剂的配制方法】分别取 2g 碘和 5g 三氯化铁,用 50ml 丙酮和 50ml 20% 酒石酸的混合溶液溶解。

【方法】在色谱板上喷洒显色剂后,生物碱显不同的颜色。

27. 氯胺 T 试剂

【检查物质】黄嘌呤生物碱类。

【显色剂的配制方法】溶液 I：10% 氯胺 T 溶液。溶液 II：1mol/L 盐酸溶液。

【方法】在色谱板上先喷洒溶液 I,干后再喷洒溶液 II,96~98℃烘烤,除去氯,色谱板用氢氧化铵蒸气熏,然后再加热,咖啡因显粉红色。

28. 克拉克试剂(Clarke 试剂)

【检查物质】甾体生物碱类。

【显色剂的配制方法】1% 多聚甲醛的 80% 磷酸溶液。

【方法】在色谱板上喷洒显色剂后,显不同颜色的斑点。

29. 对茴香醛试剂

【检查物质】甾体生物碱类。

【显色剂的配制方法】含有 2% 硫酸的 1% 对茴香醛溶液。

【方法】在色谱板上喷洒显色剂后,显不同颜色的斑点。

30. 茚三酮试剂

【检查物质】麻黄生物碱类。

【显色剂的配制方法】取 0.2g 茚三酮,加 5ml 乙酸和 95ml 正丁醇溶解。

【方法】在色谱板上喷洒显色剂后,在 105℃烘烤 15~20 分钟,显不同颜色的斑点。

31. 对硝基苯胺试剂

【检查物质】麻黄生物碱类。

【显色剂的配制方法】显色剂Ⅰ:溶液Ⅰ,取 0.7g 对硝基苯胺,加 15ml 盐酸溶解,用水稀释至 100ml。溶液Ⅱ,0.5% 亚硝酸钠溶液。临用前取溶液Ⅰ和溶液Ⅱ等量混合均匀即得。显色剂Ⅱ:1% 对硝基苯胺偶氮氟硼酸盐溶液。

【方法】在色谱板上喷洒上述任何一种显色剂后,再喷洒 2mol/L 氢氧化钠溶液,显不同颜色的斑点。

32. 2,4-二硝基氯苯试剂

【检查物质】麻黄生物碱类。

【显色剂的配制方法】取 1g 2,4-二硝基氯苯,用 80ml 乙醇溶解,加入 20ml 1% 醋酸钠溶液,混合均匀即得。

【方法】在色谱板上喷洒显色剂后,在 110℃烘烤 30~60 分钟,显不同颜色的斑点。

33. 吩噻嗪-溴试剂

【检查物质】麻黄生物碱类。

【显色剂的配制方法】溶液Ⅰ:0.1% 的吩噻嗪甲醇溶液。溶液Ⅱ:2% 溴的甲醇溶液。取 10ml 溶液Ⅰ和 8ml 溶液Ⅱ混合均匀即得。

【方法】在色谱板上先喷洒 1% 醋酸钠溶液,晾干后,再喷洒显色剂,显不同颜色的斑点。

34. 对苯醌试剂

【检查物质】麻黄生物碱类。

【显色剂的配制方法】取 0.2g 对苯醌,用 15ml 乙醇溶解,加入 5ml 1% 醋酸钠溶液,混合均匀即得。

【方法】在色谱板上喷洒显色剂后,显不同颜色的斑点。

35. 醌-氢醌试剂

【检查物质】麻黄生物碱类。

【显色剂的配制方法】分别取 0.1g 对苯醌和氢醌,用 10ml 正丁醇溶解即得。

【方法】在色谱板上喷洒显色剂后,显不同颜色的斑点。

36. 氯醌试剂

【检查物质】麻黄生物碱类。

【显色剂的配制方法】试剂Ⅰ:取 1g 氯醌,用 10ml 二氧六环溶解即得。试剂Ⅱ:取 0.8g 氯醌,用 100ml 表氯醇(epichlorohydrin)溶解即得。

【方法】在色谱板上喷洒试剂Ⅰ,在室温即可显出斑点;在色谱上喷洒试剂Ⅱ,则需要在 110℃烘烤才能显色。

37. 氯气-联苯胺试剂

【检查物质】麻黄生物碱类。

【显色剂的配制方法】溶液Ⅰ:1% 的碘化钾溶液。溶液Ⅱ:取 1g 联苯胺,用 250ml 2% 的乙酸溶液溶解。分别取溶液Ⅰ 7.5ml、溶液Ⅱ 17.5ml 混合均匀即得。

【氯气的产生方法】4% 高锰酸钾溶液和 10% 盐酸溶液在密闭玻璃容器中等量混合

即得。

【方法】色谱板用氯气熏 3 分钟,然后用热风吹 5 分钟,除去多余的氯气,再喷洒显色剂。

38. 三氯化锑试剂

【检查物质】秋水仙生物碱类。

【显色剂的配制方法】取 25g 三氯化锑,加 75g 三氯甲烷,制成饱和溶液。

【方法】在色谱板上喷洒显色剂,显不同颜色的斑点。

十二、氨基酸显色剂

1. 茚三酮试剂

【检查物质】氨基酸、氨及氨基糖。

【显色剂的配制方法】试剂 I: 取 0.3g 茚三酮,用 100ml 正丁醇溶解,加入 3ml 冰醋酸,混合均匀即得。试剂 II: 取 0.2g 茚三酮,用 100ml 乙醇溶解即得。试剂 III: 分别取 1ml 饱和硝酸铜溶液、0.2ml 10% 硝酸银溶液、100ml 乙醇,混合均匀即得。

【方法】在色谱板上喷洒试剂 I 或试剂 II,然后 110℃加热直至斑点显色。为了增加茚三酮试剂显色的稳定性,可继续喷洒试剂 III,斑点由蓝紫色转变为红色(伯胺也显阳性反应)。

2. 吲哚醌试剂

【检查物质】氨基酸。

【显色剂的配制方法】取 1g 吲哚醌,用 100ml 乙醇溶解,加入 10ml 冰醋酸,混合均匀即得。

【方法】在色谱板上喷洒显色剂,显不同颜色斑点。

3. 茚三酮 - 硝酸铜试剂(Moffatt-Lytle 反应)

【检查物质】氨基酸、氨及氨基糖。

【显色剂的配制方法】试剂 I: 取 0.2g 茚三酮,用 100ml 乙醇溶解即得。试剂 II: 分别取 1ml 饱和硝酸铜溶液、0.2ml 10% 硝酸银溶液、100ml 乙醇,混合均匀即得。试剂 I 与试剂 II 等量混合即得。

【方法】在色谱板上喷洒显色剂,然后 110℃加热直至斑点刚刚显色,颜色在日光中逐渐加深,不同的氨基酸其试的速度不同,许多氨基酸可显出特殊的颜色。

4. 1,2- 萘醌 -4- 磺酸试剂(Folin 试剂)

【检查物质】氨基酸。

【显色剂的配制方法】取 0.02g 1,2- 萘醌 -4- 磺酸钠,用 100ml 5% 碳酸钠溶液溶解即得(需新鲜配制)。

【方法】在色谱板上喷洒显色剂,室温干燥,不同的氨基酸产生不同颜色的斑点。

5. 氯气 - 邻联甲苯胺试剂

【检查物质】氨基酸。

【显色剂的配制方法】取 0.16g 邻联甲苯胺,加入 30ml 乙酸溶解,用 500ml 蒸馏水稀释,然后加入 1g 碘化钾,溶解即得。

【氯气的产生方法】1.5% 高锰酸钾溶液和 10% 盐酸溶液在密闭玻璃容器中等量混合即得。

【方法】色谱板用氯气熏(如果氯气是从气筒中直接获得,须熏 5~10 分钟;如果氯气是用高锰酸钾和盐酸反应获得,则须熏 5~20 分钟),然后用热风吹 5 分钟,除去多余的氯气,再喷洒显色剂。

6. 8- 羟基喹啉 - 次溴酸钠试剂(Sakaguchi 试剂)

【检查物质】精氨酸。

【显色剂的配制方法】试剂 I:0.1% 8- 羟基喹啉的丙酮溶液。试剂 II:取溴 0.2ml,用 100ml 0.5mol/L 氢氧化钠溶液溶解即得。

【方法】在色谱板上先喷洒试剂 I,室温干燥后再喷洒试剂 II,精氨酸显橙至红色斑点。

7. 亚硝酰铁氰化钠试剂

【检查物质】分子中含—SH 基的半胱氨酸,含 S—S 键的胱氨酸及精氨酸。

【显色剂的配制方法】试剂 I:取 1.5g 亚硝酰铁氰化钠,用 5ml 2mol/L 的盐酸溶液溶解,加入 95ml 甲醇、10ml 25% 的氢氧化钠溶液,混合均匀,过滤即得。试剂 II:取 2g 氰化钠,加入 5ml 水溶解,用甲醇稀释至 100ml(氰化钠剧毒)。

【方法】在色谱板上喷洒试剂 I,含—SH 基的氨基酸显红色斑点,精氨酸转为橙色并最后呈灰蓝色斑点。在色谱上喷洒试剂 I、II 后,含 S—S 键的氨基酸在黄色背景上显红色。

8. 重氮化碘试剂

【检查物质】含硫的氨基酸。

【显色剂的配制方法】取 3g 重氮化钠,用 100ml 0.1mol/L 的碘溶液溶解即得(须用前新鲜配制)。

【方法】在色谱板上喷洒显色剂,含硫的氨基酸呈现不同颜色的斑点。

9. 2,3,5- 三苯基 -H- 四唑化氯试剂(TTC 试剂)

【检查物质】氨基酸。

【显色剂的配制方法】试剂 I:4% 的 2,3,5- 三苯基 -H- 四唑化氯的甲醇溶液。试剂 II:1mol/L 的氢氧化钠溶液。临用前将试剂 I 和试剂 II 等量混合即得。

【方法】在色谱板上喷洒显色剂,在 100℃烘烤 5~10 分钟,显红色斑点。

10. 重氮化对氨基苯磺酸试剂(Pauly)

【检查物质】含有酚羟基、芳香胺基的氨基酸。

【显色剂的配制方法】取 4.5g 对氨基苯磺酸,加入 45ml 12mol/L 的盐酸溶液,加热溶解后用水稀释至 500ml。取稀释液 10ml,在冰浴中冷却后加入冷却的 10ml 4.5% 的亚硝酸钠溶液,于 0℃放置 15 分钟(此试剂在低温时可稳定 1~3 天),临用前加等体积的 10% 碳酸钠水溶液混合均匀即得。

【方法】在色谱上喷洒显色剂,显红色斑点。

11. 兰光偶氮胺盐试剂

【检查物质】含有酚羟基、芳香胺基的氨基酸。

【显色剂的配制方法】试剂 I:0.5% 兰光偶氮胺盐的水溶液(须用前新鲜配制)。试剂 II:0.1mol/L 氢氧化钠溶液。

【方法】在色谱板上先喷洒试剂 I,然后再喷洒试剂 II,显红色斑点。

12. 高碘酸钠 -Nesslers 试剂

【检查物质】含有羟基的丝氨酸、苏氨酸。

【显色剂的配制方法】试剂 I:1% 高碘酸钠水溶液。试剂 II(Nesslers 试剂):取碘化汞 10g,用少量水调成糊状,加入 5g 碘化钾,然后将 100ml 20% 的氢氧化钠水溶液加到上述混合物中,用水调至 100ml,糊状物立即成为溶液,将此溶液放置数天,使之沉淀,倾出溶液即得。

【方法】在色谱板上先喷洒试剂Ⅰ,室温干燥后,再喷洒试剂Ⅱ,显不同颜色的斑点。

13. 双缩脲反应

【检查物质】蛋白质、肽。

【显色剂的配制方法】1% 硫酸铜溶液和 40% 氢氧化钠水溶液的等量混合溶液。

【方法】取样品溶液 1ml,加入试剂,振摇,冷时显紫红色。

14. 酸性蒽醌紫试剂(Solway purple)

【检查物质】蛋白质。

【显色剂的配制方法】取 0.05g 酸性蒽醌紫,用 100ml 蒸馏水溶解,加入 0.5ml 硫酸混合均匀即得。

【方法】取样品溶液 1ml,加入试剂,振摇,显紫色。

附录二　常用有机溶剂的物理常数及精制方法

石油醚　用浓硫酸、10% 硫酸加浓锰酸钾溶液依次振摇数次,除去不饱和化合物,然后用水洗、硫酸钠溶液洗,再用水洗,用无水氯化钙或无水硫酸钠干燥,重蒸。沸程 30~70℃ 称石油醚(petroleum ether),50~90℃ 称石油苯嗪(petroleum behzine),75~120℃ 称石油英(ligroin)。

乙醚　一般杂质如水、乙醇、过氧化物、醛,可用下面方法处理。乙醚 1L 用硫酸亚铁溶液(硫酸亚铁 6g 与浓硫酸 6ml 加入 110ml 水中)5~10ml 或 10% 亚硫酸氢钠溶液振摇,然后用水洗,以无水氯化钙干燥 24 小时,过滤,进一步用钠丝干燥,临用前重蒸。沸点 34.6℃。

异丙醚　常见的杂质是水和过氧化物,精制方法同乙醚。沸点 68.3℃。

甲醇　可能存在的杂质是水、丙酮、甲醛、乙醇及甲基甲酰胺,一般重蒸馏即可。低于 0.01% 的水分可用分馏法获得。

绝对无水甲醇　在 3L 无水甲醇中加入清洁镁片 25g,分 3 次加入碘粉 4g,用油浴加热至沸,待反应缓慢时再回流 2 小时,然后蒸馏即得。沸点 64.6℃。

乙醇　在 1L 95% 的乙醇中加入生石灰 250g,回流 6 小时,放置过夜,蒸馏可得 99.5% 的无水乙醇。沸点 77.8℃。

绝对无水乙醇　在 3L 无水乙醇中加入清洁镁片 15g,分 3 次加入碘粉 3g,用油浴加热 70~80℃,回流 4 小时,镁片全成粉状,表示反应良好,然后蒸馏即得。

丙醇　主要杂质是水和丙烯醇,水可用共沸蒸馏、直接蒸馏或加苯使成三元系统除去,多量的水与氧化钙回流适当时间,然后蒸馏进一步干燥。醇的除去可加入 2.5% 琥珀酸酯回流 2 小时,然后蒸馏。沸点 97.2℃。

异丙醇　一般蒸馏即可,较多的水可与氢氧化钙回流(每升 200g 氢氧化钙即可)数小时,然后蒸馏。蒸馏液应进一步用无水硫酸钠干燥。沸点 82.5℃。

正丁醇　用硫酸镁、氧化钙、固体氢氧化钠或分子筛干燥,然后蒸馏。沸点 117.7℃。

正戊醇　①用无水碳酸钾或硫酸钙干燥,过滤,分馏。②加入 1%~2% 的金属钠,回流 15 小时,除去水与氯化物,然后蒸馏。沸点 138.1℃。

乙二醇　很易分解,常含高级的二羟基醇,精制时用氧化钙、硫酸钙、硫酸镁或氢氧化钠干燥,减压蒸馏。蒸馏液通过 4A 分子筛,再在氮气流中加入分子筛蒸馏。沸点 197.9℃。

丙酮　工业丙酮加 0.1% 高锰酸钾,摇匀,放 1~2 天或回流 4 小时至高锰酸钾颜色不褪,用无水硫酸钠干燥,蒸馏。

无水丙酮　丙酮 5L,加无水碳酸钾干燥 24 小时,蒸馏。沸点 56.2℃。

丁酮　处理方法通常与丙酮相同。沸点 79.6℃。

乙酰丙酮　用少量 2mol/L 氢氧化钠溶液分次振摇,直至水层呈微碱性,除去其中的乙酸,然后用水洗,以无水硫酸钠干燥,蒸馏。沸点 138.9℃。

二氯乙烷　用浓硫酸振摇除去其中防止氧化的醇,水洗,然后用氢氧化钠或碳酸钾溶液振摇,再水洗涤,以无水氯化钙或硫酸镁干燥,分馏。沸点 83.4℃。

三氯甲烷　用稀氢氧化钠溶液洗涤,除去可能存在的盐酸,再用水洗 2~3 次,除去加入三氯甲烷中作为稳定剂的少量乙醇和混入的氢氧化钠,以无水氯化钙或碳酸钾干燥,重蒸,保存在棕色瓶中。沸点 61.2℃。

四氯化碳　用浓硫酸振摇直至酸层无色,然后用水洗,以无水硫酸钙或硫酸镁干燥,蒸馏。沸点 76.8℃。

乙酸乙酯　工业用乙酸乙酯最常见的杂质是水、乙醇和乙酸,用 5% 碳酸钠溶液洗 2~3 次,以无水氯化钙干燥,蒸馏。沸点 77.1℃。

乙酸丁酯　先蒸馏,然后分次加入少量高锰酸钾,回流,直至红色不褪,用无水硫酸钙干燥,过滤,重蒸。沸点 126.1℃。

苯　用浓硫酸分次振摇(每升苯用 150ml 浓硫酸),直至酸层无色或浅黄色,以除去噻吩,然后将苯层用水洗数次,10% 碳酸钠溶液洗两次,再用少量蒸馏水洗,用无水硫酸钙或分子筛干燥,过滤,重蒸。沸点 80.1℃。

甲苯　用无水氯化钙或硫酸钙干燥,加入金属钠,放置,临用时分馏。沸点 110.6℃。

二甲苯　用浓硫酸振摇 2 次(每升二甲苯用 100ml 浓硫酸),依次用蒸馏水、5% 碳酸氢钠或氢氧化钠溶液洗 1 次,再用蒸馏水洗,然后以无水硫酸钙与五氧化二磷干燥,蒸馏。沸点 110.6℃。

己烷　用 35% 发烟硫酸分次振摇至酸层无色,再依次用蒸馏水、10% 碳酸钠溶液、少量水洗 2 次,以无水硫酸钙或无水氯化钙干燥,加入金属钠,放置,蒸馏。沸点 68.7℃。

环己烷　一般用浓硫酸洗至酸液无色,然后依次用蒸馏水、10% 碳酸钠溶液或 5% 氢氧化钠溶液洗,再用水洗至中性,以分子筛、无水氯化钙或硫酸镁干燥,加入金属钠,放置,蒸馏。沸点 80.7℃。

正庚烷　①与甲醇共沸蒸馏,蒸馏液用水洗去其中的甲醇,干燥,重蒸。②处理方法同环己烷。沸点 98.4℃。

正戊烷　用浓硫酸分次混合搅拌,直至硫酸无色,然后与 0.5mol/L 高锰酸钾和 1.5mol/L 硫酸混合溶液搅拌 12 小时,依次用水、5% 碳酸氢钠溶液洗涤,再用水洗,以无水硫酸镁或硫酸钠干燥,再以五氧化二磷干燥,分馏。沸点 36.1℃。

甲酸　①直接减压分馏,收集液用冷水冷却可得无水甲酸。②加入新制无水硫酸铜,放置数日,除去甲酸中所含的一半的水,然后蒸馏在 107℃收集无水甲酸。

冰醋酸　常含有微量水、乙醛及其他氧化物质,加入适量乙酸酐除去所含的水,再与 2% 三氧化铬共热(刚刚低于乙酸的沸点)1 小时或与 2%~5% 高锰酸钾回流 2~6 小时,然后分馏。沸点 118℃。

二甲基甲酰胺 用硫酸钙或硫酸镁干燥,减压蒸馏。沸点 153℃。

甲酰胺 商品甲酰胺常含有酸和甲酸铵,以溴麝香草酚蓝为指示剂,用氢氧化钠中和,加热至 80~90℃,减压蒸馏除去氨和水,甲酰胺在加热时保持中性,加入甲酸钠,在 80~90℃ 减压蒸馏,蒸馏液再中和,再蒸馏,然后在没有二氧化碳和水的情况下分步结晶,最后产品的电导率为 1×10^{-6}~$2 \times 10^{-6} \Omega^{-1}$。

二乙胺 加入固体氢氧化钾丸,回流,蒸馏。沸点 55.5℃。

四氢呋喃 加入四氢铝锂,回流,然后蒸馏,可除去水、过氧化物等杂质,放入金属钠干燥,分馏。沸点 65.4℃。

二氧六环 一般杂质为乙醛、乙烯缩醛、乙酸、水及过氧化物。在 2L 二氧六环中加入 27ml 浓盐酸和 200ml 水,回流 12 小时,徐徐通入氮气除去乙醛,溶液冷后,慢慢加入固体氢氧化钾丸,振摇,直至不再溶解,分层,倾出二氧六环,再加入氢氧化钾丸以除去剩余的水,以入干净烧杯内,与金属钠回流 6~12 小时,然后蒸馏。沸点 101.3℃。

乙腈 常见的杂质是水、乙酰胺、醋酸铵和氨等。所含的水可用硅胶或 4A 分子筛振摇而除去大部分。然后加氢氧化钙后搅拌直到不再发生氢气,则可除去乙酸,并残留痕量水。此痕量的水可采用加入 0.5% 五氧化二磷回流除去(因能形成有机多聚物,故要避免加入过量的五氧化二磷),分馏。乙腈中过量的五氧化二磷可加入无水碳酸钾后重蒸除去。乙腈中的乙酸可用新活化的铝一同振摇 24 小时除去,在 3L 乙腈中加入 200g 氧化铝,倾出乙腈,再用氧化铝处理 1 次,随之用无水氯化钙处理 5 次,每次无水氯化钙用量为 100~150g。这样所含的水已低于 0.2%,然后用氯化二磷振摇 2 次,每次 1 小时,加入五氧化二磷 10g,随后用分馏柱分馏,分馏柱上接无水氯化钙管。沸点 81.6℃。

附录三　常用有机溶剂的介电常数

名称	化学式	介电常数	温度/℃
乙二醇	CH_2OHCH_2OH	41.2	20
乙胺	$C_2H_5NH_2$	6.2	20
乙苯	$C_6H_5C_2H_5$	2.48	20
乙酸乙酯	$CH_3COOC_2H_5$	6.4	20
乙酸甲酯	CH_3COOCH_3	7.3	20
醋酐	$CH_3OCOOCH_3$	20.5	20
乙醇	C_2H_5OH	25.8	20
乙醚	$C_2H_5OC_2H_5$	4.34	20
丁酮	$CH_3COC_2H_5$	18.0	20
己烷	C_6H_{14}	1.98	20
水	H_2O	81.0	20
四氯化碳	CCl_4	2.23	20
丙酮	CH_3COCH_3	21.45	20
丙酸	C_2H_5COOH	3.2	20

续表

名称	化学式	介电常数	温度/℃
丙醇	$CH_3CH_2CH_2OH$	22.2	20
甲苯	$C_6H_5CH_3$	2.29	20
甲酰胺	$HCONH_2$	大约84	20
甲酸	$HCOOH$	58.5	16
甲醇	CH_3OH	33.7	20
戊醇	$CH_3CH_2CH_2CH_2CH_2OH$	16.0	20
甘油	$CH_2OHCHOHCH_2OH$	56.2	15
苯甲醇	$C_6H_5CH_2OH$	13.0	20
苯	C_6H_6	2.23	20
苯乙酮	$C_6H_5COCH_3$	18.3	20
苯胺	$C_6H_5NH_2$	7.2	20
苯甲醛	C_6H_5CHO	18.0	20
氯乙酸	$CH_2ClCOOH$	20~21	20
氯乙醇	CH_2ClCH_2OH	25.8	20
三氯甲烷	$CHCl_3$	5.1	20
氯苯	C_6H_5Cl	10.3	20
邻硝基甲苯	$CH_3C_6H_4NO_2$	27.4	20
硝基苯	$C_6H_5NO_2$	36.4	20
糠醛	$C_5H_4O_2$	41.9	20
环己烷	C_6H_{12}	2.05	20

附录四   常用有机溶剂与水的互溶度

名称		A/B*			B/A*			备注
A	B	10℃	20℃	30℃	10℃	20℃	30℃	
丙酮	水							任意混溶,不共沸
乙酸	水							任意混溶,不共沸
戊醇-1	水	2.6		2.1	6.4		7.2	共沸点:95.95℃
戊醇-2	水	7.5		5.3	8.0		8.8	共沸点:92.5℃
戊醇-3	水	8.0		5.5	8.2		9.1	共沸点:91.7℃
苯	水	0.163	0.175	0.190	0.036	0.050	0.072	共沸点:69.25℃
正丁醇	水	8.9	7.8	7.1	19.7	20.0	20.6	共沸点:92.4℃
异丁醇	水	10.0**	8.5		15.0**	16.4		共沸点:89.92℃
四氯化碳	水		0.08		0.0071	0.0084	0.0109	

续表

名称		A/B*			B/A*			备注
A	B	10℃	20℃	30℃	10℃	20℃	30℃	
三氯甲烷			0.097		0.06	0.097		共沸点:56.1℃
乙醚	水	8.9	6.6	5.1	1.1	1.2	1.3	共沸点:34.25℃
二乙酮			3.4			2.6		
二氧六环	水							任意混溶,不共沸
乙醇	水							任意混溶,共沸点:78.15℃
乙酸乙酯	水	8.88	7.94	7.22				共沸点:70.4℃
正己醇	水		0.58					
甲醇	水				2.61	3.01	3.47	任意混溶,不共沸
正丙醇	水					7.2		任意混溶,共沸点:87.72℃
异丙醇	水							任意混溶,共沸点:80.38℃
1,2-二氯乙烷	水	0.83	0.80	0.85				
二甲基甲酰胺	水							任意混溶
二甲基亚砜	水				0.11	0.16	0.20	任意混溶
乙二醇								任意混溶
丙二醇-1,2								任意混溶

A/B*:A 溶于 B 中的重量百分比。

B/A*:B 溶于 A 中的重量百分比。

* 在 15℃测定。

附录五　常用有机溶剂的共沸混合溶剂

溶剂		共沸浓度 (W/W)/%		共沸点/℃	溶剂		共沸浓度 (W/W)/%		共沸点/℃
A	B	A	B		A	B	A	B	
甲醇	丙酮	12	88	56.4	乙醇	苯	32.4	67.6	68.2
	苯	39.6	60.4	58.3		三氯甲烷	6.8	93.2	59.3
	三氯甲烷	12.5	87.5	53.5		乙酸乙酯	30.8	69.2	71.8
	乙酸乙酯	44	56	62.3		环己烷	30	70	64.9
	1,2-二氯乙烷	32	68	61.0		正己烷	21	79	58.7
	环己烷	61	39	54.2		正戊烷	5	95	34.3
	正己烷	27	73	49.5		1,2-二氯乙烷	37	63	70.5
丙酮	三氯甲烷	20.5	79.5	64.5	苯	乙酸乙酯	6	94	77.0
	正戊烷	20	80	32		乙酸	98	2	80.5
	正己烷	59	41	49.8		正丙醇	83.1	16.9	77.1
						异丙醇	66.7	33.3	71.9
乙醚	正戊烷	70	30	33.4					

附录六　常用有机溶剂的三元共沸混合溶剂

溶剂			共沸浓度（W/W）/%			共沸点 /℃
A	B	C	A	B	C	
乙醇	水	苯	18.5	7.4	74.1	64.86
乙醇	水	乙酸乙酯	8.4	9.0	82.6	70.23
乙醇	苯	环己烷	30.4	10.8	58.8	65.05
甲醇	乙酸乙酯	环己烷	17.8	48.6	33.6	50.8
甲醇	丙酮	环己烷	16.0	43.5	40.5	51.1
甲醇	丙酮	三氯甲烷	23.0	30.0	47.0	57.5

附录七　常用有机溶剂的物理常数

名称	沸点 /℃	密度（d_4^{20}）/ (g/cm^3)	折光（n_D^{20}）/ (N/cm)	燃点 /℃	干燥剂
正丁醇	118	0.810	1.399	+29	碳酸钾
正丙醇	97	0.804	1.385	+15	氧化钙、镁粉
正戊醇	137.8	0.82			
四氯化碳	77	1.594	1.466	—	氯化钙、五氧化二磷、分子筛
三氯甲烷	40	1.325	1.424	—	氯化钙、分子筛
乙酸	118	1.049	1.372	+40	五氧化二磷、高氯酸镁
甲苯	111	0.867	1.497	+4	金属钠、氯化钙、分子筛
甲酰胺		1.134	1.445	−4.4	硫酸钠、氧化钙
二甲基甲酰胺	153	0.950	1.430	+62	分子筛
二甲基亚砜	189	1.101	1.479	+95	蒸馏
二氧六环	101	1.034	1.422	+11.8	氯化钙、分子筛
苯胺	184	1.022	1.586	+76	氢氧化钾、氧化钡
吡啶	115	0.982	1.510	+20	氢氧化钾、氧化钡、分子筛
四氢呋喃	66	0.887	1.407	−17.05	氢氧化钾、金属钠、分子筛

附录八　乙醇浓度稀释表

原乙醇浓度	拟稀释浓度 /%												
	30	35	40	45	50	55	60	65	70	75	80	85	90
35	167												
40	335	144											
45	505	290	127										
50	647	436	255	114									

续表

原乙醇	拟稀释浓度 /%												
浓度	30	35	40	45	50	55	60	65	70	75	80	85	90
55	845	583	384	229	103								
60	1 017	730	514	344	207	95							
65	1 189	878	644	460	311	190	88						
70	1 360	1 027	774	577	417	285	175	81					
75	1 535	1 177	906	694	523	382	264	163	79				
80	1 709	1 327	1 039	812	630	480	353	246	153	70			
85	1 884	1 478	1 172	932	738	578	443	329	231	144	68		
90	2 061	1 630	1 306	1 052	847	677	535	414	310	218	138	65	
95	2 239	1 785	1 443	1 174	957	779	629	501	391	295	209	133	64

1 000ml 浓乙醇稀释时所需加入水的量（ml，20℃）。

用法举例：1. 将 1 000ml 95%（容量比）乙醇稀释成 70%（容量比）乙醇，查表得知需要加水 391ml。

2. 将 1 000ml 70%（容量比）乙醇稀释成 40%（容量比）乙醇，查表得知需要加水 774ml。

3. 现需要 100ml 75% 乙醇，需要取 95% 乙醇多少 ml？

需要浓度 × 需要量 = 现有浓度 × 应取量

75% × 100 = 95% × 应取量

应取 95% 乙醇量 = 0.75 × 100/0.95 = 78.95（ml）

即取 95% 乙醇 78.95ml，加水稀释至 100ml 即得。

附录九　常用酸碱的密度和浓度

名称	密度 /(g/cm³)	含量 /%	浓度 /(mol/L)
盐酸	1.18~1.19	36~38	11.6~12.4
硝酸	1.39~1.40	65.0~68.0	14.4~15.2
硫酸	1.83~1.84	95~98	17.8~18.4
磷酸	1.69	85	14.6
高氯酸	1.68	70.0~72.0	11.7~12.0
冰醋酸	1.05	99.8（优级纯），99.0（分析纯、化学纯）	17.4
氢氟酸	1.13	40	22.5
氢溴酸	1.49	47.0	8.6
氨水	0.88~0.90	25.0~28.0	13.3~14.8

附录十 密度与波美度换算表

密度	波美度	密度	波美度	密度	波美度	密度	波美度
1.007	1	1.098	13	1.261	30	1.559	52
1.014	2	1.107	14	1.283	32	1.593	54
1.021	3	1.115	15	1.306	34	1.629	56
1.028	4	1.124	16	1.330	36	1.666	58
1.036	5	1.133	17	1.355	38	1.706	60
1.043	6	1.142	18	1.381	40	1.747	62
1.051	7	1.151	19	1.408	42	1.770	64
1.058	8	1.160	20	1.436	44	1.835	66
1.066	9	1.179	22	1.465	46	1.883	68
1.074	10	1.198	24	1.495	48	1.933	70
1.082	11	1.218	26	1.526	50	2.000	72.5
1.090	12	1.239	28				

适用于密度大于水的溶液。

二者换算公式为：密度 = 145/(145− 波美度)

波美度 = 145−145/ 密度

附录十一 常用缓冲溶液的配制

(一)磷酸氢二钠 - 柠檬酸缓冲溶液

pH	0.2mol/L Na$_2$HPO$_4$/ml	0.1mol/L 柠檬酸 /ml	pH	0.2mol/L Na$_2$HPO$_4$/ml	0.1mol/L 柠檬酸 /ml
2.2	0.40	19.60	4.2	8.28	11.72
2.4	1.24	18.76	4.4	8.82	11.18
2.6	2.18	17.82	4.6	9.36	10.65
2.8	3.17	16.83	4.8	9.86	10.14
3.0	4.11	15.89	5.0	10.30	9.70
3.2	4.94	15.06	5.2	10.72	9.28
3.4	5.70	14.30	5.4	11.15	8.85
3.6	6.44	13.56	5.6	11.60	8.40
3.8	7.10	12.90	5.8	12.09	7.91
4.0	7.71	12.29	6.0	12.63	7.37

续表

pH	0.2mol/L Na$_2$HPO$_4$/ml	0.1mol/L 柠檬酸 /ml	pH	0.2mol/L Na$_2$HPO$_4$/ml	0.1mol/L 柠檬酸 /ml
6.2	13.22	6.78	7.2	17.39	2.61
6.4	13.85	6.15	7.4	18.17	1.83
6.6	14.55	5.45	7.6	18.73	1.27
6.8	15.45	4.55	7.8	19.15	0.85
7.0	16.47	3.53	8.0	19.45	0.55

Na$_2$HPO$_4$·2H$_2$O,分子量 =178.05Da,每升中含 35.61g 磷酸二氢钠为 0.2mol/L 溶液。

柠檬酸·H$_2$O,分子量 =210.14Da,每升中含 21.01g 柠檬酸为 0.1mol/L 溶液。

(二) 柠檬酸 - 柠檬酸钠缓冲溶液

pH	0.1mol/L 柠檬酸 /ml	0.1mol/L 柠檬酸钠 /ml	pH	0.1mol/L 柠檬酸 /ml	0.1mol/L 柠檬酸钠 /ml
3.0	18.6	1.4	5.0	8.2	11.8
3.2	17.2	2.8	5.2	7.3	12.7
3.4	16.0	4.0	5.4	6.4	13.6
3.6	14.9	5.1	5.6	5.5	14.5
3.8	14.0	6.0	5.8	4.7	15.3
4.0	13.1	6.9	6.0	3.8	16.2
4.2	12.3	7.7	6.2	2.8	17.2
4.4	11.4	8.6	6.4	2.0	18.0
4.6	10.3	9.7	6.6	1.4	18.6
4.8	9.2	10.8			

柠檬酸·H$_2$O,分子量 =210.14Da,每升中含 21.01g 柠檬酸为 0.1mol/L 溶液。

柠檬酸钠·2H$_2$O,分子量 =294.14Da,每升中含 29.4g 柠檬酸钠为 0.1mol/L 溶液。

(三) 醋酸缓冲溶液 (0.2mol/L)

pH(18℃)	0.2mol/L 醋酸钠 /ml	0.1mol/L 醋酸 /ml	pH(18℃)	0.1mol/L 醋酸钠 /ml	0.1mol/L 醋酸 /ml
3.6	0.75	9.25	4.8	5.90	4.10
3.8	1.20	8.80	5.0	7.00	3.00
4.0	1.80	8.20	5.2	7.90	2.10
4.2	2.65	7.35	5.4	8.60	1.40
4.4	3.70	6.30	5.6	9.10	0.90
4.6	4.90	5.10	5.8	9.40	0.60

醋酸钠·3H$_2$O,分子量 =136.09Da,每升中含 27.22g 醋酸钠为 0.2mol/L 溶液。

醋酸,分子量 =60.05Da,每升中含 6.01g 醋酸为 0.1mol/L 溶液。

（四）邻苯二甲酸氢钾氢氧化钠缓冲溶液

pH	0.1mol/L NaOH/ml	0.2mol/L 邻苯二甲酸氢钾 /ml	加水至 /ml	pH	0.1mol/L NaOH/ml	0.2mol/L 邻苯二甲酸氢钾 /ml	加水至 /ml
4.0	0.40	25.00	100.00	5.2	29.75	25.00	100.00
4.2	3.60	25.00	100.00	5.4	35.25	25.00	100.00
4.4	7.35	25.00	100.00	5.6	39.70	25.00	100.00
4.6	12.00	25.00	100.00	5.8	43.10	25.00	100.00
4.8	17.50	25.00	100.00	6.0	45.40	25.00	100.00
5.0	23.65	25.00	100.00	6.2	47.00	25.00	100.00

邻苯二甲酸氢钾，分子量 =204.23Da，每升中含 40.85g 邻苯二甲酸氢钾为 0.2mol/L 溶液。

氢氧化钠，分子量 =40.00Da，每升中含 4.00g 氢氧化钠为 0.1mol/L 溶液。

（五）磷酸缓冲液（0.2mol/L）

pH	0.2mol/L Na_2HPO_4/ml	0.2mol/L NaH_2PO_4/ml	pH	0.2mol/L Na_2HPO_4/ml	0.2mol/L NaH_2PO_4/ml
5.8	8.0	92.0	7.0	61.0	39.0
6.0	12.3	87.7	7.2	72.0	28.0
6.2	18.5	81.5	7.4	81.0	19.0
6.4	26.5	73.5	7.6	87.0	13.0
6.6	37.5	62.5	7.8	91.5	8.5
6.8	49.0	51.0	8.0	94.7	5.3

$Na_2HPO_4 \cdot 2H_2O$，分子量 =178.05Da，每升中含 35.61g 磷酸氢二钠为 0.2mol/L 溶液。

$NaH_2PO_4 \cdot 2H_2O$，分子量 =156.03Da，每升中含 31.21g 磷酸二氢钠为 0.2mol/L 溶液。

$NaH_2PO_4 \cdot H_2O$，分子量 =138.0Da，每升中含 27.6g 磷酸二氢钠为 0.2mol/L 溶液。

$Na_2HPO_4 \cdot 12H_2O$，分子量 =358.22Da，每升中含 71.64g 磷酸氢二钠为 0.2mol/L 溶液。

（六）硼酸缓冲液（0.2mol/L 硼酸盐）

pH	0.05mol/L 硼砂 /ml	0.2mol/L 硼酸 /ml	pH	0.05mol/L 硼砂 /ml	0.2mol/L 硼酸 /ml
7.4	1.0	9.0	8.2	3.5	6.5
7.6	1.5	8.5	8.4	4.5	5.5
7.8	2.0	8.0	8.6	6.0	4.0
8.0	3.0	7.0	8.8	8.0	2.0

$Na_2B_4O_7 \cdot 10H_2O$，分子量 =381.43Da，每升中含 19.07g 硼砂为 0.05mol/L 溶液。

硼酸，分子量 =61.84Da，每升中含 12.37g 硼酸为 0.2mol/L 溶液。

硼砂易失去结晶水，必须在带塞的瓶中保存。硼砂溶液也可以用半中和的硼酸溶液代替。

（七）盐酸氯化钾缓冲溶液

pH	0.1mol/L HCl/ml	0.2mol/L KCl/ml	加水至 /ml	pH	0.1mol/L HCl/ml	0.2mol/L KCl/ml	加水至 /ml
1.1	94.56	2.70	100.00	1.7	23.76	38.10	100.00
1.2	75.10	12.45	100.00	1.8	18.68	40.60	100.00
1.3	59.68	20.15	100.00	1.9	14.98	42.50	100.00
1.4	47.40	26.30	100.00	2.0	11.90	44.05	100.00
1.5	37.64	31.20	100.00	2.1	9.46	45.30	100.00
1.6	29.90	35.00	100.00	2.2	7.52	46.25	100.00

KCl，分子量 =74.551Da，每升中含 7.455g 氯化钾为 0.2mol/L 溶液。

所用蒸馏水应是无二氧化碳的蒸馏水。

（八）邻苯二甲酸氢钾盐酸缓冲溶液

pH	0.1mol/L HCl/ml	0.2mol/L 邻苯二甲酸氢钾 /ml	加水至 /ml	pH	0.1mol/L HCl/ml	0.2mol/L 邻苯二甲酸氢钾 /ml	加水至 /ml
2.2	46.60	25.00	100.00	3.2	14.80	25.00	100.00
2.4	39.60	25.00	100.00	3.4	9.95	25.00	100.00
2.6	33.00	25.00	100.00	3.6	6.00	25.00	100.00
2.8	26.50	25.00	100.00	3.8	2.65	25.00	100.00
3.0	20.40	25.00	100.00	4.0		25.00	100.00

称取在硫酸干燥中干燥过 24 小时的邻苯二甲酸氢钾 20.414g，溶于水中，用水稀释至 500ml，即得 0.2mol/L 的邻苯二甲酸氢钾溶液。

所用蒸馏水应是无二氧化碳的蒸馏水。

（九）磷酸二氢钾氢氧化钠缓冲溶液

pH	0.1mol/L NaOH/ml	0.2mol/L 磷酸二氢钾 /ml	加水至 /ml	pH	0.1mol/L NaOH/ml	0.2mol/L 磷酸二氢钾 /ml	加水至 /ml
5.8	2.65	25.00	100.00	7.0	29.54	25.00	100.00
6.0	4.00	25.00	100.00	7.2	34.90	25.00	100.00
6.2	5.90	25.00	100.00	7.4	39.34	25.00	100.00
6.4	8.55	25.00	100.00	7.6	42.74	25.00	100.00
6.6	12.00	25.00	100.00	7.8	45.17	25.00	100.00
6.8	16.40	25.00	100.00	8.0	46.85	25.00	100.00

KH_2PO_4，分子量 =136.086Da，每升中含 27.23g 磷酸二氢钾为 0.2mol/L 溶液。

所用蒸馏水应是无二氧化碳的蒸馏水。

（十）硼酸 - 氯化钾 - 氢氧化钠缓冲溶液

pH	0.1mol/L NaOH/ml	0.2mol/L 硼酸 - 氯化钾 /ml	加水至 /ml	pH	0.1mol/L NaOH/ml	0.2mol/L 硼酸 - 氯化钾 /ml	加水至 /ml
7.8	2.65	25.00	100.00	9.0	21.40	25.00	100.00
8.0	4.00	25.00	100.00	9.2	26.70	25.00	100.00
8.2	5.90	25.00	100.00	9.4	32.00	25.00	100.00
8.4	8.55	25.00	100.00	9.6	36.85	25.00	100.00
8.6	12.00	25.00	100.00	9.8	40.80	25.00	100.00
8.8	16.40	25.00	100.00	10.0	48.90	25.00	100.00

称取 6.202g 硼酸和 7.456g 氯化钾，用蒸馏水溶解，加蒸馏水稀释至 500ml 即得 0.2mol/L 硼酸 - 氯化钾溶液。所用蒸馏水应是无二氧化碳的蒸馏水。

（十一）巴比妥缓冲溶液

pH（18℃）	0.04mol/L 巴比妥钠盐 /ml	0.2mol/L HCl/ml	pH（18℃）	0.04mol/L 巴比妥钠盐 /ml	0.2mol/L HCl/ml
6.8	100	18.4	8.4	100	5.21
7.0	100	17.8	8.6	100	3.82
7.2	100	16.7	8.8	100	2.52
7.4	100	15.3	9.0	100	1.65
7.6	100	13.4	9.2	100	1.13
7.8	100	11.47	9.4	100	0.70
8.0	100	9.39	9.6	100	0.35
8.2	100	7.21			

（十二）Tris- 缓冲溶液（0.05mol/L）

pH		0.2mol/L Tris/ml	0.1mol/L HCl/ml	pH		0.2mol/L Tris/ml	0.1mol/L HCl/ml
23℃	37℃			23℃	37℃		
9.10	8.95	25	5	8.05	7.90	25	27.5
8.92	8.78	25	7.5	7.96	7.82	25	30.0
8.74	8.60	25	10.0	7.87	7.73	25	32.5
8.62	8.48	25	12.5	7.77	7.63	25	35.0
8.50	8.37	25	15.0	7.66	7.52	25	37.5
8.40	8.27	25	17.5	7.54	7.40	25	40.0
8.32	8.18	25	20.0	7.36	7.22	25	42.5
8.23	8.10	25	22.5	7.20	7.05	25	45.0
8.14	8.00	25	25.0				

三羟甲基氨基甲烷（Tris），分子量 =121.14Da，每升中含 24.23g 为 0.2mol/L 溶液。

取 25ml 0.2mol/L 三羟甲基氨基甲烷，加入 X ml 0.1mol/L 盐酸，用水稀释至 100ml 即得。

（十三）碳酸钠 - 碳酸氢钠缓冲溶液（0.1mol/L）

pH		0.1mol/L	0.1mol/L	pH		0.1mol/L	0.1mol/L
20℃	37℃	Na$_2$CO$_3$/ml	NaHCO$_3$/ml	20℃	37℃	Na$_2$CO$_3$/ml	NaHCO$_3$/ml
9.16	8.77	1	9	10.14	9.90	6	4
9.40	9.12	2	8	10.28	10.08	7	3
9.51	9.40	3	7	10.53	10.28	8	2
9.78	9.50	4	6	10.83	10.57	1	9
9.90	9.72	5	5				

Na$_2$CO$_3$·10H$_2$O，分子量 =286.2Da，每升中含 28.62g 碳酸钠为 0.1mol/L 溶液。

NaHCO$_3$，分子量 =84.0Da，每升中含 8.40g 碳酸氢钠为 0.1mol/L 溶液。

Ca^{2+} 和 Mg^{2+} 存在时不能使用该缓冲溶液。

（十四）甘氨酸 - 盐酸缓冲溶液（0.05mol/L）

pH	0.2mol/L 甘氨酸水溶液（X）/ml	0.2mol/L 盐酸（Y）/ml	pH	0.2mol/L 甘氨酸水溶液（X）/ml	0.2mol/L 盐酸（Y）/ml
2.2	50	44.0	3.0	50	11.4
2.4	50	32.4	3.2	50	8.2
2.6	50	24.2	3.4	50	6.4
2.8	50	16.8	3.6	50	5.0

甘氨酸，分子量 =75.07Da，每升中含 15.01g 甘氨酸为 0.2mol/L 溶液。

取 X ml 0.2mol/L 甘氨酸水溶液，加入 Y ml 0.2mol/L 盐酸，用水稀释至 200ml 即可。

（十五）甘氨酸 - 氢氧化钠缓冲溶液（0.05mol/L）

pH	0.2mol/L 甘氨酸水溶液（X）/ml	0.2mol/L 氢氧化钠（Y）/ml	pH	0.2mol/L 甘氨酸水溶液（X）/ml	0.2mol/L 氢氧化钠（Y）/ml
8.6	50	4.0	9.6	50	22.4
8.8	50	6.0	9.8	50	27.2
9.0	50	8.8	10.0	50	32.0
9.2	50	12.0	10.4	50	38.6
9.4	50	16.8	10.6	50	45.5

甘氨酸，分子量 =75.07Da，每升中含 15.01g 甘氨酸为 0.2mol/L 溶液。

取 X ml 0.2mol/L 甘氨酸水溶液，加入 Y ml 0.2mol/L 氢氧化钠，用水稀释至 200ml 即可。

（十六）硼砂 - 氢氧化钠缓冲溶液（0.05mol/L 硼酸根）

pH	0.5mol/L 硼砂水溶液（X）/ml	0.2mol/L 氢氧化钠（Y）/ml	pH	0.5mol/L 硼砂水溶液（X）/ml	0.2mol/L 氢氧化钠（Y）/ml
9.3	50	0.0	9.8	50	34.0
9.4	50	11.0	10.0	50	43.0
9.6	50	23.0	10.1	50	46.0

（十七）其他常用缓冲溶液的配制

缓冲溶液组成	pK_a	缓冲液 pH	缓冲液配制方法
氯乙酸 -NaOH	2.86	2.8	200g 氯乙酸溶于 200ml 水中，加 NaOH 40g 溶解后，稀释至 1L
甲酸 -NaOH	3.76	3.7	95g 甲酸和 40g NaOH 溶于 500ml 水中，稀释至 1L
NH_4Ac-HAc		4.5	77g NH_4Ac 溶于 200ml 水中，加冰醋酸 59ml，稀释至 1L
NH_4Ac-HAc		5.0	250g 无水 NH_4Ac 溶于 200ml 水中，加冰醋酸 25ml，稀释至 1L
六次甲基四胺 -HCl	5.15	5.4	40g 六次甲基四胺溶于 200ml 水中，加浓盐酸 10ml，稀释至 1L
NH_4Ac-HAc		6.0	600g 无水 NH_4Ac 溶于水中，加冰醋酸 20ml，稀释至 1L
NH_3-NH_4Cl	9.26	9.2	54g NH_4Cl 溶于水中，加浓氨水 63ml，稀释至 1L
NH_3-NH_4Cl	9.26	9.5	54g NH_4Cl 溶于水中，加浓氨水 126ml，稀释至 1L
NH_3-NH_4Cl	9.26	10.0	54g NH_4Cl 溶于水中，加浓氨水 350ml，稀释至 1L

（十八）标准缓冲溶液的 pH

缓冲溶液	pH									pH 稳定度	
	0℃	10℃	20℃	25℃	30℃	38℃	40℃	50℃	60℃	对酸碱[*]	对稀释[**]
0.11mol/L HCl	1.10	1.10	1.10	1.10	1.10	1.10	1.10	1.11	1.11	—	—
0.05mol/L 四草酸氢钾（$KC_2O_4H \cdot C_2O_4H_2 \cdot 12H_2O$）	1.67	1.67	1.68	1.68	1.69	—	1.70	1.70	1.73	0.07	+0.19
饱和酒石酸氢钾	—	—	—	3.56	3.55	3.54	3.54	3.55	3.57	0.027	+0.06
0.5mol/L 邻苯二甲酸氢钾	4.01	4.00	4.00	4.01	4.01	4.02	4.03	4.06	4.10	0.024	+0.06
0.025mol/L 琥珀酸氢钠；0.025mol/L 琥珀酸钠	5.46	5.42	—	5.40	—	5.41	—	—	—	0.037	+0.06
0.025mol/L 磷酸二氢钠；0.025mol/L 磷酸氢二钠	6.98	6.92	6.88	6.86	6.85	6.84	6.84	6.83	6.84	0.024	+0.09
0.01mol/L 硼砂	9.46	9.33	9.22	9.18	9.94	9.91	9.01	9.01	9.96	0.020	+0.02
0.025mol/L 碳酸氢钠 0.025mol/L 碳酸钠	10.32	10.18	—	10.12	—	—	—	—	—	0.026	+0.09
0.01mol/L 磷酸三钠	—	—	—	11.72	—	—	—	—	—	0.027	−0.10

注：[*] 使 1L 溶液的 pH 增加一个单位所需要的氢氧化钠的摩尔数；[**] 将溶液稀释 1 倍后 pH 增加的数。

附录十二　常用溶剂在不同氘代试剂中的核磁共振碳谱、氢谱的化学位移

表 1　^{13}C-NMR 数据

溶剂信号		氘代氯仿	氘代丙酮	氘代二甲亚砜	氘代苯	氘代吡啶	氘代甲醇	重水
		77.16±0.0	29.84±0.01 206.26±0.13	39.52±0.06	128.06±0.02	1.32±0.02 118.26±0.02	49.00±0.01	
乙酸	CO	175.99	172.31	171.93	175.82	173.21	175.11	177.21
	CH$_3$	20.81	20.51	20.95	20.37	20.73	20.56	21.03
丙酮	CO	207.07	205.87	206.31	204.43	207.43	209.67	215.94
	CH$_3$	30.92	30.60	30.56	30.14	30.91	30.67	30.89
乙腈	CN	116.43	117.6	117.91	116.02	118.26	118.06	119.68
	CH$_3$	1.89	1.12	1.03	0.20	1.79	0.85	1.47
苯	CH	128.37	129.15	128.30	128.62	129.32	129.34	
特丁醇	C	69.15	68.13	66.88	68.19	68.74	69.40	70.36
	CH$_3$	31.25	30.72	30.38	30.47	30.68	30.91	30.29
特丁醇甲醚	OCH$_3$	49.45	49.35	48.70	49.19	49.52	49.66	49.37
	C	72.87	72.81	72.04	72.40	73.17	74.32	75.62
	CCH$_3$	26.99	27.24	26.79	27.09	27.28	27.22	26.60
2,6-二叔丁基对甲酚	C(1)	151.55	152.51	151.47	152.05	152.42	152.85	
	C(2)	135.87	138.19	139.12	136.08	138.13	139.09	
	CH(3)	125.55	129.05	127.97	128.52	129.21	129.49	
	C(4)	128.27	126.03	124.85	125.83	126.38	126.11	

续表

		氘代氯仿	氘代丙酮	氘代二甲亚砜	氘代苯	氘代吡啶	氘代甲醇	重水
2,6-二叔丁基对甲酚	CH₃Ar	21.20	21.31	20.97	21.40	21.23	21.38	
	CH₃C	30.33	31.61	31.25	31.34	31.50	31.15	
	C	34.25	35.00	34.33	34.35	35.05	35.36	
氯仿	CH	77.36	79.19	79.16	77.79	79.17	79.44	
环己烷	CH₂	26.94	27.51	26.33	27.23	27.63	27.96	
1,2-二氯乙烷	CH₂	43.50	45.25	45.02	43.95	45.54	45.11	
二氯甲烷	CH₂	53.52	54.95	54.84	53.46	55.32	54.78	
二乙醚	CH₃	15.20	15.78	15.12	15.46	15.63	15.46	14.77
	CH₂	65.91	66.12	62.05	65.94	66.32	66.88	66.42
二甘醇二甲醚	CH₃	59.01	58.77	57.98	58.66	58.90	59.06	58.67
	CH₂	70.51	71.03	69.54	70.87	70.99	71.33	70.05
	CH₂	71.90	72.03	71.25	72.35	72.63	72.92	71.63
1,2-二甲氧基乙烷	CH₃	59.08	58.45	58.01	58.68	58.89	59.06	58.67
	CH₂	71.84	72.47	17.07	72.35	72.63	72.72	71.49
二甲基乙酰胺	CH₃	21.53	21.51	21.29	21.16	21.76	21.32	21.09
	CO	171.07	170.61	169.54	169.95	171.31	173.32	174.57
	NCH₃	35.28	34.89	37.38	34.67	35.17	35.50	35.03
	NCH₃	38.13	37.92	34.42	37.03	38.26	38.43	38.76

续表

		氘代氯仿	氘代丙酮	氘代二甲亚砜	氘代苯	氘代吡啶	氘代甲醇	重水
二甲基甲酰胺	CH	162.62	162.79	162.29	162.13	163.31	164.73	165.53
	CH_3	36.50	36.15	35.73	35.25	36.57	36.89	37.54
	CH_3	31.45	31.03	30.73	30.72	31.32	31.61	32.03
二甲基亚砜	CH_3	40.76	41.23	40.45	40.03	41.31	40.45	39.39
二噁烷	CH_2	67.14	67.60	66.36	67.16	67.72	68.11	67.19
乙醇	CH_3	18.41	18.89	18.51	18.72	18.80	18.40	17.47
	CH_2	58.28	57.72	56.07	57.86	57.96	58.26	58.05
乙酸乙酯	CH_3CO	21.04	20.83	20.68	20.56	21.16	20.88	21.15
	CO	171.36	170.96	170.31	170.44	171.68	172.89	175.26
	CH_2	60.49	60.56	59.74	60.21	60.98	61.50	62.32
	CH_3	14.19	14.50	14.40	14.19	14.54	14.49	13.92
甲基乙基酮	CH_3CO	29.49	29.30	29.26	28.56	29.60	29.39	29.49
	CO	209.56	208.30	208.72	206.55	209.88	212.16	218.43
	$\underline{CH_2}CH_3$	36.89	36.75	35.83	36.36	37.09	37.34	37.27
	$CH_2\underline{CH_3}$	7.86	8.03	7.61	7.91	8.14	8.09	7.87
乙二醇	CH_2	63.79	64.26	62.76	64.34	64.22	64.30	63.17
油脂	CH_2	29.76	30.73	29.20	30.21	30.86	31.29	
正己烷	CH_3	14.14	14.34	13.88	14.32	14.43	14.45	
	$CH_2(2)$	22.70	23.28	22.05	23.04	23.40	23.68	
	$CH_2(3)$	31.64	32.30	30.95	31.96	32.36	32.73	

续表

化合物	基团	氘代氯仿	氘代丙酮	氘代二甲亚砜	氘代苯	氘代吡啶	氘代甲醇	重水
六甲基磷酰三胺	CH$_3$	36.87	37.04	36.42	36.88	37.10	37.00	36.46
甲醇	CH$_3$	50.41	49.77	48.59	49.97	49.90	49.86	49.50^c
硝基甲烷	CH$_3$	62.50	63.21	63.28	61.16	63.66	63.08	63.22
正戊烷	CH$_3$	14.08	14.29	13.28	14.25	14.37	14.39	
	CH$_2$(2)	22.38	22.98	21.70	22.72	23.08	23.38	
	CH$_2$(3)	34.16	34.83	33.48	34.45	34.89	35.30	
异丙醇	CH$_3$	25.14	25.67	25.43	25.18	25.55	25.27	24.38
	CH	64.50	63.85	64.92	64.23	64.30	64.71	64.88
吡啶	CH(2)	145.90	150.67	149.58	150.27	150.76	150.07	149.18
	CH(3)	123.75	124.57	123.84	123.58	127.76	125.53	125.12
	CH(4)	135.96	136.56	136.05	135.28	136.89	138.35	138.67
硅脂	CH$_3$	1.04	1.40		1.38		2.10	
四氢呋喃	CH$_2$	25.62	26.15	25.14	25.72	26.27	26.48	25.67
	CH$_2$O	67.97	68.07	67.03	67.80	68.33	68.83	68.68
甲苯	CH$_3$	21.46	21.46	20.99	21.10	21.50	21.50	
	C(i)	137.89	138.48	137.35	137.91	138.90	138.85	
	CH(o)	129.07	129.76	128.88	129.33	129.94	129.91	
	CH(m)	128.26	129.03	128.18	128.56	129.23	129.20	
	CH(p)	125.33	126.12	125.29	125.68	126.28	126.29	
三乙胺	CH$_3$	11.61	12.49	11.74	12.35	12.38	11.09	9.07
	CH$_2$	46.25	47.07	45.74	46.77	47.10	46.96	47.19

表 2　^{1}H-NMR 数据

	质子类型	峰形	氘代氯仿	氘代丙酮	氘代二甲亚砜	氘代苯	氘代乙腈	氘代甲醇	重水
溶剂信号			7.26	2.05	2.50	7.16	1.94	3.31	4.79
水		s	1.56	2.84a	3.33[a]	0.40	2.13	4.87	
乙酸	CH_3	s	2.10	1.96	1.91	1.55	1.96	1.99	2.08
丙酮	CH_3	s	2.17	2.09	2.09	1.55	2.08	2.15	2.22
乙腈	CH_3	s	2.10	2.05	2.07	1.55	1.96	2.03	2.06
苯	CH	s	7.36	7.36	7.37	7.15	7.37	7.33	
特丁醇	CH_3	s	1.28	1.18	1.11	1.05	1.16	1.40	1.24
	OH^c	s			4.19	1.55	2.18		
特丁醇甲醚	CCH_3	s	1.19	1.13	1.11	1.07	1.14	1.15	1.21
	OCH_3	s	3.22	3.13	3.08	3.04	3.13	3.20	3.22
2,6-二叔丁基对甲酚	ArH	s	6.98	6.96	6.87	7.05	6.97	6.92	
	OH	s	5.01		6.65	4.79	5.20		
	$ArCH_3$	s	2.27	2.22	2.18	2.24	2.22	2.21	
	$ArC(CH_3)_3$	s	1.43	1.41	1.36	1.38	1.39	1.40	
氯仿	CH	s	7.26	8.02	8.32	6.15	7.58	7.90	
环己烷	CH_2		1.43	1.43	1.40	1.40	1.44	1.45	
1,2-二氯乙烷	CH_2	s	3.73	3.87	3.90	2.90	3.81	3.78	
二氯甲烷	CH_2	s	5.30	5.63	5.76	4.27	5.44	5.49	
二乙醚	CH_3	t,7	1.21	1.11	1.09	1.11	1.12	1.18	1.17
	CH_2	q,7	3.48	3.41	3.38	3.26	3.42	3.49	3.56
二甘醇二甲醚	CH_2	m	3.65	3.56	3.51	3.46	3.53	3.61	3.67
	CH_2	m	3.57	3.47	3.38	3.34	3.45	3.58	3.61
	OCH_3	s	3.39	3.28	3.24	3.11	3.29	3.35	3.37
1,2-二甲氧基乙烷	CH_3	s	3.40	3.28	3.24	3.12	3.28	3.35	3.37
	CH_2	s	3.55	3.46	3.43	3.33	3.45	3.52	3.60
二甲基乙酰胺	CH_3CO	s	2.09	1.97	1.96	1.60	1.97	2.07	2.08
	NCH_3	s	3.02	3.00	2.94	2.57	2.96	3.31	3.06
	NCH_3	s	2.94	2.83	2.78	2.05	2.83	2.92	2.90
二甲基甲酰胺	CH	s	8.02	7.96	7.95	7.63	7.92	7.97	7.92
	CH_3	s	2.96	2.94	2.89	2.36	2.89	2.99	3.01
	CH_3	s	2.88	2.78	2.73	1.86	2.77	2.86	2.85
二甲基亚砜	CH_3	s	2.62	2.52	2.54	1.68	2.50	2.65	2.71
二噁烷	CH_2	s	3.71	3.59	3.57	3.35	3.60	3.66	3.75

	质子类型	峰形	氘代氯仿	氘代丙酮	氘代二甲亚砜	氘代苯	氘代乙腈	氘代甲醇	重水
乙醇	CH₃	t,7	1.25	1.12	1.06	0.96	1.12	1.19	1.17
	CH₂	q,7^d	3.72	3.57	3.44	3.34	3.54	3.60	3.65
	OH	s^{c,d}	1.32	3.39	4.63		2.47		
乙酸乙酯	CH₃CO	s	2.05	1.97	1.99	1.65	1.97	2.01	2.07
	C$\underline{H_2}$CH₃	q,7	4.12	4.05	4.03	3.89	4.06	4.09	4.14
	CH₂C$\underline{H_3}$	t,7	1.26	1.20	1.17	0.92	1.20	1.24	1.24
甲基乙基酮	CH₃CO	s	2.14	2.07	2.07	1.58	2.06	2.12	2.19
	C$\underline{H_2}$CH₃	q,7	2.46	2.45	2.43	1.81	2.43	2.50	3.18
	CH₂C$\underline{H_3}$	t,7	1.06	0.96	0.91	0.85	0.96	1.01	1.26
乙二醇	CH₂	s^e	3.76	3.28	3.34	3.41	3.51	3.59	3.65
油脂	CH₃	m	0.86	0.87		0.92	0.86	0.88	
	CH₂	brs	1.26	1.29		1.36	1.27	1.29	
正己烷	CH₃	t	0.88	0.88	0.86	0.89	0.89	0.90	
	CH₂	m	1.26	1.28	1.25	1.24	1.28	1.29	
六甲基磷酰三胺	CH₃	d,9.5	2.65	2.59	2.53	2.40	2.57	2.64	2.61
甲醇	CH₃	s^h	3.49	3.31	3.16	3.07	3.28	3.34	3.34
	OH	s^{c,h}	1.09	3.12	4.01		2.16		
硝基甲烷	CH₃	s	4.33	4.43	4.42	2.94	4.31	4.34	4.40
正戊烷	CH₃	t,7	0.88	0.88	0.86	0.87	0.89	0.90	
	CH₂	m	1.27	1.27	1.27	1.23	1.29	1.29	
异丙醇	CH₃	d,6	1.22	1.10	1.04	0.95	1.09	1.50	1.17
	CH	sep,6	4.04	3.90	3.78	3.67	3.87	3.92	4.02
吡啶	CH(2)	m	8.62	8.58	8.58	8.53	8.57	8.53	8.52
	CH(3)	m	7.29	7.35	7.39	6.66	7.33	7.44	7.45
	CH(4)	m	7.68	7.76	7.79	6.98	7.73	7.85	7.87
硅脂	CH₃	s	0.07	0.13		0.29	0.08	0.10	
四氢呋喃	CH₂	m	1.85	1.79	1.76	1.40	1.80	1.87	1.88
	CH₂O	m	3.76	3.63	3.60	3.57	3.64	3.71	3.74
甲苯	CH₃	s	2.36	2.32	2.30	2.11	2.33	2.32	
	CH(o/p)	m	7.17	7.1-7.2	7.18	7.02	7.1-7.3	7.16	
	CH(m)	m	7.25	7.1-7.2	7.25	7.13	7.1-7.3	7.16	
三乙胺	CH₃	t,7	1.03	0.96	0.93	0.96	0.96	1.05	0.99
	CH₂	q,7	2.53	2.45	2.43	2.40	2.45	2.58	2.57

附录十三　常用树脂的性能表

树脂型号	类型	生产厂家	交换基团	交换量毫克当量/g	允许使用温度/℃	树脂骨架	pH范围	相当于国外型号	主要用途
南大强酸 #1	强酸	南大化工厂	SO_3H	4.5	H型 100 Na型 120	苯乙烯 二乙烯苯	0~14	Amberlite IR-120 Dowex-50	制备纯水、分离稀土金属、提纯催化剂
上海 #732	强酸	上海化工厂	SO_3H	4.0~5.0	H型 100 Na型 120			Duolite cc-20 Diaion SKIB	制备纯水、分离稀土金属、提纯催化剂
宜宾 #101	强酸	宜宾	SO_3H	4.5	H型 100 Na型 120			Dermutitoi Lewatit S115	制备纯水、提纯催化剂属、提纯催化剂
上葡强酸阳	强酸	上海葡萄糖厂	SO_3H	4.5~5.0	H型 100 Na型 120			Chemqroc-21 Zeokard225	制备纯水、分离稀土金属、提纯催化剂
凝胶 #510×10	强酸	丹化三厂	SO_3H	4.5	H型 100 Na型 120			Wofatit KPS200	制备纯水、分离稀土金属、提纯催化剂
华东强酸阳 #42	强酸		SO_3H	2.0~2.2	H型 40 Na型 95	苯酚 甲醛	1~10	Amberlite IR-1 Ionac C-200 Dunlite C-3 Leuatit KSN	制备纯水、分离稀土金属、提纯催化剂
信宜强酸	强酸		SO_3H	1.8~2.0	H型 40 Na型 95			Zeokard315 Wofatk	制备纯水、分离稀土金属、提纯催化剂
南大 #72×10	大孔	南大化工厂	SO_3H	4.0	H型 100 Na型 120	苯乙烯 二乙烯苯	0~14	Amberlite IR-200 Dowex 50W	制高纯水、催化剂除高分子阳离子
南大 #61×12		南大化工厂	SO_3H	4.0	H型 100 Na型 120	苯乙烯 二乙烯苯	0~14	Duolite C-25 Leuatit SP-100	制高纯水、催化剂除高分子阳离子
上海 742×10	强酸	上海树脂厂	SO_3H	4.3	H型 100 Na型 120	苯乙烯 二乙烯苯	0~14	Kastl C-300 Diainn PK204	制高纯水、催化剂除高分子阳离子

续表

树脂型号	类型	生产厂家	交换基团	交换量 毫克当量/g	允许使用温度/℃	树脂骨架	pH范围	相当于国外型号	主要用途
多孔阳树脂×18	强酸	北京化工五厂	SO_3H	4.1	H型100 Na型120	苯乙烯 二乙烯苯	0~14		制高纯水、催化剂除高分子阴离子阳离子
上海#743		上海树脂厂	SO_3H						
南大#×15		南大化工厂	SO_3H						
DE#511×20	强酸	丹化三厂	SO_3H	4.3	H型100 Na型120	苯乙烯 二乙烯苯	0~14	Amberlite IR-200；比表面积为23~32m^2/g	制高纯水；分析、分离、脱色，除铬酸及重铬酸
DK512×10-12	强酸	丹化三厂	SO_3H	4.5	H型100 Na型120	苯乙烯 二乙烯苯	0~14	Duolite C-26C Amberlitex E184	制高纯水；分析、分离、脱色，除铬酸及重铬酸
DK#513		丹化三厂	SO_3H	3.5					
南大#201	强碱	南大化工厂	$N^+(CH_3)_3OH$	3.0以上	Cl型100 OH型50	苯乙烯 二乙烯苯	0~14	Amberlite IRA-400	制高纯水；分析、分离、脱色，除铬酸及重铬酸
上海#717	强碱	南大化工厂	$N^+(CH_3)_3OH$	3.0以上	Cl型100 OH型50	苯乙烯 二乙烯苯	0~14	Doulxlx 8 Duolite A101	制高纯水；分析、分离、脱色，除铬酸及重铬酸
上海711 (低交联)	强碱	上海树脂厂	$N^+(CH_3)_3OH$		Cl型100 OH型50	苯乙烯 二乙烯苯	0~14	Plrmutit S-1 Diaion SA10A	制高纯水；分析、分离、脱色，除铬酸及重铬酸
宜宾#214	强碱	宜宾化工厂	$N^+(CH_3)_3OH$		Cl型100 OH型50	苯乙烯 二乙烯苯	0~14	Wofatit B Ionac A540	制高纯水；分析、分离、脱色，除铬等
凝胶610×8	强碱	丹化三厂	$N^+(CH_3)_3OH$	3.0		苯乙烯 二乙烯苯	0~14		制高纯水；分析、分离、脱色，除铬等
南大#290×6	大孔	南大化工厂	$N^+(CH_3)_3OH$	>3.0	Cl型100 OH型50	苯乙烯 二乙烯苯	0~14	Amberlite IRA-900 Dowex 21K	制高纯水；分析、分离、脱色，除铬等
南大#296×10	强碱	南大化工厂							

续表

树脂型号	类型	生产厂家	交换基团	交换量 毫克当量/g	允许使用温度/℃	树脂骨架	pH范围	相当于国外型号	主要用途
南大#261	强碱	南大化工厂						Duolite A10D	
南大#291	大孔	南大化工厂							
上海#700	强碱	上海树脂厂	N$^+$(CH$_3$)$_3$OH		Cl型100 OH型40	苯乙烯 二乙烯苯	0~14		制高纯水;分析、分离,脱色,除铬等
DHG D#299×9	强碱	宜宾化工厂	N$^+$(CH$_3$)$_3$OH		Cl型100 OH型40	苯乙烯 二乙烯苯	0~14		制高纯水;分析、分离,脱色,除铬等
DHG K#911	均孔	丹化三厂							
上海#736	强碱	上海树脂厂	N$^+$(CH$_3$)$_3$Cl		Cl型100 OH型40	苯乙烯 二乙烯苯	0~14	Amberlite IRA-910 Duolite A102 D DiaionqA-404 Imac S-5-52	制高纯水,脱色,分离
南大#101×4	弱酸	南大化工厂	COOH	12.0	120	丙烯酸 二乙烯苯	5~14	AmberliteIRC-84 XE-98DuoliteCS-80	抗生素分离
南大#151×10	弱酸	南大化工厂	COOH	10.0	120	丙烯酸 二乙烯苯	5~14	AmberliteIRC-72	抗生素分离
丹东#101	大孔	丹东化工厂	COOH	10.5	120	丙烯酸 二乙烯苯	5~14		
南大#101	弱酸	南大化工厂	COOH	8.5	120	甲基丙烯酸 二乙烯苯	6~14	AmberliteIRC-50 Duolite CS101	抗生素分离
上海#724	弱酸	上海树脂厂	COOH	>9.0	120	甲基丙烯酸 二乙烯苯	6~14	Wofatit CP-300	抗生素分离
上葡弱酸阳	弱酸		COOH	9.0	120		6~14		
南大#301	弱碱	南大化工厂	N(CH$_3$)$_2$	>3.0	100以下	苯乙烯 二乙烯苯	0~8	Dowex-3	水净化,分离,除水中的酸
上海704 (311×4)	弱碱	上海树脂厂	N(CH$_3$)$_2$	4.5	100以下	苯乙烯 二乙烯苯			

续表

树脂型号	类型	生产厂家	交换基团	交换量 毫克当量/g	允许使用温度/℃	树脂骨架	pH 范围	相当于国外型号	主要用途
南大 #370	弱碱 大孔	南大化工厂	$N(CH_3)_2$	>4.0	100 以下	苯乙烯 二乙烯苯	0~8	Amberlite IRA-93 Imac A20	水净化,分离,除水中的酸,铬酸及重铬酸
上海 710A	弱碱	上海树脂厂	$N(CH_3)_2$	>3.5	100 以下	苯乙烯 二乙烯苯	0~8	Imberlyst A,21	水净化,分离,除水中的酸,铬酸及重铬酸
南大 #390×6	弱碱	南大化工厂	NH_2	>4.5	80 以下	苯乙烯 二乙烯苯	0~8		链霉素脱色
上海 703	弱碱	上海树脂厂		>6.5	80	二乙烯苯 丙烯酸类及 多乙烯	0~9	Amberlite IRA-68	脱色、脱盐
上海 #701	弱碱	上海树脂厂	$N(CH_2CH_2)$	>9.0	游离氨型 40 盐型 80	多乙烯多 胺、氯化环 氧丙烷		Ionac A300 Wofatit L-150	脱水中酸、脱色
华东 #321	弱碱			4~6	80	多乙烯多 胺、甲醛	0~7		

附录十四　高效液相色谱常用的色谱柱

色谱柱	载体	键合基团或孔径/nm	形状	粒度/μm	比表面积或覆盖率	生产厂家
YWG	硅胶	<10	无定形	3~5	300	青岛海洋化工厂
	硅胶	<10	无定形	5~7	300	青岛海洋化工厂
	硅胶	<10	无定形	7~10	300	青岛海洋化工厂
Lichrosorb SI-60	硅胶	6	无定形	5、10	550	E.Merk
Patisil 5	硅胶	4~5	无定形	5	400	Whatman
YQG	硅胶		球形	3、5、7		青岛海洋化工厂
μ-Porasil	硅胶		球形	10	400	Waters
Adsorbosphere-HS	硅胶	6	球形	3、5、7	350	Alltech
Spherisorb	硅胶	8	球形	3、5、10	220	Harwell
Nucleosil-100	硅胶	10	球形	3、5、7	350	Macherey-Nagel
YWG-$C_{18}H_{37}$	YWG	$Si(CH_2)_{17}CH_3$	无定形	10±2	11	天津试剂二厂
Micropak CH	LiChrosorb SI-60	$Si(CH_2)_{17}CH_3$	无定形	5、10	22	Varian
μ-Bondapak-C_{18}	μ-Porasil	$Si(CH_2)_{17}CH_3$		10	10	Waters
Zorbax-ODS		$Si(CH_2)_{17}CH_3$	球形	5~7		Du Pont
Adsorbosphere	Adsorbosphere-HS	$Si(CH_2)_{17}CH_3$	球形	3、5、7	20	Alltech
HS-C_{18}	Spherisorb	$Si(CH_2)_{17}CH_3$	球形	3、5、10	6	Phase Sepration
Spherisorb ODS-1	LiChrosorb	$Si(CH_2)_{17}CH_3$	无定形	10	6	E.Merk
YWG—C_6H_5	YWG	$Si(CH_2)_{17}C_6H_5$	无定形	10	3~14	天津试剂二厂
Lichrosorb RP-8	Adsorbosphere	$Si(CH_2)_7CH_3$	球形	3、5、7	8	Alltech
Adsorbosphere C_8	Spherisorb	$Si(CH_2)_7CH_3$	球形	3、5、10	6	Phase Sepration
YWG—CN	YWG	$Si(CH_2)_2CN$	无定形	10	8	天津试剂二厂
Micropak—CN	LiChrosorb	$Si(CH_2)_2CN$	无定形	10		Varian
Adsorbosphere CN	Adsorbosphere	$Si(CH_2)_2CN$	球形	5、10		Alltech
Spherisorb CN	Spherisorb	$Si(CH_2)_2CN$	球形	3、5、10		Phase Sepration
YWG—NH_2	YWG	$Si(CH_2)_3NH_2$	无定形	10	10	天津试剂二厂
μ-Bondapak NH_2	μ-Porasil	$Si(CH_2)_3NH_2$		10		Waters
Lichrosorb NH_2	Lichrosorb	$Si(CH_2)_3NH_2$	无定形	5、10		E.Merk
YWG—SO_3H	YWG	$(CH_2)_2C_6H_4$-SO_3H	无定形	10	7	天津试剂二厂
Zorbax SCX		SO_3H	球形	6~8	(5 000)	Du Pont
Nucleosil SA		SO_3H	球形	5、10		Macherey-Nagel
YWG—R_4NCl	YWG	—$[N(CH_3)_2$—$CH_2C_6H_5]^+Cl^-$	无定形	10	(1 000)	天津试剂二厂
Zorbax SAX		$NR_3^+Cl^-$	球形	6~8	(1 000)	Du Pont
Nucleosil SB		$NR_3^+Cl^-$	球形	5、10	(1 000)	Macherey-Nagel

SCX：strong acid type cation exchanger；SAX：strong base type anion cxchanger；SA：strong acid type（cation）；SB：stong base type（anion）；HS：high surface.

化学键合相色谱和离子交换色谱载体的孔径、比表面积与其相同型号的载体相同，覆盖率项下括号中的数值为交换容量（μmol/L）。比表面积的单位为（m²/g）。

附录十五　薄层色谱常用的固定相

型号	所含成分	石膏含量/%	粒度孔径/nm	生产厂家
硅胶 H	不含黏合剂	10~40	80~100	青岛海洋化工厂、北京化工厂、Stahl
硅胶 G	含石膏	12~14　10~40	80~100	青岛海洋化工厂、北京化工厂、Stahl
硅胶 GF$_{254}$	含石膏及荧光粉	12~14　10~40	80~100	青岛海洋化工厂、北京化工厂
硅胶 HF$_{254}$	只含荧光粉	10~40	80~100	青岛海洋化工厂
硅胶 150	不含黏合剂			Schleicher & Schuell Co.
硅胶 150G	含石膏	15		Schleicher & Schuell Co.
硅胶 150S	含 15% 淀粉黏合剂			Schleicher & Schuell Co.
硅胶 150LS$_{254}$	含无机荧光粉			Schleicher & Schuell Co.
硅胶 150G/LS$_{254}$	含石膏和荧光粉	15		Schleicher & Schuell Co.
硅胶 150S/LS$_{254}$	含淀粉和荧光粉			Schleicher & Schuell Co.
硅胶 Kieselgel G	含石膏	13		E.Merck
硅胶 Kieselgel 40G	含石膏	13	40	E.Merck
硅胶 Kieselgel 60G	含石膏	13	60	E.Merck
硅胶 Kieselgel 100G	含石膏	13	100	E.Merck
硅胶 Kieselgel GF$_{254}$	含石膏和荧光粉	13		E.Merck
硅胶 Kieselgel H	不含石膏			E.Merck
氧化铝 G	含石膏			上海试剂五厂
氧化铝 aluminium oxide G	含石膏	15		E.Merck
氧化铝 aluminium oxide GF$_{254}$	含石膏和荧光粉	15		E.Merck

表中石膏均指煅石膏。

（李　宁）